栄養科学イラストレイテッド

# 食品衛生学

第3版

編／田﨑達明

JN033176

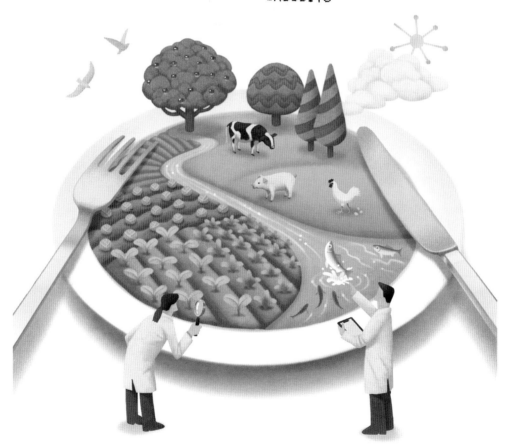

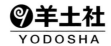
羊土社
YODOSHA

# 第3版の序

　本書は，栄養士や管理栄養士をめざす方が，食品の人への危害防止（食品の安全と衛生）に関する知識として必要不可欠な食品衛生の基礎を理解・習得するための教科書として企画・発刊された．

　食品衛生学は，関連法規からはじまり食品成分の変質，食中毒や食品媒介感染症とそれらの原因物質，寄生虫，添加物，残留物質，遺伝子組換え，器具容器，放射性物質，衛生管理，食品表示など，その守備範囲はきわめて広い．そのため，食品学，調理学，公衆衛生学，微生物学などの栄養士・管理栄養士が学ぶ「食べ物と健康」などの学問領域との関連項目も多い．

　本書では，その点を踏まえ，管理栄養士国家試験出題基準（ガイドライン）を念頭に執筆を進めたものであるが，栄養士・管理栄養士をはじめ食品衛生の業務にかかわる現職の方々が読んでも即戦力としてその知識を役立てることができるよう作成に努めた．

　さて，平成30年（2018年）6月13日に「食品衛生法」などの一部を改正する法律が交付された．「食品衛生法」は飲食による健康被害の発生を防止するための法律である．前回の法改正から15年が経過し，食を取り巻く環境の変化や国際化などに対応して食品の安全を確保するため，改正されるに至った．

　2015年の食品表示法の施行に続くこの改正により，大規模または広域に及ぶ「食中毒」への対策を強化，「HACCP（ハサップ）」または「HACCPに沿った衛生管理」の制度化（義務化），特定の食品による「健康被害情報の届出」の義務化，「食品用器具・容器包装」にポジティブリスト制度を導入，「営業許可制度」の見直しと「営業届出制度」の創設，食品などの「自主回収（リコール）情報」は行政への報告を義務化するなど，多くの制度が新たに確立された．

　わが国における食品媒介感染症の発生状況をみると，新型コロナウイルス感染症のパンデミックにより，全国的に事件数および患者数は一時的に減少したが，近年の事件数や患者数に大きな変動は見受けられない．原因物質としてはノロウイルスやカンピロバクターによる事件数および患者数における割合は依然として多いが，アニサキスを原因物質とする事件数が最も多くなっており，近年の発生状況は変わりつつある．

　食品衛生学はこれらの時代背景や社会情勢などに機敏に対応しなければならない生きた学問である．そのため，第3版の企画・編集にあたっては，これまでの版と同様，基本的な事項とともに一定の専門性と新たな知見を重視し，専門分野をつかさどり第一線で活躍する研究者に文筆いただいた．

　本書については，管理栄養士国家試験を受験する学生だけでなく，食品衛生監視員，食品衛生管理者の任用資格取得をめざす方，さらには現場で働く皆様にも活用していただければ幸いである．

　最後に，本書の企画・編集・出版に際して，羊土社編集部の蕪木史弦氏ならびに田頭みなみ氏にはたいへんお世話になり，この場を借りて厚く御礼申し上げる．

2024年1月

執筆者代表

田﨑 達明

栄養科学イラストレイテッド

# 食品衛生学

第3版

## 第 5 章　食品中の汚染物質

笹本剛生　118

## 第 6 章　食品添加物および残留農薬など

高野伊知郎　142

## Column

# 執筆者一覧

※所属は執筆時のもの

## ■ 編 者

田﨑　達明　　　関東学院大学栄養学部管理栄養学科　教授
たさき　たつあき

## ■ 執 筆（掲載順）

田﨑　達明　　　関東学院大学栄養学部管理栄養学科　教授
たさき　たつあき

平井　昭彦　　　女子栄養大学短期大学部　教授
ひらい　あきひこ

井部　明広　　　実践女子大学　名誉教授
いべ　あきひろ

豊福　肇　　　　山口大学共同獣医学部病態制御学講座　教授
とよふく　はじめ

登田　美桜　　　国立医薬品食品衛生研究所安全情報部　室長
とだ　みおう

笹本　剛生　　　東京都健康安全研究センター食品化学部　部長
ささもと　たけお

高野　伊知郎　　明治薬科大学　特任教授
たかの　いちろう

栗田　滋通　　　一般社団法人東京都食品衛生協会　技術主幹
くりた　しげみち

栄養科学イラストレイテッド

# 食品衛生学

第3版

第**1**章 **食品衛生と法規**

## Point

**1** 食品衛生とは何かを理解し説明できる

**2** 食の安全を確保するための考え方であるリスク分析の仕組みを説明できる

**3** 食品安全基本法と食品衛生法など食の安全にかかわる法律とその仕組みについて理解する

**4** 食品衛生に直接的に／間接的にかかわる法規の役割を理解する

**5** 食品衛生にかかわる行政組織や国際組織について理解する

---

概略図 **食の安全を支える体系**

国際組織

| FAO（国連食糧農業機関）/ WHO（世界保健機関） | 専門委員会設置 → | Codex 委員会 （国際的な食品規格を策定する委員会） |
| | 専門家会議設置 → | 専門家会議 〔JECFA（食品添加物専門家会議）など〕 |

つくられた規格や基準，あるいは考え方は国際基準として各国に影響

日本

食品衛生法 → 食の安全 ← 食品安全基本法

感染症法 → 食の安全 ← 食品表示法

健康増進法 → 食の安全 ← その他の法律，ガイドライン，地方自治体が定める条例，自主基準など

# 1 食品衛生の概要

## A. 食品に起因する危害

安全な食品を得ることは，人類にとって有史以前から最も重要な課題の1つである．

近代においては，公衆衛生の発展や社会基盤の整備とともに，食品媒介感染症（食中毒），寄生虫症，有毒魚や毒草・毒キノコなどの自然毒，粗悪な添加物や環境汚染物質等々による食品事故は制御されつつある．

一方，ウイルスや腸管出血性大腸菌O 157のような新たな微生物の出現による新興感染症の台頭，あるいはすでに淘汰されたかにみえた感染症，すなわち再興感染症による被害の拡大，食品中の発がん性物質の発見，食品に残留する多様な化学物質，食生活の変化による健康への悪影響，新開発食品による健康への影響，非意図的に生成する化学物質食品のリスクなど，多くの新たな課題が食の安全の脅威となっている．そのため，2018年6月の食品衛生法の改正では大規模食中毒あるいは広域的な食中毒発生時に対応できる行政間の連携協力の仕組みが示されている．

## B. 食品衛生の定義

飲食などに伴う危害を防止するのが**食品衛生**であり，世界保健機関（WHO）では，「食品衛生とは，生育，生産，製造から最終的に人に摂取されるまでのすべての段階において，食品の安全性，健全性，および正常性を確保するために必要なあらゆる手段を意味する」と定義している．

つまり，**食品衛生**とは，製造・加工・調理段階における対策だけではなく，農畜水産物など採取や生育からはじまり，それらの加工や製造，食品としての流通段階を経て，消費者が食品として消費するまでのあらゆる段階において，安全性，健全性，完全性の保持に必要なすべての手段を意味し，これを怠ると人の健康が脅かされることになる．

わが国における**食品衛生法**では，「食品衛生とは，食品，添加物，器具及び容器包装を対象とする飲食に関する衛生をいう」とされ，ここでは，食品とは，すべての飲食物をさしており，医薬品および医薬部外品は除くものとしている．

食品衛生を維持・向上していくために，食品衛生法をはじめとする各法律およびそれらに規定される基準などがある．行政は常に監視・指導を徹底し，生産者，製造者，流通事業者，販売者，調理従事者などの食品関連事業者※1 などがそれらを遵守することにより食の安全が担保されている．

## C. 国際社会とのかかわり

科学の発達した現代のわが国であっても，新たな微生物による食品媒介感染症や有害化学物質の食品への残留問題など，さまざまな課題が存在している．特に，近代の交通機関の発達によって，人だけでなくさまざまな食料，加工食品などの生活に必要な物資が国を越えて流通するようになった．

わが国は輸入大国であり，自国での農畜水産物だけでは国民の食料，家畜の飼料などのすべてを賄うことはできない．このため，多くの国からの輸入に支えられている現状にある．しかし，日本に食料を輸出しているアジア，欧米，中東などの諸外国における衛生水準は一定ではなく，各国の食品の取り扱いはさまざまである．使用される食品添加物や農薬散布の基準も異なるなど，食品安全にかかわる考え方や基準がわが国と各国とでは大きく異なっている．このような国家間で異なる基準では，国民に対する食の安全性の確保が難しいだけでなく，貿易面においても支障が出る可能性もある．

これらのことから，食品衛生法のような国内法が制定されているだけでなく，WHOや国連食糧農業機関（FAO）などの国際機関によって食の安全にかかわる一定ルールが策定されている．このルールにより食の安全性を担保するための世界水準が示され，各国において国際的水準に沿った形で，国内法が整備されている．

---

※1 **食品関連事業者**：食料生産者，食品製造・加工者，輸入者，流通・販売者，調理従事者など，食品にかかわるすべての事業者をいう．

## 2 わが国の法規

### A. 法規の成り立ち

われわれは普段法律を意識せずに生活しているが，日本国民である限り，憲法そして法律によって国民としての生活などが守られている．特に，法律は日常生活にも深くかかわっており，切り離すことのできない重要な規範となっている．

法規は，**成文法**（文字になっている法）と**不成文法**（文字であらわされていない法）があり，前者は**憲法**，**条約**，**法律**，**命令**であり，後者は判例法・慣習法・条理などがある．

図1に示した通り，**法律**は国会が制定するものであり，**政令**や**省令**は行政機関が制定する法規をあらわしており**命令**とよばれる．**政令**は，内閣が制定する命令

であり，行政機関が制定する命令のなかでは最も優先的な効力をもつ．**省令**は各省の大臣が，法律もしくは政令を実施するために必要な行政事務として命令するものである．

### B. 食と法規

日本には，食の安全を支える各種法律が定められている．そのなかで重要な役割を担う食品衛生法においても，法の条文を受けて，政令，省令で内容が細かく規定されていることが多い．

例えば，食中毒の調査を行う場合の規定では，「食品衛生法第58条」により，「保健所長は（中略）政令で定めるところにより調査しなければならない」と，規定されている．これを受けて政令の「食品衛生法施行令36条」では，保健所長が行う調査は疫学調査と試験調査と記載されている．さらに，省令である「食品衛生法施行規則第73条」には，その食中毒に関して自治体がどのような場合に厚生労働大臣に報告すべきかなどをより詳細に定めている（図2）．

法律でこと細かに記載できない実務的な命令を，より具体的に規定したものが政令や省令である．また，地方自治体が制定するものが，**条例・規則**[※3]である．

図1
| 憲法 | 国の組織・活動の根本的事項を定めた法<br>日本国憲法 |
| 法律 | 国会によって制定される法<br>例）食品衛生法 |
| 政令 | 内閣が制定する命令<br>例）食品衛生法施行令<br>（営業許可業種，食品衛生監視員の資格要件，など） |
| 省令 | 各省の大臣が発する命令<br>例）食品衛生法施行規則<br>〔営業許可申請要領，指定添加物リスト（規則別表第一），乳及び乳製品の成分規格等に関する省令，など〕 |
| 告示[※2] | 例）食品，添加物などの規格基準 |
| 条例 | 地方公共団体が制定<br>例）食品衛生法施行条例 |

**図1 憲法と法律・政令・省令の関係**

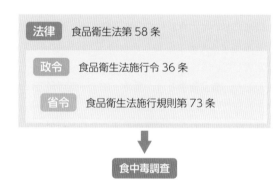

**図2 食中毒調査を例にした法律・政令・省令の関係**
2023年9月現在

---

※2 **告示**：法令ではなく，国や行政機関などが公示する事項．
※3 **条例・規則**：法律用語では**例規**とよぶ．地方自治法第14条の規定では，地方自治体が制定するもので，法令に違反しない限りにおいて制定することができる．規定の内容は，地域における事務で，法律または

これにもとづく政令により処理することとされているもの．法律同様に罰則規定を設けることができる．義務を課し，または権利を制限するには原則条例によらなければならない．

# 3 食品の安全性の確保

## A. 安全性確保のための行政方針

2001年に千葉県内で飼育されていた乳牛が牛海綿状脳症（BSE）であると確認され，日本における初めてのBSE発生となった（詳細は**第4章参照**）.

当時，BSEはヒトへの感染やその頻度など不明瞭な点も多く，危険なイメージが先行したため，消費者は牛肉を敬遠し牛肉の消費は落ち込んだ．さらに，牛肉消費の落ち込みを救済する国の牛肉買い取り制度を悪用した偽装事件が起こるなど，食品の安全性に対する国民の信頼感が揺らいだ.

こうした背景などを鑑み，国は国民の健康の保護を確保するには，事故を未然に防ぎ，リスクを最小限にすることが重要とする**リスク分析（リスクアナリシス）**の考え方を導入した．これにより2003年に**食品安全基本法**が制定され，**食品衛生法**および**健康増進法**についても一部改正された.

食品安全基本法では，国民の健康の保護が最も重要であるとし，国や地方自治体および食品関連事業者の責務，消費者の役割を明らかにしている.

行政機関が行う計画やその実施の策定にかかわる基本的な方針は次のとおりである.

- 食品安全委員会を内閣府に設置し，科学的知見に基づく**食品健康影響評価（リスク評価）**を行う
- その結果に基づき厚生労働省や農林水産省，各自治体などの行政機関が**リスク管理**を実施する
- 施策を策定したり，実施したりするにあたり，関係者相互間の情報・意見の交換（**リスクコミュニケーション**）を行うことなどを規定
- 食品衛生法の目的を"公衆衛生の向上と増進"から"食品の安全確保を通じて国民の健康保護を図る"とした

## B. 食品衛生基準行政の機能強化

2023年（令和5年）5月26日「生活衛生等関係行政の機能強化のための関係法律の整備に関する法律」（令和5年法律第36号）が公布され，そのなかで食品衛生基準行政を厚生労働省から消費者庁へ移管することが明記された（2024年4月1日より施行）.

主な改正内容として，食品等の規格基準の策定その他の食品衛生基準行政に関する事務があげられ，以下の観点を踏まえ，厚生労働大臣から内閣総理大臣（消費者庁）への移管に至った.

① 科学的知見に基づきつつ，食品の安全性の確保を図る.

② そのうえで必要な環境の総合的な整備に関する事項の総合調整などにかかる事務と一体的に行う.

なお，厚生労働省に設置されている「薬事・食品衛生審議会」の調査審議事項のうち，食品衛生法の規定によってその権限に属する事項について，厚生労働大臣が引き続き事務を行うもの（食品衛生監視行政）に関しては，厚生科学審議会に移管することとなった（表1）.

一方，消費者庁に移管される事務については，消費者庁内に新たに設置される食品衛生基準審議会の管轄となる.

## C. リスク分析（リスクアナリシス）

### 1）危害要因とリスク

食品には，人体の機能を維持する栄養成分だけではなく健康に悪影響を及ぼす可能性のある物質も含まれており，これを**危害要因（ハザード）**という.

危害要因には，食中毒起因菌のような微生物，化学物質，安全性の確認されていない添加物や自然毒などがある．しかし，どのような食品であっても微細な危害要因はそれぞれに存在することから，人が食品を食

表1 **内閣総理大臣（消費者庁）と厚生労働大臣との役割分担**

| | 規格・基準行政 | 監視・指導行政 |
|---|---|---|
| 所管大臣など | 内閣総理大臣（消費者庁） | 厚生労働大臣 |
| 主所管事務 | ●食品添加物の指定<br>●食品や添加物等の成分規格の制定<br>●残留農薬，放射性物質規格基準　他 | ●不良食品等の販売・製造等の禁止措置<br>●規格基準等に違反する食品の排除<br>●大規模食中毒発生時の関係機関との連携調整 |
| 各省庁内の審議会 | 食品衛生基準審議会（消費者庁内に設置） | 厚生科学審議会（旧薬事・食品衛生審議会） |

べたときのリスクがなくなることはない.

ここでいう**リスク**とは,健康へ悪影響を及ぼす可能性とその程度(悪影響の発生確率と影響の程度)を意味しており,食品のリスク分析とは,食品を食べることによって発生する健康への悪影響を未然に防止すること,またはそのリスクを可能な限り低くするための考え方をいう.

### 2) リスク分析とは

危害要因(ハザード)による健康への悪影響の防止や危害要因によるリスクの低減のための考え方を,食品の**リスク分析**という(Codex委員会が提案した概念).

リスク分析を構成するのは,以下の**リスク評価,リスク管理,リスクコミュニケーション**の3要素である(図3).

#### ①リスク評価

食品などに含まれる危害要因(ハザード)を摂取することにより,どの程度の確率でどの程度の健康への悪影響が起きるかを,科学的に評価することをいう(**食品健康影響評価**,FAO/WHO専門会議,1995).

リスク評価を行う機関は,内閣府に設置される食品安全委員会である(図4).

食品安全委員会は,リスク管理機関(厚生労働省や農林水産省,消費者庁など)からの評価要請を受け,動物実験や化学分析の論文およびデータにもとづき,客観的にリスクの評価を行っている.

リスク評価は次の4ステップで行う.

① ハザードの同定:化学的,生物学的,物理的要因

② ハザードの特徴づけ:どのような影響があるのか,その確率はどの程度あるのか

③ 曝露評価(摂取量の推定):どの程度摂取するのか,その経路はどこか

④ リスク判定:総合的にリスクはどの程度あるのか

リスク評価の例として,食品添加物の安全性を評価する際,動物での毒性試験の結果などをもとに,ヒトが一生涯毎日摂取し続けたとしても健康への悪影響がないと推定される量(1日摂取許容量:ADI,後述の※14を参照)を設定するなどしている.

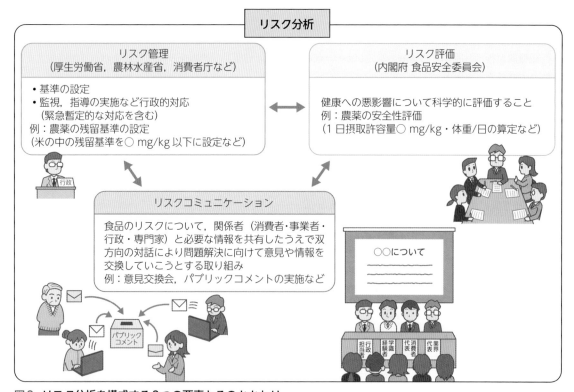

**図3 リスク分析を構成する3つの要素とそのかかわり**

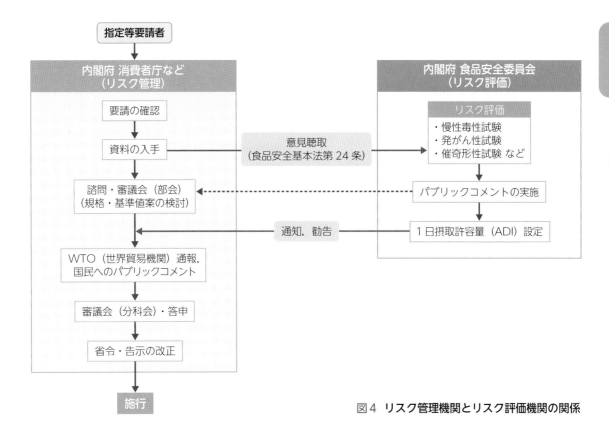

図4 リスク管理機関とリスク評価機関の関係

### ②リスク管理

リスク評価の結果などの科学的知見にもとづき，行政が食品関連事業者，学識経験者，消費者，行政機関などの関係者と協議，さらには国際機関へ通報するなどして，リスクを低減するための適切な政策・措置を決定，実施することをいう．

実施機関は厚生労働省，農林水産省，消費者庁，地方公共団体などであり，リスク管理の具体例として，国民や地域住民の安全を確保するための法律や命令あるいは条例などの改定，規格や基準の設定などを行う．図4では，食品添加物などの指定を例にとり，事業者からの依頼に基づき国により食品添加物が指定されるまでの手続きを，リスク管理機関とリスク評価機関の役割とともに例示した．

### ③リスクコミュニケーション

リスク分析のすべての過程で，リスク管理機関，リスク評価機関，消費者，事業者（生産，流通事業者，小売り事業者）などの利害関係者がそれぞれの立場から意見を交換することをいう．その結果として，関係者の相互理解に寄与し食の安全が推進されることが期待される．

リスクコミュニケーションにはさまざまな手法があり，リスク評価の結果やリスク管理の決定事項の説明，パネルディスカッションなども含まれる．リスクコミュニケーションにより，検討すべきリスクの特性やその影響に関する知識を深め，リスク管理にかかわる決定やその実施の過程を，より整合性があり，透明性の高いものにすること，安全な食品供給に対する人々の信頼感を育むことなどが期待される．

## 4 食品安全基本法と食品衛生法

### A. 食品安全基本法（条文は付録1を参照）

#### 1）食品安全基本法の目的（第1条）

**食品安全基本法**（平成15年5月23日法律第48号，所管官庁は内閣府）は，食品の安全性の確保に関し，

基本理念を定めるとともに，施策の策定にかかわる基本的な方針を定めることにより，食品の安全性の確保に関する施策を総合的に推進することを目的に制定された．また，農林水産物の生産から食品（医薬品を除く）販売に至る行程の各段階で，食品の安全性の確保を図ることも目的とされている．

### 2）食品安全基本法の概略

#### ①基本的認識と関係者の責務および消費者の役割

食品安全基本法は「食品の安全性の確保に関するあらゆる措置は，国民の健康の保護が最も重要であるという基本的認識のもとに講じられるべきである」という基本理念にもとづき構成されている（図5）．

#### ②施策の策定にかかわる基本的な方針

国際的スタンダードである**リスク分析**の考え方を導入し，食品の安全性には"絶対"はなく，どのような食品にもリスクがあるということを前提としつつ，科学的知見にもとづいて安全性を確保していくこととしている．

このリスク分析には，前述のとおり**リスク評価，リスク管理，リスクコミュニケーション**といった主要三要素があり，それぞれ，第11～13条で規定している．

#### ③食品安全委員会の設置

食品安全委員会の設置について，第22～38条で規定している．

### 3）食品の安全性確保のための基本理念 （第3～5条）

#### ①国民の健康の最重視（第3条）

**国民の健康の保護が最も重要であるという基本的認識**のもとに，食品の安全性の確保のために必要な措置を講じること．

#### ②食品安全性の確保（第4条）

食品供給行程の各段階において，食品の安全性の確保のために必要な措置を講じること．

#### ③国民の意見への配慮（第5条）

国際的動向および国民の意見に配慮し科学的知見にもとづき，食品の安全性の確保のために必要な措置を講じること．

### 4）関係者の責務・消費者の役割（第6～9条）

基本理念のもとに国の責務・地方公共団体の責務・食品関連事業者の責務・消費者の役割を定めている．

#### ①国の責務（第6条）

国は基本理念にのっとり，食品の安全性の確保に関する施策を総合的に策定・実施すること．

#### ②地方公共団体の責務（第7条）

基本理念にのっとり，国との適切な役割分担をふまえ，施策を策定・実施すること．

#### ③食品関連事業者の責務（第8条）

基本理念にのっとり事業者として以下の責務を果たすこと．

- 食品の安全性の確保について食品関連事業者の**第一義的責任**を認識し，必要な措置を講じること
- 正確かつ適切な情報の提供に努めること
- 国などが実施する施策に協力すること

#### ④消費者の役割（第9条）

食品の安全性の確保に関し知識と理解を深めるとともに，施策について意見を表明するように努め，食品の安全性の確保に積極的な役割を果たすこと．

### 5）施策の策定にかかわる基本方針 （第11～38条）

①食品にかかわる生物学的・科学的・物理的な要因または状態を評価し，食品を摂取することにより人の健康に及ぼす影響の評価（食品健康影響評価：**リスク評価**）を実施する（第11条）

②国民の食生活の状況を考慮し，食品健康影響評価結果にもとづいて施策を策定（**リスク管理**）しなければならない（第12条）

③国民の意見を反映し，情報の提供，意見を述べる機会の付与，関係者相互間の情報・意見交換の促進（**リスクコミュニケーション**）を行うこと（第13条）

④緊急事態などへの対処・発生の防止に関する体制の整備等を定めること（第14条）

⑤関係機関相互の連携を図ること（第15条）

⑥研究体制の整備，研究開発の推進を図ること（第16条）

⑦国内外の情報の収集・活用を図ること（第17条）

⑧表示制度の適切な運用と確保を図ること（第18条）

⑨広報活動の充実を図ること（第19条）

⑩環境への影響に配慮した施策の策定を行うこと（第20条）

## 目的（第1条）

食品の安全性の確保に関し，基本理念を定め，関係者の責務及び役割を明らかにするとともに，施策の策定に係る基本的な方針を定めることにより，食品の安全性の確保に関する施策を総合的に推進

## 基本理念（第3〜5条）

①国民の健康の保護が最も重要であるという基本的認識の下に，食品の安全性の確保のために必要な措置が講じられること
②食品供給行程の各段階において，食品の安全性の確保のために必要な措置が適切に講じられること
③国際的動向及び国民の意見に配慮しつつ科学的知見に基づき，食品の安全性の確保のために必要な措置が講じられること

## 関係者の責務・消費者の役割（第6〜9条）

○国の責務
基本理念にのっとり，食品の安全性の確保に関する施策を総合的に策定・実施する

○地方公共団体の責務
基本理念にのっとり，国との適切な役割分担を踏まえ，施策を策定・実施する

○食品関連事業者の責務
基本理念にのっとり，
・食品の安全性の確保について一義的な責任を有することを認識し，必要な措置を適切に講ずる
・正確かつ適切な情報の提供に努める
・国等が実施する施策に協力する

○消費者の役割
食品の安全性確保に関し知識と理解を深めるとともに，施策について意見を表明するように努めることによって，食品の安全性の確保に積極的な役割を果たす

## 施策の策定に係る基本的な方針（第11〜21条）

①「食品健康影響評価※」の実施（リスク評価）
・施策の策定に当たっては，原則として食品健康影響評価を実施
・緊急を要する場合は，施策を暫定的に策定．その後遅滞なく，食品健康影響評価を実施
・評価は，その時点の水準の科学的知見に基づいて，客観的かつ中立公正に実施
※食品に係る生物学的・化学的・物理的な要因又は状態が食品が摂取されることにより人の健康に及ぼす影響を評価すること
②国民の食生活の状況等を考慮するとともに，食品健康影響評価結果に基づいた施策を策定（リスク管理）
③情報の提供，意見を述べる機会の付与その他の関係者相互間の情報及び意見の交換の促進（リスクコミュニケーション）

①緊急の事態への対処・発生の防止に関する体制の整備等
②関係行政機関の相互の密接な連携の下での施策の策定
③試験研究の体制の整備，研究開発の推進，研究者の養成等
④国の内外の情報の収集，整理，活用等
⑤表示制度の適切な運用の確保等
⑥教育・学習の振興及び広報活動の充実
⑦環境に及ぼす影響に配慮した施策の策定

## 食品安全委員会の設置（第22〜38条）

①所掌事務等
・関係大臣の諮問に応じ，又は自ら食品健康影響評価を実施（リスク評価）
・食品健康影響評価の結果に基づき，関係大臣に勧告
・食品健康影響評価の結果に基づく施策の実施状況を監視し，関係大臣に勧告
・調査審議を行い，関係行政機関の長に意見を述べる（緊急時等）
・調査研究の実施
・関係者相互間の情報・意見の交換につき，自ら実施・関係行政機関の取組みの調整（リスクコミュニケーション）
・資料提出の要求や緊急時の調査要請等
②組織等
・委員7名で構成（3名は非常勤）
・有識者から内閣総理大臣が両議院の同意を得て任命（任期3年）
・委員長は互選で常勤の委員から選出
・専門委員や事務局の設置

## 措置の実施に関する基本的事項（第21条）

○政府は，上記により講じられる措置の実施に関する基本的事項※を策定
○内閣総理大臣は食品安全委員会の意見を聴いて，基本的事項の案を作成
※食品健康影響評価の実施，緊急事態等への対処に関する事項等

**図5　食品安全基本法の概要**

⑪措置の実施に関する基本的事項の決定及び公表（第21条）

⑫食品安全委員会の設置（第22〜38条）

## B. 食品衛生法 （条文は付録2を参照）

食品衛生法（昭和22年12月24日法律第233号，所管官庁は厚生労働省）は，食品の安全性を確保する法律として昭和22年（1947年）に飲食に起因する衛生上の危害の発生を防止し，公衆衛生の向上および増進に寄与することを目的に制定された．

憲法第25条では，「すべて国民は，健康で文化的な最低限度の生活を営む権利を有する」と規定され，さらに第2項において「国は，すべての生活部面について，社会福祉，社会保障及び公衆衛生の向上及び増進に努めなければならない」としている．

食品の安全・安心がこれまでになく求められている現代社会において，すべての国民が健康で文化的な生活を保証されるためには，国の積極的な関与が必要不可欠であり，食品衛生法は国の責任を明示したものである．

ここでいう公衆衛生とは，医療や食品衛生・環境衛生をはじめとする科学分野と，健全な社会の実現を目的とする諸活動および得られた衛生水準のことである．このため，企業や個人の努力だけではなく，行政と社会全体とが組織的に対応しなければ，公衆衛生は実現できない．

本法の最終的な目的は，飲食に起因する衛生上の危害の発生を防止することにあり，効果的な公衆衛生活動を展開することで食品衛生を質的に向上させ，その恩恵を受ける範囲を拡大させていくことにある．

## 第1章　総則

### ①食品衛生法の目的（第1条）

第1条には，「この法律は，食品の安全性の確保のために公衆衛生の見地から必要な規制その他の措置を講ずることにより，飲食に起因する衛生上の危害の発生を防止し，もつて国民の健康の保護を図ることを目的とする」と記載されている．

これは，食品添加物のような飲食物に含まれるものだけでなく，飲食行為に影響を及ぼす器具・容器包装を含めて，食中毒や感染症などの事故の未然防止を図

---

Column

### 食品衛生法制定の経緯

明治時代の食品衛生行政は，明治33年（1900年）に施行された「飲食物其ノ他ノ物品取締ニ関スル件」が中心となり，後に発せられた「有毒性著色料取締規則」，「人工甘味質取締規則」，「飲食物防腐剤，漂白剤取締規則」，「飲食物用器具取締規則」，「牛乳営業取締規則」，「清涼飲料水営業取締規則」，「氷雪営業取締規則」などの法令によって飲食物などの取り締まりや営業の監視が行われていた．しかし，その主力は有害な飲食物の排除が中心であり，取り締まりは内務省の管轄下で警察官によって行われていた．その後，昭和13年（1938年）に中央省庁として厚生省が設置されたが，地方の現場では第二次世界大戦終戦まで警察官が取り締まりを担当していた．

終戦後は，新憲法のもと新たな法律に根拠をおくために，食品衛生に関するそれまで発せられてきた各種の法令などの不備を社会情勢に配慮しつつ是正し，すべての飲食物や飲食にかかわるもの，食品関係営業に適合できるよう整理統合した．また，戦前までの権力による取り締まりから，

指導に重点をおいた新たな「食品衛生法」が，昭和22年（1947年）12月に制定され，昭和23年（1948年）1月に施行された．その後，いく度かの改正を経て，平成15年（2003年）には，国民の健康保護を最も重要なものとする「食品安全基本法」の制定にともなった，「食品衛生法」の大改正があった．

平成21年（2009年）6月には，「消費者庁及び消費者委員会設置法」が制定され，これまで厚生労働大臣の事務とされていた「食品衛生法」第19条に定められている表示基準の制定および同法第20条に定められている虚偽または誇大な表示または広告の取り締まりにかかわる事務を内閣総理大臣が行うなどの改正が行われた．

### 文　献

「食品衛生でたどる−戦後50年−」社団法人東京都食品衛生協会，1995

るとともに，万一事故が発生した場合には，直ちに適切な処置をとりその蔓延を絶ち，社会全体の努力により公衆の安全を守ることが食品衛生法の目的であることを示しており，**憲法第25条の要請にこたえようとしたものである．**

食品衛生法は，このような憲法の基本理念をよりどころとして制定された法律であり，本法では行政，事業者それぞれの責務・役割を定め，食品の安全確保を図っている．

### ②国，都道府県，保健所を設置する市及び特別区の責務（第2条）

国，都道府県などは食品衛生の向上を図るために必要な措置を講じなければならない．

### ③食品等事業者の責務（第3条）

食品等事業者[※4]は，製造・販売などに営業上使用する食品・添加物などについて，安全性を確保するため，自主検査の実施やその他の必要な措置を講ずるとともに，情報に関する記録を作成し，これを保存するように努めなければならない．

### ④用語の定義（第4条）

①**食品**とは，すべての飲食物をいう．ただし内服薬や口紅など，薬品・化粧品の安全性は**「医薬品，医療機器等の品質，有効性及び安全性の確保等に関する法律」（薬機法）**で規定しているため，食品衛生法での規定はない．

②**添加物**とは，食品の製造過程や食品の加工もしくは保存の目的で食品に添加・混和・浸潤その他の方法によって使用するものをいう．食品添加物は，天然由来物質および化学的合成品のどちらについても，例外を除き内閣総理大臣が許可したものしか使用できない．

③**器具**とは，食品または添加物に直接接触する機械・器具，割ぽう具類（例：タンク，包丁，スプーン，はしなど）をいう．ただし，農業・水産で食品の採取に用いる機械・器具類は含まない（例：魚網・鍬・鋤など）．

④**容器包装**とは，食品または添加物を入れたり包んだ

---

※4 **食品等事業者**：食品や添加物を採取，製造，輸入，加工，調理，貯蔵，運搬，販売する人や法人．もしくは，器具や容器包装を製造，輸入，販売業を営む人や法人．その他，学校，病院などの施設において継続的に不特定もしくは多数の者に食品を供与する人や法人を指す．

りするもので，販売の際あるいは流通過程で，食品などが直接触れる缶，瓶，袋，箱，ラップ，包装紙などをいう．

⑤**食品衛生**とは，食品，添加物，器具および容器包装を対象とする**飲食に関する衛生**をいう．食品衛生法は，食品の衛生だけでなく，飲食全体に対する衛生をいい，きわめて広い範囲を担保している．このため，食品衛生法の規定は，内閣総理大臣の指定するおもちゃ，および，野菜・果実・飲食器の洗浄に用いられる洗浄剤，ならびに，営業以外の食品供与施設（寄宿舎・学校・病院等の集団給食施設）にも準用される（第62条第1～3項）．

## 第2章 食品及び添加物

### ⑤食品及び添加物の衛生

### ① 販売用の食品及び添加物の取扱原則（第5条）

「販売の用に供する食品又は添加物の採取，製造，加工，使用，調理，貯蔵，運搬，陳列及び授受は，清潔で衛生的に行わなければならない」と記載されている．

**清潔で衛生的**ということは，単に見た目がきれいというだけでなく，病原微生物や有害・有毒な物質などが付着していないことを意味する．

なお，この法律における"販売"には，公衆（特定しない者または多数の者）に対する販売以外の授受も含まれている．

### ② 不衛生な食品又は添加物の販売等の禁止（第6条）

食品衛生上の安全のため，以下のような不衛生な食品または添加物は，販売や，販売用の製造・輸入・加工・調理などをしてはならない．

- 腐敗もしくは変敗したもの，または未熟であるもの．ただし，一般にヒトの健康を損なうおそれがなく，飲食に適すると認められているものは除かれる．なれ鮨のように発酵させたものなどがこれにあたる

- 有毒・有害な物質が含まれたもの，もしくは付着したもの，またはこれらの疑いがあるもの．ただし，フグのように，その程度または処理によりヒトの健康を損なうおそれのない場合として，厚生労働大臣が定めるものは除外される（食品衛生法施行規則第1条）

- 病原微生物により汚染されているもの，またはそ

の疑いがあり，人の健康を損なうおそれがあるもの
● 不潔，異物の混入または添加などにより，人の健康を損なうおそれがあるもの

### ③ 新開発食品の販売の禁止（第7条）

　厚生労働大臣は，一般に飲食されることがなかったもので，その安全性について確証がないものや，それを含むものが新たに食品として販売されることになった場合，食品衛生上の危害の発生を防止するために，厚生科学審議会の意見を仰ぎ，それらのものを食品として販売することを禁止することができる．

### ④ 指定成分等の含有食品の健康被害（情報）の届出（第8条）

　いわゆる「健康食品」などの一部は，一般的ではない摂取方法や特定成分の過剰摂取により悪影響を及ぼす可能性があり，その多くは成分の含有量や製品の品質管理について法的規制がなく，製品としての安全性・有効性への対応は製造者に委ねられていたことなどから，健康被害が生じても食品衛生法を適用するための根拠が不足していた．このため，健康への悪影響の未然防止を目的とし，リスクの高い指定成分などを含む食品の被害情報を国への報告義務とした．

厚生労働大臣及び内閣総理大臣が食品衛生基準審議会の意見を聴いて，特別な注意が必要なものとして指定する成分などを含有する食品（指定成分等含有食品）について，その摂取と関係する健康被害情報を製造，販売などを行う事業者から都道府県知事などを通じて厚生労働大臣に届け出なければならないとした（図6）．

### ⑤ 特定の食品および添加物の販売，製造，輸入等の禁止（第9条）

　厚生労働大臣は，特定の国もしくは地域で製造，加工などされた，特定の食品および添加物を検査した結果，ヒトの健康を損なうおそれがあると認めるときは，厚生科学審議会の意見を聞いて販売，製造，輸入などを禁止することができる．

### ⑥ 病肉等の販売等の禁止（第10条）

　牛疫・炭疽・豚コレラ・BSEなど省令で定められる疫病に感染した獣畜[※5]や，感染した疑いのある獣畜，へい死した獣畜の肉・骨・乳・臓器および血液は，食品として販売してはならない．また，食品用に採取・加工・調理・貯蔵などをしてはならない．ただし，へい死した獣畜の肉・臓器などであっても，と畜検査員が，飲食に適すると認められたものは除外される．

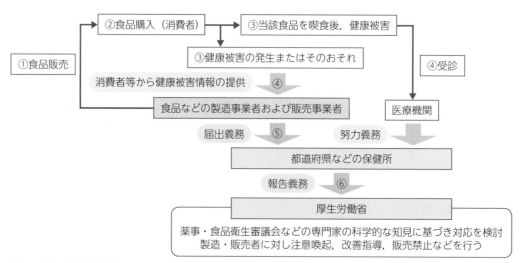

### 図6　指定成分等含有食品の健康被害（情報）の届出
（特別の注意を必要とする成分等を含む食品による健康被害情報の収集）

---

※5　**獣畜**：ウシ・ウマ・ブタ・めん羊・ヤギおよび水牛

また，輸入する獣畜の肉・臓器および省令で定められているこれらの製品（食肉製品）は，輸出国またはと畜検査を行った国の政府機関による衛生的である旨の証明書がなければ，販売用の食品として輸入してはならない．さらに，今回の法改正では乳および乳製品についても（食中毒のリスクや輸入動向を踏まえ）健康な獣畜由来であることを確認するため，輸出国政府発行の衛生証明書の添付が義務づけられた．

### ⑦ 輸入食品の安全性確保（第11条）

第1項では，わが国でのHACCP導入に伴い制度化されることで，輸入品についても厚生労働省令で定める食品および添加物は，輸出国側で同等の衛生管理（HACCP）が行われているものでなければ，販売の用に供するための輸入を行えないこととしている．

第2項では，輸出国での衛生管理の証明が必要なことから，厚生労働省令で定める食品または添加物について輸出国政府発行の証明書の添付が義務づけられた．

### ⑧ 添加物等の販売等の禁止（第12条）

ヒトの健康を損なうおそれのない添加物として，内閣総理大臣が食品衛生基準審議会の意見を聞いて定めたもの以外は，添加物や，添加物を含む製剤・食品は，販売したり，販売用として製造・輸入・加工・貯蔵などをしてはならない．ただし，天然香料および一般に食品として飲食に供されているものであって添加物として使用されるものは除く．

### ⑨ 食品または添加物の基準・規格の設定（第13条）

内閣総理大臣は，公衆衛生の見地から食品衛生基準審議会の意見を聞いて，販売用の食品もしくは添加物の製造・加工・使用・調理・保存の方法について基準を定めることや，販売用の食品もしくは添加物の成分について規格を定めることができる．

これらの**基準**[6]・**規格**[7]は「乳及び乳製品の成分規格等に関する省令（昭和26年12月27日厚生省令第52号）」および「食品，添加物等の規格基準（昭和34年厚生省告示第370号）」により具体的に定められており，以下のような行為が禁止されている．

- その基準に合わない方法により食品もしくは添加物を製造・加工・使用・調理・保存すること
- その基準に合わない方法による食品もしくは添加物を販売または輸入すること
- その規格に合わない食品もしくは添加物を製造・輸入・加工・使用・調理・保存・販売すること
- 農薬および動物用医薬品（以下，農薬等）が人の健康を損なうおそれのない量を超えて残留する食品などは製造・販売などをしてはならない

規格基準に反する場合には，いずれの場合にも行政処分や罰則が適用される．

### ⑩ 残留農薬基準設定に関する協力要請（第14条）

内閣総理大臣は，食品に残留する農薬等の量の限度を定めるときは，農林水産大臣に資料の請求などの必要な協力を求めることができる．

### ※ 総合衛生管理製造過程承認制度の廃止
### （旧：第13～14条）

「総合衛生管理製造過程」とは，製造者がHACCP[8]の考え方に基づき自ら設計した食品の製造加工および衛生管理の方法について，厚生労働大臣が承認基準に適合することを個別に承認するものである．承認を受けた製造過程を経た食品の製造加工は食品衛生法の製造基準に合致したものとしてみなされるため，事業者の設計した衛生管理のもと多様な方法での食品製造が可能とされてきた．食品衛生法の2018年の改正，2021年の施行で，HACCPの考え方に沿った衛生管理の制度化（新設 第50条の2）に伴い，本制度はその役割を終え廃止された．

---

[6] **基準**：食品衛生法に規定されている基準とは，食品または添加物の製造・加工・使用・調理・保存の標準的な方法を示したもので，公衆衛生上必要な最低限の規範である．

[7] **規格**：食品衛生法に規定されている規格とは，食品および添加物の純度・成分などについて定められた，公衆衛生上必要な最低限度である．食品および添加物そのものに定められたものであるという点で，基準とその意味は異なっている．

[8] **HACCP**：Hazard Analysis（危害分析）とCritical Control Point（重要管理点）を略したもの．HACCPシステムは，製造する食品について，原料から出荷まで，危害が発生する可能性をあらゆる角度から予測し，危害が発生するおそれのある箇所を重点的に管理することにより，製品の安全性を確保しようとするシステム（第7章参照）．

## 第3章　器具及び包装

### ⑥器具及び容器包装の衛生

#### ①営業上使用する器具及び容器包装の取扱原則（第15条）

営業上使用する器具および容器包装は，食品および添加物の取扱原則と同じように，清潔かつ衛生的でなければならない．

#### ②有毒・有害な器具または容器包装の販売等の禁止（第16条）

有毒・有害な物質が含まれたり，付着したりしていることでヒトの健康を害するおそれのある器具または容器包装は，販売したり，販売用として製造・輸入したり，営業上使用してはならない．

#### ③特定の器具または容器包装の販売，製造，輸入等の禁止（第17条）

厚生労働大臣は，特定の国や地域で製造された特定の器具・容器包装を検査した結果，ヒトの健康を損なうおそれがあると認められる場合，必要に応じ食品衛生基準審議会の意見を聞いて，当該器具・容器包装の販売・製造・輸入などを禁止することができる．

#### ④器具または容器包装の規格・基準の設定（第18条）

内閣総理大臣は，販売用や営業上使用する器具・容器包装もしくはこれらの原材料について規格を定め，これらの製造方法について基準を定めることができる．

これらの規格・基準が定められたときは，規格に合わない器具・容器包装を販売，販売用の製造・輸入，営業上使用はできない．また，基準に合わない方法により器具・容器包装を製造してはならない．

政令で定める材質（対象は合成樹脂）については，あらかじめ原材料に含まれている物質の安全性が評価され，食品に溶出・混和する許容量などについて規格が定められた物質以外を使用してはならない．ただし，溶出や浸出して食品に混和するおそれのない場合を除く（ポジティブリスト制度の導入：第6章参照）．

## 第4章　表示及び広告

### ⑦器具及び容器包装の表示（第19条）

内閣総理大臣は，規格または基準が定められた器具または容器包装に関する表示につき，必要な基準を定めることができる．

その基準に合う表示がなければ，販売し，陳列し，営業上使用してはならない．

食品および添加物に関する表示基準については，食品表示法で定める．

## 第5章　食品添加物公定書

### ⑧食品添加物公定書（第21条）

内閣総理大臣は，食品添加物公定書を作成し，食品衛生法第13条第1項の規定により基準または規格が定められた添加物および食品表示法第4条第1項の規定により基準が定められた添加物について，基準および規格を収載している．

## 第6章　監視指導

### ⑨食中毒等発生時の広域連携協力（第21条の2，第21条の3，第22条，第24条）

①第21条の2；国と各自治体は広域的な食中毒の発生を未然に防止するため相互に連携協力しなければならない

②第21条の3；国と自治体間との情報共有の場として広域連携協議会を設置できる

③第22条；厚生労働大臣及び内閣総理大臣が定める監視指導指針に関係機関の連携協力に係る事項を定めること

④第23条；厚生労働大臣は，指針に基づき，毎年度「輸入食品監視指導計画」を定めるものとする

⑤第24条；都道府県知事等は，指針に基づき，毎年度，「都道府県等食品衛生監視指導計画」を定めなければならない．加えて都道府県等の監視指導の実施において，国や他自治体との連携協力に関する事項を定めること

## 第9章　営業

### ⑩HACCPの制度化（第51条）

食中毒など食品危害の発生を未然に防止するため，特に重要な工程管理の基準を定めた．各事業者はその基準に従い食品原料の検収から出荷までの工程に応じ衛生管理計画をつくることとしている．

この基準については，国際的基準を導入するためにコーデックスHACCP（が示した7原則12手順の基本）である「HACCPに基づく衛生管理」を原則としている．

一方，コーデックスHACCPをそのまま実施することが困難な小規模事業者などについては，厚生労働省が確認した各業界が作成した手引書による「HACCPの考え方を取り入れた衛生管理」を基準とした（第7

章，表3参照）．

なお，厚生労働大臣が示した基準に反しない範囲で，都道府県知事などが公衆衛生上必要な措置を条例で定めることができるとされた．

### ⑪器具容器包装製造施設の衛生管理等の基準（第52条）

ポジティブリスト制度導入に伴い，器具・容器包装の製造施設に対して厚生労働省令で一般的衛生管理とGMP（製造管理）の基準を定めることとした．

なお，厚生労働大臣が示した基準に反しない範囲で，都道府県知事などが公衆衛生上必要な措置を条例で定めることができる．

### ⑫器具容器包装におけるポジティブリスト適合性情報の伝達（第53条）

器具・容器包装の製造・販売事業者は販売相手に対してポジティブリストに適合している旨の説明責任を負う．

器具・容器包装の原材料を取り扱う事業者は，器具・容器包装の製造事業者から原料のポジティブリスト適合性を求められた場合は，その説明を行う努力義務を負う（第6章，図9参照）．

### ⑬営業施設の基準（第54条）

公衆衛生に与える影響が著しい営業について，政令で定める施設では厚生労働省令で定める基準を参酌して，都道府県知事などが条例で必要な基準を定めるものとした．

### ⑭営業許可（第55条）

第54条の規定する営業を営もうとする者は，厚生労働省令で定めるところにより，都道府県知事の許可を受けなければならない（表2）．

### ⑮営業の届出（第57条）

HACCPの制度化に伴って，第54条で規定する営業許可施設以外の一定の事業者についても届け出すべき制度が定められた．

第54条および第57条と事業者との関連について表2に示す．

### ⑯自主回収の報告制度（リコール情報の報告）（第58条）

事業者自らが製造加工した食品や輸入食品の自主回収を行う場合に，厚生労働大臣または内閣総理大臣がそれを把握する仕組みを構築した（図7）．

第1項では，食品衛生法に違反するおそれのある食品などを自主回収する際は，都道府県知事などに届け出する義務を定めた．

第2項では，第1項に基づく届け出が都道府県知事などにあった場合，国にその旨を報告する義務を定めた．

## 第10章　雑則

### ⑰食中毒発生時の処置（第63～65条）

飲食に起因する中毒事故が発生した際，関係機関は迅速に調査してその原因を明らかにし，事故の拡大を防止しなければならない．そのため，**食中毒患者もしくはその疑いのある者を診断し，その死体を検案**[※9]**した医師は，24時間以内に最寄りの保健所長に届け出なければならない．**

保健所長は，その届け出の内容について調査しその結果を都道府県知事に報告しなければならない．また，関係行政機関は，中毒の原因調査のため必要があると認めるときはその死体の解剖を依頼することができる．なお，中毒患者などが広域あるいは多数発生したときは，保健所長は都道府県知事などに，都道府県知事などは厚生労働大臣に報告しなければならない．

### ⑱広域食中毒発生時の対応（第66条）

第60条第1項の規定を受けて，広域的な大規模食中毒発生時に厚生労働大臣は広域連携協議会を開催し，拡大防止対策などについて協議を行う努力義務が規定されている（図8）．

### ⑲食品等事業者に対する援助及び食品衛生推進員（第67条）

都道府県または保健所を設置する市・特別区は，食中毒発生防止や地域の食品衛生向上のため，食品等事業者に対し，必要な助言，指導などに努めるものとされている．

また，食品等事業者の食品衛生の向上に関する自主的な活動を促進するため，都道府県知事などは社会的信望があり，かつ，食品衛生の向上に熱意と識見を有する者のうちから，**食品衛生推進員**を委嘱することができる．食品衛生推進員は，衛生管理ほか食品衛生に関する事項について，都道府県などの施策に協力し，食品等事業者からの相談に応じ，助言その他の活動を行う．

---

※9　**検案**：死体について，医師がその死亡を確認し，死因および死因の種類，死亡時刻，異状死との鑑別を総合的に判断することをいう．

**表2 厚生労働省令で定める営業許可業種および営業の届け出が必要な業種**

| 営業許可業種 | 製造業，調理業，加工を伴う販売業など | ア 集乳業<br>イ 乳処理業<br>ウ 特別牛乳搾取処理業<br>エ 乳製品製造業<br>オ アイスクリーム類製造業<br>カ 清涼飲料水製造業<br>キ 食肉処理業<br>ク 食肉販売業（一部届け出）<br>ケ 食肉製品製造業<br>コ 魚介類販売業（一部届け出）<br>サ 水産食品製造加工業<br>　（魚肉ねり製品製造業を含む）<br>シ 魚介類せり売り営業<br>ス みそ・しょうゆ製造業<br>セ 豆腐製造業<br>ソ 納豆製造業<br>タ 麺類製造業 | チ 菓子製造業<br>ツ そうざい製造業<br>　ツ-2 統合型そうざい製造業<br>テ 冷凍食品製造業<br>　テ-2 統合型冷凍食品製造業<br>ト 食用油脂製造業<br>　（マーガリン・ショートニング製造業を含む）<br>ナ 酒類製造業<br>ニ 氷雪製造業<br>ヌ 食品の放射線照射業<br>ネ 漬物製造業<br>ノ 液卵製造業<br>ハ 密封包装食品製造業<br>ヒ 食品の小分け業<br>フ 飲食店営業<br>ヘ 自動販売機による食品の調理販売業（屋外）<br>ホ 添加物製造加工業 |
|---|---|---|---|
| 要届け出業種 | 温度管理等が必要な包装食品の販売，保管業など | **製造・加工業**<br>・海藻加工業<br>・農産保存食料品製造業<br>・食酢製造業<br>・その他の調味料製造業<br>・砂糖製造業・精糖業<br>・ぶどう糖・水あめ・異性化糖製造業<br>・精米・精麦業<br>・小麦粉製造業<br>・その他の精穀・製粉業 | ・でんぷん製造業<br>・製茶業<br>・コーヒー製造業<br>・その他の食料品製造業（菓子種製造業など）<br>・米粉製造業<br>・蒟蒻原料（蒟蒻粉）製造業<br>・いわゆる健康食品の製造業<br>・卵選別包装業 |
| | | **調理業**<br>・集団給食<br>・自動調理機（コーヒーマシンなど）<br>・調理機能を有する自動販売機（屋内） | |
| | | **器具・容器包装などにかかる営業**<br>・器具・容器包装製造事業者 | |
| | | **その他**<br>・露店，仮設店舗，臨時営業 | |
| | | **販売業**<br>・乳類販売業<br>・食肉販売業（包装済み食品のみ）<br>・魚介類販売業（包装済み食品のみ）<br>・氷雪販売業 | ・野菜果物販売業<br>・行商<br>・消費期限表示対象食品販売業（弁当など） |
| 営業許可および届出対象外の業種 | | ・容器包装済の常温保存食品の保管・販売（例：食料品店，駄菓子屋，酒屋）<br>・契約や約款による食品の取り扱い（例：輸送業，常温倉庫）<br>・食品そのものを直接扱わない，伝票のやり取りのみ（例：輸入業，卸売業）<br>・缶，瓶などの包装食品の自動販売機<br>・農業において生産者団体が行う取り組み（選果・選別などと一体的に行う皮剥き，洗浄など，農業倉庫における穀類の乾燥など） | |

（右側縦書き：HACCP制度の対象業種＊／非対象）

＊第7章を参照
厚生労働省：食品の営業規制に関する検討会とりまとめ（政省令関係事項），https://www.mhlw.go.jp/content/000506150.pdf，2019
をもとに作成

## ⑳食品の輸入関係事務（第74条，第75条）

食品の輸出に伴う衛生証明書の発行について，これまで必要に応じて証明書を発行してきたが，新たに食品衛生法で根拠規定が記載された．第74条では，厚生労働大臣による輸出食品安全証明の発行にかかる規定が示された．さらに，第75条では，都道府県知事などの輸出食品安全証明の発行について新たに規定された．

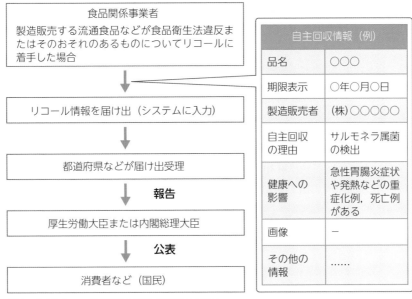

図7 食品リコール情報の報告制度の仕組み

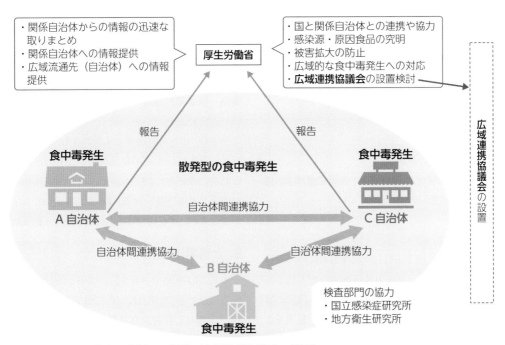

図8 広域的な食中毒発生例での対策（広域連携協議会の設置）

## 5 食品衛生に直接関連する法規

　食品安全基本法，食品衛生法以外にも食品安全にかかわる法律などは多岐にわたっている．これらのうち直接関連する法規の概略を次に説明する．

### A. 食品表示法（第8章参照）

　食品表示法（平成25年6月28日法律第70号）は，**食品衛生法，農林物資の規格化等に関する法律**（農林物資の規格化及び品質表示の適正化に関する法律）および**健康増進法**の3法の食品の表示にかかわる規定を一元化し，平成27年（2015年）4月1日から施行された．

　**所管官庁は内閣府消費者庁**であり，法の目的は，食品を摂取する際の安全性の確保および自主的かつ合理的な食品の選択の機会を確保し，それにより消費者の利益の増進を図ること，および国民の健康の保護・増進，食品の生産・流通の円滑化，消費者の需要に即した食品の生産振興に寄与することである．

　食品表示のポイントは，以下のとおりである．
①表示の一般的ルール〔名称，原材料名，原料原産地表示，内容量（固形量および内容総量），消費期限または賞味期限など〕
②添加物の表示
③アレルゲンの表示
④遺伝子組換え食品の表示
⑤保健機能食品（特定保健用食品/栄養機能食品/機能性表示食品制度）の表示

### B. 健康増進法

　**健康増進法**（平成14年8月2日法律第103号，所管官庁は厚生労働省）は，国民の健康増進の総合的な推進に関し，基本的な事項を定めるとともに，国民の健康増進のための措置を講じ，国民保健の向上を図ることを目的とする法律．本法第1条に「この法律は，（中略）国民の健康の増進の総合的な推進に関し基本的な事項を定めるとともに，国民の栄養の改善その他の国民の健康の増進を図るための措置を講じ，もって**国民保健の向上を図ることを目的とする**」とある．

　国民の健康に関与する点では食品衛生法と同じだが，

食品衛生法では「**健康の保護を図ることを目的とする**」とされており，その点において目的は異なる．

● **第26条**：食品に乳児用，病者用など，もしくは健康の保持や回復など特別の用途に関する表示を行う場合は内閣総理大臣の許可を受けなければならない．
● **第27条**：特別用途食品の製造所等に対する立入検査・収去については食品衛生法第30条に定める食品衛生監視員が行う．

## 6 食品衛生に間接的に関連する法規

　間接的に食品や表示などに関連する法律の一覧を表3に示した．これらのうち，特に関連の深い法律について以下に概説する．

### A. 医薬品，医療機器等の品質，有効性及び安全性の確保等に関する法律

　食品衛生法第4条第1項において，「**食品とは，全ての飲食物をいう．ただし，医薬品，医療機器等の品質，有効性及び安全性の確保等に関する法律に規定する医薬品，医薬部外品及び再生医療等製品はこれを含まない**」と定められている．

　つまり，口から摂取するもののうち，医薬品，医薬部外品，再生医療などの製品を除いたものが食品に分類される．表示についても医薬品医療機器等法で規定される薬などは効能・効果（薬効）を表示や広告することができるが，飲食物ではそれはできない（第8章参照）．

### B. と畜場法

　本法（昭和28年8月1日法律第114号，所管官庁は厚生労働省）の目的は，第1条に記載されているとおり，「と畜場の経営及び食用に供するために行う獣畜の処理の適正の確保のために公衆衛生の見地から必要な規制その他の措置を講じ，もって国民の健康の保護を図ることを目的とする」とされている．と畜場で処理される食用に供する獣畜とは，**ウシ，ウマ，ブタ，めん羊およびヤギ**をいう．食品衛生法は，と畜場法の規定を受け，疾病あるいは死亡した家畜の肉などの販売・

表3 食品衛生関連法規一覧

| | |
|---|---|
| 農林物資の規格化等に関する法律（JAS法） | 消費者基本法 |
| 地方自治法 | 消費者安全法 |
| 地域保健法 | 家庭用品品質表示法 |
| 学校給食法 | 家畜伝染病予防法 |
| 医療法 | 農薬取締 |
| 化学物質の審査及び製造等の規制に関する法律（化審法） | 不当景品類及び不当表示防止法（景品表示法） |
| 医薬品，医療機器等の品質，有効性及び安全性の確保等に関する法律（薬機法） | 感染症の予防及び感染症の患者に対する医療に関する法律（感染症法） |
| 毒物及び劇物取締法 | と畜場法 |
| 水道法 | 飼料の安全性の確保及び品質の改善に関する法律（飼料安全法） |
| 食鳥処理の事業の規制及び食鳥検査に関する法律（食鳥処理法） | |

流通を禁じている．

## C. 食鳥処理の事業の規制及び食鳥検査に関する法律

本法（平成2年6月29日法律第70号，略称：食鳥処理法，所管官庁は厚生労働省）は食用にする食鳥を処理する**食鳥処理場**の設置許可などを定めた法律で，その目的である第1条には，「食鳥処理の事業について公衆衛生の見地から必要な規制その他の措置を講ずるとともに，食鳥検査の制度を設けることにより，食鳥肉等に起因する衛生上の危害の発生を防止し，もって国民の健康の保護を図ることを目的とする」としている．本法を受けて，食品衛生法では疾病あるいは死亡した食鳥の肉などの販売流通を禁止している．本法でいう食鳥とは，ニワトリ，アヒル，七面鳥，その他一般に食用にする家禽類（卵を採取する目的で飼うニワトリ，アヒル，ガチョウ，ウズラ，ハトなど）と定められている．

## D. 地域保健法

本法（昭和22年9月5日法律第101号）第5条で，都道府県，政令指定都市[※10]，中核市[※11]，特別区に保健所をおくことを定めており，監視，収去検査，営業許可事務などの行政事務は**保健所を設置する各自治体が行う**（**法定受託事務**[※12]）．

各自治体の保健所には，食品衛生法などにかかわる臨検，収去，検査や食中毒調査などの権限が与えられている．

## 7 日本の食品衛生行政組織

食品衛生行政体系は，リスク評価を行う**内閣府食品安全委員会**（以下，食品安全委員会），リスク管理を行う**厚生労働省，農林水産省，消費者庁**および**地方自治体**となっている．

## A. 食品安全委員会の構成と役割

食品安全委員会は，食品安全基本法にもとづき，平成15年（2003年）7月1日に内閣府に設置された．

食品安全委員会は，規制や指導などのリスク管理を行う関係行政機関から独立し，科学的知見にもとづき客観的かつ中立公正にリスク評価を行う機関となっている．

---

※10　**政令指定都市**：政令で指定する人口（法定人口）50万人以上の市のこと．地方自治法第252条の19第1項以下に定められた日本の都市制度の1つで，大都市に該当する．

※11　**中核市**：中核市とは，政令で指定する人口（法定人口）が20万人以上の市のこと．地方自治法第252条の22第1項に定められた日本の大都市制度の1つである．

※12　**法定受託事務**：国が本来果たすべき役割にかかわるものであって，国においてその適正な処理を特に確保する必要があるもの（国が比較的強いかかわりをもつ事務）．反対に**自治事務**とは地方公共団体の処理する事務のうち，法定受託事務以外のものである（地方自治体が自らの責任と判断で行う事務）．

食品安全委員会は7名の委員から構成され，そのもとに12の専門調査会が設置されている（図9）．専門調査会は，企画等専門調査会に加え，添加物，農薬，微生物といった危害要因ごとに11の専門調査会が設置されている．

## B. 厚生労働省など

国内の食品衛生行政を司る機関は，中央官庁では厚生労働省医薬食品局食品安全部が中心となり，地方においては，都道府県等地方自治体（都道府県，政令指定都市，中核市，特別区）が監視指導を行っている．

厚生労働省は，規格基準策定，添加物指定，輸入食品の監視指導計画の策定，各自治体との調整などの事務を行う役割をもつ．また，下部組織として検疫所があり，輸入食品の届け出受理，輸入食品の検査・監視指導を行う．

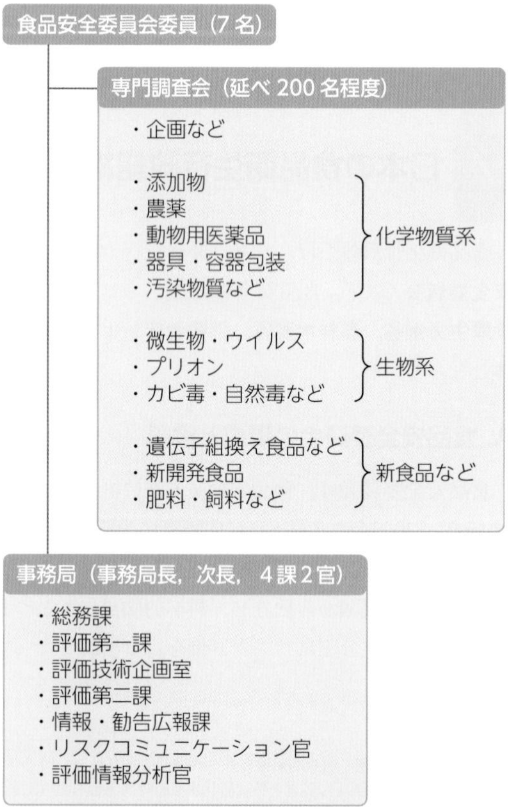

また，地方厚生局は登録検査機関への立ち入りによる監視指導や，輸出業務を行う総合衛生管理製造過程（HACCP施設）の承認や立ち入り検査などの事務を行っている（図10）．

## C. 地方自治体

地方の行政機構には，都道府県，政令指定都市，中核市および特別区があり，知事（市では市長，特別区では区長）部局にそれぞれ衛生部局が設置されている．そのもとには保健所が設置されており，食品衛生監視員が配属され，飲食店をはじめ食品製造・加工，販売業，輸入事業者の監視指導を行っている．

保健所の監視指導の業務は，食品営業許可事務，食品営業施設の立入検査・収去検査であり，国内産・輸入食品を問わず，飲食に関連する監視指導を行っている（図11）．

## D. 食品衛生監視員などの人的制度

### 1) 食品衛生監視員

食品衛生法（第28，30条）にもとづき，食品の衛生確保を行うため，飲食店や食品製造業などの食品関連施設などに対して立入検査・収去を行わせる者として，厚生労働大臣，内閣総理大臣または都道府県知事などが官吏または吏員のなかから任命した者をいう．

また，食品衛生監視員は健康増進法第27条にもとづく特別用途食品の製造施設などにおいても立入検査・収去を行う．

### 2) 食品衛生管理者

食品衛生法第48条により，**食品衛生法施行令第13条の食品を製造・加工する業種**[13]に配置することを義務づけている．厚生労働省管轄下の国家資格である．

特に衛生管理上必要な業種に設置が義務づけられている．

### 3) 食品衛生推進員

食品衛生法第61条第2項では，保健所が行う食品衛生業務に協力し，食品事業者の相談や助言などの活動

**図9　食品安全委員会および事務局の構成**
食品安全委員会：食品安全委員会とは 食品安全委員会の役割と構成，https://www.fsc.go.jp/iinkai/#，2023をもとに作成

---

※13　**食品衛生法施行令第13条の食品を製造・加工する業種**：全粉乳（その容量が1,400 g以下である缶に収められるものに限る），加糖粉乳，調整粉乳，食肉製品，魚肉ハム，魚肉ソーセージ，放射線照射食品，食用油脂（脱色または脱臭の過程を経て製造されるものに限る），マーガリン，ショートニング，添加物（食品衛生法第11条第1項の規定により規格が定められたものに限る）を製造・加工する業種．

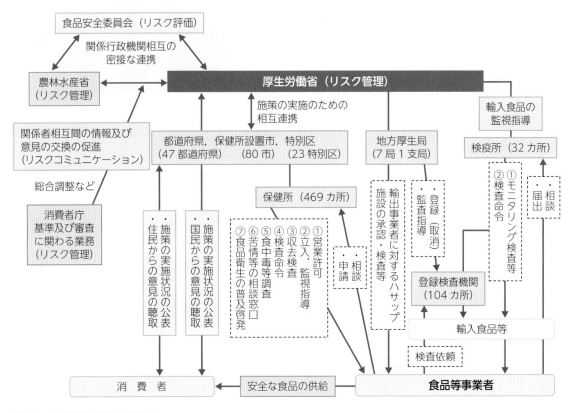

**図10　食品衛生行政システム**

厚生労働省医薬食品局食品安全部：食品の安全確保に向けた取り組み，https://www.mhlw.go.jp/content/11130500/000717858.pdf，2022をもとに作成

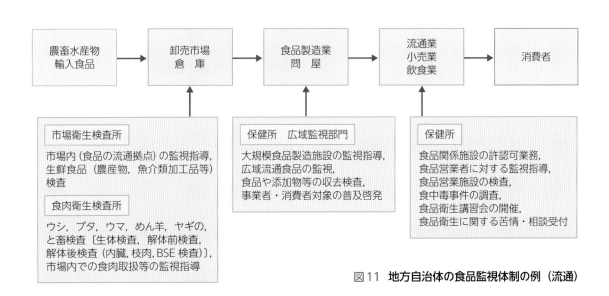

**図11　地方自治体の食品監視体制の例（流通）**

を行う者として食品衛生推進員を委嘱することができるとしている.

### 4）食品衛生責任者

食品衛生責任者は，食品衛生法第50条第2項の規定にもとづき，食品衛生法施行条例で定められており，都道府県などが制定するものである.

自治体の条例，例えば東京都では食品衛生法施行条例の第2条で「公衆衛生上講ずべき措置の基準（衛生管理運営基準）」を定めており，ここで食品衛生責任者の設置を義務化している. 本基準は**“自主的な管理基準”**とは異なり，営業者が遵守すべき**“法的義務”**を課している.

食品衛生責任者の資格は以下のとおり.

- 栄養士，調理師，製菓衛生師，と畜場法に規定する衛生管理責任者，と畜場法に規定する作業衛生責任者，食鳥処理衛生管理者，船舶料理士，食品衛生管理者，もしくは食品衛生監視員になることができる有資格者

## 8 食品衛生にかかわる国際的組織およびその委員会

### A. 世界保健機関（WHO）

WHOは，「すべての人々が可能な最高の健康水準に到達すること」を目的として1948年4月7日に設立された国連の専門機関である. 世界の人々が健康であるために，以下にあげるような活動を行っている.

- 各国への技術支援
- 感染症，風土病などの撲滅事業
- 国際保健に関する条約，協定，規制の提言や勧告
- 保健研究の促進
- 食品・医薬品などに関する国際基準の策定・普及

わが国は，1951年5月に加盟し，現在の加盟国は194カ国である. わが国は，WHO総会やWHO西太平洋地域の各種会合に参加し，保健医療分野について国際情報の交換や世界の保健課題への貢献を行っている.

### B. 国際食糧農業機関（FAO）

FAOは，世界の農林水産業の発展と農村開発に取り組む国連の専門機関である. 開発途上国などで貧困・飢餓状態の人々の栄養状態と生活水準を改善するために，以下にあげるような活動を行っている.

- 人々の栄養状態や生活水準の向上
- 食糧生産の向上
- 食糧分配の改善
- 農民の生活条件や労働条件の改善
- 農村開発の促進
- 飢餓の防止

### C. Codex委員会（CAC）

CACの英名である“Codex Alimentarius”はもともとラテン語で，**食品規格**という意味をもつ.

CACは「消費者の健康の保護」「食品の公正な貿易の確保」を目的に1962年にFAO/WHOにより設置された国際的政府間機関であり，**国際食品規格（Codex規格）**の策定などを行う. 日本は1966年より加盟している. Codex委員会のもとに，計28部会（休会中の部会も含む）が設けられており，それらは加盟国のなかから選ばれた議長国が運営している（図12）. 日本では，**国際食品規格委員会**とよばれることもある. 世界180カ国以上が加盟している.

CACが策定する**Codex規格**は，現在，世界的に通用する食品規格である.

### D. その他の会議・委員会など

CAC以外にも，FAO/WHOが合同で設置した会議・委員会がある.

例えば，食品添加物については**食品添加物専門家会議（JECFA）**が国際的な安全性評価を，残留農薬については**残留農薬専門家会議（JMPR）**が評価を行っている. これらの組織は，それぞれが独立して専門的な評価を行っており，その評価の結果にもとづいて，Codex委員会が国際基準を決めている.

また，世界貿易機関（WTO）加盟国・地域（2023年10月現在164の国・地域）は，CACの国際基準にもとづいて国内の基準を設定している.

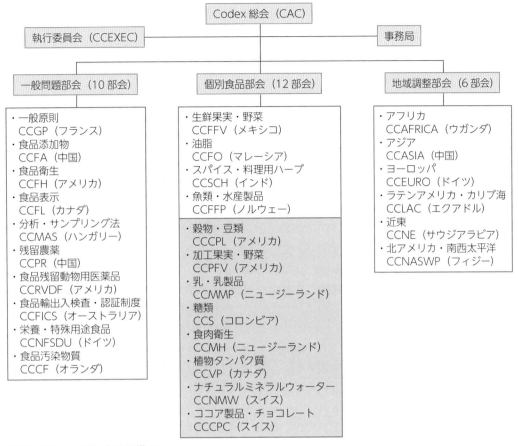

**図12 Codex委員会の組織図**

2023年4月現在.（ ）内は議長国，灰色の部会は休会中
厚生労働省：コーデックス委員会 組織図, https://www.mhlw.go.jp/content/001085127.pdf，2023をもとに作成

### 1）FAO/WHO合同食品添加物専門家会議（JECFA）

JECFAは，各国の添加物規格に関する専門家および毒性学者からなる．各国によって実施された添加物の安全性試験の結果を評価し，**1日摂取許容量（ADI）**[※14]を決定している．会議報告は，WHOテクニカルレポートシリーズとして毎年公表されている．

### 2）FAO/WHO合同残留農薬専門家会議（JMPR）

JMPRはFAOおよびWHOが合同で設立した農薬の国際専門家のグループである．JMPRは残留農薬の分析方法の検討や，最大残留量を推定して毒性学的データから農薬についてADIを推定している．

### 3）照射食品の健全性に関する合同専門家委員会（JECFI）

WHO/IAEA（国際原子力委員会）/FAOの合同専門家委員会としてJECFIは設置されている．食品の放射線照射技術は食品への健全性や品質を保持する技術の1つである．限られたエネルギーの電離放射線（$\gamma$線，電子線，X線）を適切な管理下で照射することで，食品の付着微生物の殺減や害虫の駆除，農産物の発芽や

---

[※14] **1日摂取許容量（ADI）**：ヒトが一生涯にわたって毎日摂取しても悪影響の出ない量をいう．設定には動物試験などによる慢性毒性試験によって求められた最大無毒性量に安全係数100で割って，mg/kg・体重/日で表す（安全係数は種差10，個体差10）．仮に，ある添加物の1日摂取許容量が定められると，その値をもとに，当該添加物を使用してよい食品の種類，使用量，使用目的，使用方法などが設定される（第6章参照）．

発根の抑制，熟度調整による保存期間の延長を可能にするものである．

### 4）FAO/WHO合同微生物学的リスク評価専門家会議（JEMRA）

WHO/FAOが合同で設置した国際的な微生物学の専門家グループである．JEMRAは，Codex委員会に対し，特定の病原体について科学的なリスク評価・情報提供し，リスク評価のためのガイドラインを開発，リスク管理の専門的なアドバイスを行う．

## E. 食品などにかかわるその他の国際機関

### 1）国際獣疫事務局（WOAH）

動物・家畜の感染症など，科学的情報の収集と普及啓発，家畜の感染症の制御に向けた国際間の協力体制，家畜の国際的取引のための衛生規約の策定などを実施している．

### 2）世界貿易機関（WTO）

WTOは，自由貿易促進を目的に設置された国際機関であり，事務局はスイスのジュネーブに設置されている．

世界の貿易の自由と公平を促進するために作られた国際機関で，その役割は，加盟国間で行われている貿易が，自由で公平なものであるかを評価し，自由貿易の障害となる制度がある場合は，当該国と交渉して改善を図るなどの役割を果たしている．

WTOの設立について定めた国際条約を「**世界貿易機関を設立するマラケシュ協定**」といい，通常WTO設立協定（WTO協定）とよばれている．

なお，WTO設立協定は本体および附属書に含まれる各種協定からなっており，附属書は1〜4まである．うち附属書1〜3はWTO設立協定と一括受諾の対象とされており，WTO加盟国となるためには附属書1〜3のすべてを受諾しなければならない．この附属書のうち，「衛生植物検疫措置の適用に関する協定」（通称：SPS協定）が，食品衛生にかかわる協定である．

**SPS協定**とはWTO協定に含まれる協定（附属書）の1つであり，"Sanitary and PhytoSanitary Measures"の文字をとって，一般的にSPS協定とよばれる（頭文字をとりSPM協定とする場合もある）．

「**衛生植物検疫措置の適用に関する協定**」と訳され，SPS協定は，検疫（quarantine）だけでなく，最終製品の規格，生産方法，リスク評価方法など，食品安全，動植物の健康に関するすべての措置（SPS措置）を対象としている．各国が食品の安全性を確保し，動物や植物の疾病を予防すると同時に，それらが公正な国際貿易を阻害し，過剰な保護主義とならないように取り決められている（衛生植物検疫措置の適用に関する協定第12条1）．

## 文　献

1）「食品衛生でたどる−戦後50年−」社団法人東京都食品衛生協会，1995
2）「新訂 早わかり食品衛生法 第6版」（日本食品衛生協会／著），日本食品衛生協会，2018
3）東京都保健医療局HP：食品衛生の窓，
　　https://www.hokeniryo.metro.tokyo.lg.jp/shokuhin//shokuten/shokuten4.html
4）過去の食中毒・食品事故の発生に関する資料集．「月刊HACCP（2013年7月号）」（月刊HACCP編集部／編），2013
5）WHO：FOOD HYGIENE Fourth Report of the Expert Committee on Environmental Sanitation，
　　https://iris.who.int/bitstream/handle/10665/40272/WHO_TRS_104.pdf?sequence=1&isAllowed=y，1956
6）厚生労働省：食品衛生法改正懇談会 食品衛生法改正懇談会取りまとめ，
　　https://www.mhlw.go.jp/file/05-Shingikai-11121000-Iyakushokuhinkyoku-Soumuka/0000184684.pdf，2017
7）厚生労働省：食品衛生管理の国際標準化に関する検討会最終とりまとめ，
　　https://www.mhlw.go.jp/file/04-Houdouhappyou-11135000-Shokuhinanzenbu-Kanshianzenka/0000147434.pdf，2016
8）「平成30年食品衛生法等改正の解説」（厚生労働省医薬・生活衛生局生活衛生・食品安全企画課／監），中央法規出版株式会社，2018

# 食品衛生 Case Study 食品と添加物，およびそれらを規定する法律

食品衛生法では，食品とは「全ての飲食物をいう．ただし，医薬品，医療機器等の品質，有効性及び安全性の確保等に関する法律に規定する医薬品，医薬部外品及び再生医療等製品は，これを含まない」とされている．一方，食品添加物については「添加物とは，食品の製造の過程において又は食品の加工若しくは保存の目的で，食品に添加，混和，浸潤その他の方法によつて使用する物」と定義されている．

これらの定義について考えるために，過去に国内で発生した健康食品による有症事例をとり上げる．

## 1）事例

輸入された缶入りの健康食品を飲んだところ，複数の人から下痢をしたとの情報提供が保健所にあり，各自治体から輸入事業者の住所地がある東京都に連絡が入った．当該健康食品の原材料などは以下のとおりである．

### 【当該健康食品の原材料など】

原材料：大豆乳，ココナッツミルク，タピオカ，ハトムギ，コムギ，クコ，ヤマノイモ，ハスの実，ナルコユリ，アマチャ，カンゾウ，甘味料（D-ソルビトール）

原産国：中華人民共和国

包装形態：缶入り

内容量：260 g

## 2）原因

担当保健所が輸入会社に立ち入り，収去検査を実施したところ，当該食品には食品添加物であるD-ソルビトール（甘味料）が1缶中に28.6 g含まれており，これは通常の添加物での使用量に比べて非常に多い量であった．D-ソルビトールは添加物（甘味料）として使用されるが，日本薬局方に収められている医薬品としても販売されている化学物質である．このため，当該品に含まれていた大量のD-ソルビトールが下痢などの症状を引き起こした可能性が示唆された．

## 3）考察

当該品は一定の緩下作用により痩身効果を狙ったと思われる健康食品であった．

当該品に含まれているD-ソルビトールは，わが国では以下の2つの法律で使用方法などが定められている．

- 食品衛生法により，甘味料として食品添加物に指定されている．
- 薬事法により，日本薬局方に収載され，医薬品として販売されている．効能・効果として，X線造影時に使用される造影剤による便秘の防止に使用されており，日本薬局方解説書によると20～30 gで緩下作用を示すと記載されている．

つまり，食品衛生法において，D-ソルビトールは添加物（甘味料）としての使用が認められており，その使用制限の基準はない．しかし，当該品には緩下作用を示す20～30 gに当てはまる量のD-ソルビトールが含まれていたことから，食品衛生法第6条第2号（当時，同法4条第2号）の「有毒な，若しくは有害な物質が含まれ，若しくは付着し，又はこれらの疑いがあるもの」に該当し，添加物としては認められないと考えられた．なお，第6条第2号でいう「有毒な又は有害な物質」とは，通常ヒトが一定量を摂取した場合に，なんらかの健康上の危害を生じさせる物質をいう．このうち，「有毒な物質」とは致死量が極めて少量である，いわゆる毒物である．これと比較して毒性の程度が低いものが「有害な物質」であり，今回のD-ソルビトールはこれにあたる．

D-ソルビトールは食品衛生法により食品添加物として指定された化学物質であり，現在も甘味料として使用されている．しかしこの事例においては，本来の目的である食品添加物（甘味料）としての効果ではなく，緩下作用による痩身を狙っているため，不適正な添加物の使用に対する措置といえよう．

## 問題

☐ ☐ **Q1** リスク分析について説明せよ

☐ ☐ **Q2** 食品安全基本法について，法律の主管官庁とその特徴を説明せよ

☐ ☐ **Q3** 食品衛生法と健康増進法について，各法律の所管官庁とその目的を説明せよ

☐ ☐ **Q4** Codex委員会について説明せよ

☐ ☐ **Q5** Codex委員会とJECFAなどの委員会との違いについて説明せよ

☐ ☐ **Q6** WTOとSPS協定の関係について述べよ

## 解答&解説

A1 食品には健康に悪影響を及ぼす可能性がある物質が含まれており，これを危害要因（ハザード）とよぶ．危害要因による健康への悪影響の防止や危害要因のリスクの低減のための考え方を，食品のリスク分析という（Codex委員会が提案した概念）．リスク分析を構成するのは，リスク評価，リスク管理，リスクコミュニケーションの三要素である．

A2 食品安全基本法の所管官庁は内閣府である．食品安全基本法の特徴は，主に以下の3点である．
①国民の健康保護が最も重要であるという基本的認識にもとづき，行政（国や地方自治体）および食品関連事業者の責務，消費者の役割を明らかにした点
②リスク分析手法を導入し，食品安全行政の総合的な推進を担保した点
③リスク分析を実施するために，リスク評価を行う食品安全委員会を内閣府に設置した点

A3 食品衛生法と健康増進法は，ともに厚生労働省所管である．食品衛生法は，飲食に起因する衛生上の危害発生を防止するための法律であり，飲食物，添加物，器具容器包装などの原則を定め，これらを規制している．健康増進法は，国民の健康増進のための措置を講じ，国民保健の向上を図ることを目的とする法律である．
どちらも国民の健康に関与する点においては同じであるが，健康増進法では"国民の健康の増進を図る"ことが目的とされ，食品衛生法では"健康の保護を図る"ことが目的とされている点が明確に異なる．

A4 Codex委員会は，FAO/WHOにより設置された国際的政府間機関である．消費者の健康保護と食品貿易を公正なものとすることを目的とし，国際食品規格（Codex規格）の策定などを行う．日本は1966年より加盟している．Codex委員会のもとに，計28部会（休会中の部会も含む）が設けられており，それらは加盟国のなかから選ばれた議長国が運営している．

A5 JECFAなどの委員会は，Codex委員会の部会とは別に，FAO/WHOが合同で設置した専門家会議または委員会である．食品添加物，汚染物質，動物用医薬品，農薬，有害微生物の安全性の評価については，これらの会議または委員会が検討する．代表的なものには"FAO/WHO合同食品添加物専門家会議（JECFA）""FAO/WHO合同残留農薬専門家会議（JMPR）""FAO/WHO合同微生物学的リスク評価専門家会議（JEMRA）"などがある．

A6 WTOは，自由貿易の促進を目的とする国際機関である（事務局はスイスのジュネーブ）．自由貿易の障害となる制度がある場合，当該国と交渉し，改善を図る役割を果たす．SPS協定は，WTO協定に含まれる協定（附属書）の1つであり「Sanitary and Phytosanitary Measures（衛生植物検疫措置）」の文字をとってSPS協定とよばれる．協定は，検疫だけでなく，最終製品の規格，生産方法，リスク評価方法などの食品安全，動植物の健康に関するすべての措置（SPS措置）が含まれる．

# 食品と微生物

## Point

**1** 細菌の構造について理解する

**2** 細菌の増殖について理解する

**3** 食品に有害な微生物，有用な微生物について理解する

**4** 微生物の制御方法について理解する

**5** 滅菌・消毒方法について理解する

---

**概略図** 微生物の分類

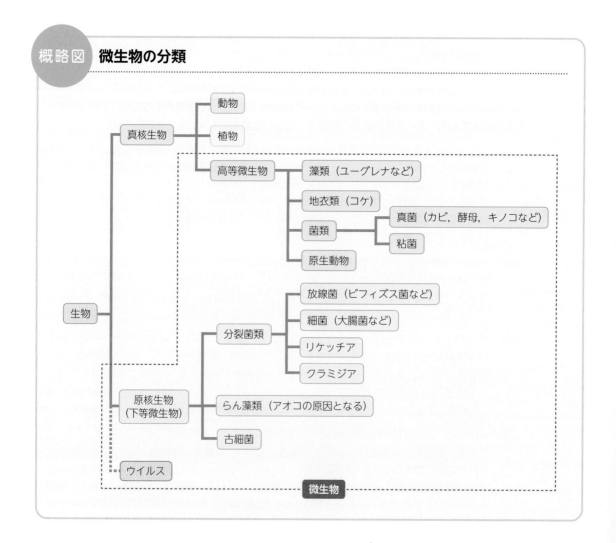

# 1 微生物とは

## A. 微生物の概要

　微生物とは肉眼で見ることのできない微小な生物の総称であり，分類学上の用語ではない（概略図）。**細菌，藻類，原生動物，菌類（酵母，カビ，キノコ）**などが含まれる。**ウイルス**は生物ではないが，通常微生物に含めて考えられる。微生物は地球上のあらゆる環境に適応して生息しており，水中，土壌中，空気中から動物の体表・消化管内まで，それぞれの環境に適応した微生物が存在する。食品と関係する微生物は，細菌，ウイルス，酵母，カビ，キノコ，原生動物などであり，これらのうちヒトに病原性を示す微生物は食品衛生上の問題となる。微生物の有効利用例としては，酒類，みそ，しょうゆ，納豆，ヨーグルトやチーズなどの発酵食品製造である。一方有害な例としては，食品の腐敗，カビの発生や食中毒などがあげられる。微生物は温度，水分活性（Aw），pH，塩分濃度，酸素分圧などさまざまな環境要因や，得られる栄養素の種類により，ある環境における発育しやすさに差異が出る。すなわち，河川水のように水分は多く栄養分が少ない環境と，土壌のように栄養分はあるが比較的乾燥した環境とでは分布する微生物の種類が異なる。

## B. 微生物の分類

　微生物は**原核生物**である下等微生物と，**真核生物**である高等微生物に分けられる（概略図）。原核生物は核膜をもたない単細胞生物であり，染色体DNAは細胞質に露出し，ミトコンドリアなどの膜に包まれた細胞小器官をもたない。**放線菌，細菌，リケッチアやらん藻類，古細菌**が含まれる。真核生物は核膜をもち，染色体DNAは細胞質とは膜で仕切られた**核**に存在する。

**表1　細菌の分類**

| 形態による分類 | 球菌，桿菌，らせん菌 |
|---|---|
| 細胞壁構造の違いによる染色性の違い（グラム染色性）による分類 | グラム陽性菌，グラム陰性菌 |
| 増殖に酸素が必要か否かによる分類 | 好気性菌，偏性嫌気性菌，通性嫌気性菌，微好気性菌 |
| 芽胞形成能による分類 | 芽胞菌，無芽胞菌 |

藻類，菌類，原生動物などが含まれ，動植物も真核生物である。

　一方，ウイルスはエネルギー生産やたんぱく質合成の能力をもたないことから，生物と区別され生物と無生物の中間に位置すると考えられている。遺伝情報としてDNAかRNAの一方をもち，これを保護するたんぱく質の殻をもつ構造をしている。

　微生物の分類は，形態学的，生理学的，生化学的な性状により属名，種名を分けていくのが一般的である。しかし近年は分子生物学をもとにして，原核生物は，リボソームRNA（rRNA）[1]の16S，真核生物はrRNAの18S，28Sや遺伝子のITS1領域，βチューブリン遺伝子の塩基配列を比較して近似度から分類する方法が取り入れられている。

### 1）細菌の分類

　細菌は，形態，細胞壁の組成，培養時の酸素要求性，芽胞形成の有無，生化学的性状などをもとに分類されてきた（表1）。近年はrRNAやDNAの塩基配列をもとにした系統分類が採用されている。細菌の学名は属名，種名の二命名法で記載し[2]，必要に応じて亜種，**血清型**[3]などを追記する場合もある。

　例）*Escherichia*（属名）*coli*（種名）serovar O157:H7（血清型）

### 2）真菌の分類

　**真菌**は有性生殖の有無，生活環の違いなど生物学的特徴により分類されていたが，近年の分子系統解析に

---

※1　**リボソームRNA（rRNA）**：リボソーム（図1）はすべての生物がもつ細胞小器官であり，たんぱく質合成の場である。60％がRNAで構成されており，これをリボソームRNA（rRNA）とよぶ。rRNAは粒子の大きさ（沈降係数：S）により分類され，原核生物では70S，真核生物では80Sである。これらのリボソームは，何種類かの小さなサブユニットが組み合わされて構成されており，このうち原核生物では16S，真核生物では18Sあるいは28Sの沈降係数をもつrRNAの塩基配列を比較することによる分子生物学的分類法が広く取り入れられてきている。
※2　**菌種の記載方法**：細菌は属名と種名を併記する二命名法で記述する。学名の記載にはラテン語を用い，イタリック体で記述する。ただし

血清型は学名ではないのでイタリック体としない。また，サルモネラ属菌（*Salmonella enterica* subspecies *enterica*）は血清型にEnteritidisやTyphimuriumなどの固有名称がついているが，血清型なので記載時にイタリック体としない。
※3　**血清型**：細菌の分類法に，血清型による型別法がある。血清型とは，細菌が保有する菌体抗原（O抗原），鞭毛抗原（H抗原），莢膜抗原（K抗原）などを免疫原性により分類し，これらを組み合わせて表現する型別法である。O157:H7とは，157番目のO抗原と，7番目のH抗原をもつことを指す。

より再分類が進められている．形態的には菌糸を形成する**糸状菌（カビ）**と，球形あるいは長球形で出芽により増殖する**酵母**に分けられる．糸状菌のうち子実体が肉眼で見えるものを**キノコ**とよび担子菌類などに属する．なお，カビ，酵母，キノコという名称は俗称であり，正式な分類名ではない．

### 3）ウイルスの分類

**ウイルス**は遺伝子にDNAかRNAの一方を有することから，DNAウイルス，RNAウイルスと大きく二分される．ウイルス粒子の大きさ，形態，エンベロープの有無，ヌクレオカプシドの対称性などにより分類されるが，従来から疾病名による名称が多用されている．食品と関係する胃腸炎ウイルスには**ノロウイルス**，**サポウイルス**，**ロタウイルス**などが，肝炎ウイルスには**A型肝炎ウイルス**，**E型肝炎ウイルス**などが含まれる（第4章-5参照）．

### 4）原生動物

原生動物とは，単細胞の真核生物で生態が動物的なものの総称であり，原虫ともよばれる．ゾウリムシやアメーバなどが原虫であるが，経口摂取によりヒトに感染するものがあり，寄生虫疾患として問題となる．ヒトへ寄生する主な原虫は，分類上アメーバのように偽足を有する根足虫類，鞭毛を有する鞭毛虫類，運動はせず細胞内に多数の感染性胞子を形成する胞子虫類，繊毛を有する有毛虫類である．

## C. 細菌の構造（図1）

### 1）細胞壁

細胞壁は細菌の表層にあり，細菌の形態を保ち外部環境と細胞質を隔てて内部浸透圧を維持するとともに，細胞壁に存在する孔を通して栄養分や老廃物などを外部とやりとりしている．グラム染色により大きく陽性菌と陰性菌に分けられていて，これは細胞壁構造が異なるためである．**グラム陽性菌**は厚いペプチドグリカン※4層とテイコ酸や多様な多糖から形成される厚い層（10～50 nm）を有する．**グラム陰性菌**は薄いペプチドグリカン層と，その外側にたんぱく質，リン脂質，リポ多糖からなる外膜を有する．リポ多糖は抗原性を有しこれをO抗原とよび型別に用いる他，発熱やショッ

※4　**ペプチドグリカン**：ペプチドグリカンは，N-アセチルムラミン酸とN-アセチルグルコサミンからなり，他の成分と網目状に架橋している．

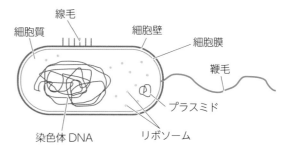

**図1　細菌の構造**

クなどを引き起こすことから内毒素ともよばれる．

### 2）細胞膜

細胞質を包むリン脂質の二重層からなる膜であり，物質の輸送，呼吸作用などの他，細菌の生存に必要なエネルギー生産の場でもある．

### 3）染色体DNA（核様体）

細菌の核には核膜がなく，染色体DNAは環状で直接細胞質に接している．真核生物の核とは異なるため，核様体とよばれることもある．染色体DNAが直接細胞質に接していることから，合成されたmRNAは直ちにリボソームと結合してたんぱく質合成を開始できる．染色体DNAは，細菌細胞の分裂，増殖に必須のDNAであることが，プラスミドと異なる点である．

### 4）プラスミド

染色体DNAとは別に独立して存在する環状遺伝子で，菌により保有しないものや，複数保有するものなど，違いが認められる．菌の生存に必須ではないが，薬剤耐性因子，病原因子，性決定因子などの遺伝情報をもち，菌同士の接合時にプラスミドが伝達されると，薬剤耐性能や病原性も伝達される．

### 5）細胞質

染色体DNA，リボソーム，酵素たんぱく質や各種顆粒などからなる．

### 6）リボソーム

RNAとたんぱく質分子で構成されるたんぱく質合成の場で，細胞質内に豊富に存在する．

### 7）鞭毛

運動のためのらせん状繊維器官であり，根元には鞭毛モーター構造があり，鞭毛を回転することで遊泳する．鞭毛の数や位置は細菌の種類により異なる．1本のものを単毛，数本が束になっているものを束毛，菌

体表面全体を覆うものを周毛とよぶ．また鞭毛も抗原性を有し，H抗原とよび型別に用いられる．

### 8）線毛

線毛は菌体表面に存在する細い繊維状器官で，宿主細胞に付着するための器官であると同時に，同種または異種の細菌の細胞膜を架橋する．これにより細菌間でのプラスミドの移動がなされ，受けとったプラスミドにより細菌の中で新たな形質が発現される．

### 9）芽胞

細菌の周辺環境の悪化や栄養素が不足した場合に，菌体内に内生胞子を形成する菌が存在する．内生胞子は芽胞とよばれ母細胞と同じ遺伝子をもち，母細胞の死滅により環境中に放出される．芽胞は乾燥，加熱，消毒薬や紫外線などに抵抗を示して生存し，外部環境がよくなると発芽して増殖を開始する．バシラス属やクロストリジウム属の細菌は芽胞を形成することから，乾燥・加熱・消毒などに耐性を示す．

### 10）莢膜

細胞壁外側に存在する粘液性の層で抗原性を有し，好中球の食作用やバクテリオファージ，補体の作用から菌を守る働きがある．莢膜を有する菌は一般に病原性が高い．

## 2 微生物の食品への関与

微生物はあらゆる環境に生息することから，食材あるいは調理環境中にも存在する．微生物はそれぞれの環境に，生存に適した種類が優勢となって分布し，常在微生物叢を形成している．これらの微生物には食品を腐敗させるもの，あるいはヒトに病原性を有するものと，アルコール発酵，乳酸発酵，アミノ酸発酵などにより食品加工に有用なものが存在する．通常これら微生物の大部分は非病原性である．

### A. 食品に有害な微生物

#### 1）腐敗微生物

食品のたんぱく質や炭水化物などの成分を分解する細菌や真菌で，その結果生じるアンモニア，硫化水素，酪酸などの悪臭成分や外観・味の変化により食品は可食性を失う．細菌では通常食品1gあたり$10^7 \sim 10^8$個以上になると初期腐敗状態となる．カビは好気性であるため菌糸を食品表面に伸ばして成長し，胞子を形成して繁殖し食品を腐敗させる．酵母も食品中で増殖するが，代謝産物により腐敗に関与する場合とアルコール発酵などにより人に有用な場合とに分かれる．食品に常在する微生物や二次汚染した微生物のうち，食品の置かれた環境や成分に適した微生物が優勢となって食品を分解する．

#### 2）ヒスタミン産生菌

魚介類に多く含まれるアミノ酸のヒスチジンをヒスチジン脱炭酸酵素により分解し，ヒスタミンを産生する菌をヒスタミン産生菌とよぶ．ヒスタミンは過剰摂取すると食中毒の原因となる．モルガネラ，クレブシエラ，フォトバクテリウムなど多くの菌が含まれる．

#### 3）食中毒起因微生物

飲食を通じてヒトに感染し急性疾患を生じさせる微生物で，感染量は100個程度の少量から，食品1gあたり$10^6 \sim 10^7$個程度までと微生物の種類により幅がある．腐敗菌による食品変化の菌数よりも少量で感染が成立し，かつ食品を見ただけでは変化がわからない．赤痢菌，コレラ菌，チフス菌，腸管出血性大腸菌，サルモネラ属菌などの細菌，ノロウイルス，サポウイルスなどのウイルス，クドア・セプテンプンクタータ，サルコシスティス・フェアリーなどの原虫が含まれる（詳細は第4章参照）．

#### 4）カビ毒産生菌

カビの産生する低分子代謝産物にカビ毒がある．カビ毒は極微量でヒトに急性・慢性の障害を生じさせ，熱に強いものが多いことから，カビが死滅した後にも食品に残存する．急性では肝臓，腎臓，胃腸などへの障害，慢性では発がん性，免疫毒性などが問題となる．アスペルギルス，ペニシリウム，フザリウムなどのカビが産生する，アフラトキシン，オクラトキシン，デオキシニバレノール（DON）などできわめて種類が多い（詳細は第5章参照）．

#### 5）寄生虫

食材や水には寄生虫が存在する場合があり，ヒトへは終宿主，中間宿主あるいは一過性に感染する．通常，単細胞の原虫以外にも多細胞の蠕虫による疾患も含めて寄生虫症と称する．魚介類にはアニサキス，クドア，肺吸虫などが，食肉にはトキソプラズマ，サルコシス

ティス，トリヒナなどが，野菜・水などにはジアルジア，クリプトスポリジウム，ヒト回虫などが存在する（詳細は第4章参照）．

## B. 食品に有用な微生物

### 1）アルコール発酵

酵母を用いてアルコールを産生させ，主にアルコール飲料の製造に用いられる．米や麦芽中に含まれるデンプンを一度糖化した後，糖を酵母で発酵させるとアルコールと二酸化炭素が生成される．この反応をアルコール発酵とよび，酵母が嫌気的にエネルギーを得る反応である．日本酒の製造過程では，麹菌によるデンプンの糖化と酵母による糖のアルコール化が同時に進行する．ビールの製造過程では麦芽を酵素で糖化させた後，酵母によりアルコール発酵を行う．ワインを醸造する際はぶどうに最初から糖質があるため，直接酵母によるアルコール発酵が行われる．サッカロマイセス，クロエケラ，カンジタ，ピキア，ハンセニアスポラなどの酵母が用いられる．

### 2）乳酸発酵

乳酸菌を用いて乳酸を生成させ，酸味や保存性，あるいは旨味などを食品に付与する．たんぱく質の一部がペプチドやアミノ酸まで分解されて消化吸収がよくなる，カルシウムが乳酸カルシウムとなり吸収率が上昇するなどの効果もある．チーズ，ヨーグルトなどの乳製品の他，漬物製造にも用いられる．ラクトバシラス，ストレプトコッカス，ビフィドバクター，ペディオコッカスなどの乳酸菌が用いられる．

### 3）アミノ酸発酵

代表的なものとして大豆発酵食品があり，みそ，しょうゆの他納豆も含まれる．発酵中は原料のデンプンやたんぱく質が加水分解されて糖質やアミノ酸が生成され独特の旨味が形成される．アスペルギルス，ジゴサッカロマイセス，サッカロマイセス，カンジタなどの菌類，テトラゲノコッカスなどの乳酸菌が用いられる．

## 3 微生物の制御

微生物はその種類により発育や増殖条件が異なることから，微生物制御の方法が異なる．環境や食品中で増殖するもの（細菌や真菌）から，増殖しないもの（寄生虫やウイルス）までさまざまで，それぞれに制御方法が異なる．食品中で増殖し問題となるのは主に細菌であるため，細菌の増殖条件を述べる．

## A. 細菌の増殖条件

細菌の増殖には，温度，栄養素，水分活性（Aw），pH，塩分濃度，酸素分圧などが関与してくる（第3章7-A参照）．

### 1）温度

細菌には発育に適した温度があり，発育至適温度での増殖が最も高くなる．この温度から低温域側と高温域側とで発育可能な幅が存在し，増殖可能温度帯とよぶ．また増殖速度は至適温度に比較して遅くなる．発育至適温度が大まかに10～20℃のものを低温細菌（0～25℃で増殖可能），30～40℃のものを中温細菌（10～45℃で増殖可能），50～60℃のものを高温細菌（25～80℃で増殖可能）と分ける衛生微生物学の考え方がある．ヒトに病原性を示す菌は中温細菌が多い．

### 2）栄養素

細菌には無機物を栄養源とする独立栄養細菌と，有機物を栄養源とする従属栄養細菌がある．食品と関係する細菌は従属栄養細菌である．栄養素として，糖類，たんぱく質，各種塩類などを必要とするが，菌の種類により要求する栄養素が異なる．グルコースと数種類の塩類だけで増殖可能な細菌も多く，食品中にはこれらの栄養素が豊富に含まれていることから，食品は細菌の生育に良好な環境となっている．

### 3）水分活性（Aw）

十分な自由水（第3章，図17参照）がないと細菌は発育ができない．物質中の自由水の割合を水分活性（Aw）とよび，0～1.0の値をとる．純水で1.0である．一般の細菌は0.90以下，黄色ブドウ球菌で0.85以下，真菌で0.80以下では発育困難となる（一部，好乾性の真菌では0.65以上で発育可能なものもある）．

### 4）pH

細菌はpH7.0程度の中性付近が至適発育条件となるものが多いが，乳酸菌などのように至適発育条件が酸性側にあるものや，腸炎ビブリオなどのようにアルカリ性側にある菌もある．至適pHの前後に発育可能な幅が存在する．乳酸菌は乳酸を産生して環境を酸性化

し，他の腐敗細菌などの発育を抑制するため，食品保存に用いられる．

### 5）塩分濃度

　細菌は高い内部浸透圧を有し，この浸透圧を恒常的に維持するために外部環境の塩分濃度が重要となる．外部環境に塩分がないと菌体内に水分が浸透し内部圧力が高まって菌が破裂する．逆に塩分濃度が高いと水分が菌体内から奪われ，発育ができない．このため，細菌の培養には通常生理食塩水（塩化ナトリウム濃度0.9％）程度の塩分濃度が用いられるが，腸炎ビブリオは生育に2〜5％の塩分を必要とする他，黄色ブドウ球菌は7.5％の塩分濃度でも発育が可能である．

### 6）酸素分圧

　細菌は環境中の酸素濃度により増殖に影響を受ける．増殖に酸素を必要とする菌を**好気性菌**（偏性好気性菌），酸素が存在すると増殖できない菌を**偏性嫌気性菌**，酸素の有無にかかわらず増殖する菌を**通性嫌気性菌**，大気中の酸素濃度（約21％）より低い酸素濃度（3〜10％程度）で増殖する菌を**微好気性菌**とよぶ．

### 7）細菌の増殖曲線

　細菌は条件がそろうと2分裂をくり返して増殖する．1つの細胞が2つに分裂するまでの時間を，世代時間とよぶ．前述の増殖条件により世代時間は変わるが，至適発育条件での世代時間は腸炎ビブリオで約10分，大腸菌で約20分程度である．細菌を液体培地に接種して培養すると菌数は時間とともに増加するが，一定時間後は培地中の栄養素を使い果たすとともに代謝産物が蓄積し，菌数の増加が認められなくなる．その後，菌は徐々に死滅していき，培地中の菌数が減少に転じる．これらをグラフ上にプロットすると図2のような曲線が得られ，これを細菌の増殖曲線とよぶ．

## B. 微生物制御の基本

　微生物の増殖には温度，水分活性（Aw），pH，塩分濃度，酸素分圧などが関与してくることから，これらをコントロールすることにより微生物の増殖は制御できる．加熱による殺菌も有効であるが，この場合は耐熱性芽胞の残存，毒素を産生する菌が産生する耐熱性毒素の残存などに注意が必要である（第3章7-A参照）．

### 1）温度

　増殖可能温度よりも温度を下げるかもしくは上げれ

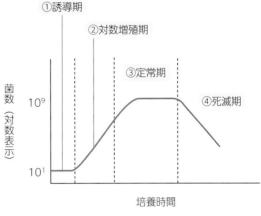

**図2　細菌の増殖曲線**
①誘導期：培地に接種後，菌数がほとんど変化しない時期があり誘導期とよぶ．新しい環境に適応した増殖の準備期間である．
②対数増殖期：細菌が2分裂をくり返し，指数関数的に菌数が増える時期．
③定常期：静止期ともよび，培地中の栄養素が欠乏するとともに菌の代謝産物が蓄積して細菌の増殖に不利な条件となり，菌の増殖と死滅が定常状態となる時期．
④死滅期：栄養の枯渇と代謝産物の蓄積により，菌の増殖よりも死滅速度が速くなる時期．

ば，微生物の増殖は停止する．ただし増殖可能温度域へ戻せば増殖を再開するので注意を要する．またリステリア・モノサイトゲネスやエルシニア属菌の場合は10℃以下でも増殖可能なことから注意が必要である．

### 2）水分活性（Aw）

　通常の細菌は水分活性（Aw）が0.90以下になると増殖が停止する．ただし黄色ブドウ球菌は0.85でも増殖するので注意が必要である．真菌は細菌より低い水分活性でも増殖が可能で0.80でも増殖し，好乾性の真菌はさらに低い水分活性でも増殖可能となる（0.65〜0.90）．乾燥により自由水を低下させ水分活性を下げるか，あるいは塩分や糖分を添加して食品の浸透圧を高め水分活性が下がることで，増殖を抑えることが可能である（第3章7-A参照）．

### 3）pH

　pHを酸性側に下げると，発育阻害される微生物が増える．酸に対する抵抗性はカビ＞酵母＞細菌の順で高く，細菌ではpH5.0付近，酵母ではpH3.0付近で発育が阻害されるが，カビではpH2.0で発育可能なものがある．また，有機酸の種類によっても発育が阻害されるpHが異なり，大腸菌では酢酸でpH5.0，乳酸で

pH4.5，クエン酸でpH4.0付近になると発育を阻害される．

### 4）酸素分圧

真空パックや脱酸素剤を用いて，酸素分圧を低くすることにより，好気性微生物の発育を抑制できる．好気性菌やカビなどの発育抑制に有効である．ただし，偏性嫌気性菌，通性嫌気性菌，酵母の発育は抑制できないので注意を要する．

## C. 滅菌・消毒方法

**滅菌**はすべての微生物が存在しない状態にすること，**消毒**は微生物数を減少させ，病原微生物を不活化させることを指す．ただし消毒では芽胞状態の菌を不活化させることはできない．同様の言葉に**殺菌**があるが，殺菌は単に微生物を殺すことを指す．

### 1）滅菌方法

滅菌方法には物理的方法（火炎滅菌法，高圧蒸気法，乾熱法，放射線照射法，ろ過法）と化学的方法（酸化エチレンガス法，ガスプラズマ法）がある（表2）．

### 2）消毒方法

消毒方法にも物理的方法（流通蒸気法，煮沸法，間欠法，紫外線照射法：表3）と化学的方法（各種消毒薬）がある．

**消毒薬**は，多種類が開発されているが，種類により使用できる対象物，殺菌効果が異なる（表4）．殺菌効果の有効な範囲により，高水準（過酢酸，グルタラール，過酸化水素など），中水準（次亜塩素酸ナトリウム，ポビドンヨード，消毒用エタノールなど），低水準（塩化ベンザルコニウム，クロルヘキシジン，両性界面活性剤など）に分類される．

### 3）D値，Z値，F値

微生物が一定の条件下で対数的に死滅する場合，死滅の割合を定量的に評価するために，D値，Z値，F値が用いられる．一定の処理温度で加熱した際，最初の菌数を10分の1に減少させるのにかかる時間を分単位であらわした数値をD値（分）とよぶ（図3）．すなわ

### 表2 滅菌方法

| | | |
|---|---|---|
| 物理的方法 | 火炎滅菌法 | 火炎により微生物を焼却する滅菌法．汚染物の滅菌などの他，微生物取り扱い器具（白金線，白金耳など）の滅菌にも用いられる |
| | 高圧蒸気法 | 121℃，2気圧の飽和蒸気で15〜20分加熱し，湿熱により滅菌する方法．器具や培地の滅菌に用いられる |
| | 乾熱法 | 160℃で60〜120分または180℃で30分加熱し，乾熱により滅菌する方法．耐熱性器具の滅菌に用いられる |
| | 放射線照射法 | 放射性元素コバルト60のγ線を照射して滅菌する方法．加熱のできない機材などの滅菌に用いられる．放射線は強い透過力をもつため，包装された製品も滅菌することができるが，日本では食品への照射は許可されていない |
| | ろ過法 | 孔径0.45 µmあるいは0.22 µmのメンブレンフィルターによる細菌ろ過が多く用いられるが，ウイルスは通過する．逆浸透膜や限外ろ過膜を用いるろ過法ではウイルスまで除去できる．加熱できない薬剤や血清などの滅菌に用いられる |
| 化学的方法 | 酸化エチレンガス法 | 酸化エチレンガスを450〜1,000 mg/L濃度として2〜4時間接触させることにより滅菌する方法．加熱のできない器具機材などの滅菌に用いられる．残留毒性があるため滅菌後は空気置換を行う |
| | ガスプラズマ法 | 真空状態の中へ過酸化水素を噴霧し，高周波やマイクロ波などのエネルギーをかけ過酸化水素ガスプラズマを生じさせて滅菌する方法 |

### 表3 消毒方法（物理的方法）

| | |
|---|---|
| 流通蒸気法 | 100℃の流通蒸気で30〜60分常圧加熱する消毒方法．客用おしぼりなどの消毒に用いられる |
| 煮沸法 | 沸騰水中に対象物を沈め，15分以上加熱する消毒方法．調理器具，食器の消毒に用いられる |
| 間欠法 | 上記の消毒方法では芽胞の殺菌ができない．そこで1回消毒をした後，一夜室温に放置し芽胞を発芽させた後，再び消毒を実施することにより芽胞を殺菌する方法 |
| 紫外線照射法 | 紫外線は殺菌力をもっており，特に253.7 nmの紫外線灯が殺菌に用いられる．ただしγ線と異なり，物質透過性が小さいので，表面，あるいは室内空気の殺菌に用いられる．透明度の高い純水の殺菌には使用できる．影となる部分は殺菌できないので注意が必要である |

**表4 消毒薬の種類**

| 水準 | 消毒薬名 | 殺菌力 | 適用範囲 | 備考 |
|---|---|---|---|---|
| 高水準 | 過酢酸 | 芽胞を含むすべての微生物に有効 | 医療器具 | 粘膜刺激に注意<br>金属腐食性に注意 |
| | グルタラール | | | 粘膜刺激に注意<br>クリプトスポリジウムが抵抗性 |
| | 過酸化水素（オキシドール） | 広範囲の微生物に効果を示す | 創傷<br>口腔粘膜 | 眼刺激に注意 |
| 中水準 | 次亜塩素酸ナトリウム | 広範囲の微生物に効果を示す | 調理環境，調理器具，食器など | 塩素ガスによる粘膜刺激に注意 |
| | ポビドンヨード | | 創傷<br>粘膜 | 殺菌効果発現まで2分程度必要 |
| | 消毒用エタノール（76.9〜81.4％） | 芽胞を除くすべての微生物に有効 | 手指，環境など広範囲に使用可 | 引火性に注意 |
| | 70％イソプロパノール | | | |
| 低水準 | 塩化ベンザルコニウム | 芽胞には無効<br>結核菌，ウイルス，糸状菌に対する効果は弱い | 手指<br>環境 | 通常の石けん（陰イオン界面活性剤）と混合すると不活化される |
| | クロルヘキシジン | | | |
| | 両性界面活性剤（アルキルジアミノエチルグリシン塩酸塩） | 一般細菌と酵母に効果を示す<br>ウイルス，糸状菌に対する効果は弱い | 器具<br>環境 | |

「消毒と滅菌のガイドライン（改訂第4版）」（大久保憲，他／編），へるす出版，2020をもとに作成

ち一定温度下で90％の菌が死滅する時間（分）をD値という．また，処理温度を変化させた際の微生物の耐熱性をあらわす指標としてZ値（℃）が用いられる．Z値は，D値を10分の1に変化させる温度差（℃）を指し，微生物の熱死滅反応の温度依存性をあらわす．D値とZ値を用いると微生物の耐熱性が評価でき，これらの値が小さければ微生物の熱死滅性が高く，大きければ熱死滅性が低いこととなる．さらに，加圧加熱殺菌（レトルト殺菌）の指標としてF値が用いられ，一定濃度の指標微生物が一定温度で死滅するのに必要な加熱時間（分）をあらわす．例として，ボツリヌス芽胞の死滅条件が120℃で4分間の場合，F値は基準温度120℃で「4」となる．

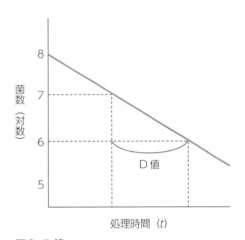

**図3 D値**

## 牛乳と微生物

牛乳は栄養豊富な食品であり，乳製品も含めて多くの人々が日常的に喫食する食品である．この牛乳と微生物は関係が深い．ヨーグルト（発酵乳）やチーズは，乳を微生物により乳酸発酵させた食品である．チーズの製造は紀元前からはじまっており，わが国においても古代から蘇，醍醐といった乳加工品が存在したとされる．一方牛乳は微生物にとっても良好な発育環境であることから，腐敗細菌や食中毒細菌に汚染されると苦情や食中毒を引き起こすこととなり，注意が必要となる（乳による食中毒については**第7章のCase**

Study参照）．東京都で乳・乳製品などの苦情に関して調査を行ったのでその報告をみてみよう．

異味・異臭，外観異常などの苦情品について検査を実施した結果の一部を表に示す．

官能試験の結果は味・臭・外観のいずれかで異常を示し，味では酸味系の刺激が多く，臭いでは発酵乳様あるいは生のコーン様の臭いが多く，外観は膨張や凝固が認められた．細菌数と低温細菌数は1 mLあたり$10^7 \sim 10^9$個を示し，$5.8 \times 10^7$個であった苦情品も外観で半凝固状態を示していた（表A）．これらの苦

### 表 乳・乳製品等の苦情事例の調査

A）乳・乳製品の官能試験および細菌検査結果

| 種類 | 官能試験結果 | 細菌数[*1] (/mL) | 低温細菌数[*2] (/mL) | |
|---|---|---|---|---|
| 牛乳 | 味：酸味<br>臭：はっ酵乳様の臭気<br>外観：凝固物を認めた．容器が膨張していた | $1.4 \times 10^9$ | $1.8 \times 10^9$ | グラム陰性小桿菌<br>（*Aeromonas, Hafnia, Citrobacter, Klebsiella*） |
| 牛乳 | 外観：半凝固状態であった | $5.8 \times 10^7$ | $7.2 \times 10^7$ | グラム陰性小桿菌<br>グラム陽性大桿菌<br>（*Bacillus*様） |
| 牛乳 | 味：舌を刺すような強い刺激<br>臭：生のコーン様臭気<br>外観：容器が膨張していた | $2.7 \times 10^9$ | $3.0 \times 10^9$ | グラム陰性小桿菌<br>（*Enterobacter*） |
| 牛乳 | 味：酸味<br>臭：はっ酵乳様の臭気<br>外観：全体が凝固し始めていた | $2.8 \times 10^9$ | $2.1 \times 10^9$ | グラム陰性小桿菌<br>グラム陽性連鎖球菌 |
| 牛乳 | 味：舌を刺すような刺激<br>臭：スルメ臭様の臭気 | $2.4 \times 10^9$ | $2.4 \times 10^9$ | |
| 牛乳 | 味：舌を刺すような刺激，渋味，酸味<br>臭：生のコーン様臭気 | $1.3 \times 10^9$ | $1.3 \times 10^9$ | |

B）牛乳の殺菌条件と細菌検査結果

| 種類 | 殺菌条件 | 細菌数[*1] (/mL) | 低温細菌数[*2] (/mL) |
|---|---|---|---|
| 牛乳 | 65℃，30分間 | ＜30 | $5.3 \times 10^2$ |
| 牛乳 | 65℃，30分間 | ＜30 | $6.9 \times 10$ |
| 牛乳 | 75℃，15秒間 | $8.3 \times 10$ | $5.9 \times 10^3$ |
| 牛乳 | 130℃，2秒間 | ＜30 | ＜30 |
| 牛乳 | 120℃，2秒間 | ＜30 | ＜30 |
| 牛乳 | 130℃，2秒間 | ＜30 | ＜30 |

＊1　標準寒天培地を用い，35℃，48時間培養後のコロニー数により算定
＊2　標準寒天培地を用い，25℃，72時間培養後のコロニー数により算定
坂本美穂，他：乳・乳製品等の苦情事例．「東京衛研年報 第52号」，pp133-137，東京都健康安全研究センター，2001より引用

情品は腐敗していたと考えられる．検出された菌は主にグラム陰性の桿菌であり，ときにグラム陽性菌も検出された．参考品として店で収去した同じ製品の細菌数を検査したところ，65℃，30分間の低温殺菌法（LTLT）では低温細菌数が，75℃，15秒間の高温短時間殺菌法（HTST）では細菌数と低温細菌数が認められ，120〜130℃，2秒間の超高温殺菌法（UHT）ではいずれも30個未満であった（表B）．

これらの結果のうち，官能試験の結果，発酵乳様の臭気，酸味，凝固を認めた苦情品が存在したことは興味深い．人が乳に乳酸菌を加え，菌を増殖させたヨーグルトは発酵によるものだが，この苦情検体は腐敗として取り扱われる．同じような臭気，味，外観をとっていても，人との関係で食品と微生物の関係は変化する．

**文　献**

1）坂本美穂，他：乳・乳製品等の苦情事例．「東京衛研年報 第52号」，pp133-137，東京都健康安全研究センター，2001

**文　献**

1）「戸田新細菌学（改訂34版）」（吉田眞一，他／編著），南山堂，2013
2）「食品微生物学辞典」（日本食品微生物学会／監），中央法規出版，2010
3）「食品安全の事典」（日本食品衛生学会／編），朝倉書店，2009
4）「食品微生物学」（村田容常，渋井達郎／編），東京化学同人，2015
5）「消毒と滅菌のガイドライン（改訂第4版）」（大久保憲，他／編），へるす出版，2020
6）「栄養科学イラストレイテッド　微生物学」（大橋典男／編），羊土社，2020
7）東京都健康安全研究センター：研究年報，https://www.tmiph.metro.tokyo.lg.jp/archive/issue/kenkyunenpo/

**チェック問題**

## 問 題

☐ ☐ **Q1** 原核生物と真核生物について説明せよ

☐ ☐ **Q2** 芽胞について説明せよ

☐ ☐ **Q3** 微生物を用いた食品加工について説明せよ

☐ ☐ **Q4** 細菌の増殖に影響を与える要因をあげよ

☐ ☐ **Q5** 滅菌と消毒の違いについて説明せよ

## 解答&解説

**A1** 原核生物は核膜をもたない単細胞生物であり，染色体DNAは細胞質に露出し，ミトコンドリアなどの膜に包まれた細胞小器官をもたない．放線菌，細菌，リケッチアやらん藻類が含まれる．真核生物は核膜をもち，染色体DNAは細胞質とは膜で仕切られた核に存在する．藻類，菌類，原生動物などが含まれ，動植物も真核生物である．

**A2** 外部環境の悪化や栄養素が不足した場合に，菌体内に形成される内生胞子をいう．菌の種類により芽胞を形成する種類が存在し，バシラス属菌，クロストリジウム属菌などである．芽胞は母細胞と同じ遺伝子をもち，乾燥，加熱，消毒薬や紫外線などに抵抗を示して生存し，外部環境がよくなると発芽して増殖を開始する．

**A3** 主な食品加工法として，アルコール発酵，乳酸発酵，アミノ酸発酵がある．アルコール発酵は，酵母が糖を嫌気的に分解してアルコールと二酸化炭素を生成する．乳酸発酵は，乳酸，酢酸，アルコールなどを生成する．アミノ酸発酵は，デンプンやたんぱく質を加水分解して糖質やアミノ酸を生成する．

**A4** 細菌の増殖には，温度，栄養素，水分活性（Aw），pH，塩分濃度，酸素分圧などが関与している．

**A5** 滅菌はすべての微生物が存在しない状態にすること，消毒は微生物数を減少させ，病原微生物を不活化させることを指す．

# 第3章 食品の変質

## Point

1. 食品の変質とは，食品の保存・保管中に微生物や空気・光などによって起こされる食品成分の変化であることを理解する
2. 微生物が起こす変質のうち，腐敗と発酵の違いを理解する
3. 鮮度・腐敗度の判定法とその原理を理解する
4. 変質により生じる有害物質について理解する
5. 油脂の酸敗に代表される，化学的な変質の種類と判定法，その原理を理解する
6. 食品の変質を防止する方法について理解する

## 概略図　食品の変質の分類と成分変化

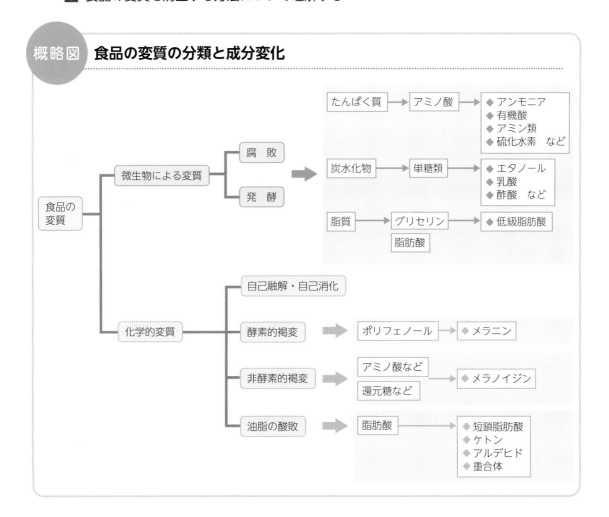

## 1 食品の変質とは

### A. 変質の定義

食品は保存・保管中に細菌・真菌・カビなどの微生物や，空気・光などの物理・化学的な作用で成分に変化を起こす．それを**変質**という．食品が変質を起こせば，食品としての風味が損なわれ，さらには，ヒトに有害な作用を及ぼすものとなり食べられなくなる．変質は，食品成分の違いや作用する原因，生成物によってさまざまなよび方がされている．

### B. 腐敗，発酵，酸化，酸敗，変敗

たんぱく質を主とする食品では，微生物によって変質して食べられなくなることを**腐敗**という．また，漬物や野菜，果物が微生物や自らの酵素によって食べられなくなる場合も腐敗ということがある．腐敗とはあくまでヒトが食べられなくなる状態をいうのであって，たんぱく質であろうが，炭水化物であろうが，微生物による変質が風味をよくし，ヒトが食べても何ら悪影響を及ぼさない場合は腐敗ではなく**発酵**という．チーズ，ヨーグルト，漬物，みそ，しょうゆなどの日頃われわれが食べている**発酵食品**は，微生物からすれば腐敗と同じ作用の産物である．

油脂は光などの影響で空気中の酸素によって**酸化**して，分解あるいは有害な成分を生成し，風味の劣化とともに，ヒトに食中毒を起こすことがある．これを特に**油脂の酸敗**という．炭水化物を主とする食品が細菌の酵素によって分解され酸を産生することで，酢っぱくなることも酸敗という．

また，炭水化物食品，油脂食品が細菌や物理・化学的作用によって変質し，食べられなくなることを特に変敗とよぶことがある．

## 2 微生物による変質

### A. 変質にかかわる微生物

無菌の食品はない．土壌中，空気中，河川・湖沼・海水中には多くの細菌やカビの胞子が存在している．食品はその原料，加工中，製品そして流通に至るまでの間に，細菌やカビの曝露を常に受けており汚染されている．その度合いは，食品を扱う環境に影響されるが，いずれにしろ無菌処理をしない限り，食品には細菌などの微生物が存在する．食品と関係する微生物の基礎知識については，第2章を参照されたい．

腐敗の原因となる環境中の主な微生物を表1に示した．

### B. 微生物による成分変化（図1）

#### 1）たんぱく質

食品中のたんぱく質は微生物のたんぱく質分解酵素によって，アミノ酸に分解される．さらにそのアミノ酸が微生物のもつ各酵素によって分解され種々の化学物質を産生する．臭いも変化の1つとして現れる．好気的条件下か，嫌気的条件下かによって微生物が生成する物質も異なり，アンモニア，有機酸，アミン類，硫化水素などにより種々の臭いの違いが生まれる．

微生物によるアミノ酸の変化を図2～5に示した．

①**脱アミノ反応**（図2）

アミノ酸からアミノ基（−NH$_2$）がはずれる反応で酸とアンモニアを生成する．

②**脱炭酸反応**（図3）

アミノ酸のカルボキシル基（−COOH）から二酸化炭素がはずれる反応でアミンを生成する．

表1 **自然界，食品原料に分布する微生物**

| 大気 | *Cladosporium* など |
|------|---------------------|
| 土壌 | *Bacillus*, *Corynebacterium*, *Acinetobacter*, *Flavobacterium* など |
| 海洋 | *Pseudomonas*, *Alteromonas*, *Vibrio*, *Flavobacterium* など |
| 家畜 | *Bacteroidaceae*, *Enterobacteriaceae*, *Lactobacillaceae* など |
| 淡水魚 | *Aeromonas*, *Cetobacterium*, *Clostridium* など |
| 野菜・果実 | *Leuconostoc*, *Lactobacillus*, *Corynebacterium*, *Bacillus*, *Micrococcus*, 大腸菌群（coliform bacteria）など |

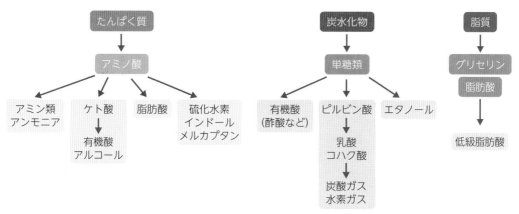

図1 微生物による成分変化

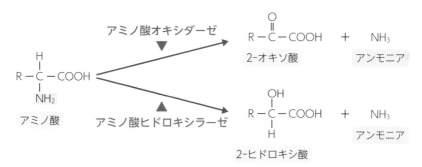

図2 アミノ酸の脱アミノ反応

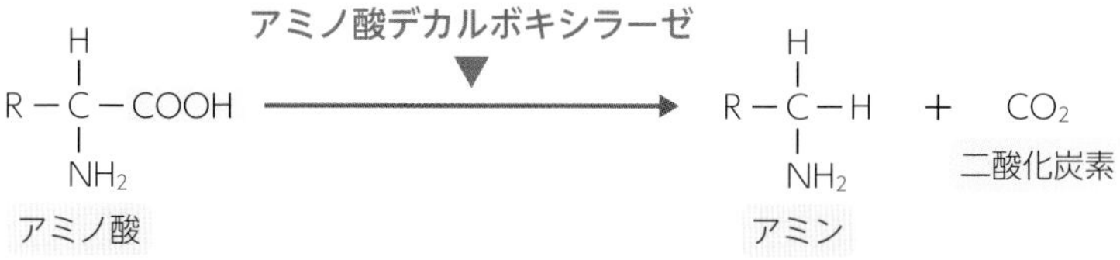

図3 アミノ酸の脱炭酸反応

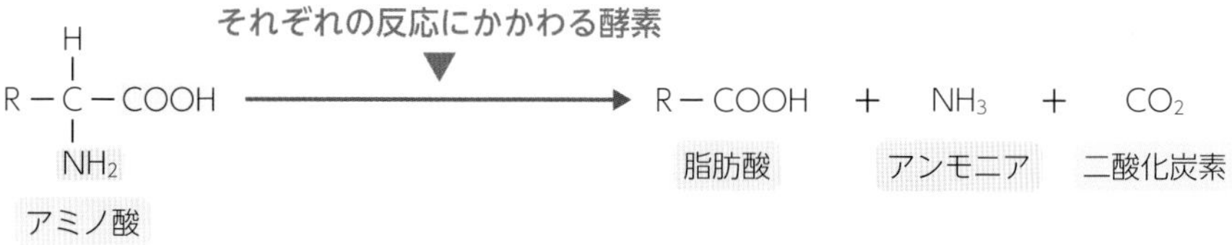

図4 アミノ酸の脱アミノ反応と脱炭酸反応

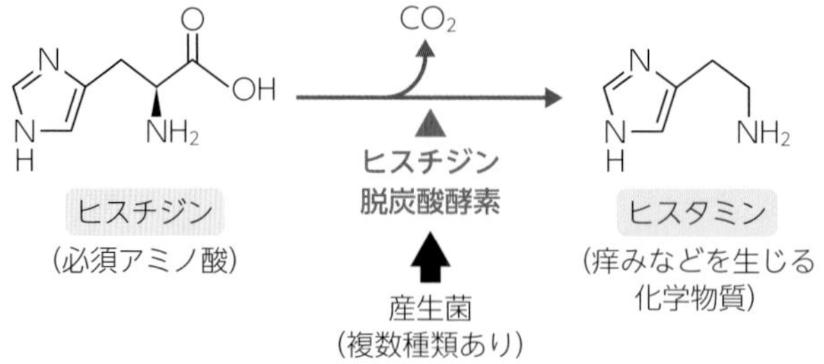

**図5 ヒスタミン産生反応**
一般社団法人母子栄養協会：保育園の食中毒事例に学ぶ「ヒスタミン中毒」，
https://boshieiyou.org/his_dashi/，2020をもとに作成

### ③脱アミノ反応と脱炭酸反応（図4）

両反応が同時に起き，脂肪酸，アルコール，炭水化物などとアンモニア，二酸化炭素を生成する．

### ④ヒスタミンの産生（図5）

ヒスタミンは，ヒスチジン（たんぱく質を構成する20種類のアミノ酸の一種）を多く含むサバ，マグロ，イワシなどの赤身の魚を常温に放置するなど，不適切な温度管理が行われた結果，魚体に付着していた細菌（ヒスタミン産生菌例，*Morganella morganii*）が増殖し，これら細菌がもつヒスチジン脱炭酸酵素によって，遊離ヒスチジンから生成される．

### 2）炭水化物

食品中の炭水化物は微生物のもつ分解酵素によって，エタノールや乳酸，コハク酸，酢酸，蟻酸などの酸を生成する（図1）．

### 3）脂質

食品中の脂質は微生物のもつリパーゼなどの分解酵素によって，脂肪酸やグリセリンを生成する．特に脂質の変化で食品衛生上問題となるのは，微生物による変化ではなく微生物が産生する酵素による変化である**油脂の酸敗**である（本章4-D参照）（図1）．

## 3 鮮度，腐敗度の判定法

### A. 官能検査

ヒトの五感（臭覚，視覚，味覚，触覚，聴覚）によって新鮮度を判別する．特に触覚では，触ったときの感触，弾力性の変化を調べる．また，聴覚では叩いたときの音の違いから判別することがあり，代表例としては，缶詰などの打缶検査がある．ただし，個人差があり，客観的に数値化されないことが欠点である．

### B. 生菌数

一般生菌数を測定するなど，菌数の多寡で鮮度を判別する．しかし，発酵食品などもともと菌数の多いものがあり，食品によっては必ずしも菌数で鮮度，腐敗度を測れるものではない．その場合，食品本来の菌数と比較し，その変化で判別することが有効である．

### C. 揮発性塩基窒素（VBN）

たんぱく質の多い食品，特に魚肉の鮮度を判別する方法である．たんぱく質の分解により発生する揮発性の塩基性物質であるアンモニアやアミン類を測定する．食品中の揮発性塩基物質をコンウェイユニットを使って吸収液に吸収，吸収液を硫酸で中和滴定することで窒素量を算出し，試料100 g中における窒素量のmg数（mg％）としてあらわす．以下に魚肉の鮮度とVBNの関係を示す．

- 新鮮な魚肉：5～10 mg％
- 通常の魚肉：15～20 mg％
- 初期腐敗の魚肉：30～40 mg％
- 腐敗した魚肉：50 mg％以上

### D. K値（*K* value）

生鮮度（活きのよさ）の目安としてはATP[※1]の分解

---

※1 **ATP**：アデノシン三リン酸

の程度を指標にした$K$値が最もよく用いられている.魚肉のATPは魚肉自身の酵素作用で,ATP → ADP → AMP（アデニル酸）→ IMP（イノシン酸）→ HxR（イノシン）→ Hx（ヒポキサンチン）という順に変化していく.この分解の経路はすべての魚に共通であり,一連の反応はIMPの分解速度で律速される.したがってATPからIMPまでが魚肉中の主成分である間は生鮮度が良好であるが,時間経過とともにHxR,Hxが増加すると生鮮度は低下したことになる.

$$ATP → ADP^{※2} → AMP^{※3} → IMP^{※4} → HxR^{※5} → Hx^{※6}$$

全6成分中,これらHxR,Hxの合計量の割合を％であらわしたのが$K$値である.

$$K値（\%）= \frac{HxR + Hx}{ATP + ADP + AMP + IMP + HxR + Hx} \times 100$$

$K$値は低いほど新鮮とされている.以下に魚の鮮度と$K$値との関係を示す.

- 死後直後の魚（0〜10％以下）
- 刺身用魚（20％以下）
- 新鮮魚（15〜35％）
- 調理加工魚（20〜60％）
- 初期腐敗（60％以上）

その他,**トリメチルアミン**[※7]の測定やpH値を測定し,その変化から判定する方法がある.

## 4 化学的変質

### A. 自己融解・自己消化

動物は死んでしばらくすると**死後硬直**[※8]が起こる（図6）.死後の変化は,硬直,解硬,軟化,腐敗という順に進行するが,そのうち,硬直,解硬,軟化までの比較的初期の変化は動物自身がもともともっている筋肉や内臓の酵素によって起こり,細菌は関係しない.腐敗は細菌によって起こるが,それはふつうだいぶ後で起こる変化である.そして硬直期間が過ぎると硬直が解け,筋肉は柔らかくなっていく.硬直が解けて筋肉が軟化しはじめると微生物の増殖は活発になり,最終的には腐敗に至る.

動物が死に,**死後硬直**を経た後,自らの酵素によってたんぱく質,炭水化物,脂質などが分解され軟らかくなる現象を**自己融解**という.このとき,細菌の汚染がなければ腐敗せず,むしろ呈味成分[※9]が増えてうまみが増す.これを利用して畜肉を美味しくすることを**熟成**という.また,胃腸粘膜が胃液や消化酵素などに

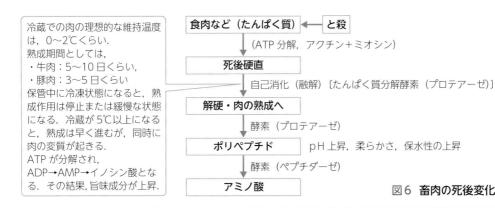

冷蔵での肉の理想的な維持温度は,0〜2℃くらい.熟成期間としては,
・牛肉：5〜10日くらい,
・豚肉：3〜5日くらい
保管中に冷凍状態になると,熟成作用は停止または緩慢な状態になる.冷蔵が5℃以上になると,熟成は早く進むが,同時に肉の変質が起きる.
ATPが分解され,ADP→AMP→イノシン酸となる.その結果,旨味成分が上昇.

食肉など（たんぱく質）← と殺
↓（ATP分解,アクチン＋ミオシン）
**死後硬直**
↓ 自己消化（融解）〔たんぱく質分解酵素（プロテアーゼ）〕
**解硬・肉の熟成へ**
↓ 酵素（プロテアーゼ）
**ポリペプチド**　　pH上昇,柔らかさ,保水性の上昇
↓ 酵素（ペプチダーゼ）
**アミノ酸**

**図6 畜肉の死後変化**

---

※2　ADP：アデノシン二リン酸
※3　AMP：アデノシン一リン酸
※4　IMP：イノシン酸
※5　HxR：イノシン
※6　Hx：ヒポキサンチン
※7　**トリメチルアミン**：海産魚介類がもつエキス成分であるトリメチルアミンオキシドが,腐敗時にトリメチルアミンオキシド還元酵素をもつ細菌によって還元され生成される腐敗臭成分である.

※8　**死後硬直**：動物の生時,筋肉内ではATPの存在下で,筋肉の筋原線維を構成するアクチンとミオシンは解離して弛緩状態にあるが,筋小胞体から$Ca^{2+}$が放出されるとアクチンとミオシンは結合し筋肉は収縮する.死後,筋肉内のATPが消費され,筋小胞体から$Ca^{2+}$が流出すると,アクチンとミオシンは不可逆的に結合して筋肉は硬直する.
※9　**呈味成分**：食品に含まれる成分のうち,味を感じさせる原因となる物質.呈味成分には,甘味,塩味,酸味,苦味,うま味という5つの基本成分がある.

より消化されることを**自己消化**という.

　魚の場合，硬直の開始時間や持続時間は魚の種類によって異なるため一概にはいえないが，平均すると死後2〜3時間で硬直がはじまり，せいぜい約1日，長くても3日程度で硬直が終わる（図7）．一方，畜肉の場合，例えば，牛では硬直の開始が死後約24時間で，4〜5日も硬直状態が続くといわれている.

## B. 酵素的褐変

　植物食品，特に果実などでは，皮をむいて放置すると色が茶褐色に変わり，品質の低下を招く．自らがもつ**ポリフェノールオキシダーゼ**が，空気中の酸素に触れることで活性化し，食品中の**フラボノイド**など**ポリフェノール類**を酸化し，それらが重合・縮合することで**褐色物質のメラニン**が生成し褐変する（図8）.

## C. 非酵素的褐変

　糖類の加熱による**カラメル化**や，アミノ酸などアミノ基をもった化合物と**還元糖**[※10]のようなカルボニル基をもった化合物が反応し，**褐変物質のメラノイジン**を生成する**アミノ・カルボニル反応（メイラード反応）**がある（図9）.

## D. 油脂の酸敗

　油脂を含む食品では，変質によって保管中に味・臭いに異常を生じることがある．1964年（昭和39年），関西地域で即席めんによる腹痛，下痢，嘔吐，頭痛などの症状を呈する食中毒事件が発生した．この原因は，即席めんの麺を揚げた油の変質・酸化により生成した有毒物質によるものであった.

　油脂とは主にグリセリンと脂肪酸がエステル結合したトリアシルグリセロールである（図10A）．特に不飽和脂肪酸をもつ油脂は空気中の酸素によって酸化する．これを**油脂の酸敗**といい，光，熱，金属などの存在で促進される.

### 1）自動酸化

　油脂の酸化は油脂を構成する脂肪酸で起きる．特に不飽和脂肪酸をもつ油脂では，光や熱といった大きな

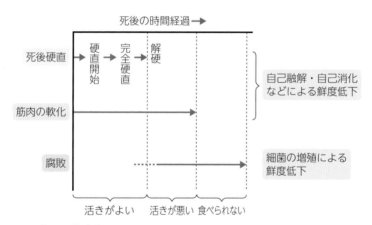

**図7　魚の死後変化**

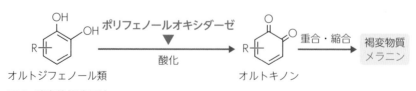

**図8　酵素的褐変反応**

---

※10　**還元糖**：酸化されやすいアルデヒド基やケトン基をもち，還元性を示す糖類のこと．グルコースやフルクトースなどの単糖類はすべて還元糖であり，マルトースやラクトースなどの二糖類も還元糖であるが，二糖類であってもスクロース（ショ糖）やトレハロースは還元性がないため還元糖には含まれない.

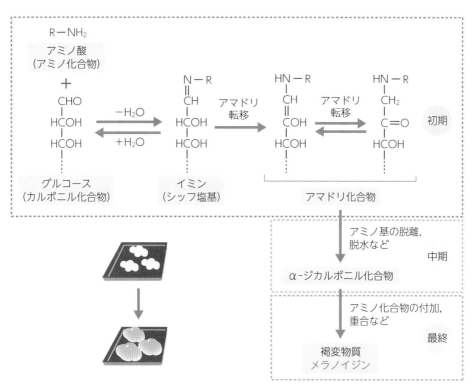

**図9　グルコースとアミノ酸のアミノ・カルボニル反応（メイラード反応）**
石坂あかり：褐変.「食品学 I」(水品善之, 他／編), p151, 羊土社, 2015をもとに作成

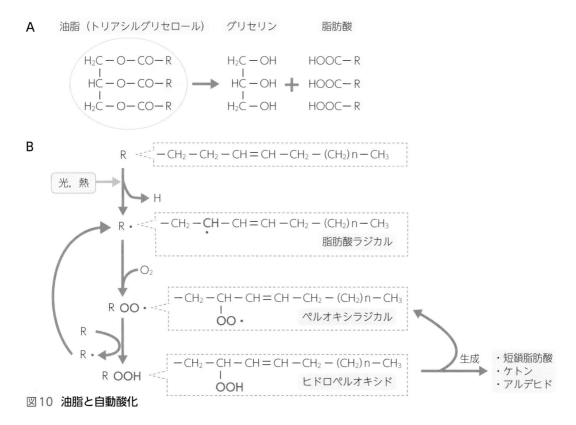

**図10　油脂と自動酸化**

エネルギーが加わると，図10Bに示したように酸化が進む．

はじめに光や熱といった大きなエネルギーを受けて，メチレン基から水素原子が抜けて**脂肪酸ラジカル**（-HC・）を発生し，そこへ酸素（$O_2$）が結合して**ペルオキシラジカル**（-HCOO・）を生成する．ペルオキシラジカルは，さらに他の脂肪酸から水素原子を引き抜き，**ヒドロペルオキシド**（-HCOOH）となって安定する．水素原子を引き抜かれた脂肪酸は，また同様に，ペルオキシラジカルそしてヒドロペルオキシドを生成してゆく．これが連鎖的に進行し，油脂自体の酸化が進む．これを**自動酸化**という．この間，ペルオキシラジカルは，他の脂肪酸に作用し，重合する．また，ヒドロペルオキシド自身が分解して短鎖脂肪酸やケトン，アルデヒドなどの有害物質を生成する．これによって油脂は異臭を発生し，味の低下を伴うばかりか，これらをヒトが摂取すると食中毒を引き起こす．

### 2）酵素による酸化

油脂中の不飽和脂肪酸は食材自身がもつ**酸素添加酵素のリポキシゲナーゼ**により酸化する．リポキシゲナーゼはマメ科の種子，特に大豆種子に多く含まれている．酸化を防ぐためには，これらの食材を調理する際，熱をかけて酵素を失活させることが大事である．

また，油脂は**動植物**や，**腐敗細菌**のもつ**脂肪分解酵素のリパーゼ**などによっても酸化が促進される．例えば，魚の干物などを長期間貯蔵すると，表面の色が褐変したり，異臭を発生する．それは油脂がリパーゼによって分解され，生成した脂肪酸が，自動酸化を受けるためである．

一方で冷凍食品では，長期間保存すると水分が蒸散，乾燥することで，油脂が空気（酸素）にさらされやすくなり，酵素によらず酸化が進む．冷凍食品にも賞味期限がある理由である．

## 5 酸敗の判定法

### A. 酸価（AV）

油脂の酸化で生成した**遊離脂肪酸**[※11]を測定する方法．油脂をエーテル・エタノール混液で溶解後，水酸化カリウムエタノール溶液で滴定し，油脂1 g中の遊離脂肪酸を中和するのに要する水酸化カリウムのmg数であらわす．単位はmg/g．

### B. 過酸化物価（POV）

油脂の酸化で生成した**過酸化物**（ヒドロペルオキシド）の量を測定する．油脂をイソオクタン・酢酸混液などで溶解後，加えたヨウ化カリウムから遊離した**ヨウ素**をチオ硫酸ナトリウム溶液で滴定して求める．油脂1 kg中の過酸化物により遊離したヨウ素のミリ当量（mEq）であらわす．単位はmEq/kg．

### C. 判定法の利用

**食品衛生法**では，**即席めん**（油脂で処理したもの）の油脂に基準を設けている．前述の方法により求めた酸価，過酸化物価について「**酸価が3を超え，又は過酸化物価が30を超えるものであってはならない**」としている．これまでの食中毒の事例では，原因となった油脂の酸価は7以上，過酸化物価は130以上であったと報告されている．

この他，生成したアルデヒドやケトンを測定する**チオバルビツール酸価**や**カルボニル価**がある．

## 6 食品の加工中に生じる有害物質

食品の加熱に伴う食品成分の化学変化は，食品の色や風味を増して食味を向上させることや，有害な微生物を殺菌すること，消化性を向上させることなど，重要な役割を果たしている．その一方，食品の調理や加工などの過程で食品中に発がん物質などの有害物質が生成されることがある．

### A. トランス脂肪酸（トランス型不飽和脂肪酸）

食品に含まれる脂肪酸には，炭素どうしが単結合のみの飽和脂肪酸と二重結合を含む不飽和脂肪酸がある．不飽和脂肪酸には，二重結合の炭素に結合した水素の

---

[※11] **遊離脂肪酸**：脂肪細胞に蓄えられた中性脂肪が分解されてできる脂肪．20分程度の運動をすると，脂肪細胞から排出され，エネルギーとして消費される．絶食によって，血液中の遊離脂肪酸は増加する．

向きの違いにより**シス型**（*cis*型）と**トランス型**（*trans*型）があり，水素が互いに反対側にあるものを**トランス脂肪酸**（**トランス型不飽和脂肪酸**）という（図11）．

食品に存在する不飽和脂肪酸はほぼシス型である．しかし，ウシやヒツジなどの反芻動物の胃の中の微生物の働きによってシス型からトランス型へ変換されることがあるため，牛肉や羊肉，牛乳や乳製品には微量のトランス脂肪酸が**天然に含まれる**．

またトランス脂肪酸は，常温で液体の油脂に**水素を添加**（**硬化処理**）してマーガリンやショートニングといった半固体や固体の油脂に加工したり，魚油などの脱臭処理を行うときにも生じる．それらは，工業的に生産されるトランス脂肪酸とよばれている．

トランス脂肪酸という用語の解釈にはいくつかあるが，国際規格である**Codexの定義**は「少なくとも1つ以上のメチレン基で隔てられたトランス型の非共役炭素−炭素二重結合を持つ単価不飽和脂肪酸及び多価不飽和脂肪酸の全ての幾何異性体」であり，トランス型でも共役二重結合（図12）をもつ不飽和脂肪酸はトラ

ンス脂肪酸に含めないとしている．

ヒトがトランス脂肪酸を過剰に摂取すると，HDLコレステロールが減少し，LDLコレステロールが増加することで，冠動脈性疾患のリスクが上昇する．そのためWHOでは，トランス脂肪酸の摂取量について最大でも**1日あたりの総エネルギー摂取量の1%未満**とするよう勧告している．油脂の摂取量の多い国ではトランス脂肪酸の栄養表示を義務づける制度などを導入しているところもあるが，わが国での摂取量は平均で**総エネルギー摂取量の0.31%**（2012年）と見積もられており，現在，そのような規制はされていない．

## B. アクリルアミド

アクリルアミドは主に紙力増強剤，合成樹脂，合成繊維，排水中などの沈殿物凝集剤，土壌改良剤，接着剤，塗料，土壌安定剤に用いるポリアクリルアミドの原料として用いられている．

2002年4月，スウェーデン政府がストックホルム大学との共同研究によりイモ類を加熱調理した食品にア

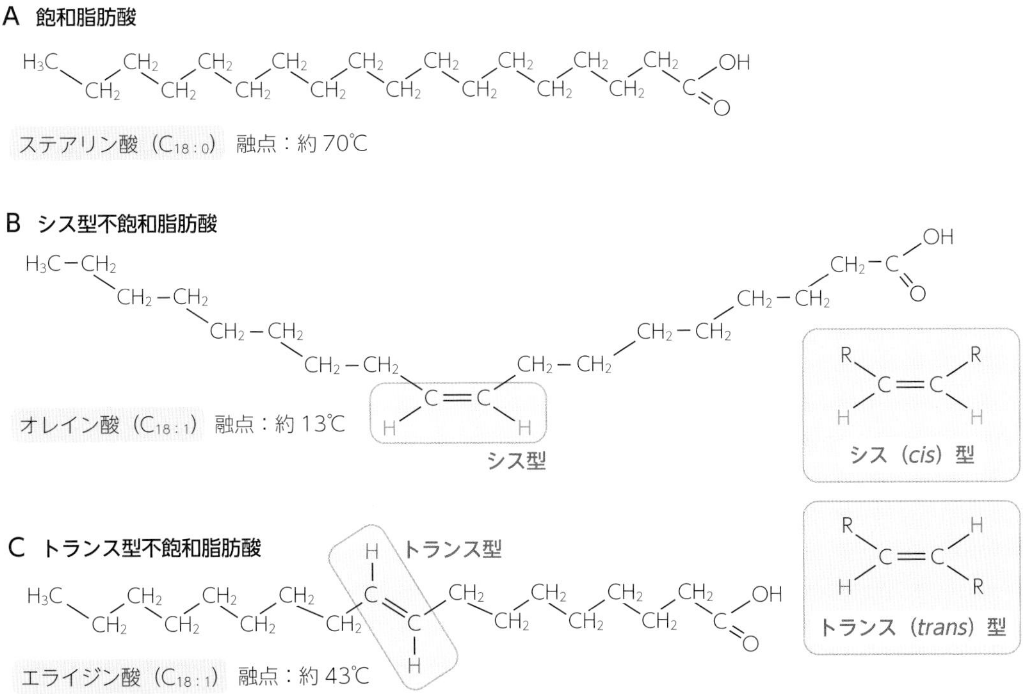

### A 飽和脂肪酸

ステアリン酸（$C_{18:0}$）　融点：約70℃

### B シス型不飽和脂肪酸

オレイン酸（$C_{18:1}$）　融点：約13℃　　シス型

シス（*cis*）型

### C トランス型不飽和脂肪酸

トランス型

エライジン酸（$C_{18:1}$）　融点：約43℃

トランス（*trans*）型

**図11　シス型とトランス型不飽和脂肪酸**
村松羊子：脂質，「食品学Ⅰ」（水品善之，他／編），p44，羊土社，2015をもとに作成

クリルアミドが多く含まれていることを発表した．アクリルアミドは食品に含まれているアミノ酸の一種である**アスパラギン**と，フルクトースやグルコースなどの**還元糖**が120℃以上で加熱調理される過程で生成する（図13）．この化学反応は**アミノ・カルボニル反応（メイラード反応）**であり，アクリルアミドの主な生成過程であると考えられているが，これ以外の生成反応も推定されており，その全容は明らかになっていない．アクリルアミドは遺伝毒性のある発がん物質であり，IARC（国際がん研究機関）による発がん性分類においてはグループ2Aに分類されている（表2）．また，特殊な労働環境でアクリルアミドに多量に触れたり吸引した場合には神経障害が出ることもわかっている．2005年にJECFA（FAO/WHO合同食品添加物専門家会議）では「食品中のアクリルアミドは健康に害を与える恐

れがあり，含有量を減らすべきである」という勧告を発し，食品メーカーにおいても加熱工程の見直しや添加物の使用によりアクリルアミドの低減化への取り組みが進められている．しかしながら，同じ食品でも原材料や加工条件の違いによりアクリルアミドの含有量は大きく異なるだけでなく，家庭内の調理過程においてもアクリルアミドは生成することから，その摂取量は個人差が大きいと考えられている．また，食品からの摂取による実際のヒトへの健康影響については不明な点も多い．

**表2　IARC（国際がん研究機関）による発がん性分類**

| 分類 | 分類基準<br>（作用因子の例） |
|---|---|
| グループ1 | ヒトに対して発がん性がある<br>（タバコ，アルコール飲料，ベンゾ[a]ピレン，紫外線） |
| グループ2A | ヒトに対しておそらく発がん性がある<br>（アクリルアミド，カルバミン酸エチル，IQ，NDMA，NDEA） |
| グループ2B | ヒトに対して発がん性がある可能性がある<br>（3-MCPD,1,3-DCP，わらび，ガソリン，鉛，漬物） |
| グループ3 | ヒトに対する発がん性について分類できない<br>（カフェイン，無機水銀，低周波電界） |

**図12　共役二重結合**
2つ以上の二重結合が単結合と交互に並んだ状態の結合

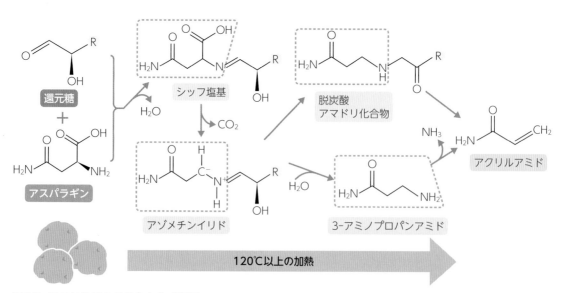

**図13　アクリルアミドの主な生成過程**

## C. カルバミン酸エチル

カルバミン酸エチル（$H_2NCOOC_2H_5$）はパンやヨーグルト，しょうゆの他，ブランデーなどの酒類を含む発酵食品にわずかではあるが天然に含まれている化合物である．特にさくらんぼやあんずなどの**核果**を原料とした蒸留酒に多く含まれている．カルバミン酸エチルの発がん性について，IARCは2007年2月にアクリルアミドと同じグループ2Aに分類した（表2）．わが国では食品安全委員会により，カルバミン酸エチルについて，毒性量と曝露量の差（曝露マージン）が大きく，直ちに国民の健康への影響が大きいとは考えられないことや，主たる摂取源と評価されている酒類について低減対策が進んでいることが報告されている．

## D. グリシドール脂肪酸エステル

グリシドール脂肪酸エステルは，油脂の精製工程における一般的な脱臭の過程で生成される．油脂を喫食した際，グリシドール脂肪酸エステルを消化する過程で，遺伝毒性と発がん性をもつ**グリシドール**という物質が遊離する可能性が指摘されており，近年，わが国も含めて多くの国で食品中の含有量の低減化に向けた取り組みが進められている．特にDAG油（ジアシルグリセロールを80％以上含む植物油）は，グリシドール脂肪酸エステルの含有量が通常の食用油より多いとされることから，販売が自粛された．一方，現在流通している食用油については，2015年に食品安全委員会が，グリシドール脂肪酸エステルの含有量は低く，過大に見積もっても一定の曝露マージンが確保されるとして，健康影響を示唆するものではないと報告している．

## E. クロロプロパノール類

クロロプロパノール類は，アルコールの一種であるプロパノールに塩素が結合した物質の総称である．食品に含まれる主なクロロプロパノール類は，3-クロロプロパン-1,2-ジオール（**3-MCPD**）と1,3-ジクロロ-2-プロパノール（1,3-DCP）の2種類が知られている．クロロプロパノール類の生成経路として，植物性たんぱく質の塩酸分解，油脂を含む食品と食塩の加熱および容器包装材からの移行が考えられている．検出される食品は，即席めん，しょうゆ，乳製品，食肉加工品など多岐にわたる．2016年のJECFAによる

3-MCPDの健康影響評価では，ラットにおける腎臓への影響が認められている．1,3-DCPについては，2006年の評価において動物実験から発がん性が指摘された．しかし，ヒトにおける摂取量では健康影響のリスクは低いとされている．IARCは2011年2月に3-MCPDと1,3-DCPをともにグループ2Bに分類した（表2）．

## F. 多環芳香族炭化水素

多環芳香族炭化水素（PAH）は石油，石炭，動植物さらにはタバコが燃焼するときに発生する．代表的なPAHにベンゾ［a］ピレンとベンゾ［a］アントラセンがあり（図14），ベンゾ［a］はIARCでグループ1に分類されている（表2）．これらの物質は食品の加工・調理の過程でも生じ，**焼いたり（特に直火）**燻製した魚や肉で濃度が高いことが知られている．わが国では，かつお節やその関連製品をEUへ輸出する際にPAHが含まれることが問題となり，業界を中心に低減化のための取り組みが行われている．

## G. ヘテロサイクリックアミン

ヘテロサイクリックアミン（HCA）は，肉類・魚類などたんぱく質およびアミノ酸を多く含む食品を**高温で調理**したときに生成する．HCAの生成例として，加熱によってトリプトファンから3-アミノ-1,4-ジメチル-5H-ピリド［4,3-b］インドール（**Trp-P-1**）が，グルタミン酸からは2-アミノ-6-メチルジピリド［1,2-a：3′,2′-d］イミダゾール（**Glu-P-1**）が生じる．

HCAには20種類以上の化合物が確認されている．IARCでは，このうちの10種に発がん性があるとし，2-アミノ-3-メチルイミダゾ［4,5-f］キノリン（IQ）をグループ2A，その他9種の物質をグループ2Bに分類している（表2）．代表的なHCAの構造式を図15に

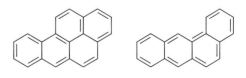

ベンゾ[a]ピレン　　ベンゾ[a]アントラセン

**図14　多環芳香族炭化水素（PAH）**

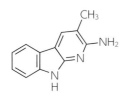
2-アミノ-3-メチルイミダゾ[4,5-f]キノリン（IQ）

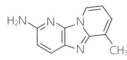
3-アミノ-1,4-ジメチル-5H-ピリド[4,3-b]インドール（**Trp-P-1**）

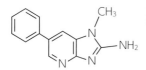
2-アミノ-3-メチル-9H-ピリド[2,3-b]インドール（**MeAαC**）

H₂N-... 2-アミノ-6-メチルジピリド[1,2-a：3',2'-d]イミダゾール（**Glu-P-1**）

2-アミノ-1-メチル-6-フェニルイミダゾ[4,5-b]ピリジン（**PhIP**）

**図15 代表的なHCAと構造式**
（ ）は略号

示した．食品中の含有実態については，これまで燻製食品や調理した食品を中心に，発がん性のある10種のHCAについての調査が行われているが，その存在量はきわめて低濃度であると報告されている．

## H. **N-ニトロソアミン**

N-ニトロソアミンは，食品に含まれる**第2級アミンと亜硝酸**とが**酸性条件下**で反応し生成するN-ニトロソ化合物で，発がん性を有する．代表的なN-ニトロソアミンであるN-ニトロソジメチルアミン（NDMA）とN-ニトロソジエチルアミン（NDEA）は，IARCでグループ2Aに分類される（表2）．第2級アミンとは魚などが腐敗する際に生成するジメチルアミンなどで，魚介類や魚卵に含まれる．一方，亜硝酸は食品添加物として添加された硝酸塩や亜硝酸塩に由来す

る他，ヒトの口腔内では微生物により硝酸塩が還元されることで唾液中に含まれる．硝酸塩と亜硝酸塩は，野菜には天然に含まれている．

N-ニトロソアミンは肉や魚介類の加工品，アルコール飲料，野菜加工品などに含まれる他，食事の際に酸性の胃の中で生成することも懸念される．ただし，食品から実際にN-ニトロソアミンをどのくらい摂取しているのかは十分にわかっていない．また，その生成は共存するビタミンCやアルギニンなどある種のアミノ酸によって抑制されることが知られている．そのため，さまざまな野菜や食品をバランスよく食べることが，N-ニトロソアミンの摂取量を減らし健康への影響の可能性を低減させることにつながる．

# 7 食品の変質防止方法

前述のとおり，食品の変質の原因は大きく微生物によるものと化学的作用・反応によるものに分けられる．変質を防止するにはこれらの原因を排除することに尽きる．微生物については**殺菌**するか，微生物の**増殖条件を制御**することが重要である．すなわち**温度，水分活性，酸化還元電位**（酸素の有無），**pH**などをコントロールすることである．化学的作用・反応については，主に油脂の酸敗を防止することが重要である．すなわち**酸素，温度・熱，光**などの影響を避け，これらをコントロールすることである．

## A. 微生物による変質の防止

### 1）温度の制御：冷蔵法，冷凍法，チルド法

食品を低温に保つことで微生物の活動を阻止，制御する方法である．

**冷蔵法**は**0〜10℃**にすることで，食中毒菌など**中温細菌**[※12]の増殖を抑制する．しかし，**低温細菌**[※13]や**好冷細菌**[※14]は徐々に増殖するので長期間の保存では変質は避けられない．一般の冷蔵庫は**5℃前後**に設定されている．

**冷凍法**は凍結点以下，特に**−15℃以下**で保存する方法である．微生物の増殖は完全に停止する．ただし，一部の細菌は死滅するが，多くの細菌は死滅せず，解凍後増殖するので，解凍後の管理に注意が必要である．食品衛生法では冷凍食品の保存基準は**−15℃以下**と規定されている．一般の冷凍庫は**−20℃**に設定されている．

**チルド法**は食品が凍結するか否かの温度，およそ**−3〜2℃**で保存する方法である．微生物の増殖を抑えるとともに，特に生鮮食品では組織の破壊が抑えられることから，品質を良好に保持することができる．

### 2）高温による制御：加熱法

食品を加熱して微生物を死滅させることで保存する方法である．一般に微生物は約**63℃，30分間**の加熱で死滅する．芽胞菌は100℃でも死滅しないが，**121℃，4分間**の加熱で死滅するため，瓶詰，缶詰ではその温度，時間で行う．わが国では乳等省令により，牛乳の殺菌は「保持式により摂氏六十三度で三十分間加熱殺菌するか，又はこれと同等以上の殺菌効果を有する方法で加熱殺菌すること」と定められている．その他現在，表3のような殺菌法が用いられている．低温殺菌（Low Temperature Long Time：LTLT）はQ熱病原菌（*Coxiella burnetii*）の殺菌を指標として採用されているが，耐熱性の細菌や芽胞菌は生残するため，加熱後すみやかな冷却が必要である．高温短時間殺菌（High Temperature Short Time：HTST）も同様で，冷蔵保存が必要である．超高温殺菌（Ultra High Temperature：UHT）ではほぼ芽胞菌を殺滅する条件であり，国内の市販飲用乳の大部分を占める．しかし，細菌（特に芽胞菌）によっては生残する可能性があることから，やはり冷蔵保存が必要である．超高温滅菌法はロングライフミルク（LL牛乳）とよばれる常温保存可能牛乳の製造に使われる．

### 3）水分活性・浸透圧の調整：脱水・乾燥法，塩蔵・糖蔵法

微生物は増殖するために水を必要とする．水が利用できなければ生育することはできない．

**脱水・乾燥法**は**水分活性**（Water activity：**Aw**）（図16）を低下させることで増殖を抑制する．食品中の水分のうち微生物が利用できる水のことを**自由水**といい，また，糖類やたんぱく質など食品中成分と結合しており微生物が利用できない水を**結合水**という（図17）．水分活性とは，水分全体のうちの自由水の割合を示したもので，0.00〜1.00の範囲で示される．なお，

**表3 牛乳の殺菌・滅菌条件**

| 方法 | 温度（℃） | 時間 |
|---|---|---|
| 低温殺菌（LTLT） | 63 | 30分 |
| 高温短時間殺菌（HTST） | ＞72 | 15秒以上 |
| 超高温殺菌（UHT） | 120〜130 | 2〜3秒 |
| 超高温滅菌 | 135〜150 | 1〜4秒 |

---

※12 **中温細菌**：増殖の至適温度が30〜40℃で，食中毒や感染症の菌の多くがここに含まれ，5〜10℃以下では増殖しない．
※13 **低温細菌**：増殖の至適温度が10〜20℃で，0〜5℃以上でも増殖する．

※14 **好冷細菌**：増殖の至適温度が12〜15℃で，−10〜5℃以上でも増殖することから，冷蔵保存や低温貯蔵時も食品の腐敗や変敗の原因となる．

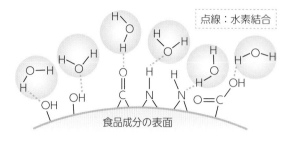

A：単分子層吸着水（結合水）
B：多層吸着水（準結合水）
C：自由水

● 水分子

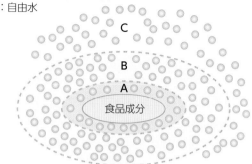

**図16 食品成分の官能基と水分子の水素結合（水和）**
水品善之：水分.「食品学Ⅰ」（水品善之，他／編），p96，羊土社，
2015より引用

**図17 食品中の水の分布**
水品善之：水分.「食品学Ⅰ」（水品善之，他／編），p96，羊土社，
2015より引用

**表4 食品の水分活性と食塩濃度，糖濃度の関係**

| 水分活性（Aw） | 食品例 | 食塩濃度（%） | 糖濃度（%） | 増殖可能な主な食中毒菌およびその他の微生物 |
|---|---|---|---|---|
| 1.00～0.98 | 野菜，果物，鮮魚，鮮肉 | 0～3.43 | 0～26.1 | カンピロバクター，大部分の微生物 |
| 0.98～0.94 | 魚肉ソーセージ，パン，アジの開き | 3.43～9.38 | 26.1～48.2 | 腸炎ビブリオ，ボツリヌス菌，サルモネラ属菌，病原大腸菌 |
| 0.94～0.90 | プロセスチーズ，生ハム，濃縮オレンジジュース | 9.38～14.2 | 48.2～58.4 | セレウス菌，ウエルシュ菌，リステリア菌 |
| 0.90～0.85 | サラミソーセージ，塩鮭，スポンジケーキ | 14.2～19.1 | 58.4～67.2 | 黄色ブドウ球菌，サッカロマイセス（酵母） |
| 0.85～0.80 | ジャム，マーマレード，フルーツケーキ | 19.1～23.1 | 60.0～68.0 | ペニシリウム（カビ） |

愛知県産業技術研究所 食品工業技術センター：愛産研食品工業技術センターニュース 2011年12月号 技術解説「水分活性と微生物の生育について，https://www.aichi-inst.jp/shokuhin/other/up_docs/news1112-all.pdf，2011をもとに作成

100％自由水である純水を1.00としている．水分活性は次の式であらわされる．

$$Aw ＝ 食品の水蒸気圧^{※15} ／ 純水の蒸気圧$$

（同一温度下）

微生物が増殖できる水分活性は，**一般細菌で0.90以上，酵母で0.88以上，カビで0.80以上**である．
**塩蔵・糖蔵法**は，浸透圧の高い高濃度液にすることで自由水を奪い水分活性を低下させ，さらに微生物自身の水を奪うことで増殖を抑える方法である．特に塩蔵では塩素イオンの殺菌効果も加味される．**食塩濃度5～10％で，好塩性・耐塩性菌**[※16]以外の一般の細菌は増殖できない．また，**糖濃度は50～60％**で一部のカビ，酵母を除き，微生物は増殖できない．表4に食品の水分活性と食塩濃度，糖濃度の関係を示した．

### 4）酸素濃度の調整：真空包装，ガス置換法

**真空包装**とは密閉包装容器に食品を入れて，減圧して空気を抜き密封する包装方法で，カビなどの好気性微生物の増殖を抑制する．**ガス置換法**は密閉包装容器に食品を入れて，空気（酸素）を除いて替わりに**窒素**

---

※15 **水蒸気圧**：物質がその内に含む水を空気中に揮散させたとき，空気圧における分圧をその物質の水蒸気圧という．水は空気中に飽和するまで水蒸気を揮散させて満たす．これが純水の蒸気圧で，食品はその成分によって揮散させる水蒸気圧が異なる．これを食品の水蒸気圧という．純水の場合はAwは1となるため，すべての食品は1以下となる．

※16 **好塩性・耐塩性菌**：通常の細菌は食塩濃度2％以下でしか増殖できないが，最適食塩濃度が2％以上約30％までの間で増殖可能な菌を好塩性菌という．特に2～3％食塩濃度でよく増殖するものは食中毒菌である腸炎ビブリオを含む海洋細菌に多い．黄色ブドウ球菌は通常2％以下が最適食塩濃度であるが，それ以上の食塩濃度でも増殖することから耐塩菌とよぶことがある．

や**炭酸ガス**を封入して包装する方法である．また，半生菓子などでは**脱酸素剤**とともに密閉包装して酸素を除く方法が用いられている．しかし，嫌気性の微生物にとっては好条件になるので注意が必要である．温度管理（冷蔵）と併用するとより効果的である．

### 5）pHによる制御：酢漬け法

微生物の増殖には，それぞれ至適pHがある．多くの細菌は中性から弱アルカリ性でよく発育する．一般に**細菌はpH5.0，酵母ではpH3.0，カビでpH2.0**くらいまで発育できるとされている．**酢漬け法**は主に酢酸を用いて，食品のpHを下げて微生物の増殖を抑制，保存する方法である．

### 6）燻煙

古くから塩漬け肉類や魚類の保存に使われてきた方法である．乾燥させた木を燃やして発生した煙（**燻煙**）に食品をさらして乾燥させるとともに，その表面に煙の成分を付着させて保存性を高める方法である．煙の成分として各種フェノール類，アルデヒド類，有機酸類，アルコール類などがあり，殺菌，静菌作用を有する．また，近年，**液燻法**といって，液体である**燻液**に浸して製造したものもある．

### 7）紫外線照射法

紫外線は，殺菌効果を有する．波長260 nm付近の紫外線は殺菌作用が強い（ただしこの波長の紫外線は太陽光には含まれていない）．人工的に254 nmの波長を発生させて照射することで細菌のDNAを損傷し殺菌する．殺菌効果は表面に限られるため，食品全体の殺菌ではなく，食品製造時における空気や水，食品容器の殺菌に用いる．

### 8）放射線照射法

放射線，主として放射性同位元素${}^{60}$Coの発する**γ線**（ガンマ線）を食品に照射して殺菌する方法である．わが国では，1972年ジャガイモの発芽防止目的に照射が認可されたが，それ以外の食品への使用は禁じられている．また，照射に対してはジャガイモの吸収線量が0.15 kGy（キログレイ）を超えてはならないとされている．ただし，外国では最大吸収線量は原則的に10 kGyを超えぬ範囲で用いられ，57カ国以上で香辛料や野菜など200品目以上の食品の殺菌に利用されている．放射線の線源はγ線やX線，電子線が用いられ，照射された食品が放射能を帯びることはないが，味や臭い，その他成分変化を起こすことから自ずから線量は制限される．WHOは総平均線量が10 kGy以下であれば照射食品の健全性に問題はないとしている．

### 9）食品添加物の添加

食品の腐敗，酸化防止などの変質防止に食品添加物が用いられる．添加物は化学的合成品であり，その化学作用によって，微生物の増殖を抑制し，酸素による酸化を防ぐ．**殺菌料，保存料，防カビ剤，酸化防止剤，日持向上剤**などがある．食品衛生法の使用基準に従って，その範囲内で使われなければならない（詳細は第6章を参照）．

## B．化学・物理的反応による変質の防止

食品はその原料によっては，微生物の増殖がなくても化学・物理的作用により変質する．油脂の酸敗，野菜や果物の褐変などを防ぐには次のことに留意する．

### 1）光

太陽光は紫外線を含み，そのエネルギーは強い．多くの食品成分は紫外線によって変質する．油脂の酸敗の引き金は光（主として波長385 nmおよび450〜550 nm）であることが多い．油脂を含む食品にはアルミ箔などで**遮光**，あるいは紫外線を透過させない**紫外線吸収剤**を含む包装紙を用いる．

### 2）酸素

酸素による酸化作用は多くの食品成分を変質させる要因となるため，酸素に触れさせないことが大事である．**真空包装**あるいは窒素による**ガス置換，脱酸素剤**を用いることで防止できる．また，果実や野菜などの鮮度を保つために，貯蔵庫内の酸素濃度すなわち酸素と炭酸ガスの混合比を調節する**CA法**[※17]も用いられている．

### 3）水分

水分活性（Aw）が低いほど酵素活性は低くなり，特に水分活性が0.6以下の場合ではきわめて低くなる．また，アミノ・カルボニル反応は，水分活性が0.7付近

---

※17　**CA法**：CA法とは，空気調整貯蔵のことで，貯蔵室内の空気組成を調整，低温にすることで青果物の呼吸を抑制し，新鮮さを長期間保たせる貯蔵方法である．リンゴなどの鮮度を保つためには，庫内の温度を0℃に下げ，大気中では，酸素20.8％，炭酸ガス0.03％が存在するところ，酸素を1.8％〜2.5％，炭酸ガスを1.5％〜2.5％に調整する．

でもっとも反応が起こりやすく，0.2以下になると反応しなくなる．

脂質の酸化は水分活性が低くなると起こりにくくなり，0.3付近でもっとも酸化反応が低下する．しかし0.3以下になると逆に酸化が起こりやすくなる．その理由としては，水分活性が0.3付近の場合は食品中の脂質と空気の接触を水が遮断するが，それより水分活性が低い場合は，水による遮断効果が低くなり酸化が進むことがあげられる．

### 4）温度・熱

温度・熱も同様に，酵素活性にかかわる要素である．そのため果物や野菜などの変質には，加熱して生体内の酵素反応を失活させることが有効となる．

油脂の酸敗は高温加熱のくり返しによって酸化と変性が進むため，古い油は使用しないことが重要である．また，油脂は冷暗所で保存する．

冷凍食品では，長期の保存で乾燥し，冷凍庫内であっても油脂は酸敗するため，保管は賞味期限内を守る．また，乾燥果実などの褐変は，果実中の成分ポリフェノール類がポリフェノールオキシダーゼによって空気中の酸素と反応してキノン型となり，これがさらに重合して褐色のメラニンを生じることで起きる．**亜硫酸塩**はこのキノン体を還元してもとに戻すことで褐変を防止する．

### 5）金属

油脂の酸敗は鉄や銅などの金属が触媒となって促進される．このため，油脂の保管には金属製の容器は使用しない．

## ポテトチップスからクレヨン臭

2008年，苦情者が都内の販売店でポテトチップス（激辛タイプ）を購入．開封したところ，クレヨンのような油くさいにおいがした．本品を2枚喫食したところ気分が悪くなったため，当該品をもって管轄の保健所に届け出た．

保健所などの食品衛生監視員および検査担当者が本品を嗅いだところ，全員が苦情者と同様なクレヨン臭を感じ気分が悪くなった．そこで，本品を販売していた店で同ロットの製品を比較のため収去し，参考品として検査を行った．官能検査では，参考品も苦情品と同様の臭いが認められた．これらについてそれぞれ油脂を抽出，それら油脂の酸価および過酸化物価を測定した．その結果，酸価は苦情品で9.4，参考品で24，また，過酸化物価はそれぞれ430，380であった．苦情品および参考品とも油脂の酸敗が認められ，異臭のクレヨン臭や異味の原因は油脂の酸敗であることが判明した[1]．

### 1）油脂の酸敗に関する基準など

菓子の製造・取り扱いに関する衛生上の指導要領（昭和52年11月16日環食第248号）によれば菓子製品中の油脂について，「(a) 酸価が3を超え，かつ過酸化物価が30を超えるものであってはならない．(b) 酸価が5を超え，又は過酸化物価が50を超えるものであってはならない」とされている．本事例で

は，酸価および過酸化物価ともにこの基準をはるかに超えており，食品として不適であった．喫食による食中毒は発生しなかったが，もしポテトチップス2枚でなく，さらに多く食べていたら十分中毒量に達する値であった．

### 2）原因

苦情品，参考品についてその包装袋を検査したところ，ピンホールなどの異常はなかった．参考品も苦情品と同様酸敗していることから，苦情者が開封して長時間日光にさらしたなど，開封後の取り扱いが悪かったとは考えられない．原料の油脂に古い油を使ったなど製造上に何かしら問題があったと推察される．

### 3）対策

通常ポテトチップス製品は遮光容器に入れ，窒素ガスなどで内部を置換，密封して販売される．

また一般に油脂の酸敗の原因は，光，空気（酸素），熱，金属などといわれる．本事例の場合，購入者に責任はなかったが，油脂を含む食品は購入し開封したらすぐ食べる，保存する際は金属容器を避け，冷暗所に保管するなどの注意が必要である．

万一，食中毒や健康を害する可能性のある食品の苦情が発生したときは，すみやかに医師の診断を受けるか，あるいは最寄りの保健所に相談するとよい．

#### 文　献

1）茅島正資，他：食品苦情事例（平成20年度）．東京都健康安全研究センター研究報告，60, 213-220, 2009

#### 文　献

1）「新・食品衛生学 第二版」（藤井建夫，他／著），恒星社厚生閣，2018
2）「図解 食品衛生学 第5版」（一戸正勝，他／編），講談社，2016
3）「食品安全ハンドブック」（食品安全ハンドブック編集委員会／編），丸善株式会社，2010
4）「管理栄養士・栄養士のための食品安全・衛生学」（日佐和夫，他／編），学文社，2014
5）「食品の腐敗と微生物」（藤井建夫，他／編），幸書房，2012
6）「微生物コントロールによる食品衛生管理」（稲津康弘，他／著）エヌ・ティー・エス，2013

第3章　食品の変質

# 第3章 チェック問題

## 問 題

☐ ☐ **Q1** 腐敗と発酵について，その違いを述べよ

☐ ☐ **Q2** 微生物によるたんぱく質の変質について述べよ

☐ ☐ **Q3** 魚肉の変質の判定方法について方法をあげ，それらの原理を説明せよ

☐ ☐ **Q4** 油脂の酸敗の判定方法である酸価および過酸化物価について，その原理を説明せよ

☐ ☐ **Q5** 油脂の酸敗の防止法について述べよ

## 解答&解説

**A1** 微生物によって食品に変質が起こり食べられなくなることを腐敗という．それとは反対に，風味がよくなり，ヒトが食べても悪影響を及ぼさない変質を発酵とよぶ．

**A2** 食品中のたんぱく質は微生物のたんぱく質分解酵素によって，アミノ酸に分解される．さらにそのアミノ酸が微生物のもつ各酵素によって分解され，アンモニア，有機酸，アミン類，硫化水素などが産生される．このときの反応には，脱アミノ反応，脱炭酸反応が関与している．

**A3** 魚肉の鮮度の測定には揮発性塩基窒素（VBN）と$K$値（$K$ value）が用いられることが多い．VBNはたんぱく質の分解により発生する揮発性の塩基性物質を測定することで，鮮度を測定する方法である．また，$K$値は魚の筋肉中のATPの代謝・分解量を測定することで，鮮度を測定する方法である．ATP→ADP→AMP→IMP→HxR→Hxと変化する成分全体に対する，HxRとHxの和の割合を％であらわしたものが$K$値となる．

**A4** 酸価（AV）は油脂の酸化で生成した遊離脂肪酸を測定する方法である．水酸化カリウムエタノール溶液で中和滴定を行い，要した水酸化カリウムのmg数であらわす．過酸化物価（POV）は，油脂の酸化で生成した過酸化物の量を測定する方法である．油脂にヨウ化カリウムを加え，遊離したヨウ素をチオ硫酸ナトリウム溶液で滴定し，測定したヨウ素のミリ当量（mEq）であらわす．

**A5** 油脂の酸敗の原因は，光，酸素，水分，熱，金属があげられる．光への対策は，アルミ箔などでの遮光や紫外線吸収剤を含む包装紙の使用がある．酸素への対策は，真空包装，窒素によるガス置換，脱酸素剤の使用がある．水分への対策は水分活性を0.3付近にすることがあげられる．熱への対策は，油をくり返し使用しないことや冷暗所での保管があげられる．金属への対策は，触れさせないことが重要なため，油脂の保管に金属製容器を使用しないことがあげられる．

# 第4章 食中毒

## Point

1. 食中毒とは飲食により発生する急性の健康障害であることを理解する
2. 細菌性食中毒には発生機序から感染型と毒素型があることを理解する
3. 日本における食中毒の発生状況と，大規模食中毒の特徴を理解する
4. 病因物質には細菌，ウイルス，寄生虫，化学物質，自然毒があることを理解する
5. 病因物質の種類と特徴，原因食品，主な症状と予防法について理解する
6. 食中毒の原因調査および統計的手法について理解する

## 概略図 食中毒の分類と病因物質の概略

```
食中毒
├─ 微生物
│   ├─ 細菌性
│   │   ├─ 感染型 ── サルモネラ属菌，腸炎ビブリオ，病原性大腸菌，ウエルシュ菌，エルシニア属菌，セレウス菌（下痢型），カンピロバクター，コレラ菌，赤痢菌，リステリアなど
│   │   └─ 毒素型 ── ぶどう球菌，ボツリヌス菌，セレウス菌（嘔吐型）など
│   └─ ウイルス性 ── ノロウイルス，サポウイルス，A型・E型肝炎ウイルスなど
├─ 寄生虫 ── アニサキス，クドア，サルコシスティス，クリプトスポリジウムなど
├─ 化学物質
│   ├─ アレルギー様物質：ヒスタミン
│   └─ その他の化学物質：水銀，ヒ素，農薬など
└─ 自然毒
    ├─ 動物性 ── フグ毒，シガテラ毒，貝毒など
    ├─ 植物性 ── じゃがいもの芽，トリカブト，チョウセンアサガオ，青梅など
    └─ 真菌性 ── キノコ毒，カビ毒（カビ毒については第5章参照）
```

# 食中毒とは

## A. 食中毒の定義

　食品，飲料水などを飲食することにより発生する，急性の健康障害を**食中毒**という．食中毒を引き起こす病因物質は，飲食物に付着・混入する，細菌・ウイルスなどの**微生物**，**寄生虫**，**化学物質**，毒草・フグ毒などの**自然毒**である．飲食後，数時間～数日，ときには1週間以上後に，腹痛，下痢，嘔吐などの消化器症状，発熱あるいは神経症状など病因物質により異なる症状を発症する．

　日本では**食品衛生法**により食品，添加物，器具，容器包装または乳幼児の健康を損なうおそれのあるおもちゃに起因した中毒を食中毒として扱っており，病因物質をサルモネラ属菌，ぶどう球菌，ボツリヌス菌など27種類に分類している．

　食品衛生法により，医師は，患者を食中毒と診断した際は直ちに保健所へ届け出る義務があり，保健所は調査を実施し，結果について都道府県を通して国へ報告する．全国の事件は厚生労働省により集計され，食中毒の統計資料として公表されている．通常，異物による物理的危害，発がん性物質などによる慢性危害などは食中毒として扱わない．

## B. 細菌性食中毒

　食品は自然環境中にある多種類の細菌で汚染されている．このなかにヒトに対して病原性を有する菌が少数ではあるが存在し，感染症や食中毒の原因となる．細菌による食中毒は，発生機序から**感染型**と**毒素型**に大別される（表1，詳細は**本章3，4参照**）．

### 1）感染型

　食品中で増殖した細菌を摂取することにより，細菌が腸管内に定着，増殖し発症する．生きた細菌が腸管に達し増殖することが原因であり，そのなかでも特に増殖した細菌が毒素を産生することが原因となるものを**生体内毒素型**に分ける場合もある．**感染型食中毒**はサルモネラ属菌，エルシニア属菌，カンピロバクター，リステリアなどが代表的な病因細菌である．**生体内毒素型**は，腸炎ビブリオ，腸管出血性大腸菌，ウエルシュ

表1　細菌性食中毒

| 細菌性感染型食中毒 |
| --- |
| サルモネラ属菌，組織侵入性大腸菌，腸管病原性大腸菌，腸管凝集付着性大腸菌，エルシニア属菌，カンピロバクター，ナグビブリオ，病原ビブリオ，エロモナス，プレジオモナス，赤痢菌，チフス菌，パラチフスA菌，リステリア・モノサイトゲネス |
| 生体内毒素型食中毒 |
| 腸炎ビブリオ，毒素原性大腸菌，腸管出血性大腸菌，ウエルシュ菌，セレウス菌（下痢型），コレラ菌 |
| 細菌性毒素型食中毒 |
| ぶどう球菌，ボツリヌス菌，セレウス菌（嘔吐型） |

---

## Column

### 食中毒検査に利用される遺伝子検査

　食中毒の病因物質を解明する検査には，遺伝子検査が多用されている．細菌は主に培養法で検査するが，毒素遺伝子を保有しているか否かの検査などに遺伝子検査は用いられている．またウイルスは培養困難あるいは培養できないため，検体を直接遺伝子検査しウイルスの有無を確認する．寄生虫も，種を特定したり寄生数を検査したりする際に遺

伝子検査は用いられる．また食品流通が広域にわたる現在では，ときとして散発食中毒事件（diffuse outbreak）という，遠く離れた場所で同じロットの食品により複数の事件が散発することがある．離れた場所での事件が同じ菌を原因としている，という証明にも遺伝子検査（PFGE法[※1]，MLVA法[※2]などを用いた分子疫学解析）が用いられる．

---

※1　**PFGE法**：細菌の遺伝子を特定配列部位に作用する制限酵素で切断し，いろいろな大きさ（分子量）の遺伝子断片とする．これを電気泳動で大きいサイズから小さいサイズまで分ける．電気泳動時に電場をかける向きを定期的に変え，ジグザグに泳動することにより分子量の大きな遺伝子断片も細かく分けることが可能となる．泳動後，出現したパターンを比べることで同じ菌か否かが判定できる．

※2　**MLVA法**：細菌遺伝子には，単一の配列が何度もくり返す領域が複数存在する．このうち，比較的頻繁にくり返し数が変化する領域を何カ所か選定し，くり返し数を測定してその違いにより菌株を型別する方法である．くり返し数は数字として表現できることから，デジタル情報として菌株の比較が可能となる．

菌，セレウス菌（下痢型）などが代表的であり，また乳児ボツリヌス症も同じ機序により発症する．

### 2）毒素型

食品中で細菌が増殖する際に毒素を産生し，この毒素を摂取することにより発症する．食品を摂取する時点で細菌が死滅していても，毒素が不活化されていなければ食中毒は発生する．ブドウ球菌，ボツリヌス菌，セレウス菌（嘔吐型）などが代表的である．

## C. ウイルス性食中毒

食品を汚染したウイルスを摂取することにより発症する．ノロウイルス，ロタウイルスやA型肝炎ウイルス，E型肝炎ウイルスなどが病因物質である．ごく少量のウイルスで発症すること，潜伏期間が比較的長いこと（1日〜数週間）が特徴であり，ウイルスによってはヒトからヒトへの感染も成立する（詳細は**本章5**参照）．

## D. 寄生虫

寄生虫のヒトへの感染経路には，経口，経皮，蚊などの衛生昆虫による吸血，性交渉などがあるが，本書では経口により感染する寄生虫について主なものを対象とする．このうち，特に急性の健康障害を引き起こすものは食中毒病因物質として扱われており，アニサキス，クドア・セプテンプンクタータ，サルコシスティス・フェアリー，クリプトスポリジウムなどである（詳細は**本章6〜9**参照）．

## E. 化学物質

ヒスチジン脱炭酸酵素を有する細菌がアミノ酸のヒスチジンから産生するヒスタミンは，多量に摂取するとアレルギー様症状を引き起こす．また，水銀，カドミウム，ヒ素などの化学物質は，消化器症状や神経症状などを発症する．農薬の混入による食中毒も化学性食中毒として扱われる（詳細は**本章11**，**第3章**，**第5章**参照）．

## F. 自然毒

有害物質を含む動物や植物を摂取することにより食中毒が発生する．個人が採取し家庭内で調理した食品が原因となる場合が多く，大規模な事件は少ないが有害物質のなかには毒性の高いものも含まれ，致死率が高いので注意を要する（詳細は**本章12，13**参照）．

### 1）動物性自然毒

フグ毒，シガテラ毒，麻痺性貝毒，下痢性貝毒，ネオスルガトキシン，テトラミン，サキシトキシンなどの有毒成分の他，ビタミンAの過剰摂取，ワックス成分による下痢などがある．

### 2）植物性自然毒

アルカロイド配糖体（ソラニン，チャコニン），青酸配糖体〔アミグダリン，リナマリン（フォルゼオルナチン）〕，アルカロイド含有植物（トリカブト，チョウセンアサガオ，バイケイソウ，ジギタリス）などの他，生のオゴノリも中毒の原因となる．

### 3）真菌性自然毒

キノコ毒，カビ毒があげられる．本章Bではキノコ毒について取りあげる（カビ毒については**第5章**参照）．

## G. 食中毒予防の三原則

食中毒事件の90％以上が寄生虫を含む微生物を病因物質として発生していることから，微生物性の食中毒を予防する「つけない」，「ふやさない」，「やっつける」という三原則が食中毒予防では重要である．「つけない」は，食中毒の原因となる微生物によって食品や食材を汚染させないこと，「ふやさない」は，食品や食材のなかでこれら微生物を増殖させないこと，「やっつける」は，これら微生物を殺菌することをそれぞれ示している．

## 2 食中毒の発生状況

## A. 年次別食中毒発生状況

1948年（昭和22年）に施行された食品衛生法により食中毒統計資料が作成されるようになって以来，最も食中毒事件数，患者数が多かったのは1955年の3,277件，63,745名である．この年は，ヒ素ミルク事件や魚介類による大規模食中毒が発生しており，死者も554名に上っている．この後事件数は減少傾向にあり，1986年以降は年間1,000件を切っていたが，1996年に学校給食によるO157事件が発生したことを契機

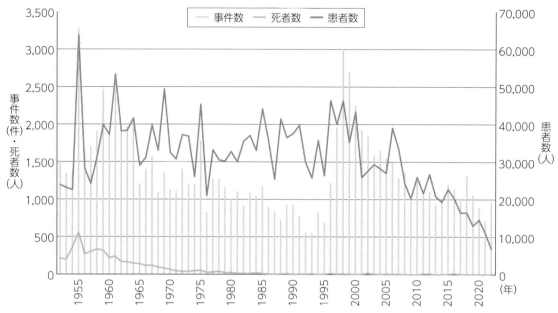

**図1　食中毒発生状況（1952～2022年）**

に上昇に転じ，1998年には3,010件を記録した．その後事件数は減少し，2022年には962件，患者数は6,856名となっている（図1）．

死者数は1955年の554名をピークに減少傾向にあり，1968年には100名を下回り，1986年にははじめて10名を下回った．これは医療技術の進歩と食品衛生対策によるところが大きいが，近年でも年平均数名が食中毒により死亡しており，主な原因は自然毒（動物性，植物性），腸管出血性大腸菌などによる．

## B. 月別食中毒発生状況

食中毒事件数，患者数は年により変動があることから，2018～2022年の近年5年間を平均して月別の発生状況を図2に示した．細菌性食中毒は気温が高い時期に多発し，6～9月は30件を超える．これに対し，ノロウイルスを主としたウイルス性の食中毒は気温が下がりだすと増加し，1～3月は20件を超える．また自然毒は，該当する動植物の採取時期である3～5月，9～10月に件数が増加する．寄生虫による食中毒は近年急増しており，年間を通して件数が多くなっている．

## C. 病因物質別食中毒発生状況

病因物質の判明率は，統計をとりはじめた初期の

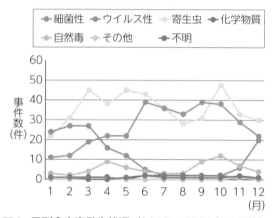

**図2　月別食中毒発生状況（2018～2022年の平均）**

1950年代には20％前半であったがその後原因の解明が進み，1960年代には50％に，1970年代後半には70％を超えるようになった．1998年にウイルス性食中毒が統計に計上されて以降は90％以上の事件で病因物質が判明しており，2022年の判明率は99.1％であった．

1950年代で病因物質が判明した事例については，43％が細菌性，52％が自然毒を原因とするものであった．その後，腸炎ビブリオ，病原性大腸菌，ウエルシュ菌やカンピロバクターなどの細菌性食中毒起因菌が解明され，またノロウイルスも病因物質に計上されるな

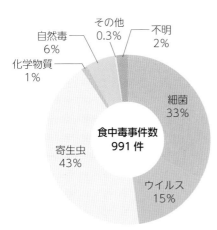

図3 病因物質別の食中毒事件数の内訳
（2018～2022年の平均）

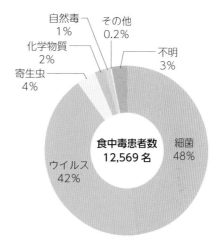

図4 病因物質別の食中毒患者数の内訳
（2018～2022年の平均）

ど判明率が上昇した．近年は寄生虫のクドア・セプテ
ンプンクタータやサルコシスティス・フェアリーも病
因物質と特定され，2011年から食中毒病因物質として
扱われている（食中毒統計では2013年から食中毒とし
て計上されている）．

　病因物質別に2018～2022年を平均すると，事件数
では寄生虫が43％で最も多く2番目が細菌性の33％
であるが（図3），患者数では細菌性が48％で最も多
く，次いでウイルスの42％となる（図4）．細菌の種
別による事件数ではカンピロバクターが70％を占め，
次いでウエルシュ菌の8％，サルモネラ属菌，ぶどう
球菌がそれぞれ6％，腸管出血性大腸菌が5％である
（図5）．ウイルスは事件数では15％であるが，患者数
は42％と多く（図3，4），事件数での内訳はノロウイ
ルスが97％，その他が3％である．寄生虫による事件
数は近年急増しているが，内訳ではアニサキスが97％
を占め，アニサキスによる事件数の増加が寄生虫によ
る食中毒事件数を押し上げている．アニサキス食中毒
の特徴として1事件あたりの患者数が1名程度である
ことから，寄生虫食中毒の患者数は4％と少ない
（図4）．自然毒は事件数が6％で，このうち植物性・
真菌性が62％，動物性が38％である．自然毒は致死
率が高いため注意が必要で，2018～2022年の5年間
でも植物性自然毒により11名が，動物性自然毒により
3名が死亡している．化学物質は事件数が1％，患者数
は2％である．

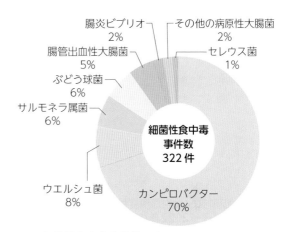

図5 細菌性食中毒事件数の内訳
（2018～2022年の平均）

　アニサキス事件数の増加を過去と比較すると，
2013～2017年の5年間では平均130件であった事件数
が，2018～2022年の5年間では平均419件と3倍以上
に急増している．生鮮魚介類の運搬・流通技術の改革，
クジラなど終宿主の増加などいくつかの原因が推測さ
れているが正確な理由はいまだ不明である．海産魚介
類を生食する際は注意が必要である．

## D. 病因物質別1事件あたりの患者数

　1事件あたりの患者数をみると，2018～2022年では
その他の病原性大腸菌が340名と最も多く，次はウエ
ルシュ菌の63名であった．近年，その他の病原性大腸

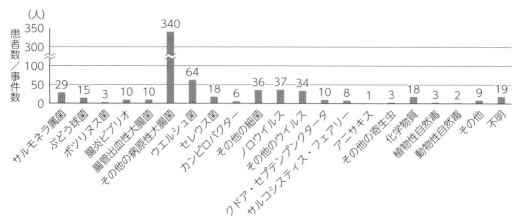

**図6　病因物質別1事件あたりの患者数（2018～2022年）**

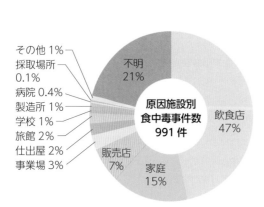

**図7　原因施設別食中毒事件数の内訳**
**（2018～2022年の平均）**

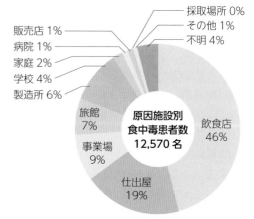

**図8　原因施設別食中毒患者数の内訳**
**（2018～2022年の平均）**

菌による大規模な食中毒事例が頻発しており，2020年埼玉県の海藻サラダによる事例では患者数が2,958名，同年の東京都における仕出し弁当による事例では患者数が2,548名，2021年の富山県の牛乳による事例では患者数が1,896名であり，患者数が非常に多いことから十分な注意が必要である．これ以外では1事件あたり，ウエルシュ菌が64名，ノロウイルスが37名であり（図6），これらの病因物質は従来から1事件あたりの患者数が多くなる傾向があるため，集団給食施設など多人数へ食事を提供する施設では注意を要する．

### E. 原因施設別食中毒発生状況

　原因施設別に食中毒発生状況をみると，2018～2022年の平均事件数，患者数とも飲食店によるものが

半数近くを占めている（図7，8）．しかし1事件あたりの患者数をみると，仕出屋が110名，製造所が91名と多く，飲食店は12名程度に留まる（図9）．また，栄養士にとって重要な職場の1つである学校や病院も1事件あたりの患者数が多く，発生件数は少ないものの一度事件が発生すると患者数が多くなることから注意が必要である．

### F. 原因食品別食中毒事件数

　原因食品別に食中毒事件数をみると，魚介類およびその加工品とその他がそれぞれ33％を占め，次いで複合調理食品が6％である（図10）．その他について，原因食品まで特定できたのが5％，原因の食事までしか特定できなかったものが95％であり，食中毒原因食品

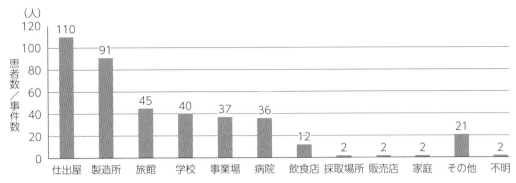

図9 原因施設別1事件あたりの患者数（2018～2022年）

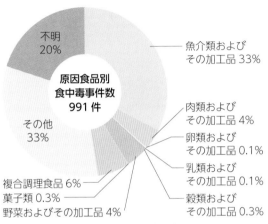

図10 原因食品別食中毒事件数の内訳
（2018～2022年の平均）

を特定することの困難さを示している．原因食品が不明であった事件も20％に上る．病因物質別食中毒事件数で43％を占める寄生虫は，主にアニサキスにより発生しており食品では魚介類と，細菌性食中毒事件のなかで70％を占めるカンピロバクターは，食品では肉類およびその加工品と関係が深い．

## 3 細菌性感染型食中毒 （表2）

### A. サルモネラ属菌 （図11）

#### 病因物質の特徴

サルモネラ（*Salmonella*）属菌は1888年に食中毒起因性が明らかにされて以降，現在でも重要な食中毒起因菌である．腸内細菌科に属する通性嫌気性，グラム陰性

の無芽胞桿菌で，多くは周毛性に鞭毛をもち運動性を有する．人に病原性を示すのは主に亜種 I（*Salmonella enterica* subsp. *enterica*）で，O抗原とH抗原の組み合わせにより1,500以上の血清型に分類されている．これらの血清型にはTyphimuriumやEnteritidisのように固有名詞が付けられており，一般的に*Salmonella* Typhimurium（サルモネラ・ティフィムリウム）や*S.* Enteritidis（サルモネラ・エンテリティディス）と表記される．発症菌量は$10^1 \sim 10^4$程度であり，水を介して感染した場合は胃の通過時間が早く胃酸の影響が少ないため少量で発症する．

#### 主な原因食品

サルモネラ属菌は動物の腸管内に存在し，糞便に汚染された肉や水などが原因食品となる．10年間の平均では弁当・そうざいなどの複合調理食品が最も多く，次いで卵類およびその加工品，菓子類ならびに肉類とその加工品の順となっている．サルモネラ・エンテリティディスは鶏卵内に存在し（in egg），卵を割ったまま常温で取り扱うと事故につながる．ヒトも，症状を発症せず腸管内にサルモネラを保菌する健康保菌者（不顕性感染[※3]者）が0.03％程度存在し，調理従事者の場合は継続した事件を引き起こす可能性がある．

#### 潜伏期間

通常約8～48時間であるが，近年3～4日後に発症する事例も報告されている．

---

※3　**不顕性感染**：細菌やウイルスなどに感染しているが，臨床的な症状を示さない状態を指す．臨床症状を示す顕性感染とは，症状が確認できるか否かが異なるのみである．臨床症状を示さないため，感染源として気づかないうちに病原体を周りに感染させてしまうおそれがある．

## 表2 主要な細菌性感染型食中毒

| 病因物質 | 症状 | 潜伏期間 | 原因食品 | 備考 |
|---|---|---|---|---|
| サルモネラ属菌 | 下痢，腹痛，嘔吐，38〜40℃の発熱．下痢は軟便・水様便が多いが，重症の場合には粘血便がみられる | 8〜48時間（近年3〜4日後も報告あり） | 弁当・そうざいなどの複合調理食品，卵類およびその加工品，菓子類ならびに肉類とその加工品など | $10^1$〜$10^4$で発症<br>健康保菌者が0.03％程度存在 |
| 腸炎ビブリオ | 激しい腹痛・下痢，下痢は水様性や粘液性で稀に血便がみられる．37〜38℃の発熱，嘔吐，吐き気を伴う場合もある | 12時間前後 | 鮮魚介類，貝類，魚介類加工品およびこれらにより二次汚染された食品 | 増殖速度が速い（大腸菌の2倍）ため，短時間で発症菌量（$10^5$〜$10^6$以上）まで増殖する<br>脱水症状が重いと重症化の危険あり |
| 腸管出血性大腸菌（EHEC） | 新鮮血を伴う血性下痢，激しい腹痛，悪心，嘔吐，悪寒．臨床症状のあらわれ方は重症から無症状まで種々あり．重症化すると溶血性尿毒症症候群（HUS）などを発症 | 1〜14日（多くは4〜8日） | 牛肉，チーズ，牛レバー，非加熱あるいは加熱不十分なレタス，アルファルファ，ほうれん草，アップルジュース，メロンなど | $10^1$〜$10^3$で発症<br>トイレ，風呂，子ども用プールなどを介した人から人への感染に注意 |
| その他の病原性大腸菌<br>①毒素原性大腸菌（ETEC）<br>②組織侵入性大腸菌（EIEC）<br>③腸管病原性大腸菌（EPEC）<br>④腸管凝集性大腸菌（EAggEC） | ①水様性の下痢，腹痛，嘔吐<br>②下痢，発熱，腹痛，血便，粘液便<br>③下痢，腹痛，発熱，嘔吐<br>④持続性の水様性あるいは粘液性下痢，腹痛 | ①12〜72時間<br>②12〜48時間<br>③12〜72時間<br>④不明 | ヒトの糞便で汚染された食品，水など | ①LT，STを産生<br>②腸管粘膜上皮へ侵入<br>③腸管粘膜上皮へ付着し障害<br>④腸管粘膜上皮へ付着後ST類似エンテロトキシン産生 |
| ウエルシュ菌 | 腹痛，下痢，腹部膨満感を伴うこともあり．症状は一般に軽症 | 約6〜18時間（平均10時間） | 食肉調理食品，カレー，シチュー，魚介類調理食品，スパゲティなど．特に煮物や大量調理食品 | 食品中で多量に増殖した病原株を摂取すると，腸管で増殖しこのときにエンテロトキシンを産生し発症 |
| エルシニア属菌 | 発熱，下痢，腹痛．エルシニア・エンテロコリチカでは乳幼児で下痢，年齢が高くなると腸間膜リンパ節炎．エルシニア・シュードツベルクローシスでは，胃腸炎症状の他に発疹，結節性紅斑など多様な症状を呈する | エルシニア・エンテロコリチカ：0.5〜6日，エルシニア・シュードツベルクローシス：2〜20日（平均約8日） | 豚肉や豚肉による二次汚染．汚染された沢水や井戸水 | 4℃以下の低温でも増殖する |
| セレウス菌（下痢型） | 腹痛，水様性の下痢．一般的に軽症で1〜2日中に回復する | 約8〜16時間 | 主に肉類，野菜類，乳製品など | 耐熱性芽胞を形成し，加熱調理後も生存．腸管で下痢型エンテロトキシンを産生し発症 |
| カンピロバクター・ジェジュニ/コリ | 水様性下痢，発熱，腹痛，嘔吐．下痢は1日数回から10回以上となる場合もある．一部の患者でギラン・バレー症候群を発症 | 約1〜7日（平均2〜3日） | 生や加熱不十分な肉やレバＭなど，消毒不十分な井戸水や沢水．特に鶏の刺身やタタキ，鶏レバーなどの生食，未殺菌ミルク | 少量の菌（$10^2$以上）で発症<br>中心部まで十分に加熱してから食べることが重要 |
| ナグビブリオ | 水様性下痢，嘔吐，劇症例では顕著な脱水症状を呈す．ときに腹痛，発熱，下痢便に粘液や血液が混入する | 1〜3日 | 海産魚介類およびこれらから二次汚染された食品 | - |
| コレラ菌 | 痛みを伴わない激しい水様性の下痢．重症の場合は米のとぎ汁様と称される白色の下痢便が1日数L〜数十L続く | 数時間〜5日間（平均1日） | コレラ菌に汚染された食品（魚介類），これらから二次汚染された食品 | - |
| 赤痢菌 | 全身倦怠感，発熱，水様性下痢，腹痛，しぶり腹，血便．無症状から重症まで幅広い | 1〜7日間（通常4日以内） | 飲料水，貝類，生野菜など | きわめて少量（$10^1$〜$10^2$程度）で感染<br>排便後の手指洗浄・消毒，食品の十分な加熱が重要 |
| チフス菌，パラチフスA菌 | 40℃前後の発熱，バラ疹，脾腫．菌血症を発症しやすい．パラチフスの方が比較的軽症 | チフス菌：3日〜3カ月（通常1〜3週間），パラチフスA菌：1〜5週間（通常10〜14日） | カキなどの生食，豆腐，サラダ，汚染された水など | 無症状永久保菌者となる場合がある |
| リステリア・モノサイトゲネス | 非侵襲性疾病：悪寒，発熱，下痢，筋肉痛など<br>侵襲性疾病：菌血症，髄膜炎，中枢神経系症状など．妊婦が感染した場合には流産，未熟児の出産を引き起こす | 1日〜3カ月 | そのまま食べる（ready-to-eat）食品．チーズなどの乳製品，食肉製品，野菜など | 低温下（−0.4℃）でも増殖可能<br>食塩耐性があり，乾燥にも強い |

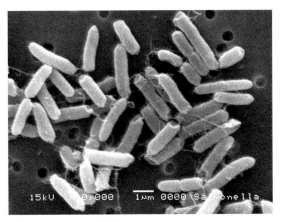

**図11 サルモネラ属菌**
食品安全委員会：食品安全関係素材集 食中毒菌の電子顕微鏡写真，
https://www.fsc.go.jp/sozaishyuu/shokuchuudoku_kenbi
kyou.htmlより引用

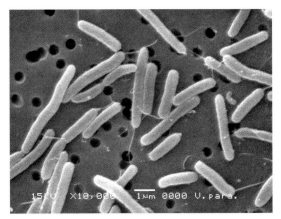

**図12 腸炎ビブリオ**
食品安全委員会：食品安全関係素材集 食中毒菌の電子顕微鏡写真，
https://www.fsc.go.jp/sozaishyuu/shokuchuudoku_kenbi
kyou.htmlより引用

### 主な症状

　主症状は下痢，腹痛，嘔吐などの急性胃腸炎であり，発熱（場合によっては38〜40℃）が特徴の1つである．下痢の症状として軟便および水様便が多いが，重症の場合には粘血便がみられることもある．小児や高齢者では菌血症などの重篤な症状を呈することがあり，近年でも死亡例が報告されている．

### 予防法

　予防法として，サルモネラ属菌による食中毒の主な原因食品である食肉（特に鶏肉）と鶏卵の取り扱いに注意することである．食肉・鶏卵を扱う際は，器具・容器，手指の殺菌・消毒をこまめに行うこと，4℃以下の低温保存を行い，調理の際は中心部まで十分に火が通るよう（70℃，1分間以上）加熱すること，鶏卵を割った後常温で保存しないこと，食品従事者の定期的な検便などが重要となる．

## B. 腸炎ビブリオ（図12）

### 病因物質の特徴

　腸炎ビブリオ（*Vibrio parahaemolyticus*）は，1950年のシラス食中毒事件で分離されたことがきっかけで，わが国で発見された食中毒起因菌である．グラム陰性，通性嫌気性，無芽胞桿菌で，培養方法により極毛性か側毛性の鞭毛を生じ活発な運動性を示す．発育に食塩を必要とする海水細菌で，0.5〜8％の食塩濃度で発育可能である．海水中，特に河川水が流入する汽水域に分布し，海水温が上昇すると爆発的に増殖する．本菌は至適条件下では約10分間に1回分裂し，大腸菌などに比べ2倍程度増殖速度が速い．発症菌量は$10^5$〜$10^6$以上であるが，増殖速度が速いため短時間でこの菌量に達する．病原性は，ヒト血球を溶血する**耐熱性溶血毒**（thermostable direct hemolysin：**TDH**）と，TDHと免疫学的に類似の**耐熱性溶血毒類似毒素**（TDH-related hemolysin：**TRH**）によるため，生体内毒素型に分類される．

### 主な原因食品

　腸炎ビブリオは海水中に分布することから，鮮魚介類，貝類，魚介類加工品およびこれらにより二次汚染された食品が原因食品となる．

### 潜伏期間

　潜伏期間は12時間前後である．

### 主な症状

　主症状は激しい腹痛と下痢であり，下痢は水様性や粘液性で稀に血便がみられることもある．発熱（37〜38℃），嘔吐，吐き気を伴う場合もある．1日〜数日で自然治癒するが，脱水症状による虚脱状態や低血圧を呈する重症例もある．

### 予防法

　予防法として，魚介類の腸炎ビブリオ汚染を防ぐことは困難であり，また菌の増殖速度が速いことから，増殖を制御する対策が必要である．魚介類の捕獲から消費までの低温管理を徹底すること，真水での洗浄に

より菌数を減らすこと，調理後すみやかに喫食すること，魚介類を扱った器具などの洗浄・消毒をこまめに行うことが重要である．熱に弱く，65℃1分以内の加熱でも菌数が1/10に減少し，煮沸すれば瞬時に死滅する．15℃以下では発育が抑制されることから，生食用鮮魚介類の保存基準として，10℃以下での保存が決められている．

## C. 病原性大腸菌 （図13）

病原性大腸菌は病原性の違いから，**腸管出血性大腸菌**，**毒素原性大腸菌**，**組織侵入性大腸菌**，**腸管病原性大腸菌**，**腸管凝集付着性大腸菌**の5種類に分類される．腸内細菌科に属するグラム陰性，通性嫌気性の無芽胞桿菌である．オキシダーゼ陰性で，グルコース（ブドウ糖）を発酵し，ヒトの腸管内に常在する大腸菌と生化学的性状は同等である．病原性の鑑別は，**病原因子**[※4]保有状況を調べることにより行われる．

### 1）腸管出血性大腸菌

#### 病因物質の特徴

腸管出血性大腸菌（enterohemorrhagic *E. coli*：EHEC）は，ミドリザル由来のVero（ベロ）細胞に毒性を示すベロ毒素（VT）を産生する病原性大腸菌である．O157（図14）は腸管出血性大腸菌の主要な血清型であるが，この他にもO26，O111など数多く

の血清型が存在する．感染菌量が少なく，ヒト─ヒト感染も成立することから，腸管出血性大腸菌感染は感染症法の**三類感染症**としても扱われる．発症菌量は$10^1$〜$10^3$程度であり，1992年の米国でのハンバーガーを原因としたO157による集団食中毒事件では，発症菌量が69個と推定されている．腸管出血性大腸菌はウシが腸管内に保菌しているが，ヤギ，ブタ，野生動物のシカなどから検出したという報告もある．

#### 主な原因食品

牛肉，チーズ，牛レバーなど牛に関連する食品，また，非加熱あるいは加熱不十分なレタス，アルファルファ，ほうれん草，アップルジュース，メロンなどの野菜や果物が原因食品となる．なお野菜や果物は生産段階での牛糞汚染の関与が疑われている．

#### 潜伏期間

潜伏期間は1〜14日（多くは4〜8日）である．

#### 主な症状

主症状は新鮮血を伴う血性下痢，激しい腹痛，悪心，嘔吐，悪寒などである．ただし，臨床症状のあらわれ方には重症のものから無症状で経過するものまで種々の形がある．重症化すると**溶血性尿毒症症候群（HUS）**[※5]や**血栓性血小板減少性紫斑病（TTP）**[※6]，

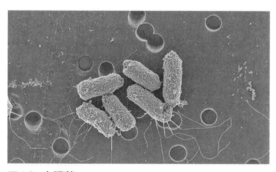

**図13　大腸菌**
ヤクルト本社：菌の図鑑 エシェリヒアコリ, https://institute.
yakult.co.jp/bacteria/4201/より転載

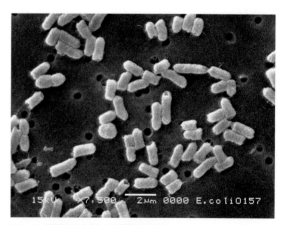

**図14　腸管出血性大腸菌O157**
食品安全委員会：食品安全関係素材集 食中毒菌の電子顕微鏡写真,
https://www.fsc.go.jp/sozaishyuu/shokuchuudoku_kenbi
kyou.htmlより引用

---

※4　**病原因子**：大腸菌の病原因子には主に，毒素遺伝子，腸管粘膜上皮細胞への付着遺伝子，組織侵入性遺伝子などがあり，これらが単独あるいは複合で病原性を発揮すると考えられている．大腸菌は腸内の常在細菌叢であり通常は病原性を有しないため，これら病原因子の遺伝子を保有しているか否かを調べることにより，病原性大腸菌か否かが鑑別できる．

※5　**溶血性尿毒症症候群（HUS）**：溶血性貧血，血小板減少，急性腎機能障害を主徴とする一連の症候群．溶血により黄疸，貧血がみられ，尿毒症により意識障害が認められる．重篤に経過することも多く，死に至る場合も存在する．

脳炎などを発症し重篤に経過する。死亡例も少なくない。

#### 予防法

予防法として、食肉を扱う際は、器具・容器、手指の洗浄、殺菌・消毒をこまめに行うこと、4℃以下の低温保存を行い、調理の際は中心部まで十分に火が通るよう（75℃，1分間以上）加熱することが重要である。また、野菜とその加工品を原因とした事件も発生しており、幼若者や高齢者、病弱者などは重症化する恐れがあることから、生野菜であっても十分な消毒が必要である。

また菌量が少なくても感染が成立するため、トイレや風呂、子ども用プールなどを介した二次感染に注意が必要である。感染者がいる場合は、トイレの便座、水栓のレバー、ドアノブなどを消毒し、風呂は感染者を最後にするなどの対策が必要となる。

### 2) その他の病原性大腸菌

● **毒素原性大腸菌**（enterotoxigenic *E. coli*：ETEC）は、腸管内で増殖する際に易熱性エンテロトキシン[7]（LT）あるいは耐熱性エンテロトキシン（ST）を産生し、このエンテロトキシンにより水溶性の下痢を引き起こす。

● **組織侵入性大腸菌**（enteroinvasive *E. coli*：EIEC）は、腸管粘膜上皮細胞内へ侵入し増殖することから細胞の破壊、壊死が起こり出血性の下痢を引き起こす。

● **腸管病原性大腸菌**（enteropathogenic *E. coli*：EPEC）は、腸管粘膜上皮細胞に付着する因子をもち、上皮細胞にさまざまな障害を生じさせる。その結果、下痢や腹痛を引き起こす。

● **腸管凝集付着性大腸菌**（enteroaggregative *E. coli*：EAggEC）の病原性はいまだ不明であるが、EPECと同じ因子により腸管粘膜上皮細胞に付着後、STに類似の耐熱性エンテロトキシンを産生し下痢を引き起こすと考えられている。

病原性大腸菌の主要性状は表2を参照。

これらの他にも、耐熱性毒素遺伝子である*astA*遺伝子を保有する腸管凝集接着性大腸菌耐熱性毒素遺伝子保有大腸菌による食中毒事例が報告されており、2020年埼玉県の海藻サラダによる事例もその1つである。*astA*遺伝子以外には特徴的な病原遺伝子を保有せず、病原性についてはいまだ不明である。

その他の病原性大腸菌では原因食品が不明な場合が多く、ヒトの糞便で汚染された飲料水や食品を介して感染すると考えられている。このため予防法は腸管出血性大腸菌と同様であり、また飲料水に関しては、殺菌・消毒していない湧き水、井戸水などに注意が必要である。

## D. ウエルシュ菌 （図15）

#### 病因物質の特徴

ウエルシュ菌（*Clostridium perfringens*）の腸炎起病性は1950年代に確認され、その後1960年代にウエルシュ菌エンテロトキシンが明らかにされた。クロストリジウム属の偏性嫌気性、グラム陽性の芽胞形成非運動性の大桿菌である。ヒトや動物の腸管内常在菌であり、下水、河川や土壌などの環境にも広く分布する。多くのウエルシュ菌は非病原性であるが、一部にエン

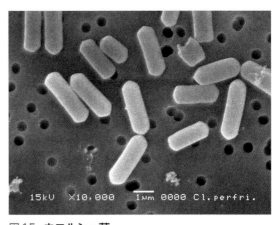

**図15　ウエルシュ菌**
食品安全委員会：食品安全関係素材集 食中毒菌の電子顕微鏡写真，https://www.fsc.go.jp/sozaishyuu/shokuchuudoku_kenbikyou.htmlより引用

---

※6　**血栓性血小板減少性紫斑病（TTP）**：末梢血管が血小板の凝集塊（血小板血栓）によって閉塞され、血小板減少症（出血傾向のため、皮膚に紫斑ができる）、溶血性貧血、腎機能障害、発熱、神経症状などがみられる全身性の重篤な疾患。

※7　**エンテロトキシン**：腸管に作用して、下痢、発熱などの異常反応を引き起こすたんぱく質毒素の総称。病原性大腸菌の他、ぶどう球菌、ウエルシュ菌、セレウス菌などが産生する。腸管に作用する毒素であることは同じだが、それぞれ別の物質であり、構造、作用機序、耐熱性、症状などは異なる。

テロトキシン産生能をもつ株が存在し，食中毒を引き起こす．毒素の産生性からA～Eの5型に分類されるが，食中毒の原因となるのは主にA型菌である．100℃，1～6時間の加熱に抵抗性の芽胞を形成し，加熱調理後室温保存した食品を原因とする食中毒を引き起こす．発症菌量は$10^5$～$10^8$程度である．食品中で多量に増殖したウエルシュ菌を摂取し，腸管内でウエルシュ菌が芽胞を形成する際にエンテロトキシンを産生して発症する．生体内毒素型に分類される．

### 主な原因食品

食肉調理食品，カレー，シチュー，魚介類調理食品，スパゲティなど．特に食肉，魚介類および野菜類を使用した煮物や大量調理食品が原因食品となりやすい．

### 潜伏期間

潜伏期間は約6～18時間（平均10時間）である．

### 主な症状

主症状は腹痛と下痢であり，その他に腹部膨満感を伴うこともある．症状は一般に軽症で1～2日で回復するが，基礎疾患のある患者，特に子どもや高齢者では稀に重症化することが知られている．

### 予防法

原材料からウエルシュ菌芽胞を取り除くこと，加熱により殺菌することが困難なことから，予防法として食品中での菌増殖を防ぐことが重要である．前日調理を避ける，加熱調理した後はすみやかに喫食する，大量に加熱調理し保存する場合は，小分けした後急速に冷却し，低温保存するなどが重要である．エンテロトキシンは易熱性のたんぱく質で，熱（60℃，10分）や酸（pH4以下）で容易に不活化される．

## E. エルシニア属菌 （図16）

### 病因物質の特徴

エルシニア属菌でヒトに食中毒を引き起こすのは，エルシニア・エンテロコリチカ（*Yersinia enterocolitica*）とエルシニア・シュードツベルクローシス（*Y. pseudotuberculosis*）である．エルシニア属には他にペスト菌（*Y. pestis*）が存在し，この菌は一類感染症であるペストを引き起こす．エルシニア・エンテロコリチカは，1939年に小児の腸炎から分離された．またエルシニア・シュードツベルクローシスは，1883年に結核性髄膜炎患者の膿を接種したモルモットから分離された．どちらも腸内細

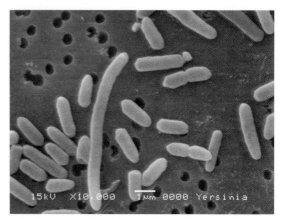

**図16 エルシニア・エンテロコリチカ**
食品安全委員会：食品安全関係素材集 食中毒菌の電子顕微鏡写真，https://www.fsc.go.jp/sozaishyuu/shokuchuudoku_kenbikyou.htmlより引用

菌科に属するグラム陰性，通性嫌気性桿菌である．至適発育温度は28℃付近であるが，4℃以下でも発育可能な低温発育性の菌で，世代交代時間は約40分と他の腸内細菌に比べ長い．エルシニア属菌は哺乳類をはじめ，爬虫類，魚類，土壌，河川水など環境中に広く分布し，特にブタやイヌは病原性を示すエルシニア・エンテロコリチカを高率に保有する．

### 主な原因食品

ブタの保菌率が高いことから豚肉や豚肉による二次汚染が主な感染経路であり，ときにブタの糞便に汚染された水を介することもある．散発事例の多くは本菌に汚染された沢水や井戸水による水系感染と考えられている．

### 潜伏期間

潜伏期間はエルシニア・エンテロコリチカでは0.5～6日，エルシニア・シュードツベルクローシスでは2～20日（平均約8日）である．

### 主な症状

主症状は発熱，下痢，腹痛などの胃腸炎である．エルシニア・エンテロコリチカの場合，年齢によって症状が異なり，乳幼児では下痢を主体とした症状を呈するが，年齢が高くなると腸間膜リンパ節炎などの症状を呈することがある．一方，エルシニア・シュードツベルクローシスの場合は，胃腸炎症状の他に発疹，結節性紅斑など多様な症状を呈することが多い．

### 予防法

エルシニア属菌は4℃以下でも増殖するため，10℃以下の冷蔵保存を過信しないことが重要である．予防法として，食品，特に生肉は冷蔵（10℃以下）でも保存は短時間に留め，長く保存する場合は冷凍すること，および調理の際には中心部まで十分に加熱（75℃，1分間以上）することが重要である．また河川水，井戸水などを汚染している場合があることから，井戸水などの未殺菌水を飲用や調理に使用しないように心がけることも重要である．

## F. セレウス菌（下痢型）（図17）

### 病因物質の特徴

セレウス菌（*Bacillus cereus*）はバシラス（*Bacillus*）属に属するグラム陽性の通性嫌気性，芽胞形成性の大桿菌で，周毛性鞭毛を有する．鞭毛抗原（H抗原）での型別法によりGilbert 1～26に型別される．セレウ

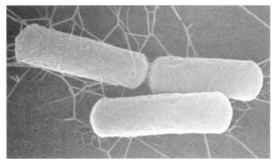

**図17 セレウス菌**
ヤクルト本社：菌の図鑑 バチルス セレウス，https://institute.yakult.co.jp/bacteria/4225/より転載

ス菌は土壌，河川，動植物などの自然環境中に広く分布し，穀類，香辛料，食肉，乳製品，豆類加工品など多くの食品を汚染しているが通常は非病原株である．

1955年にノルウェーでバニラソースを原因とする**下痢型**食中毒が報告され，その後1971年に英国で炒飯を原因とする**嘔吐型**の食中毒が報告された．各型の特徴を表3に示した．現在わが国では嘔吐型の食中毒が大半を占める．この項では下痢型について述べる（嘔吐型については，**本章4-C参照**）．

下痢型の食中毒は，小腸に定着したセレウス菌が増殖する際に産生する**下痢型エンテロトキシン**により発生する，**感染性生体内毒素型**の食中毒である．発症菌量は$10^5$～$10^8$程度である．

### 主な原因食品

セレウス菌食中毒の原因食品は，穀類およびその加工品（焼飯類，米飯類，麺類など），複合調理食品（弁当類など，調理パン），魚介類・肉類・卵類・野菜類およびその加工品，乳および乳製品であるが，下痢型食中毒の原因食品は主に肉類，野菜類，乳製品などである．耐熱性芽胞を形成するため，調理後も生存する．

### 潜伏期間

潜伏期間は約8～16時間である．

### 主な症状

主症状は腹痛と水様性の下痢である．症状は一般的に軽症で1～2日中に回復する．

### 予防法

ウエルシュ菌同様，原材料からセレウス菌芽胞を取り除くこと，加熱により殺菌することは困難なことから，予防法としては食品中での菌増殖を防ぐことが重

### 表3 セレウス菌食中毒の特徴

|  | 下痢型 | 嘔吐型 |
|---|---|---|
| 発生機序 | 感染型（生体内毒素型） | 毒素型 |
| 毒素の種類 | 下痢型エンテロトキシン | セレウリド |
| 毒素の特徴 | 56℃で30分間の加熱，トリプシン・プロナーゼなどの酵素や胃酸などにより失活 | 126℃90分間の加熱で失活せず，ペプシン・トリプシンで消化されず，pH2～11で安定 |
| 食中毒発生時の毒素産生場所 | 腸管内で産生 | 食品中で産生 |
| 潜伏期間 | 約8～16時間 | 約0.5～6時間 |
| 症状 | 腹痛，水様性下痢 | 悪心，嘔吐 |
| 原因食品 | 肉類，野菜類，乳製品など | 炒飯，ピラフなどの焼飯類，焼きそばやスパゲティなどの麺類など |

要である．大量調理せず調理後はすぐに喫食すること，調理後食品を保存する場合は8℃以下で保存し，保存期間を短くすることなどが重要である．

## G. カンピロバクター（図18）

### 病因物質の特徴

カンピロバクター・ジェジュニ（*Campylobacter jejuni*）は，1977年に下痢症患者から分離され，下痢原性が明らかとなった．グラム陰性のらせん状桿菌で，一極あるいは両極に鞭毛をもちコルクスクリュー様の回転運動をする．低酸素（5～10％）状態で発育し（微好気性菌），通常大気下（酸素濃度20％程度）で徐々に菌数は減少するが，低温では常温よりも生残しやすく，1～10℃では生存期間が延長するので注意が必要である．ヒトの下痢症から分離される菌種は95～99％がカンピロバクター・ジェジュニで，その他にはカンピロバクター・コリ（*C. coli*）などが分離される．

カンピロバクターは鳥類を含む動物の腸管内に分布し，糞便に汚染された肉，水などが原因食品となる．発症菌量は$10^2$程度と少量であり，食肉から野菜など他の食品への二次汚染事例もある．

### 主な原因食品

生や加熱不十分な肉やレバ刺しなどの内臓肉，消毒不十分な井戸水や沢水から感染し発症する．潜伏期間が長いこと，少量の菌で発症することから原因食品不明の場合が多いが，原因が判明したものの多くは鶏料理で，特に鶏の刺身やタタキ，鶏レバーなど生や加熱不十分で喫食する料理が多数を占める．

### 潜伏期間

潜伏期間は約1～7日（平均2～3日）である．

### 主な症状

主症状は水様性下痢，発熱，腹痛，嘔吐などで，下痢は1日数回から10回以上となる場合もあり，1～3日間続き水様便で血便や粘液便を伴うこともある．一般的には予後良好であるが，乳幼児，高齢者などでは重症となる場合がある．また一部の患者では，カンピロバクターに感染後1～3週間経過した後に**ギラン・バレー症候群**[※8]を発症することが知られている．

### 予防法

予防法として，生または加熱不十分な鶏肉や鶏レバー，牛・豚レバーを食べない．特に鶏肉などの食肉は，十分な加熱（75℃以上，1分間以上）を行う．生の鶏肉や牛・豚レバーなどを調理した後は，手指や調理器具を十分に洗浄，消毒する．調理器具や食器は，熱湯で消毒し，よく乾燥させる．保存時や調理時に，肉と他の食材との接触を防ぐ．未殺菌の飲料水，野生動物などにより汚染された環境水を飲まないなどが重要である．

## H. ナグビブリオ，病原ビブリオ，エロモナス，プレジオモナス

### 1）ナグビブリオ

#### 病因物質の特徴

ビブリオ属のうち，コレラ菌（*Vibrio cholerae*）に属する細菌で，コレラ毒素（CT）陰性のコレラ菌およびコレラ菌抗血清（抗O1，O139血清）に凝集しない類似菌，さらにビブリオ・ミミクス（*Vibrio mimicus*）を一括してNon-agglutinable（NAG）*Vibrio*（**ナグビブリオ**）とよぶ．グラム陰性，通性嫌気性の無芽胞桿菌で単極毛の鞭毛をもち運動性を示す．海水と淡水が混ざる汽水域に生息し，河川水や下水などからも検出される．また，夏期の海水温上昇に伴い急増する．

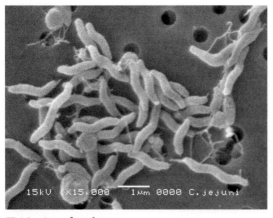

**図18 カンピロバクター**

食品安全委員会：食品安全関係素材集 食中毒菌の電子顕微鏡写真．https://www.fsc.go.jp/sozaishyuu/shokuchuudoku_kenbikyou.htmlより引用

---

※8 **ギラン・バレー症候群**：主に筋肉を動かす運動神経が障害され，四肢に力が入らなくなる病気．サイトメガロウイルス，EBウイルス，マイコプラズマやカンピロバクターに感染後，発症する例が知られている．

**主な原因食品**

腸炎ビブリオ同様，海産魚介類およびこれらから二次汚染された食品が原因食品となる．

**潜伏期間**

潜伏期間は1～3日である．

**主な症状**

主症状は水様性下痢および嘔吐で，劇症例では顕著な脱水症状を呈する．ときに腹痛および発熱を伴い，下痢便に粘液や血液が混入することもある．下痢症状は，6～7日間続く．

**予防法**

予防法は腸炎ビブリオと同様である．

### 2）病原ビブリオ

**病因物質の特徴**

コレラ菌やナグビブリオ以外のビブリオでヒトに病原性を示す菌があり，**病原ビブリオ**とよぶ．ビブリオ・フルビアリス（*Vibrio fluvialis*），ビブリオ・ファーニシィ（*V. furnissii*），ビブリオ・バルニフィカス（*V. vulnificus*）などで，ナグビブリオ同様，魚介類などを介して発症し，症状も類似しているが，ビブリオ・バルニフィカスでは慢性肝疾患をもつハイリスクグループで重篤な症状を示すことが特徴である．

**主な原因食品**

腸炎ビブリオ同様，海産魚介類およびこれらから二次汚染された食品が原因食品となる．ビブリオ・バルニフィカスでは傷口からの創傷感染もある．

**潜伏期間**

潜伏期間は半日～数日である．

**主な症状**

主症状は水様性下痢と嘔吐，腹痛などであり，小児や高齢者では中等度の脱水をみることがある．下痢症状は数日から1週間ほど続く．ビブリオ・バルニフィカスは慢性肝疾患をもつハイリスクグループでの発症が報告されており，腫脹，紫斑，血疱などの皮膚病変を伴った重篤な敗血症を引き起こし，致死率が50％を超える．

**予防法**

予防法は腸炎ビブリオと同様である．

### 3）エロモナス，プレジオモナス

**病因物質の特徴**

水環境に分布し，ビブリオ同様，魚介類などを汚染して食中毒を引き起こす菌に，**エロモナス・ハイドロフィラ**（*Aeromonas hydrophila*），エロモナス・ソブリア（*A. sobria*）と**プレジオモナス・シゲロイデス**（*Plesiomonas shigelloides*）がある．グラム陰性，通気嫌気性の無芽胞桿菌で，極単毛の鞭毛をもち運動性を示す．これらの菌は淡水や汽水域に広く分布する常在菌で，そこに生息する魚介類を汚染し，殺菌不十分な水，淡水魚を介して感染する．

**主な原因食品**

原因食品は汚染魚介類の喫食，汚染飲料水の飲用，アクアスポーツ時の水の誤飲などである．

**潜伏期間**

エロモナスの潜伏期間は12～14時間，プレジオモナスの潜伏期間は10～24時間である．

**主な症状**

エロモナスの主症状は腹痛と軽度の水様性下痢で，ときに粘液便や血便を伴う．重症例では悪心，嘔吐，発熱を伴い敗血症を併発し致死性が高い．慢性下痢症も報告されている．

プレジオモナスの主症状は水様性下痢と腹痛で，他の複数の病原菌との混合感染がみられる．2～3日で自然治癒する．

**予防法**

予防法は腸炎ビブリオと同様である．飲料水に関しては，殺菌・消毒していない湧き水などを飲用や調理に使用しないように心がけることも重要である．

## I. 三類感染症起因菌（コレラ菌，赤痢菌，チフス菌，パラチフスA菌）

従来，感染症法におけるコレラ，細菌性赤痢，腸管出血性大腸菌感染症，腸チフス，パラチフスの三類感染症は食中毒とは別に感染症として扱われていたが，1999年の感染症法改正に伴い，飲食物を原因とする場合は食中毒としても扱われることとなった（腸管出血性大腸菌については**本章3-C-1**参照）．

### 1）コレラ菌（図19）

**病因物質の特徴**

コレラ毒素（CT）を産生する *Vibrio cholerae* O1およびO139である．少量の菌（$10^2$程度）で感染し，重症化すると死亡する場合がある．

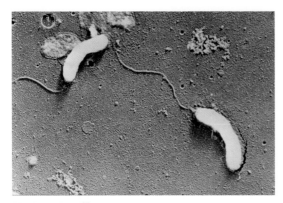

**図19　コレラ菌**
東京都健康安全研究センター：アーカイブセンター 画像・動画，
https://www.tmiph.metro.tokyo.lg.jp/archive/gazoudoga/
gazou/ より引用

#### 主な原因食品

コレラ菌に汚染された食品（魚介類）およびこれらから二次汚染された食品が原因食品となる．また，患者や保菌者の糞便・吐物も感染源になる．

#### 潜伏期間

潜伏期間は数時間～5日間（平均1日）である．

#### 主な症状

主症状は痛みを伴わない激しい水様性の下痢である．重症の場合は米のとぎ汁様と称される白色の下痢便が1日数L～数十L続き，大量の水分が失われることに伴う循環器障害，低カリウム血症，体温低下などにより死亡する場合がある．

#### 予防法

予防法はコレラ流行地では生水，未加熱の食品（生野菜など）の飲食を避けることが重要である．

### 2）赤痢菌

#### 病因物質の特徴

赤痢菌（*Shigella*）は，腸内細菌科に属するグラム陰性，通性嫌気性の無芽胞桿菌で，鞭毛はもたない．生化学的特性と血清型からA群（志賀赤痢菌：*S. dysenteriae*），B群（フレクスナー赤痢菌：*S. flexneri*），C群（ボイド赤痢菌：*S. boydii*），D群（ソンネ赤痢菌：*S. sonnei*）の4菌種に分類され，ヒトに対する病原性が異なる．

#### 主な原因食品

発症菌量は$10^1$～$10^2$程度で，ヒト—ヒト感染も成立するが，通常はヒト糞便に汚染された食品や水を摂取することにより感染する．水系感染を除き，飲食物から

らの検出例はほとんどなく原因食品は不明であるが，疫学的な喫食調査では，貝類，寿司，生野菜などが推定された例がある．

#### 潜伏期間

潜伏期間は約1～7日（通常4日以内）である．

#### 主な症状

症状は全身倦怠感，発熱ではじまり，水様性下痢，腹痛，しぶり腹※9，血便であるが，菌種により症状に差が認められ，A群とB群では典型的な症状を示し，D群では概して軽症である．

#### 予防法

患者または感染者の糞便で汚染された手指，食品，器物，水が感染源となることから，予防法は，糞便汚染の可能性のある井戸水などを避ける，トイレ後の手洗い・消毒を徹底する，飲食前には十分な加熱を行うことが重要である．赤痢菌は80℃，10分間の加熱あるいはpH4.0以下ですみやかに死滅する．

### 3）チフス菌（図20），パラチフスA菌

#### 病因物質の特徴

チフス菌（*Salmonella* Typhi）とパラチフスA菌（*S.* Paratyphi A）は，腸チフス，パラチフスの原因菌である．サルモネラ属菌に分類され他のサルモネラ属菌と同様の生化学的性状，抗原構造を有するが，さらに莢膜抗原も保有し食細胞内や血清成分に抵抗性を示す．両菌はヒトにのみ保菌され，ヒト糞便に汚染された食品，水により感染する．

#### 主な原因食品

カキなどの生食，豆腐，サラダ，汚染された水などが原因食となる．

#### 潜伏期間

チフス菌の潜伏期間は3日～3カ月（通常1～3週間），パラチフスA菌の潜伏期間は1～5週間（通常10～14日）である．

#### 主な症状

症状は40℃前後の発熱，バラ疹※10，脾腫であり，菌血症※11を発症しやすい．パラチフスの方が比較的軽症である．チフス症患者は回復後も長期間にわたっ

---

※9　**しぶり腹**：くり返し便意をもよおすにもかかわらず排便がない，あるいは少量しか出ない状態を指す．しぶり腹になると残便感があり，腹痛があって頻繁に便意をもよおすのにほとんど便が出なかったり，排便があってもわずかしか出なかったりする．テネスムスあるいは裏急後重ともいう．

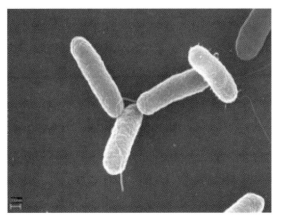

**図20 チフス菌**
Korbel JO, et al：A Novel Data-Mining Approach Systematically Links Genes to Traits. PLoS Biol., 3：733-734, 2005 より引用

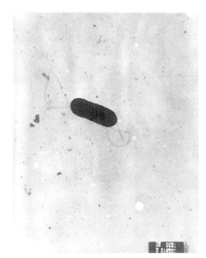

**図21 リステリア・モノサイトゲネス**
アメリカ疾病予防管理センター：Public Health Image Library Details, https://phil.cdc.gov/details.aspx?pid=2287 より引用

て糞便中に排菌し，胆囊などに保菌された場合は無症状永久保菌者となる場合がある．

### 予防法

予防法は他の三類感染症起因菌と同様であり，食品従事者は定期的な検便も重要である．

## J. リステリア・モノサイトゲネス（図21）

### 病因物質の特徴

リステリア・モノサイトゲネス（*Listeria monocytogenes*）は通性嫌気性，グラム陽性の無芽胞短桿菌で，1～4本の周毛性鞭毛をもち30℃以下で運動性を示す．発育可能温度域は−0.4～45℃と幅広く低温下でも増殖可能で，食塩耐性があり，乾燥にも強い．自然環境や各種動物に広く分布し，ヒトからも2～10％検出される．わが国ではチーズが原因の集団感染事例が1件のみ報告されている．

### 主な原因食品

原因食品はそのまま食べる（ready-to-eat）食品で，海外ではこれまでにチーズなどの乳製品，食肉製品，野菜などが報告されている．

### 潜伏期間

潜伏期間は1日～3カ月である．

### 主な症状

症状は非侵襲性疾病と侵襲性疾病に大別される．非侵襲性疾病では，悪寒，発熱，下痢，筋肉痛などの食中毒症状を呈する．侵襲性疾病は基礎疾患のある人，妊婦，免疫機能の低下した人，高齢者などで発症する可能性があり，腸管組織での初期感染後，菌が拡散し，菌血症，髄膜炎，中枢神経系症状などを発症する．妊婦が感染した場合には流産，未熟児の出産を引き起こす．

### 予防法

本菌は低温下でも増殖するため予防法として，保存時は4℃以下として長期間保存を避け，喫食前に加熱（70℃以上）することが重要である．ready-to-eat食品の燻製魚介類，ネギトロ，魚卵製品などで高い汚染率が報告されており，妊婦，高齢者などのハイリスクグループは，これらリステリア汚染率の高い食品を避けることも必要となる．

---

※10 **バラ疹**：バラの花びらのようにピンク色や赤色の皮疹がみられる皮膚症状．チフスでは腹部や胸部に直径2～4mmのピンク色の斑点が現れる．
※11 **菌血症**：血液は本来無菌であるが，血液中に菌が存在する状態を菌血症とよぶ．傷などから一時的に菌が血液中に入り込んだ場合も菌血

症であるが，免疫系によりすみやかに菌は不活化・除去される．同様の言葉に敗血症があるが，敗血症は全身に感染が蔓延し重篤な場合を指す．マクロファージ内で増殖可能な種類など，免疫系に抵抗性あるいは免疫系を回避する能力を示す病原細菌の場合は，菌血症が持続し敗血症へ移行する可能性がある．

表4 主要な細菌性毒素型食中毒

| 病因物質<br>（産生毒素） | 症状 | 潜伏期間 | 原因食品 | 分布 | 備考 |
|---|---|---|---|---|---|
| ぶどう球菌<br>（エンテロトキシン） | 激しい悪心，嘔吐，腹痛，下痢．ときに発熱やショック症状を伴うこともあり | 0.5〜6時間<br>（平均3時間） | 仕出し弁当，調理パン，会食料理などの手作業で製造される食品 | ヒトやヒトを取り巻く環境，鳥類を含む動物，化膿巣 | エンテロトキシンは100℃30分間の加熱で失活せず |
| ボツリヌス菌<br>（ボツリヌス毒素） | 非特異的胃腸炎症状，頭痛とめまいを伴う全身違和感，眼症状，咽頭部麻痺，著しい脱力感，呼吸困難など | 5時間〜3日<br>（一般に8〜36時間） | 真空包装食品，缶詰，瓶詰，レトルト類似食品，いずし，なれずし | 土壌，河川，海底や湖底の沈積物などの自然環境中 | 耐熱性芽胞を形成する偏性嫌気性菌．致死率が約4％と高く注意が必要．抗毒素治療が有効 |
| セレウス菌（嘔吐型）<br>（セレウリド） | 悪心，嘔吐 | 0.5〜6時間 | 炒飯，ピラフ，ドライカレー，焼きそば，スパゲティなど | 土壌，河川，動植物などの自然環境中 | 耐熱性芽胞を形成し，加熱調理後も生存．セレウリドは126℃90分間の加熱で失活せず |

## 4 細菌性毒素型食中毒 （表4）

## A. ぶどう球菌

### 病因物質の特徴

　ぶどう球菌による食中毒は1916年にはじめて報告され，その後1930年に再確認後は世界中から報告が出るようになった．ぶどう球菌は多くの種類に分類されるが，食中毒の原因となるのは主に黄色ブドウ球菌（*Staphylococcus aureus*）であり，食中毒の病因物質は，黄色ブドウ球菌が食品中で産生する耐熱性菌外毒素**エンテロトキシン**である．**エンテロトキシン**は抗原性の違いからA〜Eに分類されているが，近年の研究でG以降の型が存在することがわかってきている．

　黄色ブドウ球菌は，**スタフィロコッカス属**に属するグラム陽性，通性嫌気性の球菌で，顕微鏡で観察するとブドウの房状を呈する（図22）．ヒトやヒトを取り巻く環境，各種の哺乳類，鳥類などに広く分布し，特に手指などの化膿巣（かのうそう）に多数存在する．一部の黄色ブドウ球菌がエンテロトキシン産生能を有し，食中毒の原因となる．エンテロトキシンは100℃，30分間の加熱で失活しないため，食品中に産生されると加熱調理により黄色ブドウ球菌は死滅しても，エンテロトキシンは残存し食中毒が発生する．発症に必要なエンテロトキシン量は型により異なるが，食中毒事件で最も多いA型では，1988年のアメリカでのチョコレートミルク事件で100〜200 ng，2000年の低脂肪乳事件で20〜

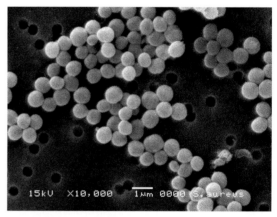

図22 黄色ブドウ球菌
食品安全委員会：食品安全関係素材集 食中毒菌の電子顕微鏡写真，https://www.fsc.go.jp/sozaishyuu/shokuchuudoku_kenbikyou.htmlより引用

100 ngと推定されている．

### 主な原因食品

　黄色ブドウ球菌はヒトの手指にも存在するため，原因食品には仕出し弁当など手作業を必要とする食品がなりやすい．にぎりめし，寿司，肉・卵・乳などの調理加工品および菓子類など多岐にわたる食品が原因食品となる．

### 潜伏期間

　潜伏期間は約0.5〜6時間（平均3時間）である．

### 主な症状

　主症状は激しい悪心，嘔吐であり，ときに腹痛や下痢を伴う急性胃腸炎症状を呈する．摂取したエンテロ

トキシン量や個人の感受性の違いにより症状に差異がみられ，重症例では発熱やショック症状を伴う．一般に予後は良好で，1～2日間で回復する．

### 予防法

黄色ブドウ球菌エンテロトキシンは耐熱性が高く通常の加熱調理では失活しないことから，予防法として，食品あるいは食品製造工程において黄色ブドウ球菌を汚染させないことと増殖を防止することが重要である．手洗い，器具の洗浄・消毒を徹底し乾燥させること，調理時には帽子，マスクを着用すること，手指に傷や化膿巣がある人は手袋を着用し直接食品を扱わないこと，調理から消費までの時間を短縮すること，4℃以下の低温保存を行うことなどが重要である．

## B. ボツリヌス菌

### 病因物質の特徴

ボツリヌス菌（*Clostridium botulinum*）は，1897年に生ハムを原因とした食中毒から分離された．クロストリジウム属の偏性嫌気性，グラム陽性の耐熱性芽胞を形成する大桿菌で，周毛性の鞭毛をもっている．食中毒の病因物質はボツリヌス菌の産生する**ボツリヌス毒素**である．ボツリヌス毒素は神経麻痺性の症状を起こして毒性が強く，ボツリヌス食中毒では死亡する場合がある（致死率約4％）ので注意が必要である．ボツリヌス毒素は主に抗原性の違いからA～G型に分類される．ボツリヌス菌以外にもクロストリジウム・ブチリカム（*C. butyricum*），クロストリジウム・バラティ（*C. baratii*）の一部の株はE型またはF型ボツリヌス毒素と類似の毒素を産生し，ボツリヌス食中毒の原因となる．

ボツリヌス菌の芽胞は土壌，河川，海底や湖底の沈積物など自然界に広く分布し，農作物，魚介類などあらゆる食品が汚染される可能性がある．偏性嫌気性菌であることから，ボツリヌス菌芽胞に汚染された食品が嫌気状態になると発芽し，増殖時にボツリヌス毒素を産生し食中毒を起こす．

### 主な原因食品

原因食品には，真空包装食品，缶詰・瓶詰，レトルト類似食品やいずし・なれずしなどがなりやすい．また，乳児ボツリヌス症についてはハチミツが原因食品となる．

### 潜伏期間

潜伏期間は約5時間～3日（一般に8～36時間）である．

### 主な症状

症状は悪心，嘔吐，下痢などの非特異的胃腸炎症状にはじまるが，主症状は神経症状である．頭痛・めまいを伴う全身の違和感，視力低下などの眼症状，発語障害・嚥下障害などの咽頭部麻痺，腹部膨満，便秘，著しい脱力感，四肢の麻痺，呼吸困難などを発症し，重篤な場合は呼吸困難により死亡する．

### 予防法

食材由来のボツリヌス菌芽胞汚染を防ぐことは非常に困難であることから，予防法は，芽胞の殺滅と菌の増殖を防ぐことが重要となる．食品加工工程で芽胞を加熱殺菌すること，菌が増殖できない水分活性やpHを保つことが重要である．芽胞は120℃，4分間の加熱で不活化し，水分活性0.94未満，pH4.6未満，塩分濃度10％以上，温度3.3℃未満のいずれかの条件下で発育抑制される．また，ボツリヌス毒素は易熱性であることから，喫食前に中心部温度で80℃，20分間あるいは100℃，数分間加熱することで不活化される．

### 乳児ボツリヌス症

ボツリヌス菌による疾患には食中毒以外にも感染症としてのボツリヌス症があり，食品と関係が深い乳児ボツリヌス症は重要である．腸内細菌叢が未成熟な1歳未満の乳児では，ボツリヌス芽胞を摂取することによる**乳児ボツリヌス症**を発症することがある．本疾患は，ボツリヌス芽胞に汚染されたハチミツや土壌・塵芥を摂取することにより，菌が大腸内に定着し増殖する際に産生するボツリヌス毒素により発症する．強度の便秘，全身筋力低下，哺乳力低下，啼泣減弱，無表情，瞳孔拡散，嚥下困難などの症状を呈する．重症例では呼吸困難や呼吸停止になる場合もある．確定診断は血清や糞便からボツリヌス毒素を検出するか，糞便からボツリヌス菌を分離する．治療は主に対症療法で行われ，回復まで3～4カ月を要する．予防は困難で，ボツリヌス芽胞に汚染されている可能性のある食品を与えないことである．2017年に東京都で5カ月齢の乳児がボツリヌス症で死亡する事例があり，原因は離乳食として与えられたハチミツと推定されている．乳児ボツリヌス症の予防法として，1歳未満の乳児にはハ

チミツやハチミツ入りの食品などを与えないようにすることが重要である．ボツリヌス症は感染症法で四類感染症に指定されている．

## C. セレウス菌（嘔吐型）（図17）

セレウス菌（嘔吐型）の食中毒は，食品中でセレウス菌（*Bacillus cereus*）が増殖する際に産生する分子量約1,191の**セレウリド**が病因物質である．セレウリドは126℃，90分間の加熱で不活化されず，ペプシン，トリプシンで消化されず，pH2〜11で安定なペプチドである．

### 主な原因食品

炒飯，ピラフ，ドライカレーなど，米飯と油脂を組み合わせた食品が，次いで焼きそばやスパゲティなどの麺類が原因となる場合が多い（表3）．

### 潜伏期間

潜伏期間は約0.5〜6時間である．

### 主な症状

主症状は悪心と嘔吐である．症状は一般的に軽症で1〜2日中に回復する．

### 予防法

セレウス菌のうち，一部のセレウリド産生遺伝子を保有する株が原因となる他は下痢型と同じであり，予防法も下痢型と同じである（下痢型については，本章3-F参照）．

## 5 ウイルス性食中毒

## A. ノロウイルス（図23）

### 病因物質の特徴

ノロウイルス（*Norovirus*）は，1972年糞便中から免疫電子顕微鏡法により発見された．カリシウイルス科に属するエンベロープをもたない一本鎖RNAウイルスで，感受性があるのはヒトと一部のサルだけである．抗原構造に関与する領域の遺伝子型により大きくグループⅠ（GⅠ）とグループⅡ（GⅡ）に分類され，各グループは塩基配列によりさらに細分されている．不顕性感染者や長期間にわたるウイルス保有者がみられ，二次感染[※12]に注意を要する．

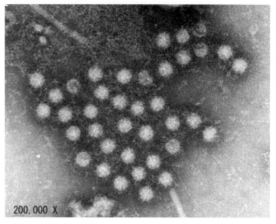

200,000 X

**図23　ノロウイルス**
愛知県衛生研究所：ノロウイルス感染症と嘔吐下痢症の集団発生，https://www.pref.aichi.jp/eiseiken/67f/nlv.htmlより引用

ノロウイルスは二枚貝の消化器部位に濃縮されるが，近年はウイルス保有者が食品を汚染することによる事件が増加している．最小感染ウイルス量は$10^2$以下と推定されており，2017年に発生したきざみのりを原因食品とする事例では1人あたり6,250個を摂取したと推定されている．少量で感染が成立することからヒト―ヒト感染も成立し，ノロウイルスは感染症としての側面も有する．感染経路としては，経口感染，飛沫感染あるいは空気感染が考えられている．

### 主な原因食品

調理従事者により二次汚染された食品，生・加熱不十分なカキあるいはその他の二枚貝類などである．

### 潜伏期間

潜伏期間は21〜48時間（平均29〜40時間）である．

### 主な症状

悪心，嘔吐からはじまり，その後腹痛，下痢を発症する．発熱は高くても38℃台である．有症期間は約3日であり，予後は良好である．

### 予防法

予防法として，調理従事者は定期的に検便を実施すること，下痢・嘔吐などの症状を呈する体調不良時は

---

※12　**二次感染**：二次感染には，①同じヒトが1つの感染症に引き続き別の感染症にかかること，②ある感染症に感染したヒトから他のヒトへ感染が広がること，の2通りの意味がある．本文の場合は②の，ノロウイルスに感染したヒトから他のヒトへ感染が広がることを意味する．

調理など食品を扱う作業に従事しないことが重要である．加熱調理では，中心部が85～90℃で90秒間以上の加熱によりウイルスを不活化すること，手指を介して感染が拡大することから，手指の洗浄・消毒（次亜塩素酸ナトリウム）をまめに行うこと（特にトイレの後）などが重要である．

ノロウイルス感染症としての側面からは，感染経路として，下痢便，吐物などの飛沫が乾燥・空気中へ浮遊する空気感染や，これらを処理中に処理者自身が感染すること，これらを処理後の手洗い・消毒が不十分で処理者の手指を介した感染がある．下痢便，吐物などはすみやかに処理し，処理する際は使い捨て手袋，マスク，前掛けなどを用いて自身を防護したうえ，部屋の十分な換気をしながらペーパータオルなどで静かに拭いとり，取り去った後を次亜塩素酸ナトリウムで消毒する．処理した下痢便，吐物，使い捨て手袋，マスクなどはビニール袋に入れて処分し，十分な手洗い・消毒を行う．また，処理者は2日間，感染の有無に注意が必要である．

## B. サポウイルス

### 病因物質の特徴

サポウイルス（*Sapovirus*）は，1977年に札幌の急性胃腸炎集団発生ではじめて報告された．カリシウイルス科に属するエンベロープをもたない一本鎖RNAウイルスで，正二十面体対象構造を有し，電子顕微鏡下ではダビデの星様構造が観察される．ウイルス表面抗原をコードする遺伝子の塩基配列により，遺伝子群GI～GVに分類される．ノロウイルス同様，不顕性感染者や長期間のウイルス保有者が認められる．

### 潜伏期間

潜伏期間は12～48時間である．

### 主な原因食品・潜伏期間・主な症状・予防法

原因食品，感染経路，症状，予防方法などはノロウイルスと同様である．

## C. ロタウイルス （図24）

### 病因物質の特徴

ロタウイルス（*Rotavirus*）は，1973年に胃腸炎の乳児から発見された．レオウイルス科に属するエンベロープをもたないRNAウイルスである．ヒトに病原性を

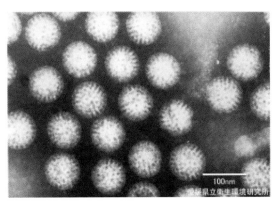

**図24 ロタウイルス**
愛媛県立衛生環境研究所：ロタウイルス感染症，https://www.pref.ehime.jp/h25115/kanjyo/topics/ityoen/rota.htmlより引用

もつロタウイルスには，A，B，C群があるが，A群が最も一般に広く流行している．ロタウイルスは乳幼児の胃腸炎の約30～50％で検出され，ほとんどの小児は5歳までにA群ロタウイルスに感染する．成人の胃腸炎でも約10％で検出される．感染性粒子が$10～10^2$で感染し，きわめて感染力が高いことからヒト—ヒト感染も成立する．

### 主な原因食品

食品による媒介が特定される例は少ないが，過去の事例では，ちらし寿司，にぎり寿司，サラダ，サンドイッチなどが原因食品として報告されている．

### 潜伏期間

潜伏期間は2～4日である．

### 主な症状

主症状は下痢，嘔吐であるが，発熱，悪心，腹痛を伴うこともある．通常1～2週間で自然に治癒するが，強度の嘔吐，下痢により中等度～高度の脱水症状を呈する場合があり，入院例が多い．

### 予防法

予防法はノロウイルスと同様である．

## D. A型肝炎ウイルス （図25）

### 病因物質の特徴

A型肝炎ウイルス（hepatitis A virus：HAV）は，1973年に急性期の肝炎患者の糞便中から発見された．ピコルナウイルス科に属するエンベロープをもたない

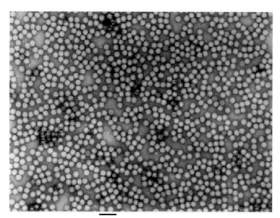

100 nm

**図25　A型肝炎ウイルス**

国立感染症研究所：A型肝炎とは，https://www.niid.go.jp/niid/ja/kansennohanashi/320-hepatitis-a-intro.htmlより引用

RNAウイルスで，熱・乾燥に強く，酸，脂溶性物質，界面活性剤，たんぱく質分解酵素などにも耐性を示す．遺伝子の系統樹解析により，7種類9型に分類される．

### 主な原因食品

HAVは世界中に分布し，潜伏期間の長さから原因食品が不明の場合が多い．国内事例で原因食品が特定されたものは二枚貝（2事例）のみである．

### 潜伏期間

潜伏期間は2〜7週間（平均4週間）である．

### 主な症状

症状は発熱，倦怠感に続いて血清トランスアミナーゼ〔AST（GOT），ALT（GPT）など〕の上昇が認められる．食欲不振，嘔吐などの消化器症状，黄疸，肝腫脹，黒色尿，灰白色便などを認める．通常1〜2カ月の経過後に回復し，予後は良好な例が多い．

### 予防法

予防法として，手指の洗浄・消毒をこまめに行うこと，調理の際は十分に加熱（85℃，1分以上）することが重要である．HAVは二枚貝に濃縮・蓄積されることが知られており，これらの食材については特に注意が必要である．A型肝炎には，成人用（16歳以上）ワクチンが1994年から認可されており，2〜4週間間隔で2回接種し，さらに6カ月後追加接種することで十分な抗体を得ることができる．

## E．E型肝炎ウイルス

### 病因物質の特徴

E型肝炎ウイルス（hepatitis E virus：HEV）は，1983年に経口伝播型肝炎の患者から発見された．HEVはヘペウイルス科に属するエンベロープをもたない一本鎖RNAウイルスで，遺伝子型でI〜IV型に分けられる．III型とIV型はブタ，イノシシ，シカをはじめ多くの動物から検出が報告され，ブタなどの糞便に汚染された食品や水からヒトに感染すると考えられている．

### 主な原因食品

HEVはブタに分布しており，6カ月未満のブタ糞便から高率に検出される．国内感染事例では，ブタ肝臓，野生イノシシの肝臓や肉，野生シカの肉などが報告されている．このため本章10で解説する人獣共通感染症（人畜共通感染症）にも分類される．稀に，ウイルス血症を起こしている患者や不顕性感染者の血液を介する感染もある．

### 潜伏期間

潜伏期間は2〜9週間（平均6週間）である．

### 主な症状

発熱，悪心，腹痛などの消化器症状，肝腫大および肝機能の悪化（トランスアミナーゼ上昇・黄疸）が認められる．大半の症例では安静臥床により治癒するが，劇症化するケースもある．致死率は1〜2％程度であるが，妊産婦が罹患した場合は20％（発展途上国のデータ）と高くなる．

### 予防法

予防法として，食肉，特に豚肉を扱う際は，器具，容器，手指の洗浄・消毒をこまめに行うこと，調理の際は中心部まで十分に火を通すこと（71℃，5分間以上）が重要である．

## 6　食品と寄生虫疾患

寄生虫には，単細胞生物の**原虫類**，多細胞生物の**蠕虫類**，この中間に位置する**ミクソゾア**があり，食品を媒介とする主な寄生虫は，原虫類でトキソプラズマ，サルコシスティス，ジアルジア，クリプトスポリジウム，サイクロスポーラ，赤痢アメーバ．蠕虫類でアニサキス，顎口虫，旋尾線虫，肺吸虫，肝吸虫，横川

吸虫，裂頭条虫，回虫，旋毛虫，アジア条虫，無鉤・有鉤条虫，マンソン孤虫，鞭虫，鉤虫，肝蛭，エキノコックス．ミクソゾアでクドア属粘液胞子虫である．

戦後1940年代には，蠕虫類の回虫，鉤虫などの寄生率が高かったが，**寄生虫病予防法**（1994年廃止）にもとづく集団検診や衛生環境の向上により，1970年以降1％未満へ激減した．しかしながら，生鮮魚介類の生食による感染や，塩素に抵抗性を示すクリプトスポリジウムの水道水を介した感染などは現在でも発生しており，またヒラメに寄生する**クドア属粘液胞子虫**（クドア・セプテンプンクタータ）やウマに寄生する**住肉胞子虫**（サルコシスティス・フェアリー）は，2011年に新たに食中毒病因物質として指定されるなど，食品を媒介とする寄生虫症はいまだに重要な問題である．

## 7 魚介類から感染する寄生虫

### A. アニサキス（図26）

#### 病因物質の特徴

アニサキスはアニサキス亜科幼虫の総称で，アニサキス（*Anisakis*）属またはシュードテラノバ（*Pseudoterranova*）属の**第3期幼虫**が寄生した魚介類を生食することにより，この幼虫が胃・腸壁に穿入し胃腸炎を発症する．穿入する部位により**胃アニサキス症**と**腸アニサキス症**に分ける場合もある．

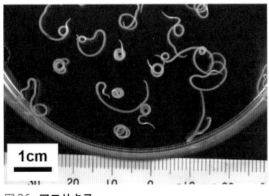

**図26 アニサキス**
国立感染症研究所：アニサキスとは，https://www.niid.go.jp/niid/ja/kansennohanashi/314-anisakis-intro.htmlより引用

アニサキスは海洋性哺乳類を終宿主とする蠕虫（線虫）であり，サバ，イカ，アジ，サケ，スケトウダラ，サンマなど160種以上の魚介類体内で第3期幼虫として待機しており，これらを生で食べることで感染する幼虫移行症である．

アニサキス属はイルカ，クジラなどを，シュードテラノバ属はアザラシ，トドなどを終宿主として胃に寄生する．虫卵は終宿主の糞便とともに海中へ排出され，海中で孵化して第2期幼虫となり，オキアミなどの甲殻類に摂取されて第3期幼虫となる．これを摂取した魚やイカの体内で第3期幼虫のまま待機を続け，終宿主に摂取されて成虫となる．ヒトへは，第3期幼虫の寄生した魚やイカから感染するが，ヒト体内では成虫まで発育しない（図27）．

#### 主な原因食品
サバ，イカ，アジ，サケ，スケトウダラ，サンマなど海産魚介類の生食．

#### 潜伏期間
潜伏期間は1時間〜2週間である．

#### 主な症状
症状には劇症（急性）型と緩和（慢性）型があり，**劇症型胃アニサキス症**は，8時間以内〜10数時間後にみぞおちの激しい痛み，悪心，嘔吐などを，**劇症型腸アニサキス症**は，数時間〜数日後に激しい下腹部痛，腹膜炎症状などを発症する．**緩和型アニサキス症**は自覚症状を欠く場合が多く，胃壁や腸壁に肉芽腫が発見され摘出後に虫体の一部が発見されることで診断される．

#### 予防法
予防法として加熱処理があげられ，60℃で1分，70℃では瞬時に死滅する．冷凍処理でも感染性を失い，−20℃以下で24時間以上冷凍することが有効である．アニサキスは宿主が死亡すると内臓から筋肉部分へ移動することから，漁獲後すみやかに内臓を除去することも有効である．酸や塩には抵抗性があり，シメサバなどの酢漬け，塩漬け，しょうゆ，ワサビなどでは感染性を失わない．

#### その他
アニサキスを喫食したことが原因となるアレルギー反応が知られている．症状は，じんま疹，血管性浮腫，気管支けいれん，アナフィラキシーなどである．アニ

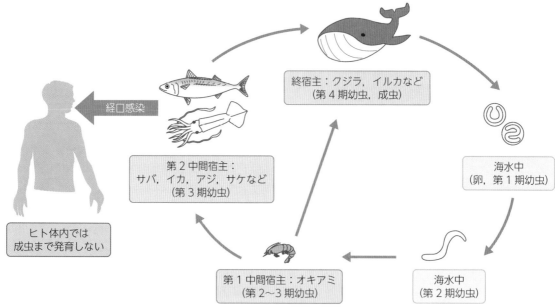

図27 アニサキスの生活環

サキスアレルギーの原因には，生きた虫体による場合と死んだ虫体による場合の2通りがあり，死んだ虫体の場合は喫食後すみやかに発症すると考えられている．治療には，他のアレルギーに用いるステロイド剤や抗アレルギー剤が有効との報告があるが，アナフィラキシーの場合には緊急な医療処置が必要である．

## B. クドア属粘液胞子虫

### 病因物質の特徴

ナナホシクドア（*Kudoa septempunctata*，クドア・セプテンプンクタータ，図28）はヒラメの筋肉に寄生するクドア属粘液胞子虫であり，クドア属粘液胞子虫について生活環はいまだ不明であるが，粘液胞子虫類は魚類と環形動物を宿主とする生活環を形成すると考えられている．クドア属粘液胞子虫には他にも，ムツボシクドア（*K. hexapunctata*）やクドア・イワタイ（*K. iwatai*）などが存在し，これらも生食による健康障害が疑われている．

### 主な原因食品

ヒラメの生食．

### 潜伏期間

潜伏期間は1時間〜15時間である．

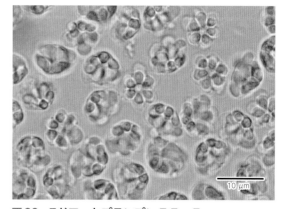

図28 クドア・セプテンプンクタータ
厚生労働省：クドアによる食中毒について，https://www.mhlw.go.jp/stf/seisakunitsuite/bunya/0000133250.htmlより引用

### 主な症状

多量（粘液胞子虫数で$10^5$〜$10^8$個体/g以上）に生食することにより一過性の下痢，悪心，嘔吐を発症する．予後は良好である．

### 予防法

予防法として，75℃で5分以上の加熱が有効である．冷凍処理では−20℃で4時間以上もしくは−80℃で2時間以上の冷凍が有効である．

## C. 顎口虫

### 病因物質の特徴

顎口虫はネコ，イヌ，ブタ，イノシシ，イタチなどを終宿主とする**顎口虫属の線虫**であり，ヒトは**有棘顎口虫**（*Gnathostoma spinigerum*），**剛棘顎口虫**（*G. hispidum*），**ドロレス顎口虫**（*G. doloresi*）あるいは**日本顎口虫**（*G. nipponicum*）の第2中間宿主あるいは待機宿主を経口的に摂取することにより感染する幼虫症である．第1

---

### Column

## 太平洋側の魚は，日本海側に比べてアニサキス食中毒になりやすい？

クジラやイルカなどの海洋性哺乳類を終宿主とする寄生虫アニサキスは，タラやサバなど多くの魚類を中間宿主として寄生しており，これらの魚類を生食することによりアニサキス食中毒が発生する．アニサキスは，太平洋側の魚類でも日本海側の魚類でも同じように寄生しているのだが，食中毒の原因となる魚は太平洋側で漁獲されたものが有意に高い．なぜだろうか？じつは太平洋側と日本海側では寄生するアニサキスの種類が違う．太平洋側では *Anisakis simplex* sensu stricto が多く，日本海側では *Anisakis pegreffii* が多い．両者ともアニサキスではあるのだが，前者は宿主が死亡した場合に内臓から筋肉部分へ移行する移行率が，後者に比べ100倍以上高いことが実験により判明している．太平洋側の魚類に寄生するアニサキスは筋肉部分へ移行しやすく，刺身などの生食により食中毒になりやすいのである（図）．

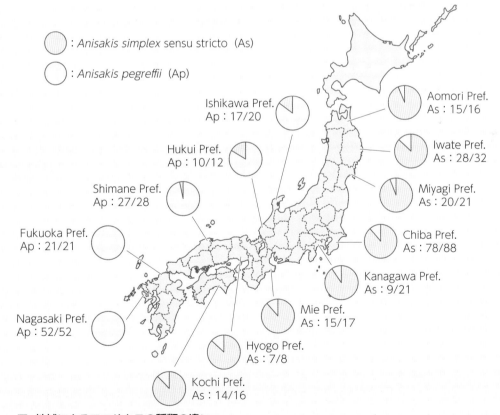

○ ： *Anisakis simplex* sensu stricto （As）

○ ： *Anisakis pegreffii* （Ap）

Ishikawa Pref.
Ap : 17/20

Aomori Pref.
As : 15/16

Hukui Pref.
Ap : 10/12

Iwate Pref.
As : 28/32

Shimane Pref.
Ap : 27/28

Miyagi Pref.
As : 20/21

Fukuoka Pref.
Ap : 21/21

Chiba Pref.
As : 78/88

Kanagawa Pref.
As : 9/21

Nagasaki Pref.
Ap : 52/52

Mie Pref.
As : 15/17

Hyogo Pref.
As : 7/8

Kochi Pref.
As : 14/16

**図　地域によるアニサキスの種類の違い**

鈴木淳，村田理恵：わが国におけるアニサキス症とアニサキス属幼線虫．東京都健康安全研究センター研究年報　第62号，p20，2011より引用

中間宿主はケンミジンコ，第2中間宿主・待機宿主は種類により異なり，有棘顎口虫ではライギョ，ナマズ，ドジョウ，カエル，ヘビなど，剛棘顎口虫ではドジョウなど，ドロレス顎口虫および日本顎口虫では各種の淡水魚などである．

### 主な原因食品

第2中間宿主あるいは待機宿主を生，あるいは加熱不十分で喫食することにより感染する．

### 潜伏期間

潜伏期間は1〜3週間程度と考えられている．

### 主な症状

顎口虫は，ヒトに感染すると幼虫のまま皮膚や皮下組織を移行し，限局性の皮膚腫脹[※13]や皮膚爬行症[※14]を発症し，その後自然に消失することをくり返す．

### 予防法

予防法として，淡水魚，爬虫類，両生類などの生食を避け，十分加熱することが重要である．魚に対しては，－20℃で3〜5日間の冷凍処理も有効である．

## D. 旋尾線虫

### 病因物質の特徴

旋尾線虫上科（*Spiruroidea*）の幼虫が寄生した魚介類を生食することにより感染する．終宿主と成虫が不明であり，旋尾線虫typeX幼虫と仮名されている．ホタルイカ，スルメイカ，ハタハタ，スケトウダラなどの内臓に寄生し，主にホタルイカの生食（生きたままのホタルイカを踊り食いしたり，内臓つきの刺身を喫食したりすること）により感染する．

### 主な原因食品

ホタルイカの生食．

### 潜伏期間

皮膚爬行症型の潜伏期間は1〜4週間，腹痛症状の潜伏期間は1〜2日である．

### 主な症状

症状には皮膚爬行症型と急性腹痛型があり，皮膚爬行症型は寄生虫の幼虫が人の皮膚の中で移動する際に生じる線状の皮疹を呈し，1日2〜7cmずつ伸びていきときに水疱をつくることもある．急性腹痛型では腹部膨満感，腹痛，悪心，嘔吐などを発症する．

### 予防法

予防法として，沸騰で30秒以上もしくは中心温度で60℃以上の加熱が有効である．冷凍には比較的耐性が高いため，－30℃の環境下で4日間以上，もしくは中心温度が－35℃で15時間以上，－40℃で40分以上が必要である．

## E. 肺吸虫

### 病因物質の特徴

肺吸虫は哺乳類の肺に寄生する住胞吸虫科の吸虫で，**ウェステルマン肺吸虫**（*Paragonimus westermani*）あるいは**宮崎肺吸虫**（*P. miyazakii*）の**メタセルカリア**[※15]を経口的に摂取することにより感染する成虫症である．メタセルカリアは淡水産の**モクズガニ**，**サワガニ**，**アメリカザリガニ**などに存在し，これらの食材を生，あるいは加熱不十分で喫食するか，これらを調理した包丁やまな板を介した二次感染により感染する．稀にイ

---

[※13] **皮膚腫脹**：皮膚の一部分が腫れあがること．
[※14] **皮膚爬行症**：幼虫が皮下を移動することにより，皮膚にみみず腫れや水ぶくれが生じる症状．

[※15] **セルカリア，メタセルカリア**：吸虫類の幼虫名．セルカリアは吸盤や消化管，尾などを有する幼虫で，遊泳し，中間宿主へと感染する．感染後，被嚢して待機する形態となったものがメタセルカリアである．

---

**Column**

### ヒラメ中毒？

ヒラメの刺身を原因とした病因物質不明の食中毒が全国で多発していたが，病因物質がわからず，"ヒラメ中毒"との俗称でよばれていた．病因物質解明のため，次世代シークエンサー（NGS）を用いてヒラメ中毒患者の糞便中すべてのDNAを分析し，同じく分析した健常者の糞便中すべてのDNAを引き算した．残ったDNAを解析したとこ

ろ，魚類の寄生虫である粘液胞子虫のDNAが多量にみつかり，ヒラメ中毒の病因物質はクドア属粘液胞子虫である可能性が明らかとなった．その後，実験によりクドア・セプテンプンクタータに下痢原性があることが判明し，食中毒病因物質として取り扱われることとなった．

ノシシ肉からの感染も存在する.

### 主な原因食品

淡水産カニの生食あるいは酒に漬けた「酔蟹」の摂取.カニの調理過程で二次汚染された調理器具を介した経口摂取.イノシシ肉の生食.

### 潜伏期間

症状が発現するまで2カ月以上かかるといわれている.

### 主な症状

自然気胸,胸水貯留,胸痛などであり,肺以外に寄生した場合はその侵入部位に応じた症状がある.脳へと侵入する場合も存在し,頭痛,けいれん,麻痺など脳腫瘍に似た症状を引き起こす.

### 予防法

予防法としては十分な加熱（55℃で10分間,あるいは63℃まで加熱）をすることがあげられる.また,これらを調理した器具を十分洗浄することも重要である.

## F. 肝吸虫

### 病因物質の特徴

肝吸虫（*Clonorchis sinensis*）はヒト,イヌなどを終宿主とする肝臓内の胆管に寄生性の吸虫であり,**メタセルカリアが寄生した第2中間宿主である淡水魚を生で喫食すると感染する成虫症である.古くは肝臓ジストマとよばれてきた.虫卵は第1中間宿主であるマメタニシに摂食され消化管内で孵化してミラシジウム幼生を生じる.次の第2中間宿主には,コイ科のモツゴ,ホンモロコ,コイ,フナ,ハゼ**など多くの種類がなり,その他サケ科,ワカサギ科,ザリガニなども中間宿主となる.メタセルカリアは小腸で被囊を脱して幼虫となり,胆汁の流れをさかのぼって胆管に入り,肝臓内の胆管枝に定着する.23〜26日かけて成虫となり,産卵を開始する.

### 主な原因食品

淡水魚のモツゴ,ホンモロコ,コイ,フナ,ハゼ,ワカサギなどの生食.

### 潜伏期間

症状が軽微なためはっきりしないが,感染後,成虫となるまでは23〜26日である.

### 主な症状

症状は少数個体のみの寄生では無症状に近いが,多数個体が寄生すると胆管を塞栓し,胆汁のうっ滞や虫体刺激による胆管などの慢性炎症をきたす.さらに肝組織の間質の増殖,肝細胞の変性,萎縮,壊死が進行して肝硬変へと至る.食欲不振,全身倦怠感,下痢,腹部膨満,肝腫大をきたし,やがて腹水,浮腫,黄疸,貧血を起こす.

### 予防法

予防法として食材の十分な加熱が重要である.

## G. 横川吸虫

### 病因物質の特徴

横川吸虫（*Metagonimus yokogawai*）は哺乳類,鳥類を終宿主とする吸虫で,**メタセルカリアが寄生した第2中間宿主である淡水魚を生食することにより感染する成虫症である.虫卵は第1中間宿主であるカワニナに摂食されるとその体内で孵化し,スポロシスト,レジアを経て多数のセルカリアを生じる.セルカリアはカワニナから遊出して第2中間宿主に侵入し,メタセルカリアとなる.第2中間宿主としてはアユ,シラウオ,フナ,ウグイ,コイ,オイカワ,タナゴ**など多くの種類があげられる.

### 主な原因食品

アユ,シラウオ,フナ,ウグイなどの生食.

### 潜伏期間

一定しない.

### 主な症状

症状は少数寄生の場合ではほとんど症状を示さないが,多数寄生すると下痢,腹痛などを起こす.ときに小腸の絨毛内に侵入寄生して慢性炎症を起こす.

### 予防法

予防法として淡水魚や汽水魚の生食を避けること,食材の十分な加熱が重要である.また,調理の際にメタセルカリアが飛散しないようにする注意も必要である.

## H. 裂頭条虫（図29）

### 病因物質の特徴

裂頭条虫はヒト,イヌ,ネコ,キツネ,クマなどを終宿主とする大型の条虫であり,**日本海裂頭条虫**

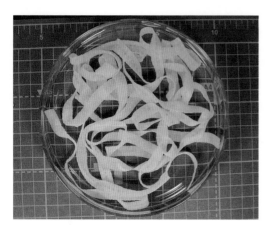

**図29　日本海裂頭条虫**
北海道立衛生研究所提供

（*Diphyllobothrium nihonkaiense*）あるいは**広節裂頭条虫**（*D. latum*）の**感染型幼虫**（**プレロセルコイド**）が寄生した魚類を生食することにより感染する成虫症である．日本海裂頭条虫はサケ・マス類，広節裂頭条虫はカワカマス，パーチなどの筋肉部に寄生しており，これらの生食により感染し，腸管内で成虫となる．成虫は5～10 mと大型の条虫であるが，体内組織に侵入しないため症状は軽い．ヒトに感染した後，小腸上部に固着して寄生し，1日に5～20 cmずつ片節をのばして発育し，約1カ月で成熟する．

#### 主な原因食品
サケ・マス類の生食．

#### 潜伏期間
症状が軽微なためはっきりしないが，感染後成虫となるまでは約20日である．

#### 主な症状
症状は，日本海裂頭条虫では一般的に腹部の不快感，下痢，食欲不振を自覚する程度であり，排便時に片節の一部が排出されはじめて感染に気づくことが多い．ときに腹痛，体重減少，めまい，耳鳴り，息切れ，しびれ感を発症する．広節裂頭条虫では，ビタミン$B_{12}$不足による悪性貧血を起こすことがある．治療をしない場合に広節裂頭条虫は20年間かそれ以上生存し続け，症状が持続するとの報告がある．

#### 予防法
予防法として，十分な加熱（56℃以上），または−20℃以下で24時間以上の冷凍処理も有効である．

## 8　肉類から感染する寄生虫

### A. トキソプラズマ

#### 病因物質の特徴
トキソプラズマ（*Toxoplasma gondii*）はネコ科の動物を終宿主とする原虫であり，**シスト**あるいは**オーシスト**を経口的に摂取することにより感染する．トキソプラズマのシストとは，被膜に包まれた中で原虫がゆっくりと単性生殖で増殖している状態を指す．中間宿主内での感染，増殖形態であり，他の中間宿主への感染性も有している．またオーシストとは，終宿主の腸管で有性生殖を行った結果形成される融合体であり，環境中で成熟し中に8個の感染性子虫が形成されて感染性を有する．トキソプラズマのシストは幅広い恒温動物に寄生しており，感染動物の肉，乳などを生あるいは加熱不十分で喫食することによりヒトへ感染する．感染源となるのは豚肉，羊肉，山羊肉あるいは山羊の乳などである．またオーシストはネコ糞便へ排泄されるため，ネコ糞便に汚染された環境，水などからも経口摂取により感染する．

トキソプラズマはネコ科の動物が終宿主であり，糞便中にオーシストを排出する．中間宿主である多種類の哺乳類や鳥類がオーシストを経口摂取すると，**スポロゾイト**が遊離し細胞内で急速に分裂増殖する（**急性感染**）．その後，宿主側で抗体が産生されると，筋肉や脳などにシストを形成しこの内部でゆっくりと増殖する（**慢性感染**）．中間宿主をネコ科の動物が摂取すると，腸管で生殖体を形成して有性生殖を行い，オーシストを形成する．ヒトへの感染は，シストでもオーシストでも成立する（図30）．妊娠中に初めて感染した場合，胎盤感染が起こるため，人獣共通感染症として重視されている．

#### 主な原因食品
猫から排出されるオーシストの経口摂取．豚肉の生食．

#### 潜伏期間
通常は無症状か軽症で感染に気がつかないが，発症する場合は数日間から1週間程度．

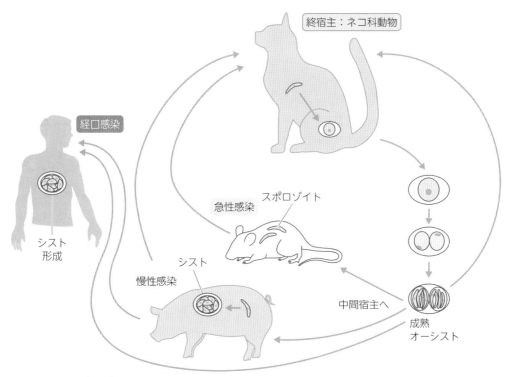

図30　トキソプラズマの生活環

### 主な症状

症状は，無症状から頭痛，軽い発熱などの軽度の症状を示す場合が多いが，免疫不全者では重篤な症状を引き起こす．妊娠期間中に初感染した場合，胎盤感染により，流産，死産，早産を引き起こす．また，胎児が感染した場合は，脳症，水頭症，発育不全，精神遅滞，視力障害などを引き起こす．

### 予防法

予防法として，妊娠中はネコと接触しない，食肉（豚肉など）は十分な加熱（55℃で5分間以上）が有効である．

## B. サルコシスティス・フェアリー（図31）

### 病因物質の特徴

サルコシスティス・フェアリー（*Sarcocystis fayeri*）はイヌを終宿主とする住肉胞子虫であるが，中間宿主として馬筋肉内に寄生する．ヒトは馬肉の生食により多量のシストを摂取すると，一過性の下痢，嘔吐を発症する．

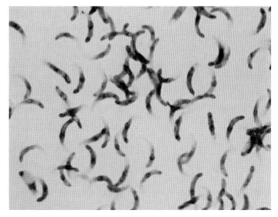

図31　サルコシスティス・フェアリー

東京都健康安全研究センター：食品衛生の窓 サルコシスティス・フェアリー（Sarcocystis fayeri）原虫類（胞子虫類），https://www.hokeniryo.metro.tokyo.lg.jp/shokuhin/musi/30.html より引用

### 主な原因食品

馬肉の生食．

### 潜伏期間

潜伏期間は1〜8時間である．

### 主な症状

主症状は下痢, 悪心, 嘔吐, 腹痛であり, 他に脱力, 全身倦怠感, 関節痛などを呈することもある. 一過性で予後はよい.

### 予防法

予防法として, 十分な加熱または凍結処理が有効であり, −20℃で48時間以上, −30℃で36時間以上, −40℃で18時間以上の冷凍が有効である.

## C. 犬回虫

### 病因物質の特徴

犬回虫（*Toxocara canis*）はイヌおよびイヌ科動物を終宿主とする回虫であり, ヒトは成熟受精卵である**幼虫形成卵**を摂取することにより感染し, 幼虫が体内を移行して重篤な症状を引き起こす. この症状を**トキソカラ症**とよぶ. 犬回虫は生後6カ月未満の仔イヌに感染し, 成犬にはほとんどみられないという特異的な生活史をもつ. 仔イヌの糞便中に排出された受精卵は2週間程度で成熟し, 感染性を有する幼虫形成卵となる.

### 主な原因食品

ヒトへの感染は, 公園の砂場などが幼虫形成卵に汚染され感染源となる場合と, 牛・鶏の肉や肝臓に寄生した幼虫を生あるいは加熱不足で摂取する場合とがある.

### 主な症状

トキソカラ症には**眼幼虫移行症**と**内臓幼虫移行症**があり, 症状は眼幼虫移行症では, 網膜の炎症と瘢痕形成を引き起こし, 視力障害を呈する. 内臓幼虫移行症では, 幼虫が器官や中枢神経系に迷入することにより発熱, 咳, 喘息, 肺炎などが引き起こされる.

### 予防法

予防法として, 公園などで遊んだ後の手洗いと, 牛・鶏の肉や肝臓の十分な加熱が重要である.

## D. トリヒナ（旋毛虫）

### 病因物質の特徴

トリヒナ（*Trichinella* spp.）は豚などの家畜, 陸生・海生の哺乳類, 鳥類, 爬虫類など多くの種類を宿主とする旋毛虫（線虫）である. トリヒナは特異的な生活環を有し, 成虫が産んだ幼虫は同じ宿主の筋肉内に移行して被嚢し, この筋肉を他の宿主が食べることによ

り感染が成立する. したがって, ヒトはトリヒナの幼虫が感染した食材を生, あるいは加熱不十分で喫食することにより感染する. ヒトに感染したトリヒナは小腸内で脱嚢し, 小腸粘膜内で成虫となって幼虫を産み, この幼虫が血流あるいはリンパ流によって横紋筋へ運ばれ（幼虫筋肉移行期）そこで被嚢する（幼虫被嚢期）. ヒトはこのトリヒナの生活環により異なった症状を呈する.

### 主な原因食品

野生動物の肉の生あるいは加熱不十分での喫食.

### 潜伏期間

少数感染の場合は無症状で経過することも多いが, 多数感染の場合は感染2〜4日後に初期症状を呈する.

### 主な症状

症状は感染数と発育時期により異なり, 感染数が少ない場合は無症状で経過する場合もある. 感染数が多い場合, 小腸内で発育する時期（消化管侵襲期）には消化器症状が主で, 悪心, 腹痛, 下痢である. 幼虫筋肉移行期には眼窩周囲の浮腫, 筋肉痛, 発熱, 皮疹, 好酸球の増加を呈し, 心筋炎を発症することもある. 横紋筋での幼虫被嚢期には症状が回復するが, 重症の場合は貧血, 全身浮腫, 心不全, 肺炎などを発症し, 最悪の場合には呼吸麻痺を引き起こし死に至る.

### 予防法

予防法として十分な加熱（71℃で1分間以上）が重要である. 特に野生動物の肉は注意が必要で, 十分な加熱が必要である. 凍結処理では不活化が困難であり, −30℃で6カ月間冷凍した肉により感染した例もあるという.

## E. アジア条虫

### 病因物質の特徴

アジア条虫（*Taenia asiatica*）はヒトを終宿主とする条虫で, 中間宿主はブタであり肝臓内に嚢虫（幼虫）を形成している. ブタの肝臓を生あるいは加熱不十分で経口摂取することにより感染する成虫症である. 東南アジア地域に分布している条虫の一種であり, わが国には分布しないとされてきたが, 2010年6月以降, 関東を中心に発生が確認されている.

### 主な原因食品

ブタ肝臓の生食.

### 潜伏期間

感染後2～3カ月で成虫となる.

### 主な症状

症状は, 持続的に片節が排出されることによる精神的な不快感や軽微な下痢である.

### 予防法

予防法として, ブタ肝臓の十分な加熱が重要である.

## F. 無鉤条虫（むこう）（図32）

### 病因物質の特徴

無鉤条虫（*Taenia saginata*）はヒトを終宿主とする条虫で, ヒト小腸上部に寄生し体長3～7 mにもなる. 中間宿主はウシであるが, スイギュウ, ヒツジ, ヤギなども中間宿主となりうる.

### 主な原因食品

ウシ, 稀にヒツジ・ヤギの筋肉, 肺, 肝臓を生, あるいは加熱不十分で喫食することで感染する.

### 潜伏期間

感染後約2カ月で成虫となるが, 通常は症状が少なく感染に気がつかないか, 体節の排出で気づく場合が多い.

### 主な症状

成虫が腸に寄生した場合は, 腹部膨満感や悪心, 下痢, 便秘など消化器症状を示し, 一般に軽微である. 便の中に寄生虫の断片（片節）が排出される. 多数寄生では体重減少・めまい・腹痛・下痢・頭痛・悪心・

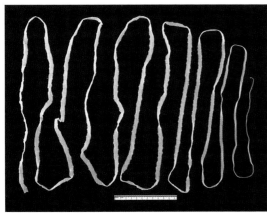

**図32　無鉤条虫**
アメリカ疾病予防管理センター：Public Health Image Library Details, https://phil.cdc.gov/details.aspx?pid=5260 より引用

便秘・慢性の消化不良・食欲不振などの症状がみられる.

### 予防法

予防法として, 十分な加熱（60℃以上）または凍結処理が有効であり, −10℃で10日間以上の冷凍で不活化される.

## G. 有鉤条虫（ゆうこう）

### 病因物質の特徴

有鉤条虫（*Taenia solium*）はヒトを終宿主とする条虫で, ヒト小腸上部に寄生し体長2～5 mになる. 中間宿主はブタであり幼虫（**有鉤嚢虫**）が寄生したブタを経口摂取することにより感染するが, **有鉤条虫**の虫卵をヒトが直接経口摂取すると中間宿主として感染する感染様式もあり, この場合はヒトの各種臓器に**有鉤嚢虫**が寄生する. ヒトが終宿主として感染した場合, 小腸に寄生した条虫はヒトの便から受胎片節（虫卵が詰まっている節）を排出し, 環境を虫卵で汚染する. それを中間宿主のブタが摂取すると腸管内で六鉤幼虫が孵化し, 血流あるいはリンパ流によって全身の筋肉へ運ばれ, **被嚢**して有鉤嚢虫となる. ブタ以外にもイノシシ, ヒツジ, シカ, ウシが中間宿主となることもある.

### 主な原因食品

加熱不十分のポークステーキや十分に火の通らないブタやイノシシのホルモン料理など.

### 潜伏期間

終宿主として感染した場合は約3カ月で成虫となる. 中間宿主として感染した場合は感染臓器により異なる.

### 主な症状

成虫が腸に寄生した場合は, 腹部膨満感や悪心, 下痢, 便秘など消化器症状を示し, 一般に軽微である. 便の中に寄生虫の受胎片節が排出される. 一方, 虫卵により感染した場合は, 脳, 筋肉, 皮下組織, 眼, 心臓, 肝臓, 腎臓, 腹腔, 胸膜などさまざまな部位に有鉤嚢虫を形成する. 症状は, 嚢虫が寄生する臓器によって異なり, 脳や脊髄, 眼球, 心筋に寄生した場合症状は重篤で, 神経症状や心機能障害を起こす.

### 予防法

予防法として, 十分な加熱（60℃以上）または凍結処理が有効であり, −10℃で10日間以上の冷凍で不活化される.

## H. マンソン孤虫

### 病因物質の特徴

マンソン孤虫は**マンソン裂頭条虫**（*Spirometra erinaceieuropaei*）の幼虫（**プレロセルコイド**）であり，イヌ，ネコ，キツネ，タヌキなどを終宿主とする条虫である．第1中間宿主はケンミジンコ，第2中間宿主・待機宿主はカエル，ヘビ，ブタ，ニワトリ，イノシシなどである．ヒトは，第2中間宿主・待機宿主を生食あるいは加熱不十分で喫食することにより感染するが，第1中間宿主の含まれる井戸水などを飲んで感染することもある．かつて成虫が不明であったことからマンソン孤虫症とよばれ，現在も通称名として用いられている．

### 主な原因食品

カエル，ヘビ，ブタ，ニワトリ，イノシシなどの生食．

### 潜伏期間

自覚症状を欠くことも多く潜伏期間は不定であるが，典型例では感染後約1週間．

### 主な症状

症状は，幼虫移行症による全身倦怠感と不規則な発熱，皮下腫瘤の急な出現と消失などであるが，自覚症状を欠くことも多い．眼瞼（まぶた），頭蓋内，脊髄，心臓などに寄生した場合は重篤な症状を示す．一方，成虫が消化管に寄生した場合（マンソン裂頭条虫症）は症状が軽微である．

### 予防法

予防法として，カエル，ヘビ，トリ，イノシシなどの肉は十分に加熱をし，生食をしないことが重要である．

## 9 野菜・水から感染する寄生虫

## A. クリプトスポリジウム （図33）

### 病因物質の特徴

**クリプトスポリジウム・ホミニス**（*Cryptosporidium hominis*）および**クリプトスポリジウム・パルバム**（*C. parvum*）の**オーシスト**に汚染された，水，食品の飲食，あるいは動物（主に仔ウシ）との触れ合い後，

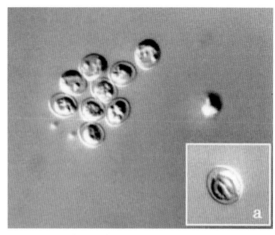

**図33 クリプトスポリジウム（オーシスト）**

国立感染症研究所：クリプトスポリジウム症とは，https://www.niid.go.jp/niid/ja/kansennohanashi/396-cryptosporidium-intro.htmlより引用

手指から経口的に感染する原虫症である．消化管内で無性生殖をくり返して増殖し，有性生殖に移行してオーシストを形成して糞便とともに排出される（図34）．クリプトスポリジウム・パルバムは感染症法の五類感染症となっている．

クリプトスポリジウムは全世界に分布している環境耐性の高い原虫で，**塩素にも高い抵抗性**を示し，上水で使用されている通常の塩素濃度（給水末端で遊離残留塩素0.1 mg/L以上）では死滅しない．

### 主な原因食品

食品では，殺菌不十分な牛乳，未殺菌のアップルサイダー，野菜または果物など．水では汚染された飲料水に起因する集団感染．その他として，動物との接触による集団感染やプールでの集団感染も報告されている．

### 潜伏期間

潜伏期間は4～10日である．

### 主な症状

主症状は水様性下痢であり，その他に腹痛，悪心，嘔吐，37～38℃台の発熱を伴う場合もある．免疫機能が正常であれば数日～2週間程度で自然治癒するが，免疫不全患者では重症の下痢が続き死に至る場合もある．

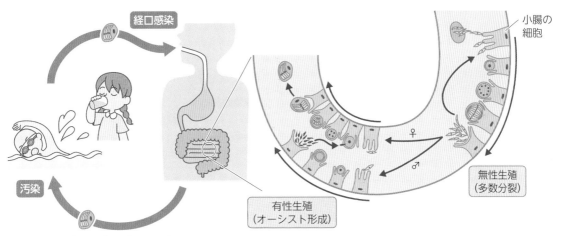

**図34 クリプトスポリジウムの生活環**
「図説 人体寄生虫学（改訂9版）」（吉田幸雄，有薗直樹／著），p52，南山堂，2016をもとに作成

### 予防法

　予防法として，71.1℃，15秒の加熱で不活化される．クリプトスポリジウムに罹患したヒトは，下痢症状が治まっても2週間程度は**オーシスト**を排泄することがあるので，トイレ使用後手を洗うこと，風呂は最後に入り，出るときには湯を抜くこと，プールを使用しないことなどが重要である．

## B. ジアルジア

### 病因物質の特徴

　ランブル鞭毛虫（*Giardia intestinalis*, *G. lamblia*）はヒトおよび動物間に広く流行するジアルジア属の鞭毛虫（原虫）で，栄養型と**シスト**（図35）の形態があり，シストを経口摂取することにより感染する．栄養型はヒトの十二指腸から小腸上部に寄生し増殖，被嚢してシストとなり糞便中に排出される．シストに汚染された生水，生野菜，生ジュースなどの摂取により感染する．世界中のほとんどの国で有病地を抱えているが，特に熱帯・亜熱帯に多く，有病率が20％を超える国も少なくない．海外，特に開発途上国への旅行で感染する例が多い．

### 主な原因食品

　シストに汚染された飲水，野菜，生ジュースなどの摂取．口・肛囲接触を伴う性行為．シストに汚染されたプールや河川，湖沼などでの水浴により感染することもある．

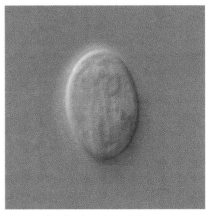

**図35 ジアルジア（シスト）**
国立感染症研究所：病原体検出マニュアル クリプトスポリジウム症・ジアルジア症等の原虫性下痢症，https://www.niid.go.jp/niid/images/lab-manual/CryptoGiardia_201709.pdfより引用

### 潜伏期間

　潜伏期間は1〜75日（一般には6〜15日程度）である．

### 主な症状

　有症症例では下痢が必発し，非血性で水様ないし泥状便となる．その他に衰弱感，体重減少，腹痛，悪心や脂肪便などを呈することもある．感染者の多くは無症状で，便中に持続的にシストを排出し感染源となる．

### 予防法

　予防法として，食前，用便後の手洗いの励行および，

食物の加熱処理（50℃）と飲料水の消毒・ろ過が重要である．消毒・ろ過方法は，加熱（60℃で数分間），ヨード剤による消毒，孔径4$\mu$m以下のフィルターによるろ過などがある．

## C. サイクロスポーラ

### 病因物質の特徴

サイクロスポーラ（*Cyclospora cayetanensis*）はヒトを含む霊長類を宿主とする胞子虫であり，腸管上皮細胞に寄生する．**成熟オーシスト**を経口摂取することにより感染し，ヒト腸管上皮細胞で無性生殖期および有性生殖期を完結し，糞便中に未成熟のオーシストを排出する．オーシストは自然環境下で発育し，10日前後で成熟，感染性を有するようになる．

### 主な原因食品

成熟オーシストで汚染された生鮮食品（野菜やラズベリー），飲料水，環境水など．

### 潜伏期間

潜伏期間は約1週間である．

### 主な症状

症状は頑固な下痢である．1日6～10回の水様性の下痢あるいは軟便が反復し，腹部不快感，軽度の発熱，体重減少を伴う．下痢が続く4週間と下痢終息後の有形便にも約4週間はオーシストの排出があるため，注意を要する．免疫不全患者の場合は慢性化する場合がある．

### 予防法

予防法として，食前，用便後の手洗いの励行および，食物の加熱処理（70℃以上）が重要である．飲食物をオーシストに汚染させないことも重要である．オーシストは湿った低温環境下では数カ月間感染性を保持する．オーシストは通常の各種消毒剤では死滅しない．

## D. ヒト回虫

### 病因物質の特徴

ヒト回虫（*Ascaris lumbricoides*）はヒトを固有宿主とする大型の線虫で，**成熟卵**を経口摂取することにより感染する（図36）．糞便とともに体外へ排出された回虫卵は，夏で2週間，春秋で1カ月程度で成熟卵となる．汚染された食物とともに摂取された成熟卵は胃液で卵殻が溶け，幼虫が外へ出て小腸に移動する．そ

の後，小腸壁から血管に侵入し，肝臓を経由して肺に達する．肺から気管支を上がって口から飲み込まれて再び小腸へ戻り，成虫になる．このような複雑な体内経路をとることから"**回虫**"と呼称される．

### 主な原因食品

虫卵に汚染された野菜や漬物を，生あるいは不十分な加熱のまま喫食することで感染する．手指に付着，あるいは塵とともに食品に付着した虫卵を口に入れることでも感染は成立する．

### 潜伏期間

自覚症状を欠くことも多く潜伏期間は不定であるが，肺には2週間程度留まる．また成虫として成熟するまでの期間は2～3カ月である．

### 主な症状

症状は，少数の寄生では無症状であるが，幼虫が肺に移行した際に発熱，咳，喘鳴（ぜんめい），ときとして血痰が出る場合がある．多数寄生した場合には，栄養障害，発育遅延，毒素による腹痛，頭痛，めまい，失神，嘔吐，けいれん，虫垂に入り虫垂炎，回虫の塊による腸閉塞，脳に迷入しててんかん様の発作などを発症する．成虫が口や鼻に移動して吐き出されたり，便の中に出てきたりという心理的な不快感も生ずる．

### 予防法

予防法として，肥料として人糞などが使用された作物は取り扱いに注意すること，十分な加熱（45℃以上）をすることが重要である．

## E. 鞭虫（べんちゅう）

### 病因物質の特徴

鞭虫（*Trichuris trichiura*）はヒトを固有宿主とする線虫であり，**幼虫形成卵**を経口摂取することにより感染する．糞便とともに体外へ排出された鞭虫卵は，自然環境下で適温・適湿下で発育して幼虫形成卵となる．これをヒトが経口摂取することで感染し，小腸内で孵（か）化し小腸，大腸で発育して成虫となり，大腸，特に盲腸に寄生する．

### 主な原因食品

虫卵に汚染された野菜など．

### 潜伏期間

潜伏期間は不明であるが，成虫に発育するまでの期間は約3カ月である．

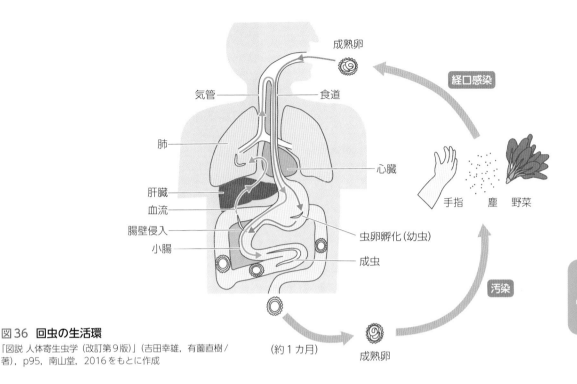

**図36　回虫の生活環**
「図説 人体寄生虫学（改訂第9版）」（吉田幸雄，有薗直樹／著），p95，南山堂，2016をもとに作成

**主な症状**

　症状は，少数の寄生ではほとんど無症状であるが，多数寄生した場合には**異食症**[※16]，腹痛，下痢，下血，貧血などを発症する．

**予防法**

　予防法として，流行地域では野菜などの生食を避け，加熱してから喫食することが重要である．

## F. 鉤虫（こうちゅう）

**病因物質の特徴**

　**ズビニ鉤虫**（*Ancylostoma duodenale*）あるいは**セイロン鉤虫**（*A. ceylanicum*）はヒトを固有宿主とする線虫であり，感染幼虫を経口摂取することにより感染する．鉤虫はまた，**経皮感染**することもあり，感染幼虫と皮膚が接触すると皮内に侵入して感染する．糞便とともに体外へ排出された鉤虫卵は，宿主体外で適当な自然条件下で感染幼虫となり，土壌中，水中などでヒトへの感染機会を待っている．経口感染した感染幼虫は小腸で発育し成虫となるが，一部の幼虫は腹腔に出

るなど異なる経路をとる場合がある．経皮感染した場合は，皮内から血流またはリンパ流に入り，肺，気管，食道を経て小腸に達しそこで発育し成虫となる．

**主な原因食品**

　感染期幼虫の付着した新鮮な野菜や浅漬けにした野菜などを喫食することにより感染する．経皮感染は，トイレの完備していない地域や人糞を肥料に用いている田畑で，手足が感染期幼虫と接触することにより感染する．

**潜伏期間**

　経口摂取の場合は1～1.5カ月で成虫となる．経皮感染の場合は1.5カ月ほどで成虫となる．

**主な症状**

　症状は貧血を主症状とし，顔面・可視粘膜の蒼白（そうはく），動悸（どうき），全身倦怠感，頭痛，めまいなどで，異食症を発症することもある．また皮膚感染時には，点状皮膚炎，水疱，膿疱を生じることもある．

**予防法**

　予防法として，流行地域では野菜などの生食を避け，加熱してから喫食すること，裸足での歩行を避け，靴を履くようにすることが重要である．

---

※16　**異食症**：木炭，生米，壁土など異常なものを食べたがるようになる症状．

## G. 肝蛭（かんてつ）

### 病因物質の特徴

　肝蛭（*Fasciola hepatica*）あるいは**巨大肝蛭**（*F. gigantica*）はウシ，ブタ，ヤギ，ヒツジ，ウサギなどの哺乳類および鳥類も感染する吸虫であり，胆管に寄生し木の葉状の形態をする．巨大肝蛭を含めて肝蛭と総称することが多い．**メタセルカリア（被嚢幼虫）**を経口摂取することにより感染する．ウシの肝臓の生食による感染も報告されている．糞便とともに体外へ排出された肝蛭卵は，水田，小川などで**ミラシジウム**となり，モノアラガイ類の貝に寄生する．貝の中で発育し，**セルカリア**となって水中に遊出し，草などに付着してメタセルカリアとなる．経口摂取されたメタセルカリアは，小腸壁を貫通して腹腔を経由し肝臓へ寄生し成虫となる．

### 主な原因食品

　水辺の植物（セリ，クレソンなど）の生食．牛肝臓の生食．

### 潜伏期間

　感染数により異なるが，通常数週間程度．

### 主な症状

　幼若虫の多数寄生による急性症として削痩（ようじゃくちゅう）[※17]，発熱，好酸球の増多，主として成虫の寄生による慢性症として慢性胆管炎や慢性間質性肝炎を生じる．ときとして肺，子宮，脊髄，胎児などに迷入・異所寄生することがある．

### 予防法

　予防法として，ウシ肝臓などの十分な加熱処理と，セリやクレソンなど水辺に生える野菜の十分な洗浄が重要である．

## H. エキノコックス（図37）

### 病因物質の特徴

　**単包条虫**（*Echinococcus granulosus*）あるいは**多包条虫**（*E. multilocularis*）はイヌ，キツネ，ジャッカルなどイヌ科の動物を終宿主とする条虫であり，主としてこれらの動物との接触時に虫卵を経口摂取することにより感染する幼虫症である．イヌ，キツネなどの終宿主糞便とともに排出されたエキノコックス虫卵は，終

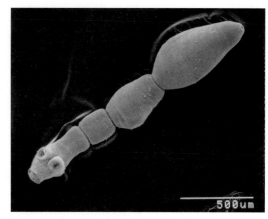

**図37　エキノコックス**
北海道立衛生研究所提供

宿主の被毛（ひもう），河川水，井水や山菜などを汚染する．これらを経口摂取すると，小腸で孵化し六鉤幼虫となり腸壁を経て血流あるいはリンパ流により身体各所に運ばれ，**包虫**（ほうちゅう）を形成する．包虫を形成する部位は，肝臓，肺，脳，腎，脾，筋，骨など多彩で，数年～10年以上の潜伏期を経てから症状が現れる．

### 主な原因食品

　主としてイヌ科の動物との接触．ときに，虫卵で汚染された食品を介して感染する．

### 潜伏期間

　潜伏期間は長く，一般的に小児で5年，成人で10～20年といわれている．

### 主な症状

　単包条虫では孤立性嚢包が肝臓や肺で徐々に拡大し，肝臓の腫大，腹痛，胆道閉塞，胆管炎などを発症する．死亡率は2～4％である．多包条虫では約98％が肝臓に病巣を形成し，腹痛，黄疸，肝機能障害などを発症する．放置すると肺，脾臓，腎臓，骨髄などに転移し，90％以上が死亡する．

### 予防法

　予防法として，流行地では虫卵に汚染した可能性のある水，山菜などの摂取を避けることが重要である．虫卵は70℃で5分，あるいは100℃で1分以内に死滅する．また飼い犬については検査を行い，陽性の場合は駆虫を実施することが重要である．

---

[※17]　**削痩**：やせ細ること．るい痩と同意義．

# 10 人獣共通感染症（人畜共通感染症）

## A. 概要

　人獣共通感染症とは，ヒトと動物が共通に感染するウイルス，細菌などの微生物あるいは寄生虫による疾患のことである．人畜共通感染症，動物由来感染症，ズーノーシス（Zoonosis）とよばれることもある．もともと動物がもっていた微生物・寄生虫がヒトに疾患を引き起こすことから，ヒトでは知られていない疾病が発生する可能性がある．

　感染症が動物からヒトへ伝播する経路として，咬傷，ひっかき傷，排泄物などの直接伝播と，蚊やノミなどのベクター，食品，汚染された水などを介した間接伝播がある．食品衛生上問題となるのは，食品や水を介して感染する人獣共通感染症である．主なものを表5にまとめた．また，特に寄生虫については，本章6〜9で解説した．

　近年，野生鳥獣を捕獲し食材とするジビエが増加しており，2018年には農林水産省が衛生管理などを適切に取り組む食肉処理施設に認証を行う「国産ジビエ認証制度」を発足させた．野生鳥獣は家畜と異なり生産段階で疾病などのコントロールが行われておらず，今後も増加すると考えられるジビエの利用に際しては，人獣共通感染症を念頭に置いた取り扱いが必要である．

### 1）炭疽

　炭疽は，炭疽菌（*Bacillus anthracis*）による急性敗血症性の疾病である．グラム陽性の通性嫌気性，芽胞形成性の大桿菌であり，環境中で芽胞として長期間生存し，ウシ，ウマ，ヤギ，ヒツジなどに感染をくり返す．ヒトは感染経路によって皮膚炭疽，肺炭疽，腸炭疽の3病型が知られており，食品衛生上では感染動物の肉を喫食することによる腸炭疽が問題となる．わが国で炭疽は，と畜場法でと殺禁止，食品衛生法で販売などの禁止が定められており，炭疽に罹患した動物が食用として流通することはない．感染症法でも四類感染症に指定されている．

### 2）結核

　結核は，ヒト型結核菌（*Mycobacterium tuberculosis*）あるいはウシ型結核菌（*M. bovis*）による疾病である．グラム陽性の偏性好気性，無芽胞桿菌であり，ヒト型結核菌だけでなくウシ型結核菌も乳・乳製品などを介してヒトに感染することがあり，食品衛生上問題となる．感染すると血行性，リンパ行性に全身臓器へ広がり病巣を形成する．免疫機能の正常なヒトでは菌の増殖が抑えられ発症はしないが，結核菌は長期にわたって体内に生存し，免疫機能の低下により発症することもある．感染症法では二類感染症に指定されている．

### 3）ブルセラ症

　ブルセラ症は，ブルセラ属菌（*Brucella* spp.）による熱性疾患であり，波状熱やマルタ熱として知られる．グラム陰性の偏性好気性，細胞内寄生性の桿菌であり，ヒツジ，ヤギ，ブタ，ウシ，イヌなどに感染し，乳・乳製品などを介してヒトに感染する．発熱と解熱がくり返し現れる，間欠熱や波状熱が特徴的な症状である．わが国では，家畜伝染病予防法により摘発・淘汰，と畜場法・食品衛生法で流通・販売などの禁止が定められている他，牛乳はブルセラ属菌にも有効な63℃，30分間の殺菌が行われている．

### 4）野兎病

　野兎病は，野兎病菌（*Francisella tularensis*）による疾病であり，感染経路によりインフルエンザ様，リンパ節腫脹，チフス型などさまざまな症状を呈する．グラム陰性の偏性好気性，無芽胞桿菌であり，主に野兎や齧歯類などの野生動物に感染しており，これらの動物との接触によりヒトに感染する．野兎病菌はきわめて感染力が強く，皮下接種では10個，エアロゾル感染では25個の菌で感染が成立し，治療しない場合の致死率は5〜10％と高い．感染症法では四類感染症に指定されている．

### 5）プリオン病

　プリオン病は，異常プリオン[※18]が神経組織などに蓄積する疾患であり，異常プリオンが蓄積することにより脳組織がスポンジ状になり死亡する．異常プリオンは，正常なプリオンを立体構造の異なる異常プリオンへ変異させる感染性をもつたんぱく質と考えられている．ヒトではクロイツフェルト・ヤコブ病（Creutzfeldt-

---

※18　**異常プリオン**：253個のアミノ酸から成り立つ感染性たんぱく質．微生物ではない．プリオンは生体内存在物質であり，正常プリオンは生体内で分解されるが，異常プリオンは分解されず，通常の加熱調理では失活しない．

## 表5 食品衛生に関連する主な人獣共通感染症

| 人獣共通感染症<br>（病因微生物） | 感染経路 | 症状 | 備考 |
|---|---|---|---|
| 炭疽<br>（炭疽菌） | 感染動物の肉（腸炭疽の場合） | 悪心，食欲不振，嘔吐を初発症状とし，発熱，腹痛，血性嘔吐，重症の下痢を呈し，死亡率が高い（腸炭疽の場合） | 腸炭疽，皮膚炭疽，肺炭疽があり，症状は異なる |
| 結核<br>（ウシ型結核菌） | 生乳，乳製品 | 咳嗽，喀痰，発熱，胸痛，リンパ節の腫脹など | 感染しても発症は稀だが，数十年後に発症することもある |
| ブルセラ症<br>（ブルセラ属菌） | 肉，生乳，乳製品 | 発熱，頭痛，筋肉痛，リンパ節腫大，肝脾腫 | 波状熱，マルタ熱 |
| 野兎病<br>（野兎病菌） | 野生ウサギ（の処理） | インフルエンザ様の発熱，悪寒，頭痛，倦怠感．感染経路によりリンパ節腫脹を伴う症状，伴わない症状（チフス型，肺型，胃型）がある | 治療しない場合の致死率は5〜10％ |
| リステリア症<br>（リステリア・モノサイトゲネス） | チーズなどの乳製品，食肉製品，野菜などのそのまま食べる（ready-to-eat）食品 | 悪寒，発熱，下痢，筋肉痛，菌血症，髄膜炎，中枢神経系症状など．妊婦が感染した場合は流産，未熟児の出産など | － |
| レプトスピラ症<br>（レプトスピラ） | ネズミの尿に汚染された水（経口の他経皮感染もあり） | 咳嗽，高熱，筋痛，眼球粘膜の充血，出血傾向，たんぱく尿，黄疸，腎不全 | 致死率は5〜30％ |
| サルモネラ症<br>（サルモネラ属菌） | 肉類，卵，野鳥，爬虫類（カメ），これらの糞便に汚染された水 | 急性胃腸炎，悪心，下痢，腹痛，嘔吐．小児では意識障害，けいれん，菌血症．高齢者では急性脱水症，菌血症など重症化しやすい | 腸チフス，パラチフスは三類感染症 |
| エルシニア症<br>（エルシニア・シュードツベルクローシス） | タヌキ，ネズミ，サル，シカ，イノシシなどおよびこれらの糞便に汚染された水 | 一般的には胃腸炎症状を示す．その他にも発疹，結節性紅斑，咽頭炎，苺舌，四肢末端の落屑，リンパ節の腫大，肝機能低下，腎不全，敗血症など多彩な症状を呈す | － |
| カンピロバクター感染症<br>（カンピロバクター・ジェジュニ） | 鶏肉，未殺菌ミルク，動物糞便に汚染された水 | 腹痛，頭痛，発熱，悪心，嘔吐，倦怠感，水様性下痢（ときに粘液便や血便）．稀に敗血症，菌血症，関節炎，肝炎，胆管炎，髄膜炎，腹膜炎，虫垂炎，流産，尿路感染症，ギラン・バレー症候群 | － |
| 病原性大腸菌感染症<br>（腸管出血性大腸菌など） | 牛肉，チーズ，牛レバーなど．牛糞便に汚染された野菜，果物 | 新鮮血を伴う血性下痢，激しい腹痛，悪心，嘔吐，悪寒など．重症から無症状まで種々の形がある．重症化すると溶血性尿毒症症候群（HUS）などを発症 | － |
| E型肝炎<br>（E型肝炎ウイルス） | ブタ肝臓，生の野生イノシシ肉・肝臓，生の野生シカ肉 | 潜伏期間は平均6週間．発熱，悪心・腹痛などの消化器症状，肝腫大，肝機能の悪化が現れる．通常は安静臥床で治療するが，稀に劇症化するケースもある | 致死率は1〜2％．特に，妊婦は重症化しやすく，妊娠後期での致死率は20％と非常に高い |
| トリヒナ症<br>（トリヒナ） | 野生動物の肉の生食 | 症状は感染数と発育時期（3期に分かれる）により異なる<br>・消化管侵襲期：消化器症状が主で，悪心，腹痛，下痢など<br>・幼虫筋肉移行期：眼窩周囲の浮腫，筋肉痛，発熱，皮疹．心筋炎により死亡することがある<br>・幼虫被嚢期：幼虫が横紋筋で被嚢．軽症の場合は徐々に回復するが，重症の場合は貧血，全身浮腫，心不全，肺炎などを併発し，最悪の場合，死亡 | － |
| プリオン病<br>（異常プリオンたんぱく質） | 異常プリオンを含む食品の喫食，硬膜移植，角膜移植，臓器移植，輸血 | 神経難病の1つで，抑うつ，不安などの精神状況ではじまり，進行性認知症，運動失調などを呈し，全身衰弱，呼吸不全，肺炎などで死亡 | 変異型クロイツフェルト・ヤコブ病 |

Jakob disease：CJD），変異型クロイツフェルト・ヤコブ病（variant CJD：vCJD），クールーなどが知られている．また動物でも，牛海綿状脳症（bovine spongiform encephalopathy：BSE），羊のスクレイピー（scrapie），シカ慢性消耗病（chronic wasting disease：CWD）などが知られている.

プリオン病は経口感染することが知られており，牛海綿状脳症に感染したウシの喫食が変異型クロイツフェルト・ヤコブ病発症と関連すると考えられている．異常プリオンは消毒や通常の滅菌処理に抵抗性を示し，

たんぱく質分解酵素にも耐性を示すことから，不活化には焼却，3％SDS中で5分間煮沸，5％次亜塩素酸ナトリウム中で2時間以上，あるいは2N-NaOHで1時間浸漬するなど，十分な注意が必要である．

## B. 牛海綿状脳症（BSE）

### 1）概要

牛海綿状脳症（BSE）は，ウシで発症する伝達性海綿状脳症（TSE）の一種で，プリオン病の1つである．ウシ体内には正常プリオンが存在するが，異常プリオンに感染したウシは2～8年程度（平均5～5.5年）の潜伏期間を経て発症し，脳の組織がスポンジ状になり異常行動，運動失調などを示して死亡する．

BSEが問題となったのは，vCJD発症との関連が示唆されたことによる．1996年3月，イギリスの海綿状脳症諮問委員会（SEAC）が従来のCJDとは異なるvCJD患者を10名確認した．このvCJDは従来のCJDと異なる特徴として，若年層で発症，死亡までの平均期間が13カ月程度と長い，脳波が異なる，病変部にプリオン塊が存在すると報告した．この報告では，イギリス国内での発生は患者らが1989年の特定の家畜臓器使用禁止前にこれらを食べたことに関連があるとしているが，直接的な科学的証拠は見出されていない．

異常プリオンが経口感染する例としてクールーが知られている．パプアニューギニアの一部では，かつて死者を弔う儀式として食人が存在した．20世紀初頭，クールーとよばれる病が一部族で流行したが，疫学調査により経口感染によるヒト─ヒト感染と判明した．その後病因物質がプリオンと判明し，プリオン病が経口感染することが明らかとなった．

異常プリオンの感染様式としては，医療行為による医原性プリオン病も存在する．硬膜移植，角膜移植，脳内深部電極や脳下垂体製剤によるCDJが報告されている．臓器移植，輸血や血液製剤による感染も疑われている．ただし，通常の接触では感染しない．ヒトプリオン病について発症前診断法は確立されておらず，確定診断は死後の診断となる．予防用のワクチンも開発されていない．

### 2）BSEの発生原因

国際獣疫事務局（OIE）の発表によると，BSEは世界各国で発生が報告されている．もともと欧米では，ウシやブタ，ニワトリなどの飼料として生産性を高める安価な方法としてウシの肉骨粉[19]を与えており，そのなかにBSEに感染したウシ由来の肉骨粉が混入したことが，感染拡大の原因と考えられている．異常プリオンは消毒や滅菌に抵抗性が高く，たんぱく質分解酵素（プロテアーゼ）にも耐性を示す．通常の高圧蒸気滅菌121℃，15分間処理でも感染性を消失しないことから，肉骨粉作成時のレンダリング（化製処理）と乾燥でも感染性を失わなかったものと考えられる．

異常プリオンはプロテアーゼで分解されず，体内に蓄積されていく．高濃度に存在するのは，脳，扁桃，眼，脊髄などであり（図38），これらの部位は通常，食用に供さないことから肉骨粉の材料として用いられた．

### 3）国内対策

わが国においても2001年9月10日にBSEを疑う牛が確認され，これを受けて厚生労働省，農林水産省による対策が開始された．すなわち2001年10月4日から，生産現場での対策として肉骨粉の飼料利用への完全禁止が，同年10月18日からと畜場での対策としてBSEの牛全頭検査（獣医師による検査）および特定危険部位（SRM）[20]の除去と焼却が開始された．

その後2002年6月には「牛海綿状脳症対策特別措置法」が制定され，BSE対策における国，都道府県の責務やBSE発生時の対策などが規定され推進されることとなった．これらの対策により，2009年1月までに36頭の感染牛が発見されたが（死亡牛を含む），BSE発生頭数は激減し，2003年以降に出生したウシからBSEはみつかっていない．

2003年5月に制定された「食品安全基本法」により設置された食品安全委員会は，わが国のBSE対策について中立的立場から評価・検証を行い，2004年に中間とりまとめを公表した．内容は，SRMの除去は人のBSE感染リスクを低減するめために非常に有効，これまでの国内BSE検査において20カ月齢以下の感染牛が

---

※19　**肉骨粉**：ウシやブタなどの家畜解体の際の不可食部をレンダリング（化製処理）した後，乾燥し粉末にしたもの．

※20　**特定危険部位（SRM）**：全月齢の牛における，扁桃や回腸遠位部（盲腸との接合部から2m）．さらに，30カ月齢を超える牛は前述の部位に加え，頭部（舌・頬肉・皮を除く）および脊髄，脊柱が対象に加わる．

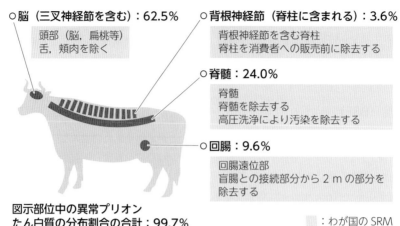

○脳（三叉神経節を含む）：62.5%

頭部（脳，扁桃等）
舌，頬肉を除く

○背根神経節（脊柱に含まれる）：3.6%

背根神経節を含む脊柱
脊柱を消費者への販売前に除去する

○脊髄：24.0%

脊髄
脊髄を除去する
高圧洗浄により汚染を除去する

○回腸：9.6%

回腸遠位部
盲腸との接続部分から2mの部分を
除去する

図示部位中の異常プリオン
たん白質の分布割合の合計：99.7%

□：わが国のSRM

**図38 BSE発症牛のプリオンの体内分布およびSRM部位**

プリオンの体内分布は欧州食品安全機関：牛由来の製品の残存BSEリスクに関する定量評価レポート，2004より引用．わが国のSRM部位は厚生労働省：資料2 牛海綿状脳症（BSE）対策の見直しについて，https://www.mhlw.go.jp/topics/bukyoku/iyaku/syoku-anzen/iken/dl/130204-2.pdfより引用

確認されていない，などのものであった．その後も食品安全委員会は定期的にBSE対策について評価を行っており，食品安全委員会の評価を基に2005年7月には，と畜場でのBSE検査対象ウシ月齢を0カ月以上から21カ月以上に引き上げる「牛海綿状脳症対策特別措置法施行規則」の一部改正が，その後2017年には健康牛のBSE検査の廃止が行われた．ただし，24カ月齢以上の牛のうち，神経症状が疑われるもの，および全身症状を呈するものについては引き続きBSE検査が実施されている．

## 11 化学物質による食中毒

化学物質による食中毒は毎年10件程度しか発生していないが，病因物質により症状が大きく異なることから注意を要する．病因物質としてはヒスタミンや有害金属があり，農薬による食中毒も含まれる．

### A. ヒスタミン

#### 病因物質の特徴

ヒスタミンは，必須アミノ酸のヒスチジンからヒスチジン脱炭酸酵素により生成される活性アミンであり，生体内でマスト細胞（肥満細胞），好塩基球の顆粒，肺，肝臓，胃粘膜，脳などに存在して生理機能を有し

ている．**生体内でも合成されるが，食物を通して多量に摂取するとアレルギー様の食中毒を引き起こす．**アレルギーの場合はアレルゲンの刺激により主にマスト細胞からヒスタミンが放出されるが（自分の細胞がヒスタミンを出す），アレルギー様食中毒の場合は多量のヒスタミンを摂取することにより発症する（ヒスタミンは外部からくる）．ヒスタミンは，ヒスチジン脱炭酸酵素を有するモルガネラ・モルガニィ（*Morganella morganii*），クレブシエラ・オキシトーカ（*Klebsiella oxytoca*），フォトバクテリウム・ホスホレウム（*Photobacterium phosphoreum*），フォトバクテリウム・ダムセラ（*Photobacterium damsela*）などの細菌により遊離ヒスチジンから生成される（詳細は第3章2-Bを参照）．

#### 主な原因食品

遊離ヒスチジンの多いマグロ，カツオ，イワシ，ブリ，サンマ，サバなどの魚介類が原因食品となりやすい．食中毒を発症する量には個人差があり，食品100gあたり10mg以上のヒスタミン濃度では食中毒の可能性が生じる．そして100mg以上になると食中毒の可能性が高く，また重症となる可能性がある．

#### 潜伏期間

潜伏期間は数分〜30分位である．

#### 主な症状

主症状は悪心，嘔吐，腹痛，下痢，頭痛，顔面紅潮，

発疹などで，重症例では気管支炎や血圧降下を起こす場合もある．通常6～10時間で回復し，抗ヒスタミン薬の投与によりすみやかに回復する．

**予防法**

予防法として，魚介類の**低温流通**を徹底することと，早い消費が重要である．ヒスタミンは調理時の加熱程度では失活しないため，一度食品中に蓄積されると加熱調理しても食中毒を引き起こす．調味料などに漬け込み味付けをする場合でも4℃以下で扱うことが重要である．

# B. 有害元素（水銀，カドミウム，ヒ素，PCB，鉛，スズ）

## 1）水俣病

1953年頃より熊本県の**水俣湾**を中心に，手足や口の周りの中枢神経障害，運動失調，聴力障害，視野狭窄，言語障害などの神経症状，精神症状などを呈する患者が発生した．その後，付近のチッソ水俣工場から排出された**メチル水銀**が魚介類を汚染し，これらの魚介類を喫食したことが原因と判明した．水俣病には，メチル水銀に汚染された魚介類を喫食して発症する後天性水俣病の他，母体内で発症する胎児水俣病があり，約3,000名が患者として認定されている．

## 2）イタイイタイ病

1955年頃に**富山県神通川水系**で，多尿，口渇，便秘などからはじまり，骨強度が極度に弱くなり，少し身体を動かすだけで骨折する患者が発生していることが表面化した．その後，**神岡鉱山**から排出された**カドミウム**が神通川下流の水田に流入・堆積し，そこで生産されカドミウムに汚染された米や野菜を摂取したこと，あるいはカドミウムに汚染された水を飲用したことが原因と判明した．病状が進行すると少しの動作でも骨折するようになり，引き裂かれるような痛みを感じることから患者が痛い痛いと泣き叫ぶ様子が，そのまま病名となった．

## 3）ヒ素ミルク事件

1955年に森永乳業製粉ミルクを飲んだ乳児が神経障害，臓器障害などを発症し，138名の死者が出る事件が発生した．その後の調査で，徳島工場が粉ミルク製造時に安定剤として添加したリン酸水素二ナトリウム（**第二リン酸ソーダ**）に多量の**ヒ素**が含まれていたこと

が原因と判明した．ヒ素による中毒症状が出た患者の数は約13,000名で，その後も後遺症に苦しむ患者が数多く存在する．

## 4）カネミ油症事件

1968年に福岡県，長崎県を中心として，皮膚および目に特徴的な症状を呈する患者が発生し，その後カネミ倉庫が製造した**米ぬか油**（ライスオイル）中に混入した**PCB**が原因と判明した．ライスオイル製造の脱臭加工工程で，熱媒体として使用されていたPCBが装置の故障により製品中に混入したもので，製品中に約0.1％含有されていた．またPCBが熱変性して生成されたさらに毒性の強い物質も検出され，PCBとPCB関連化合物の複合中毒であることが判明し，2,200名以上が患者として認定されている．

## 5）鉛

鉛は体内に蓄積して慢性中毒を引き起こし，けいれん，昏睡などの鉛脳症，腹部の疝痛，腎障害，運動神経麻痺，貧血などを発症する．胎盤を通過して胎児も曝露すること，知能への影響も示唆されることなどから，鉛曝露低減の取り組みが必要と考えられている．水質基準では，鉛およびその化合物の基準として0.01 mg/L以下，と設定されている．

## 6）スズ

無機スズ，有機スズ両者とも濃度により健康影響を引き起こす．無機スズによる急性中毒は，喫食後30分～3時間程度で悪心，腹痛，頭痛，嘔吐などを発症するが，一過性である．有機スズ化合物は，トリブチルスズ（TBT）などが船底への海藻付着防止用として使用されていたことから魚介類への有害な影響で問題となり，規制が行われている．

1）～6）の各有害元素の詳細については，第5章2，3を参照．

# C. 農薬

農薬は身近に存在する毒劇物であり，食中毒事件はほとんど発生していないものの"食品中に残留する農薬"に対する不安は国民の間で高い（詳細は**第6章参照**）．

また，意図的な食品への農薬混入として，2007～2008年に発生した中国産冷凍ギョウザへの**メタミドホス**混入や，2013年に発生した国内冷凍食品メーカーでの**マラチオン**混入などの事件が発生している．

## 12 動物性自然毒

　自然毒による食中毒は，動植物中に存在する有毒成分により発生するもので，比較的短時間の潜伏期間で症状を呈することが多い．家庭内などの小規模な事件が多いが，有毒成分の種類によっては致死率が高く，症状が長引く場合もあるので注意を要する．毎年80件程度（患者数は230名程度）の発生があり，動物性が38％，植物・真菌性が62％程度である．

### A. フグ毒

#### 病因物質の特徴

　フグは，海洋細菌により生成された**テトロドトキシン**（tetrodotoxin：**TTX**，図39）を食物連鎖により体内の皮膚，精巣，筋肉などに蓄積することが知られている．TTXは2 mg以上でヒトを致死させるきわめて強い神経毒であり，アルカリや強酸性溶液中では不安定であるが加熱には安定しており，300℃でも分解しないため調理に用いる程度の加熱では不活化しない．また治療薬も存在しない．

　フグの毒量は種類による差，個体差，筋肉・皮・精巣など部位による差が認められ，一定していない．TTXは食物連鎖により蓄積されることから，フグの他にもツムギハゼ，カリフォルニアイモリ，ヒョウモンダコ，ボウシュウボラなどにも存在することが証明されている．

#### 主な原因食品

　フグ．

#### 潜伏期間

　潜伏期間は30分～5時間程度だが，13時間後に発症した例もある．

#### 主な症状

　口唇のしびれからはじまり，指先のしびれ，言語障害，嘔吐，四肢の麻痺，血圧低下，意識障害から呼吸麻痺を発症し，重篤な場合は死に至る．治療は，胃洗浄や呼吸の確保など，対症療法のみである．

#### 予防法

　釣り人などの素人判断による調理は絶対に行わない．都道府県条例で定めたフグの取扱資格を有した専門店で購入，喫食することが重要である．

### B. シガテラ毒

#### 病因物質の特徴

　**シガテラ**は熱帯，亜熱帯海域のサンゴ礁周辺に生息する魚を摂取することにより発生する，死亡率の低い食中毒の総称である．微生物の渦鞭毛藻類（うずべんもうそうるい）（*Gambier-discus toxicus*）が産生した毒素（シガテラ毒）が食物連鎖により肉食魚に蓄積され，毒化した魚を喫食することにより発症する．毒成分はシガトキシン（図40），マイトトキシンなど20種類以上が確認されており，加熱調理しても不活化せず煮汁などに移行する．

#### 主な原因食品

　熱帯および亜熱帯海域に生息する，オニカマス，アカマダラハタ，バラハタ，オオアオノメアラ，バラフエダイ，イッテンフエダイなどである．

#### 潜伏期間

　潜伏期間は1～8時間程度であるが，ときに2日以上のこともある．

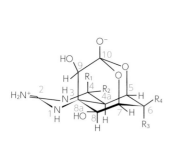

**図39　テトロドトキシン**

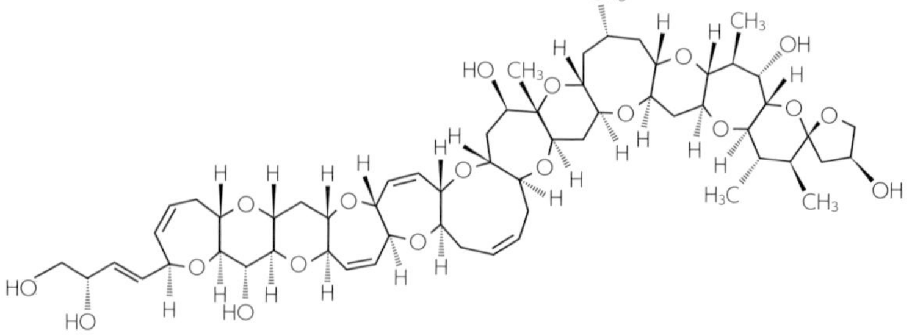

図40　シガトキシン

**主な症状**

　主症状は**温度感覚異常（ドライアイスセンセーショ
ン：冷たいものに触れたときに電気的刺激のような痛
みを感じたり，冷水を口に含んだときにピリピリ感を
感じたりする）**，筋肉痛，関節痛，口唇のしびれ，手足
のしびれなどで，悪心，腹痛，下痢などを伴う．一般
に回復が遅く，数カ月を要することもある．

**予防法**

　シガテラ毒は非常に熱に強く高温で調理しても無毒
化することができないため，シガテラを引き起こすと
考えられる魚類を摂取しないことが重要である．

## C. 麻痺性貝毒

### 病因物質の特徴

　サキシトキシン，ネオサキシトキシン，ゴニオトキ
シンなど，アレキサンドリウム（*Alexandrium*）属，ギ
ムノディニウム（*Gymnodinium*）属などの渦鞭毛藻類
が産生する神経毒を総称して麻痺性貝毒（図41）とよ
び，現在30以上の成分が特定されている．各成分はそ
れぞれ毒性が異なる神経毒であるが，サキシトキシン
が最も毒性が強い．食物連鎖により，ホタテガイ，ム
ラサキイガイなど多くの二枚貝の中腸線に蓄積されて
毒化し神経症状を主症状とする食中毒を発生させる．
ヒトの致死量はサキシトキシン換算で1～2 mgと推定
されている．

### 主な原因食品

　アサリ，ホタテガイ，ムラサキイガイ，カキなどの
二枚貝である．

**潜伏期間**

　潜伏期間は通常30分以内であるが，10時間まで遅
延することもある．

**主な症状**

　主症状は口唇や手足のしびれ，めまい，脱力感，悪
心，嘔吐，麻痺などである．重症になると，呼吸麻痺
によって死亡する場合もある．

**予防法**

　可食部1 gあたりの毒量が4マウスユニット（MU）[※21]
を超える貝類は販売が禁止されており（食品衛生法第
6条違反），市販の貝類による食中毒は発生していない．

## D. 下痢性貝毒

### 病因物質の特徴

　ディノフィシス（*Dinophysis*）属，プロロセントラ
ム（*Prorocentrum*）属の渦鞭毛藻類が産生する，オカ
ダ酸やその誘導体であるディノフィシストキシン群な
どの有毒成分（図42）は下痢などの消化器系障害を引
き起こし，下痢性貝毒（DSP）とよばれる．DSPは食
物連鎖によりムラサキイガイ，ホタテガイなど多くの
二枚貝の中腸腺に蓄積される．

### 主な原因食品

　ムラサキイガイ，ホタテガイ，アカザラガイ，アサ
リ，マガキなどの二枚貝である．

**潜伏期間**

　潜伏期間は30分から4時間以内である．

**主な症状**

　主症状は悪心，嘔吐，下痢，腹痛，脱力感，倦怠感

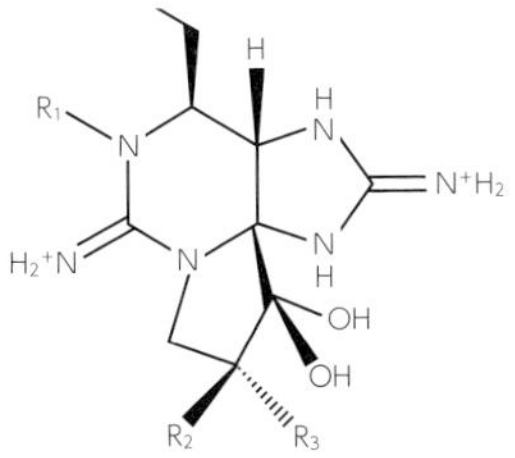

図41　麻痺性貝毒

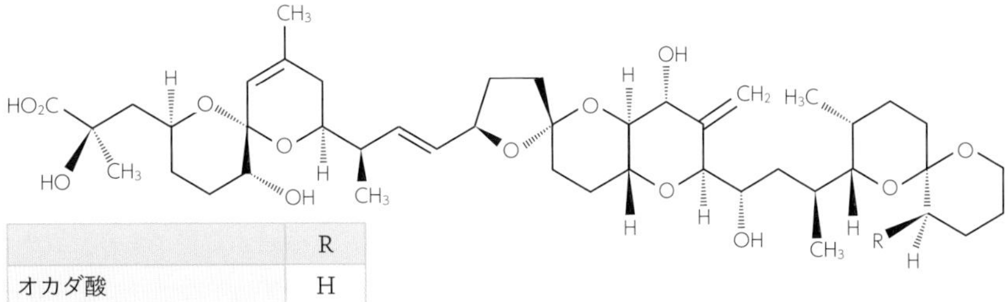

| | R |
|---|---|
| オカダ酸 | H |
| ディノフィシストキシン | CH₃ |

図42　オカダ酸とディノフィシストキシン

---

[※21]　**マウスユニット（MU）**：麻痺性貝毒では体重20 gのマウスを15分間で死亡させる毒量が1 MU．毒性が強い方が少ないMUで致死量となる．

で，通常3日以内に回復する.

可食部1 kgあたりの毒量がオカダ酸（OA）群※22に対して0.16 mg OA当量※23の規制値を超える貝類は販売が禁止されており（食品衛生法第6条違反），市販の貝類による食中毒は発生していない.

## E. その他の動物性自然毒

### 1）ネオスルガトキシン

バイガイは，中腸腺にネオスルガトキシンを含有するものがあり，食中毒を発症する.潜伏期間は1～24時間程度で，主症状は頭痛，嘔吐，口渇，腹痛，視力の減退，四肢のけいれん，言語障害などである.重症例では呼吸困難を呈する.

### 2）テトラミン

ヒメエゾボラ，エゾボラモドキ，ヒメエゾボラモドキなどには唾液腺にテトラミンを含有するものがあり，唾液腺を除去せずに喫食すると食中毒を発症する.潜伏期間は0.5～2時間程度で，主症状はめまい，手足のしびれ，酩酊感，悪心，嘔吐，視覚異常などである.通常数時間で回復する.

### 3）サキシトキシン

スベスベマンジュウガニ，ウモレオウギガニ，ヒラアシオウギガニにはサキシトキシンを含有するものがあり，麻痺性貝毒と同様の食中毒を発症する.

### 4）ビタミンA

イシナギなどの肝臓にはビタミンAが多量に含有されており，ビタミンA過剰摂取による食中毒を発症する.潜伏期間は0.5～12時間程度で，主症状は激烈な頭痛，悪心，嘔吐，発熱，顔面の浮腫・紅斑・発赤，皮膚の落屑※24などである.

### 5）ワックス

アブラソコムツ，バラムツは魚肉中に脂質含有が高く，ワックスによる下痢を発症する.

# 13 植物・真菌性自然毒

自然毒による食中毒のうち植物・真菌性は約62％（患者数で約76％）で，毎年平均約65件，約150名の発生がある.3～5月，9～10月にかけて多発する傾向があり，これは該当する植物・キノコ類の採取時期と一致する.

カビ毒については第5章を参照.

## A. アルカロイド配糖体

有毒なアルカロイド（配糖体）のソラニンとチャコニンは，嘔吐，下痢，言語障害，視力障害，けいれんなどの症状を起こし，ときに意識障害を伴う.じゃがいもに含有され，特に芽の部分と緑色部分，あるいは未熟なものに多く含有されている.

## B. 青酸配糖体

青酸配糖体は酸や酵素などにより青酸（シアン）を発生し，シアンによる中枢神経シトクロム系酵素の阻害により，頭が重い，呼吸困難，意識不明，呼吸停止などの中毒症状を起こし，重篤な場合は死亡する.青梅や杏子の種子にはアミグダリンが含まれており，ビルマ豆にはリナマリン（フォルゼオルナチン）と酵素リナマラーゼが含有されている.リナマリンはリナマラーゼによりシアン化水素に分解される.

## C. アルカロイド含有植物

天然由来の有機化合物であるアルカロイドは毒性あるいは薬理作用を示すものが多く，毒性の高い化合物の場合は死亡に至る場合も少なくない.

### 1）トリカブト

山野に広く分布するトリカブトはアコニチン（図43）を含有しており，神経伝達を遮断する作用を有する.全草が有毒であり，なかでも根が最も毒性が強い.致死量はアコニチン2～6 mgである.葉が食用のニリン

---

※22　**オカダ酸（OA）群**：オカダ酸（OA），ディノフィシストキシン-1（DTX1），ディフィシストキシン-2（DTX2）.
※23　**OA当量**：OA，DTX1，DTX2の毒力をそれぞれ1，1，0.5と換算し，これを毒性等価係数として各濃度に乗じた値を合計したもの.

※24　**落屑**：皮膚の角質が浮き上がってポロポロと剥がれ落ちる状態を指す.原因疾患は一般にアトピー性皮膚炎や乾癬といった皮膚疾患が主であるが，溶連菌感染症や川崎病などでもみられる場合がある.

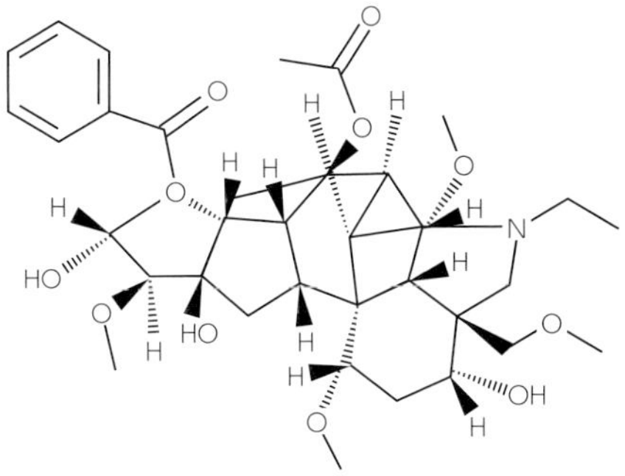

図43　アコニチン

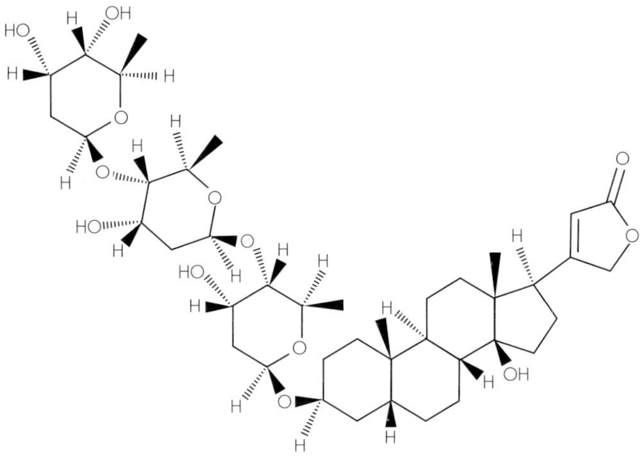

図44　ジギトキシン

ソウと類似しており，また同じ環境に生えることから採取の際に注意が必要である．

#### 潜伏期間

食後10〜20分以内に発症する場合が多い．

#### 主な症状

悪心，嘔吐，下痢，腹痛，手足のしびれ，けいれんなどの症状を呈する．アコニチンの毒性はきわめて強く，死亡例も多い．

#### 予防法

ニリンソウやモミジガサととり違えた誤食が多く，採取には十分な注意が必要である．

### 2）チョウセンアサガオ

#### 病因物質の特徴

荒れ地や耕作地に生育するチョウセンアサガオは**ヒヨスチアミン，スコポラミン**などの**トロパン系アルカロイド**を含有しており，副交感神経系を抑制する作用を有する．全草が有毒であり，根は20g程度で中毒量に達する場合もある．根をゴボウ，葉をモロヘイヤ，つぼみをオクラと間違えて喫食する事例がある．

#### 潜伏期間

潜伏期間は30分程度である．

#### 主な症状

口渇，瞳孔散大，意識混濁，心拍促進，興奮，麻痺，頻脈などの症状を呈する．

#### 予防法

チョウセンアサガオ類は鑑賞用にも栽培されるので，食用と隔離して栽培するなどの注意が必要である．

### 3）バイケイソウ

#### 病因物質の特徴

沢沿いや湿った草原に生育するバイケイソウは**プロトベラトリン，ベラトラミン，ベラトリジン**などの**ベラトルムアルカロイド**を含有しており，アコニチン同様神経伝達を遮断する作用を有する．葉が食用のオオバギボウシと類似しており，採取の際に誤認すると中毒を起こす．

#### 潜伏期間

潜伏期間は30分〜1時間程度である．

#### 主な症状

悪心，嘔吐，足のしびれ，呼吸困難，脱力感，めまい，けいれん，血圧低下などの症状を呈する．重症の場合は意識不明となり，死亡する．

#### 予防法

芽出し期はオオバギボウシと酷似していることから，山菜採りの際は十分な注意が必要である．「おすそ分け」による被害も報告されており，採取した山菜を他人に与えるのは避ける．

### 4）ジギタリス

#### 病因物質の特徴

園芸用に栽培されるほか山野にも野生化しているジギタリスは**ジギトキシン**（図44），**ジゴキシン**などの強心配糖体を含有しており，強心作用を有するが毒性も強い．日本薬局方に強心剤として収録され，劇薬に指定されている．全草が有毒であり，特に葉に多く含まれている．推定致死量はジギトキシン5mg以上，

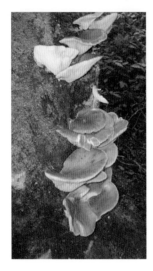

**図45　ツキヨタケ**
厚生労働省：自然毒のリスク
プロファイル：キノコ：ツキヨ
タケ, https://www.mhlw.
go.jp/topics/syokuchu/
poison/kinoko_06.htmlよ
り引用

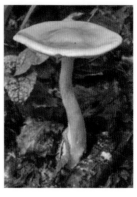

**図46　クサウラベニタケ**
厚生労働省：自然毒のリスクプ
ロファイル：キノコ：クサウラ
ベニタケ, https://www.mhlw.
go.jp/topics/syokuchu/
poison/kinoko_02.htmlより
引用

ジゴキシン10 mg以上である．葉がコンフリーと類似
しており，誤食すると中毒を起こす．なお，コンフリー
にもピロリジジンアルカロイドが含まれており，長期
間多量に摂取すると肝障害を引き起こす恐れがあると
して，販売が禁止されている．

#### 潜伏期間
潜伏期間は2時間程度である．

#### 主な症状
胃腸障害，嘔吐，下痢，不整脈，頭痛，めまいなど
の症状を呈する．重症になると心臓機能が停止して死
亡することがある．

#### 予防法
鑑賞目的に栽培している場合には，食用と隔離して
栽培するなどの注意が必要である．

### D. プロスタグランジンE₂

プロスタグランジンは血圧降下，血管拡張，血管透
過性亢進，子宮収縮，胃酸分泌抑制，気管支拡張など
の作用を有する生理活性物質である．**オゴノリ**は長時
間水に浸すなどの条件により，酵素のシクロオキシゲ
ナーゼによりプロスタグランジンE₂を生成する．市販
品は石灰処理してあるので中毒を起こすことはないが，
生のオゴノリでは中毒を発症する可能性がある．

### E. キノコ毒

わが国では4,000種を超えるキノコが知られている

が，このうち毒キノコは200種類以上とされている．
毒キノコによる健康障害には，急性の中毒と慢性また
は潜行性の障害があり，またその作用別には原形質毒
性型，消化器障害型，神経障害型の3つに分類される．
原形質毒性型は致死率が高く，さまざまな臓器や細胞
に作用し，腹痛，嘔吐，下痢からはじまり，肝不全，
腎不全，循環器不全の併発といった全身症状を呈して
死に至る場合もある．消化器障害型は消化器系に作用
し，悪心，嘔吐，下痢などを引き起こす．神経障害型
は神経系に作用し，幻視，幻聴，知覚麻痺，激しい頭
痛，めまいなどを引き起こす．

多発しているのは**ツキヨタケ**（図45），**クサウラベ
ニタケ**（図46），**カキシメジ**によるものであり，それ
ぞれ食用のウラベニホテイシメジ，ムキタケ，チャナ
メツムタケなどと形態が類似している．消化器障害型
に分類され，主な毒成分は**クサウラベニタケでムスカ
リン，ムスカリジンなど**，**ツキヨタケでイルジンS**（ラ
ンプテロール），**ネオイルジンなど**，**カキシメジでウス
タリン酸**である（表6）．

## 14 食中毒の原因調査および統計的手法

### A. 食中毒の原因調査

食中毒は本来あってはならないことである．しかし，
実際には完全に防ぐことができず発生してしまう場合
がある．そのため，アウトブレイク[※25]した際に，原

---

※25　**アウトブレイク（outbreak）**：ある限定された地域・場所のな
かで食中毒や感染症などが通常レベル以上に集団発生すること．

表6　主要な毒キノコの特徴

| 毒のタイプ | | 毒キノコ名 | 主な毒成分 | 潜伏期間 | 主な症状 |
|---|---|---|---|---|---|
| 【原形質毒性型】さまざまな臓器や細胞に作用し，腹痛，嘔吐，下痢からはじまり，肝不全，腎不全，循環器不全の併発といった全身症状を呈して，死に至る場合もある．致死率が高い | コレラ様症状，肝臓，腎臓障害型 | ドクツルタケ | アマトキシン類，ファロトキシン類などの環状ペプチド | 6〜10時間以上 | 突然の腹痛，激しい嘔吐，下痢（コレラ様の水溶性下痢が反復継続），脱水症状，糖代謝異常または肝細胞の壊死，中毒末期には黄疸，中毒性腎炎から肝不全，腎不全，肝性脳症を併発して死に至る |
| | | シロタマゴテングタケ | アマニチン，ファロイジン，ビロイシン | | |
| | | テングタケモドキ | | | |
| | 溶血障害，心機能不全型 | ニセクロハツ | シクロプロペンカルボン酸 | 数分〜24時間 | 嘔吐，下痢，瞳孔縮小，背筋硬直，言語障害，血尿から心機能障害，意識不明 |
| | 毛細血管など循環器障害型 | カエンタケ | サトラトキシンHなどの環状トリコテセン類，ベルカリンJ，ロリジンEなど | 30分〜2時間 | 悪寒，腹痛，頭痛，激しい嘔吐，下痢，喉の渇き，顔などの粘膜性びらん，脱毛，重症では腎不全，循環器不全，脳障害などの全身症状が現れ死に至る |
| 【消化器障害型】消化器系に作用し，悪心，嘔吐，下痢などの症状を起こす | | **ツキヨタケ** | イルジンS（ランプテロール），イルジンM，ネオイルジンなど | 20分〜2時間 | 悪心，嘔吐，下痢，全身の倦怠感 |
| | | **クサウラベニタケ** | ムスカリン，ムスカリジン，溶血性たんぱく質など | | |
| | | **カキシメジ** | ウスタリン酸 | | |
| | | オオシロカラカサタケ | モリブドフィリシン，ステロイド類 | | |
| | | ニガクリタケ | ファシキュロール類，ムスカリン類，ネマトリンなど | | |
| 【神経障害型】神経系に作用し，幻視，幻聴，知覚麻痺，激しい頭痛，めまいなどを起こす | 副交感神経刺激型（ムスカリン様） | オオキヌハダトマヤタケ | ムスカリン | 10〜30分 | 激しい発汗，腺分泌の亢進，瞳孔縮小，除脈から血圧低下，重症では精神錯乱など発現し，呼吸困難を起こして意識喪失 |
| | | アセタケ | | | |
| | | クサウラベニタケ | コリン，ムスカリン，ムスカリジン，溶血性たんぱく質 | | |
| | 副交感神経麻痺型（アトロピン様） | イボテングタケ | イボテン酸，ムシモール，ムスカリン類，アマトキシン類など | 30分〜1時間 | 異常な興奮，流涎，散瞳，うわ言，錯乱状態，症状が進むとけいれん，筋硬直，意識不明 |
| | | テングタケ | | | |
| | 中枢神経麻痺型（幻覚剤様） | シビレタケ | シロシビンなど | 30分〜1時間 | 幻視，幻聴，知覚麻痺，めまい，言語障害，酩酊状態，重症では精神錯乱，筋弛緩が起こり意識不明 |
| | | ヒカゲシビレタケ | | | |
| | | オオワライタケ | コリン，ジムノピリン | | |
| | 末梢血管運動神経刺激型（肢端紅痛症） | ドクササコ | アクロメリン酸，クリチジン，スチゾロビン酸，スチゾロビニン酸，異常アミノ酸など | 数時間以上 | 不快感，悪心，しびれ感，全身倦怠感，数日後に手足末端が赤く腫れ，浮腫を起こし激痛 |
| | ジスルフィラム型（アンタビュース様）（アルコールを摂取した場合に発症） | ホテイシメジ | 不明 | 20分〜2時間 | 顔，首，胸が紅潮，激しい頭痛，めまい，嘔吐，呼吸困難，不快感 |
| | | ヒトヨタケ | コプリン | | |
| | | スギタケ | 不明 | | |

因調査のためにどのような情報を探知すべきかを事前に整理しておく必要がある．

　例えば，保健所などに通報があった場合，"誰からの通報なのか""患者を診察した医師の診断は何か""細菌や化学物質などの病因物質は検出されているか""発症者が食べたものは何か"を把握する必要がある．また，食中毒においては特に"原因食品が何であるか"を明らかにすることは，患者発生を最小限に抑え，拡大を防止することにつながるため，必要不可欠である．これらの情報を収集することは，その食中毒事件の原

表7 マスターテーブル

| | 食べた人 | | 食べなかった人 | |
|---|---|---|---|---|
| | 発症者 | 非発症者 | 発症者 | 非発症者 |
| 炊き込み御飯 | 18 | 19 | 7 | 6 |
| 鶏肉照焼き | 12 | 10 | 11 | 17 |
| ポテトサラダ | 19 | 6 | 6 | 19 |

表8 ポテトサラダの喫食人数と発症者数

| ポテトサラダ | 発症者 | 非発症者 |
|---|---|---|
| 食べた人 | 19 | 6 |
| 食べなかった人 | 6 | 19 |

**A**

| | 発症者 | 非発症者 |
|---|---|---|
| 食べた人 | a | b |
| 食べなかった人 | c | d |

**B**

$$\text{オッズ比 (OR)} = \frac{\dfrac{a/(a+c)}{c/(a+c)}}{\dfrac{b/(b+d)}{d/(b+d)}} = \frac{\dfrac{a}{c}}{\dfrac{b}{d}} = \frac{ad}{bc}$$

図47 オッズ比の計算方法

因解明だけでなく,疫学情報として公衆衛生に役立つ.

しかしながら,実際の食中毒事件では,患者は主食・主菜・副菜など多数の食品を食べていることが多く,原因食品が初期段階では特定できないことがある.原因食品の特定には微生物検査や疫学調査,喫食調査など多様な手法があるが,そのうちの1つに患者の喫食調査を行い,そのデータを解析する統計的手法がある.

## B. 統計的手法

ここでは,事例をもとに統計的手法を解説する.表7はある食中毒事件において原因食品と疑われた食品の喫食調査結果を示している.統計的手法において,この表はマスターテーブルとよばれる.表は各メニューを"食べた人と食べなかった人","発症者と非発症者"の2種類の項目をもとに人数が記載されたクロス集計[※26]となっている.

### 1) オッズ比

オッズ比(OR)とは曝露オッズ比ともよばれ,"発症者のなかで,食べた人と食べなかった人の割合"と"非発症者のなかで食べた人と食べなかった人の割合"

を比べたものである.オッズ比を計算する場合は図47Aを用い,計算式は図47Bを用いる.図47Bの最後の分数に注目すると,オッズ比が図47Aにおいて斜めに配置されている数の積の比になっていることがわかる.このため,オッズ比は**交差積比**ともよばれる.

オッズ比は1を基準に評価する.オッズ比が1のとき,発症の有無にかかわらず,喫食の割合は同じであり,1よりも大きい場合は,発症者の方が非発症者に比べて多く喫食していることが示される.逆に1よりも小さい場合は,非発症者の方が発症者に比べて多く喫食していることが示される.

つまり,オッズ比が1より大きければ大きいほど,その食品が原因であることが疑われることになる.

例としてポテトサラダのオッズ比を計算してみよう.まずは表7のマスターテーブルから表8を作成し計算すると,以下のとおりである.

$$OR = (a \times d)/(b \times c) = (19 \times 19)/(6 \times 6) = 10.0$$

つまり,オッズ比は1よりも大きく,発症者の多くがポテトサラダを食べていることがわかり,原因食品の可能性が高い.

### 2) χ²検定(カイ二乗検定)

調査で用いるオッズ比には誤差が生じる.この誤差について適切に評価しなければ,誤った結論を出してしまう可能性がある.

$\chi^2$検定とは"喫食の有無"と"発症の有無"が互いに関連があるかどうかを判定する検定方法であり,JIS規格では「検定統計量が,帰無仮説の下で$\chi^2$分布に従うことを仮定して行う統計的検定」と定義されている.

食中毒の場合は,"食品の喫食と発症とは関連がある"という結論を導くために,まずは"食品の喫食と発症との関連がない"という帰無仮説[※27]を設定し,こ

---

※26 **クロス集計**:2つの項目に着目して集計・分析を行うこと.

※27 **帰無仮説**:正しいことが期待される仮説に対して,その正しさを判断するためにあえて立てられる対立する仮説.

れを検証するために$\chi^2$値を計算する. $\chi^2$値の計算方法は図48Aのとおり. $\chi^2$値が3.84より大きい場合, 危険率5%（有意水準）未満でしか起こりえない稀なことが起こったことを意味し, 帰無仮説（この場合"食品の喫食と発症との関連がない"）が棄却される（図48B）. つまり, 最初に立てた"食品の喫食と発症の関連がある"が証明される.

例として各メニューの$\chi^2$値を計算すると以下のとおりになる.

- 炊き込みご飯：$\chi^2 = 0.103$
- 鶏肉照り焼き：$\chi^2 = 1.15$
- ポテトサラダ：$\chi^2 = 13.5$

この結果より, $\chi^2$値が3.841より有意に大きかった数値の食品はポテトサラダであり, 統計上原因食品と推定される.

これらの統計手法は, 食中毒が発生した際の初期段階の調査で有用である. 原因食品を最終的に特定するためには, その他, 微生物検査や化学分析, 疫学調査（患者調査）などの結果を踏まえ, 総合的に判断することが必要である.

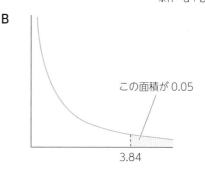

**A**

$$\chi^2 = \frac{(ad-bc)^2 \times n}{(a+b)(c+d)(a+c)(b+d)}$$

$$※n = a+b+c+d$$

**B**

この面積が0.05

3.84

$\chi^2$値が3.84より大きくなることは, 確率5%（P=0.05）未満でしか起こりえない（$\chi^2$分布）.
※計算した$\chi^2$値が3.84より大きかった場合, 確率5%（有意水準）未満でしか起こりえない稀なことが起こったことになる

図48 $\chi^2$値の計算方法

第**4**章 食中毒

### 文　献

1）「食品微生物学の基礎」（藤井建夫／編著）, 講談社, 2013
2）厚生労働省：食中毒統計資料. https://www.mhlw.go.jp/stf/seisakunitsuite/bunya/kenkou_iryou/shokuhin/syokuchu/04.html
3）「戸田新細菌学（改訂34版）」（吉田眞一, 他／編著）, 南山堂, 2013
4）「食水系感染症と細菌性食中毒」（坂崎利一／編著）, 中央法規出版, 2000
5）内閣府食品安全委員会. https://www.fsc.go.jp
6）国立感染症研究所. https://www.nih.go.jp/niid/ja/
7）「平成27年　全国食中毒事件録－厚生労働省食中毒統計資料より－」（公益社団法人日本食品衛生協会）, 2020
8）「食品安全の事典」（日本食品衛生学会／編）, 朝倉書店, 2009
9）「食中毒予防必携（第3版）」（日本食品衛生協会／編・発行）, 2013
10）東京都健康安全研究センター. https://www.tmiph.metro.tokyo.lg.jp
11）「図説　人体寄生虫学（改訂9版）」（吉田幸雄, 有薗直樹／著）, 南山堂, 2016

## 浅漬けによる腸管出血性大腸菌O157の集団食中毒からの教訓

2012年8月，北海道で浅漬けによる腸管出血性大腸菌O157食中毒が発生し，患者数169名，入院者数127名，死亡者8名と大きな事件へと発展した．原因食品は，札幌市内の漬物製造業者が製造した「白菜きりづけ」で，多くの高齢者関連施設や飲食店，ホテル，スーパーなどに流通していたことから，道内のみならず道外でも患者が発生した．また，多数の高齢者が喫食したことから重症化する例が多く，多くの死亡者が出ることとなった．この事件を調査するなかで多くの食品衛生上の問題点が指摘され，管理点や対策が練られたので参考にしてみよう．

### 製造施設の調査から浮かび上がった，各種の問題点

A. 製造にかかわる記録が一切なかった
B. 原料の仕入れから製造まで，すべてを経験にもとづいて行っていた
C. 消毒が部分的にしか行われておらず，漬樽，漬石，押し蓋などは水洗いのみであった
D. 汚染区域と非汚染区域の区分がなく，相互汚染の可能性があった
E. 白菜は次亜塩素酸ナトリウムで殺菌していたが，目分量で濃度を調整し，濃度を確認していなかった
F. 白菜を次々に殺菌すれば塩素濃度が減少するが，次亜塩素酸ナトリウムの濃度測定や追加を行っていなかった
G. 作業従事者の衛生管理意識が不十分であった

### 浅漬けの汚染経路は特定されなかったが，保健所が実施した再現実験の結果，浅漬け製造時の重要衛生管理点が明らかとなる

A. 殺菌槽使用回数により塩素濃度は低下し，7回使用すると半分以下となることから，十分な殺菌効果が得られなかった可能性がある
B. 製造時の動線が交差しており，選別後の白菜と原材料が触れている場面があったため，原材料から汚染を受けていた可能性がある
C. 殺菌時に白菜から気泡が確認されたことから，空気が白菜と殺菌液との接触を妨げていた可能性がある

### 衛生対策として考えられた点

A. 白菜を4つ割にする前に最も外側の汚染された葉を取り除き，分割時に表面の汚染が内部を汚染しないようにする
B. 選定後の白菜や廃棄物を入れる容器を専用として設置し，相互汚染を防ぐ
C. 殺菌前に十分な流水洗浄を行う
D. 白菜と殺菌液を十分に接触させる
E. 1回あたりに殺菌する白菜の量を制限し，白菜に対する殺菌液の量を増やす
F. 白菜の葉を1枚ずつに分けて殺菌液に浸漬し，空気溜まりの発生を防ぐ

食品製造業では科学的知見にもとづく衛生管理が重要であり，特にそのまま食べる食品（ready-to-eat）については，高度な衛生管理とトレーサビリティが必要となる．この事件から，経験のみに頼った作業に潜む危険性を考えてみよう．

第 **4** 章 **チェック問題**

## 問 題

☐ ☐ **Q1** 細菌性食中毒について，発生機序ごとに説明せよ

☐ ☐ **Q2** 最も食中毒事件数が多い食中毒病因物質と，その特徴を説明せよ

☐ ☐ **Q3** 2011年から新たに食中毒病因物質として取り扱われることになった寄生虫について，例をあげて説明せよ

☐ ☐ **Q4** ヒスタミン食中毒について説明せよ

☐ ☐ **Q5** 微生物性食中毒予防の三原則について説明せよ

## 解答&解説

**A1** 細菌性食中毒は発生機序により感染型と毒素型に大別され，感染型のなかには生体内毒素型に分けられるものもある．感染型では菌が腸管内に定着し増殖して発症する．生体内毒素型は，腸管に定着した菌が増殖時に毒素を産生し発症する．毒素型は食品中で菌が増殖する際に毒素を産生し，この毒素により発症する．

**A2** 食中毒事件数のうち寄生虫が43％，次いで細菌性が33％，ウイルス性が15％である．また寄生虫の97％はアニサキスが原因であることから，食中毒事件数のうち最も多いのはアニサキスによるものである（2022年は全体の59％を占めた）．アニサキスはサバ，イカ，アジなど多くの海産魚介類に中間宿主として寄生しており，これらを生食することで感染する幼虫移行症である．近年食中毒事件数が急増しており，海産魚介類の生食には注意を要する．

**A3** クドア・セプテンプンクタータやサルコシスティス・フェアリーが食中毒病因物質として取り扱われることとなった．クドアはヒラメの生食により，サルコシスティスは馬肉の生食により発症する．両者とも一過性の下痢，嘔吐が主症状である．

**A4** 遊離ヒスチジンから細菌によりヒスタミンが生成され，食中毒を引き起こす．魚介類が原因となることが多く，潜伏期間が短いことが特徴である．悪心，嘔吐，腹痛，下痢，頭痛，顔面紅潮，発疹などの症状を呈する．

**A5** 微生物性食中毒予防の三原則は，「つけない」，「ふやさない」，「やっつける」である．「つけない」は，食中毒の原因となる微生物による汚染を防ぐこと，「ふやさない」は，食材・食品の中で微生物を増殖させないこと，「やっつける」は微生物を殺菌することを指す．

# 食品中の汚染物質

## Point

**1** カビ毒（マイコトキシン）の種類と汚染食品について理解する

**2** 化学物質，残留性有機汚染物質（POPs）にはどのような種類があるかを理解する

**3** 有害元素の種類と毒性について理解する

**4** 放射性物質の種類，放射線の単位と人体への影響について理解する

**5** 食品に混入する異物の種類と混入防止について理解する

**6** 食物アレルギー症状を引き起こす食品とその表示について理解する

---

### 概略図　食品中の汚染物質の種類と特徴

| 種類 | 原因 | 主な汚染物質 | ヒトへの影響 |
|---|---|---|---|
| カビ毒<br>（マイコトキシン） | 食品に発生したカビが産生する化学物質 | アフラトキシン | 肝がん，肝障害 |
| | | オクラトキシン | 腎がん，腎炎 |
| | | トリコテセン類 | 消化器障害 |
| 化学物質，<br>残留性有機汚染物質<br>（POPs） | 工業製品として生産<br>（意図的生成） | PCB | 塩素挫創 |
| | | 内分泌かく乱物質 | 生殖障害 |
| | 焼却や化学合成時に副産物として発生（非意図的生成） | ダイオキシン類 | 催奇形性，免疫抑制 |
| 有害元素 | 自然界に存在する<br>一部は工業用や農薬としても使用される | カドミウム（Cd） | 骨軟化症（イタイイタイ病） |
| | | ヒ素（As） | 嘔吐，腹痛，ショック症状，皮膚角化，色素沈着，ボーエン症 |
| | | 水銀（Hg） | ハンターラッセル症候群，水俣病 |
| | | 鉛（Pb） | 胃腸障害，中枢神経障害 |
| | | スズ（Su） | 嘔吐，下痢，腹痛，中枢神経障害 |
| 放射性物質 | 原子力発電所事故，<br>核実験 | ヨウ素131<br>セシウム134<br>セシウム137 | 造血障害機能，皮膚障害，不妊，脱毛，発がん |
| 農薬 | 農作物への散布，<br>飼料や飲水から畜水産物への移行・残留 | 殺虫剤，殺菌剤，殺鼠剤，除草剤，成長調整剤など | 有機リン中毒（縮瞳，痙攣）<br>内分泌かく乱作用 |
| 異物 | 食品の製造，流通過程における混入 | 動物性異物，植物性異物，鉱物性異物 | 食中毒<br>口腔内や消化管の外傷 |
| アレルゲン | 特定原材料を含む食品 | えび，かに，小麦，そば，卵，乳，落花生（ピーナッツ），くるみ | アナフィラキシーショック，じん麻疹 |

# 1 カビ毒（マイコトキシン）

## A. カビ毒とは

図1に示したように，カビ（真菌）が食品中で増殖する過程で産生する代謝産物のなかで，ヒトや動物に毒性を有する化合物を総称して**カビ毒（マイコトキシン）**という．カビ毒はヒトや動物に対して急性・慢性毒性や発がん性を示す．現在では300種類以上のカビ毒が知られており，その大部分は**アスペルギルス属（コウジカビ）**，**フサリウム属（赤カビ）**，**ペニシリウム属（青カビ）**の3属に分類されるカビによって産生される．

歴史的に最も古くから知られているカビ毒として，**麦角菌**によって産生される**麦角アルカロイド**[※1]がある．麦角とは，イネ科植物の穂に麦角菌が寄生し鰹節状に堅く変化したものを指し，麦角中毒という食中毒を引き起こす．麦角中毒は中世のヨーロッパでも発生していたが，当時カビ毒はもちろんのこと，麦角菌の存在は知られていなかった．

カビ毒が世界的に注目され，大規模な調査や研究が行われるようになった契機は，1960年にイギリスで発生した七面鳥雛の大量中毒死事件である．七面鳥の死因は肝障害であり，調査の結果，飼料に用いたピーナッツをカビが汚染し，そのカビが産生したアフラトキシ

ンという代謝産物が肝障害を引き起こしたと判明した．カビは一般に熱に弱く，加熱調理により死滅するが，カビ毒は熱に安定な化合物が多く，食品の加熱調理過程で減ずることができないため，食品衛生上の問題となっている．

## B. カビ毒の種類と汚染食品

主なカビ毒とその産生菌，汚染食品，毒性および日本における基準値を表1に示した．

カビ毒はカビが産生する有毒成分であるが，細菌性毒素[※2]と多くの点で異なる性質を有している（表2）．このため，汚染防止には食品生産工程全体の対策が必要である．さらに食糧輸出入の世界的拡大に伴い，規格基準値の設定には国際整合性の確保が求められている．

### 1）アフラトキシン

アフラトキシンは**アスペルギルス属**のカビによって産生されるカビ毒で，肝臓に対して強い毒性を有する．原因となったカビ，*Aspergillus flavus*（図2）の頭文字をとって"Aflatoxin（アフラトキシン）"と命名された．アフラトキシンを産生するカビは，熱帯・亜熱帯地域に生息する*Aspergillus flavus*, *Aspergillus parasiticus*, *Aspergillus nomius*である．食品を汚染するアフラトキシンには**アフラトキシン$B_1$**（図3），**アフラトキシン$B_2$**，**アフラトキシン$G_1$**（図4），**アフラトキシン$G_2$**

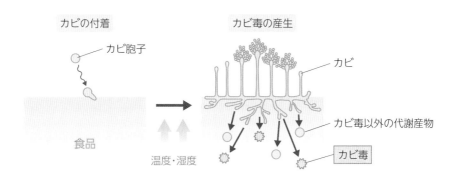

カビの付着 / カビ胞子 / 食品 / 温度・湿度 / カビ毒の産生 / カビ / カビ毒以外の代謝産物 / カビ毒

**図1 カビ毒の発生**

※1 **アルカロイド**：窒素を含む有機化合物の総称．多くは植物中に存在する．アルカロイドには大変多くの種類が存在し，ケシに含まれるモルヒネやトリカブトに含まれるアコニチンもアルカロイドである．

※2 **細菌性毒素**：食品中で増殖した細菌が産生する毒素．その食品を摂取することにより毒素型食中毒を引き起こす．このような細菌として黄色ブドウ球菌，ボツリヌス菌，セレウス菌などがある．詳細は**第4章**を参照．

**表1 主なカビ毒の産生菌，汚染食品，毒性および日本における基準値**

| カビ毒 | 主な産生菌 | 主な汚染食品 | 毒性 | 基準値（日本） |
|---|---|---|---|---|
| アフラトキシン（$B_1$，$B_2$，$G_1$，$G_2$） | *Aspergillus flavus*<br>*Aspergillus parasiticus*<br>*Aspergillus nomius* | 落花生（ピーナッツ）などのナッツ類，とうもろこし，麦類，米，綿実，香辛料 | 肝がん，肝硬変，その他肝障害 | 全食品において総アフラトキシン $10\,\mu g/kg$ |
| アフラトキシン $M_1$（アフラトキシン $B_1$ の代謝物） | － | 乳，乳製品 | 肝がん，肝硬変，その他肝障害 | 乳において $0.5\,\mu g/kg$ |
| オクラトキシンA | *Aspergillus ochraceus*<br>*Penicillium verrucosum* | コーヒー豆，豆類，麦類，ナッツ類，豚肉製品 | 腎がん，腎炎，催奇形性 | なし |
| トリコテセン類〔T-2 トキシン（T-2），HT-2 トキシン（HT-2），デオキシニレバノール（DON），ニレバノール（NIV）〕 | *Fusarium graminearum*<br>*Fusarium culmorum*<br>*Fusarium sporotrichioides* | 麦類，とうもろこし | 消化器障害，臓器出血，造血機能障害 | 小麦において DONのみ $1.0\,mg/kg$ |
| フモニシン（$B_1$，$B_2$，$B_3$） | *Fusarium verticillioides*<br>*Fusarium proliferatum* | とうもろこし | 白質脳炎（ウマ）肺水腫（ブタ） | なし |
| ゼアラレノン | *Fusarium graminearum*<br>*Fusarium culmorum* | 麦類，とうもろこし | 女性ホルモン（エストロゲン）様作用 | 飼料中暫定許容値 $1.0\,ppm$ |
| パツリン | *Penicillium expansum* | リンゴジュースやリンゴ加工品 | 臓器出血 | リンゴ搾汁において $50\,\mu g/kg$ |

**表2 カビ毒の特徴**

- 種類がきわめて多い
- カビの生育する環境ならば容易にカビ毒を産生して汚染を招く
- 食品の貯蔵・流通段階においても不適切な管理条件では，カビが生育してカビ毒を産生する
- 毒性作用はきわめて多様であり，さまざまな臓器・組織に影響が及ぶ
- 比較的低分子であり，理化学的安定性が高く，加熱などの調理・加工工程では分解されにくい
- 家畜の飼料がカビ毒に汚染された場合には，乳汁，肉，卵などに移行して二次汚染を招く
- カビ毒の発生には地域特異性が認められる
  （例えば，アフラトキシンは熱帯・亜熱帯地域，デオキシニレバノールは温帯地域など）

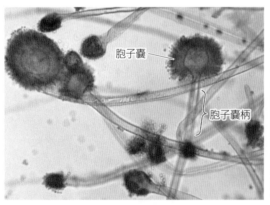
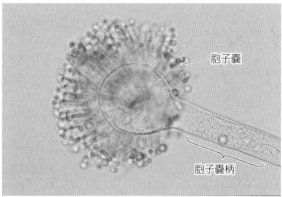

図2 *Aspergillus flavus* の顕微鏡写真

の4種類が知られており，これらを合わせたものを**総アフラトキシン**という．急性毒性は**肝細胞毒性**で，アフラトキシン $B_1$ > $G_1$ > $B_2$ > $G_2$ の順に強い．また，アフラトキシン $B_1$ は慢性毒性として天然化合物のなかで**最も強い発がん性**を有しており，この毒素によって発生するがんとしては肝細胞がんが最も多い．アフラトキシン $B_1$ は，肝臓の代謝酵素シトクロム P450[※3]によって活性化され，それがDNAと結合して**付加体**[※4]を形

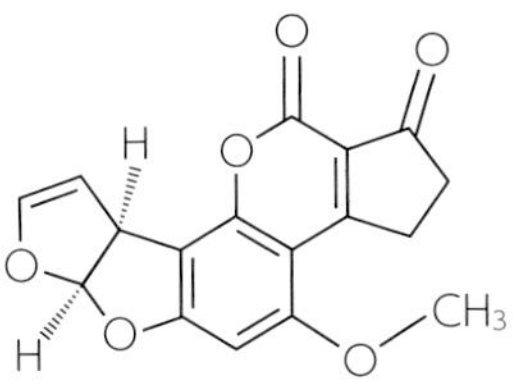

図3 アフラトキシンB$_1$

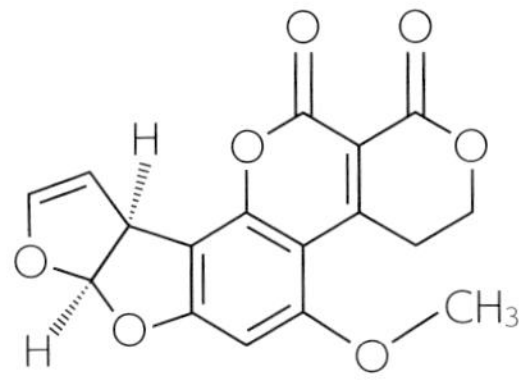

図4 アフラトキシンG$_1$

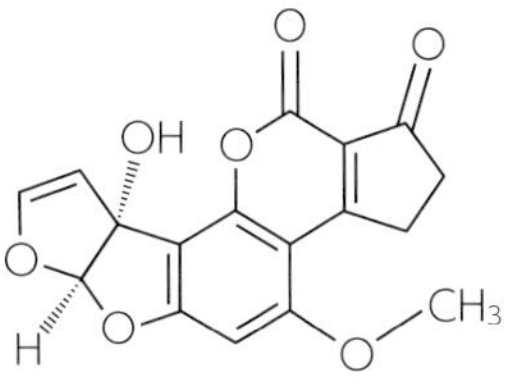

図5 アフラトキシンM$_1$

成する．付加体はDNAの変異や複製阻害を引き起こし，がんを誘発する．

主な汚染食品は，**落花生（ピーナッツ），アーモンド，ピスタチオ，ヘーゼルナッツなどのナッツ類，とうもろこし**で，その他にも大豆，小麦，大麦，米などからの検出事例が報告されている．現在，わが国における食品中のアフラトキシンの基準値は，総アフラトキシンとして**10 µg/kg**と規定されており，これを超えた場合は，食品衛生法第6条第2号（有害な食品または有毒な物質を含む食品の販売等の禁止）の違反として取り扱われる．なお，アフラトキシンB$_1$が動物体内で代謝された化合物に**アフラトキシンM$_1$**（図5）があり，2015年には**乳中のアフラトキシンM$_1$**について**基準値（0.5 µg/kg）**が設定された．

### 2) オクラトキシン

オクラトキシンは**アスペルギルス属**および**ペニシリウム属**のカビによって産生されるカビ毒で，食品衛生上問題となるものは**オクラトキシンA**（図6）と**オクラトキシンB**であるが，オクラトキシンBにはほとんど毒性がないため，基準値の設定にはオクラトキシンAのみが対象となる．オクラトキシンを産生するカビとしては，*Aspergillus ochraceus*, *Penicillium verrucosum*が知られている．オクラトキシンAは**腎毒性**を有し，マウスにオクラトキシンを投与すると腎臓にがんを発生させることが報告されている．北欧ではオクラトキシンによって汚染された飼料で飼育したブタの腎障害が多く認められている．

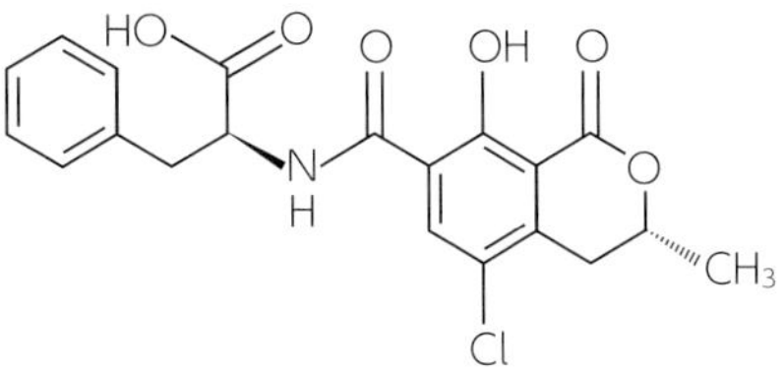

図6 オクラトキシンA

オクラトキシンAは**コーヒー豆**，豆類，大麦，小麦，燕麦などの麦類やとうもろこしから検出したという報告がある．東京都の検査では，ハト麦，そば粉，ライ麦および製あん原料豆などから検出されている．また，オクラトキシンAに汚染された飼料を家畜に与えれば食肉中に移行する．市販食品の汚染事例としてはソーセージ，ハム，ベーコンなどが報告されている．また，食肉中に蓄積されたオクラトキシンAは一般的な食肉製品の製造工程中の加熱や熟成などではほとんど分解，除去されない．

わが国ではオクラトキシンAの基準値は設定されていないが，JECFA[5]では暫定最大耐容1週間摂取量（PMTWI）を0.1 µg/kg・体重としている．また，Codex委員会[6]では，小麦，大麦およびライ麦中の含有量について5 µg/kgの最大基準値を設定している．

### 3) トリコテセン類

トリコテセン類は*Fusarium graminearum*, *Fusarium culmorum*および*Fusarium sporotrichioides*などの**フサリウム属**のカビ（いわゆる**赤カビ**）によって産生され

※3 **シトクロムP450**：ほとんどの生物が有する薬物代謝酵素で，多くの種類がある．肝細胞内に多く存在し，薬物や毒物を水酸化させて水溶性を高め，体外に排泄しやすくする．
※4 **付加体**：化学物質が生体分子と結合してできた生成物の総称．アフラトキシンなどの発がん物質はDNAと結合したDNA付加体を形成し，発がんへの段階が進むことが知られている．
※5 **JECFA**：国連食糧農業機関（FAO）と世界保健機関（WHO）が

組織する国際食品規格委員会の諮問機関で1955年に設立された，正式名称はFAO/WHO合同食品添加物専門家会議（詳しくは**第1章**を参照）．
※6 **Codex委員会**：FAOとWHOが1963年に設立した食品の国際基準（Codex基準）を設定する政府間組織．その目的は，消費者の健康を保護するとともに，食品の公正な貿易を促進することであり，180カ国以上が加盟している（詳しくは**第1章**を参照）．

るカビ毒で，化学構造に**トリコテセン骨格**（図7）を有することからこの名がつけられた．100種以上の毒性成分が知られているが，このうち食品を汚染し，食品衛生上問題となるのは，**T-2トキシン（T-2）**とその代謝物である**HT-2トキシン（HT-2）**，**デオキシニバレノール〔DON（図8）〕**および**ニバレノール（NIV）**である．

主な汚染食品は，麦類，とうもろこしなどである．トリコテセン類の急性毒性としては，下痢，嘔吐，腹痛の後，発熱や筋肉痛および骨髄・造血系の機能低下を引き起こす．咽喉頭を含む消化管の潰瘍および出血や血尿，血便を起こすこともある．実際にあった中毒事例としては，1944年に旧ソビエト連邦のオーレンバーグ地区でT-2に汚染されたパンを食べて食中毒性無白血球症（ATA）となり，多数の死者が出ている．

わが国における食品中のトリコテセン類の規制は，**DONのみに小麦を対象とした成分規格**として，**1.0 mg/kg**が設定されている．一方，JECFAでは，暫定耐容1日摂取量（PTDI）として，T-2またはHT-2は$0.06\,\mu g/kg$・体重，DONは$1\,\mu g/kg$・体重としている．

トリコテセン類は熱に安定であるため，通常の調理では分解されない．したがって農作物の生産段階でカビの汚染を防ぐ対策が重要である．

### 4）フモニシン

フモニシンは，*Fusarium verticillioides* や *Fusarium proliferatum* などの**フサリウム属**のカビが産生するカビ毒で，1988年に発見され，現在までにフモニシン$B_1$，$B_2$，$B_3$，$B_4$，$A_1$，$A_2$，C群およびP群など，20種類以上の同属体が単離され，化学構造が決定されている．このうち食品に汚染をもたらすものは，**フモニシン$B_1$，$B_2$および$B_3$**である（図9）．

発見当初はウマの白質脳炎やブタの肺水腫の原因物質とされていたが，ヒトの食道がんとの関連が報告されてからさまざまな研究が進み，ラットやマウスに発がん性を示すことが確認されている．また近年では神経管閉鎖障害を引き起こすとの報告もある．急性毒性は低いが，脂質の代謝障害を引き起こすことが知られている．これは，フモニシンの構造がスフィンゴ脂質の基本骨格であるスフィンゴシン（図10）やスフィンガニン（図11）と類似しており，スフィンゴ脂質の合成や代謝の阻害を引き起こすためと考えられている．

主な汚染食品は**とうもろこし**およびその加工品で，

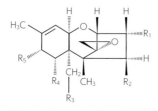

**図7　トリコテセン類の基本骨格**

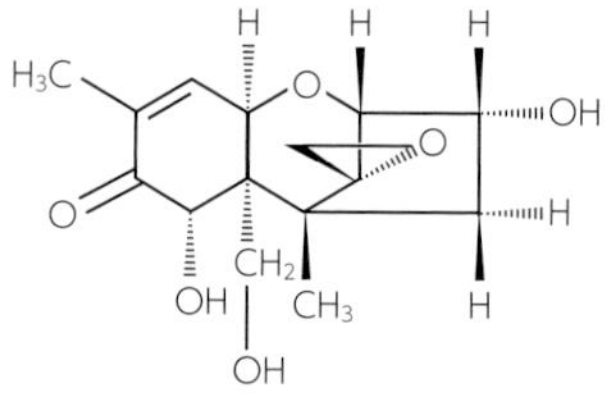

**図8　デオキシニバレノール（DON）**

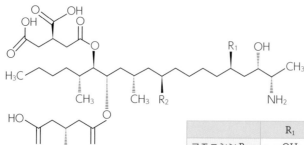

**図9　フモニシン**

| | $R_1$ | $R_2$ |
|---|---|---|
| フモニシン$B_1$ | OH | OH |
| フモニシン$B_2$ | OH | H |
| フモニシン$B_3$ | H | OH |

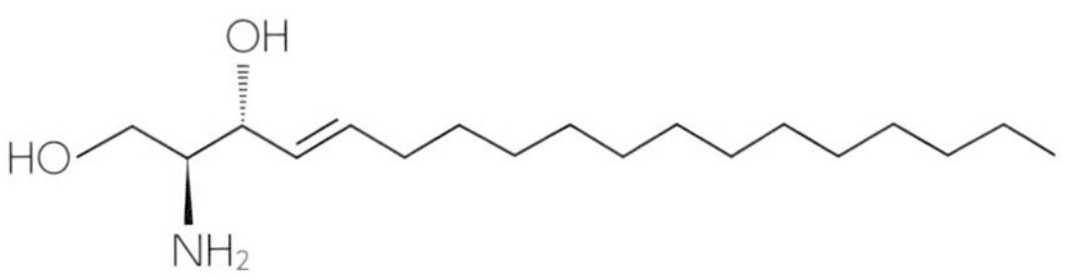

図10 スフィンゴシン

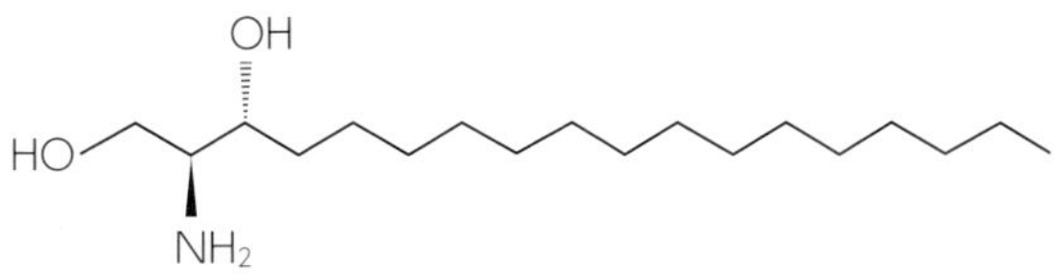

図11 スフィンガニン

近年では小麦への汚染も危惧されている．食品におけるフモニシンの基準値としては，スイスにおいてとうもろこしにフモニシン $B_1$ および $B_2$ の合計値で 1,000 ng/g のガイドラインが設定されている．アメリカでは 2000 年に FDA（アメリカ食品医薬品局）から食品としてのとうもろこしに 2〜4 mg/kg，ウマ，ブタ，ウサギなどの飼料に対して 5〜100 mg/kg の勧告値が出されている．

### 5）ゼアラレノン

ゼアラレノン（図12）は，トリコテセン類と同様に**フサリウム属**のカビ（*Fusarium graminearum, Fusarium culmorum*）によって産生されるカビ毒である．1962 年にはじめて単離され，1966 年にその構造が決定されたが，トリコテセン骨格をもたないため，トリコテセン類とは区別されている．ゼアラレノンは急性毒性こそ強くはないものの，**女性ホルモン（エストロゲン）様作用**を有し，内分泌かく乱物質として注目されている．ゼアラレノンに汚染された飼料投与によるブタの外陰部肥大などの被害が知られており，わが国では飼料中のゼアラレノンの暫定許容値として 1.0 ppm が設定されている．また，現在までのところ，ゼアラレノンに明確な発がん性を示す報告はなされていない．

### 6）パツリン

パツリン（図13）は 1942 年に抗生物質として発見された，細菌から動植物まで広い生物種に毒性を示すカビ毒である．**ペニシリウム属，アスペルギルス属**のカビが産生する．そのなかでも食品衛生上，最も重要な産生菌はリンゴの腐敗菌である *Penicillium expansum* であり，実際のパツリンの汚染事例の大部分は**リンゴジュースやリンゴ加工品**が占めている．パツリンの毒性としては，多くの動物種において高濃度投与による致死的毒性がみられるが，発がん性や催奇形性などは明白ではない．急性毒性では臓器からの出血が認められ，わが国では**リンゴ搾汁**の基準値として **50 μg/kg**

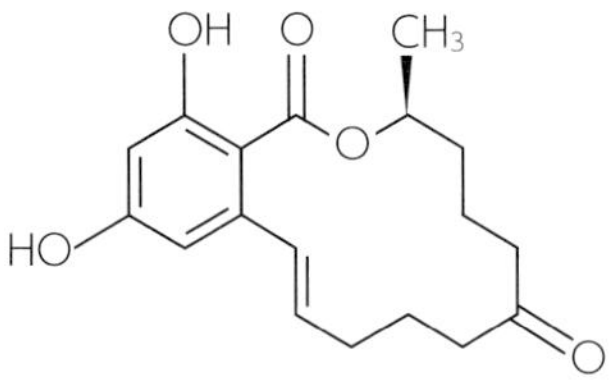

図12 ゼアラレノン

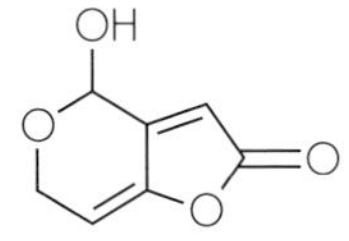

図13 パツリン

が設定されている．

### 7）ステリグマトシスチン

アフラトキシン $B_1$ 生合成の**中間物質**である**ステリグマトシスチン**は，主に**アスペルギルス属**のカビが産生するカビ毒である．産生菌は世界中に広く分布しており，わが国でも米を汚染するカビ毒として検出されている．ステリグマトシスチンの毒性はアフラトキシン $B_1$ に類似し，動物に対して肝毒性を示す．また，急性毒性を示す LD50 値[※7]はアフラトキシン $B_1$ の約 30 倍であり，毒性は低い．

### 8）その他のカビ毒

わが国では戦後の食糧不足を解消するため，東南アジア，ヨーロッパ，アメリカなどから米が輸入された．このなかにはペニシリウム属のカビに汚染され変質した**黄変米**があり，この黄変米からは複数のカビ毒が検出された．エジプト米からは，肝毒性を有する**ルテオスカイリン，イスランジトキシン，シクロクロロチン**が単離された．また台湾米からは，運動神経麻痺を引き起こす**シトレオビリジン**が単離された．さらに，タイ米からは腎毒性を有する**シトリニン**（図14）が検出されている．シトリニンは紅麹菌（*Monascus purpureus*）が産生することが知られており，紅麹菌を用いた食品添加物（紅麹色素）やみそなどへの汚染が懸念されている．

---

※7 **LD50値**：lethal dose 50 %（50 % 致死量）の略で，投与した動物の半数が死亡する用量をいう．物質の急性毒性の指標となる．

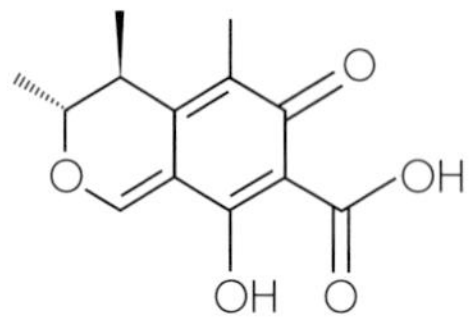

図14 シトリニン

## 2 化学物質

### A. 残留性有機汚染物質（POPs）

　化学工業の発展により人類が生み出した合成有機化合物は優に1,000万種類を超えるといわれている．人類はこれらの恩恵としてのさまざまな利便性を獲得した一方，それらの化合物のなかには生物に対し何らかの毒性を示すとともに，環境中で分解されずに長期間にわたって残留し，地球規模の環境汚染を引き起こす物質も存在した．これらの化合物群は**残留性有機汚染物質**（Persistent Organic Pollutants：**POPs**）とよばれ，2004年5月に発効した**残留性有機汚染物質に関するストックホルム条約**（**POPs条約**）により国際的協調下での廃絶・削減が進められている（Column「残留性有機汚染物質に関するストックホルム条約（POPs条約）」参照）．これらの化学物質は，POPs条約の附属書Aに収載されている「廃絶すべき工業化学品」，附属書Bに収載されている「使用制限のある工業化学品」および附属書Cに収載されている「非意図的生成物」に分類されている．表3に各附属書に収載されているPOPs条約対象物質を示した．

　POPsは低緯度地域では容易に気化し，大気の流れに乗ってより高緯度の地域へと輸送される．そして高緯度地域では寒冷な気候により地表面への降下・堆積が進み，結果的にその地域の環境汚染を引き起こすと考えられている．このような大気によるPOPsの拡散は，飛び跳ねて移動するバッタの動きに似ていることから**バッタ効果**（**グラスホッパー効果**）とよばれており，ホッキョクグマや南氷洋のクジラ類の脂肪組織からもPOPsが検出されている（図15）．

### 1）ポリ塩化ビフェニル（PCB）

　PCBは図16に示した構造を有する化合物の総称

で，その分子が保有する塩素の数やその位置が異なる異性体が理論上209種類存在する．PCBは熱に安定で，不燃性，電気絶縁性が高いなど，化学的に安定な性質を有することから，以前は，変圧器やコンデンサーなど電気機器の絶縁油，加熱用熱媒体，塗料やノンカーボン紙などに広く使用された．しかしながら，化学的に安定であるため，環境中に放出されると，長期間分解されずに残存（難分解性）して海に蓄積する．PCBは脂溶性が高いため，生物体内に取り込まれると代謝・排泄されにくく，食物連鎖を通じて高濃度に生物体内に蓄積する**生物濃縮**を起こす（図17）．結果的により大型の魚介類，イルカやクジラにおいて高濃度のPCBが蓄積する．

　PCBの毒性は異性体により異なる．急性毒性としては**クロロアクネ**とよばれる皮膚の**塩素挫創**が知られており，その他に頭痛，発熱を引き起こす．慢性毒性としては，肝機能障害，免疫抑制，色素沈着などが知られる．また，2つのベンゼン環が同一平面上にあり，扁平な化学構造（共平面構造）をとるPCBは**コプラナー**[※8]**PCB**とよばれ，毒性が強く，分類上ダイオキシン類にも含まれ，表4に示した12種類が知られている．例として五塩化ビフェニルと六塩化ビフェニルの構造式を図18，19に示した．

　PCBによる食品汚染事例として，わが国では1968～1969年に北九州を中心とした西日本地域で発生した**カネミ油症事件**が知られている．食用の米ぬか油を加熱脱臭する過程で，熱交換のために循環パイプ中の熱媒体として用いられていたPCBがパイプに生じた亀裂から漏れ，PCBが米ぬか油に混入したことが原因である．この油を摂取した人々は，顔面などへの色素沈着や塩素挫創などの肌の異常，頭痛，手足のしびれ，肝機能障害などを引き起こした．後の研究で油症の主原因はPCB中に含まれていたポリ塩化ジベンゾフランとコプラナーPCB（ともにダイオキシン類）であることが判明している．

　この事件をきっかけとしてわが国では，「**化学物質の審査及び製造等の規制に関する法律（化審法）**」が1973年に制定され，PCBの製造・輸入・使用が原則禁止された．しかし，電気機器などについては，耐用年

---

※8　**コプラナー**（co-planar）：共平面状構造の意味．

表3 POPs条約対象物質

| 附属書A (廃絶すべき) | アルドリン | 附属書B (使用制限あり) | 1,1,1-トリクロロ-2,2-ビス（4-クロロフェニル）エタン（DDT） |
|---|---|---|---|
| | α-ヘキサクロロシクロヘキサン（α-HCH） | | ペルフルオロオクタンスルホン酸（PFOS）とその塩，ペルフルオロオクタンスルホニルフ |
| | β-ヘキサクロロシクロヘキサン（β-HCH） | | ルオリド（PFOSF） |
| | クロルデン | | （PFOSについては半導体用途や写真フィルム |
| | クロルデコン | | 用途等における製造・使用等の禁止の除外を |
| | デカブロモジフェニルエーテル | | 規定） |
| | デクロランプラス*3 | | |
| | ジコホル | | |
| | ディルドリン | | |
| | エンドリン | | |
| | ヘプタクロル | | |
| | ヘキサブロモビフェニル | | |
| | ヘキサブロモシクロドデカン | | |
| | ヘキサブロモジフェニルエーテル | | |
| | ヘプタブロモジフェニルエーテル | | |
| | ヘキサクロロベンゼン（HCB） | 附属書C (非意図的生成物) | ヘキサクロロベンゼン（HCB）*4 |
| | ヘキサクロロブタジエン | | ヘキサクロロブタジエン*4 |
| | リンデン | | ペンタクロロベンゼン（PeCB）*4 |
| | メトキシクロル*3 | | ポリ塩化ビフェニル（PCB）*4 |
| | マイレックス | | ポリ塩化ジベンゾ-パラ-ジオキシン（PCDD） |
| | ペンタクロロベンゼン | | ポリ塩化ジベンゾフラン（PCDF） |
| | ペンタクロロフェノール（PCP），その塩及びエステル類 | | ポリ塩化ナフタレン（塩素数2～8のものを含む）*4 |
| | ポリ塩化ビフェニル（PCB） | | |
| | ポリ塩化ナフタレン（塩素数2～8のものを含む） | | |
| | ペルフルオロオクタン酸（PFOA）とその塩及びPFOA関連物質*1 | | |
| | ペルフルオロヘキサンスルホン酸（PFHxS）とその塩及びPFHxS関連物質*2 | | |
| | 短鎖塩素化パラフィン（SCCP） | | |
| | エンドスルファン | | |
| | テトラブロモジフェニルエーテル | | |
| | ペンタブロモジフェニルエーテル | | |
| | トキサフェン | | |
| | UV-328*3 | | |

＊1：ジコホル，ペルフルオロヘキサンスルホン酸（PFOA）とその塩は，化審法の施行令を改正し，2021年10月に施行された（特定の用途についての適用除外を設けた上で廃絶される）
＊2：ストックホルム条約第10回締約国会議（2022年6月）にて同条約の附属書A（廃絶）に追加することが決定された．この決定により改正される附属書の発効は，附属書への物質追加に関する情報を国連事務局が各締約国に送付してから約1年後
＊3：ストックホルム条約第11回締約国会議（2023年5月）にて同条約の附属書A（廃絶）に追加することが決定された．この決定により改正される附属書の発効は，附属書への物質追加に関する情報を国連事務局が各締約国に送付してから約1年後
＊4：附属書Aと重複
経済産業省：POPs条約「残留性有機汚染物質に関するストックホルム条約」（POPs条約）の概要 POPs条約対象物質（2022年11月現在）．
https://www.meti.go.jp/policy/chemical_management/int/pops.htmlをもとに作成

第5章 食品中の汚染物質

---

Column

## 残留性有機汚染物質に関するストックホルム条約（POPs条約）

　1992年地球環境サミットでのアジェンダ21を受けて，1995年に国連環境計画（UNEP）政府間会合で「陸上活動から海洋環境の保護に関する世界行動計画（GPA）」が採択された．そのなかで，12の残留性有機汚染物質（POPs）について排出の廃絶・低減などを図る国際条約の策定が求められた．このため，1997年のUNEP第19回管理理事会を契機にその後5回の政府間交渉委員会が開催

され，2001年5月にストックホルムで開催された外交会議において条約が採択された．これがストックホルム条約である．2004年2月17日，締約国数が50に達したこと受け，その90日後の2004年5月17日に条約が発効した．その後，残留性有機汚染物質検討委員会（POPRC）における専門家による検討を経て，締約国会議において新たにPOPsに指定された物質が随時追加されている．

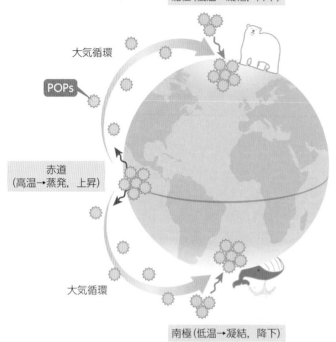

**図15 バッタ効果（グラスホッパー効果）によるPOPsの拡散**
POPsは，低緯度の温暖な地域で蒸発して上昇し，大気の循環により高緯度地域（寒冷地）に運ばれ，再凝結して地上に降下する

**図16 PCB**

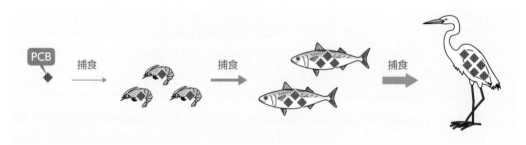

**図17 生物濃縮**

**表4 コプラナーPCB 12種類**

| |
|---|
| 3,4,4′5-四塩化ビフェニル |
| 3,3′,4,4′-四塩化ビフェニル |
| 3,3′,4,4′,5-五塩化ビフェニル |
| 2′,3,4,4′,5-五塩化ビフェニル |
| 2,3′,4,4′,5-五塩化ビフェニル |
| 2,3,3′,4,4′-五塩化ビフェニル |
| 2,3,4,4′,5-五塩化ビフェニル |
| 2,3′,4,4′,5,5′-六塩化ビフェニル |
| 2,3,3′,4,4′,5-六塩化ビフェニル |
| 2,3,3′,4,4′,5′-六塩化ビフェニル |
| 3,3′,4,4′,5,5′-六塩化ビフェニル |
| 2,3,3′,4,4′,5,5′-七塩化ビフェニル |

※数字はSCIで塩素（Cl）置換している部位を示す

**図18 3,3′,4,4′,5-五塩化ビフェニル**

**図19 3,3′,4,4′,5,5′-六塩化ビフェニル**

数を迎えるまで使用が認められたことから，PCBを含む機器の処理は進まなかった．その後，2001年に保管されていたPCB含有製品の無害化処理のための「**ポリ塩化ビフェニル廃棄物の適正な処理の推進に関する特別措置法（PCB特措法）**」が施行され，ようやくPCB廃棄物の処理が本格化した．

### 2）ダイオキシン類

ダイオキシン類とは，**ポリ塩化ジベンゾパラジオキシン（PCDD）**，**ポリ塩化ジベンゾフラン（PCDF）**および**コプラナーPCB**の総称である（図20）．ダイオキシン類はPCBと同様に化学的に安定で，脂溶性が高く，食物連鎖により生物濃縮される．PCDDとPCDFはごみの焼却などによる燃焼や農薬の合成に際して，意図しない副生成物（**非意図的生成物**）として生じる．一方，コプラナーPCBは前述のPCB製品にもともと含まれていたものである．ダイオキシン類による事件としては，アメリカ軍がベトナム戦争で散布した枯葉剤のなかに2,3,7,8-四塩化ジベンゾパラジオキシン（TCDD）が不純物として含まれていたことが知られており，戦後これに起因する先天性異常の出産が相次いだ．わが国においても，PCBや農薬の一部に不純物として含まれて，環境中に排出されたという報告もある．

現在では，廃棄物の焼却処理過程においての発生が一番多く，その他，金属精錬施設，自動車排ガス，たばこの煙などから発生する他，山火事や火山活動などの自然現象などによっても発生する．ダイオキシン類の毒性は多岐にわたるが，特徴的なものとして，**催奇形性，皮膚の塩素挫創，免疫力低下，発がん促進，生**

殖器の障害，甲状腺の萎縮および肝機能障害がある．

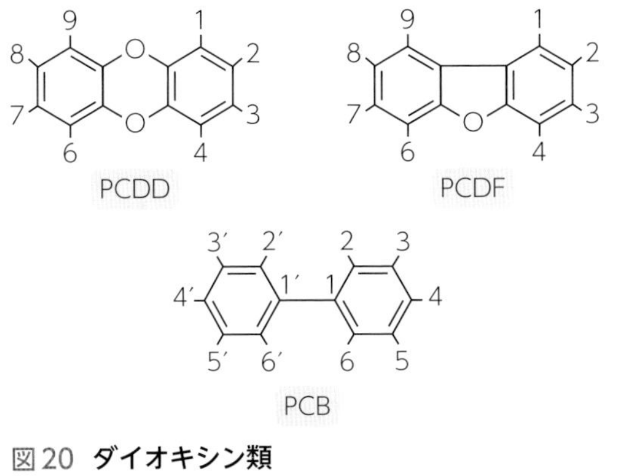

ダイオキシン類の毒性は異性体により大きく異なるため，最も毒性が強い異性体である2,3,7,8-TCDDの毒性を1とし，各異性体の相対的な毒性である**毒性等価係数**（toxicity equivalency factor：**TEF**）をWHOが2006年に示している（表5）．各異性体の実測濃度にTEFを乗じた値を**毒性等量（TEQ）**といい，毒性等量の総和で毒性評価が行われる．1999年，日本ではダイオキシン類の耐容1日摂取量（TDI）を4 pg TEQ/kg・体重/日に設定した．

東京都の調査によると，ダイオキシン類のヒトへの曝露経路の95％以上は食事を介していることがわかっており，その曝露量はおよそ0.4 pg TEQ/kg・体重/日（2020年度）と推計されている．

## B. 内分泌かく乱物質

脳下垂体，甲状腺，副腎，卵巣，精巣などの内分泌器官から分泌されるホルモンは，生体の恒常性，成長や生殖を調節している．内分泌かく乱物質（endocrine disrupting chemicals）とは，ホルモンの受容体に結合してホルモンのふりをしたり，ホルモンの働きを邪魔したりすることによって，内分泌の一連の働きを乱す化学物質を指す．内分泌かく乱物質の作用機序としては，正常なホルモンの受容体に結合して同様の作用を示すものと，受容体に結合して正常なホルモンの結合を阻害し，その結果としてホルモンが不足した状態となるものの2つに分類される（図21）．

また，"**環境ホルモン**"という言葉は，環境中に存在して，生物に対しホルモンのような影響を与える化学物質という意味で，内分泌かく乱物質の俗称として用いられている．表6に現在，内分泌かく乱作用が疑われている化学物質を記した．

**内分泌かく乱物質が大きな社会問題となったきっか**けは，シーア・コルボーンらによる著書「奪われし未来」（1997年）でその影響を指摘したことによる．実際に野生動物では，巻貝で雌が雄に変化する雄性化（ゆうせい）や魚類で雄が雌に変化する雌性化（しせい），ワニの生殖障害などが報告されたため，ヒトへの影響が懸念された．事態を重くみた環境省（1998年当時は環境庁）は，1998年に「環境ホルモン戦略計画SPEED'98」を策定して調査研究に取り組み，2005年からはこれを改定した対応

図20　ダイオキシン類

表5 ダイオキシン類の毒性等価係数（TEF）

| | 異性体名 | TEF値<br>（WHO 2006 TEF） |
|---|---|---|
| PCDD<br>（ポリ塩化ジベンゾパラジオキシン）<br>（構造式） | 2,3,7,8-TeCDD | 1 |
| | 1,2,3,7,8-PeCDD | 1 |
| | 1,2,3,4,7,8-HxCDD | 0.1 |
| | 1,2,3,6,7,8-HxCDD | 0.1 |
| | 1,2,3,7,8,9-HxCDD | 0.1 |
| | 1,2,3,4,6,7,8-HpCDD | 0.01 |
| | OCDD | 0.0003 |
| PCDF<br>（ポリ塩化ジベンゾフラン）<br>（構造式） | 2,3,7,8-TeCDF | 0.1 |
| | 1,2,3,7,8-PeCDF | 0.03 |
| | 2,3,4,7,8-PeCDF | 0.3 |
| | 1,2,3,4,7,8-HxCDF | 0.1 |
| | 1,2,3,6,7,8-HxCDF | 0.1 |
| | 1,2,3,7,8,9-HxCDF | 0.1 |
| | 2,3,4,6,7,8-HxCDF | 0.1 |
| | 1,2,3,4,6,7,8-HpCDF | 0.01 |
| | 1,2,3,4,7,8,9-HpCDF | 0.01 |
| | OCDF | 0.0003 |
| コプラナーPCB<br>（コプラナーポリ塩化ビフェニル）<br>（構造式） | 3,4,4′,5-TeCB | 0.0003 |
| | 3,3′,4,4′-TeCB | 0.0001 |
| | 3,3′,4,4′,5-PeCB | 0.1 |
| | 3,3′,4,4′,5,5′-HxCB | 0.03 |
| | 2,3,3′,4,4′-PeCB | 0.00003 |
| | 2,3,4,4′,5-PeCB | 0.00003 |
| | 2,3′,4,4′,5-PeCB | 0.00003 |
| | 2′,3,4,4′,5-PeCB | 0.00003 |
| | 2,3,3′,4,4′,5-HxCB | 0.00003 |
| | 2,3,3′,4,4′5-HxCB | 0.00003 |
| | 2,3′,4,4′,5,5′-HxCB | 0.00003 |
| | 2,3,3′,4,4′,5,5′-HpCB | 0.00003 |

TeCDD：四塩化ジベンゾパラジオキシン，PeCDD：五塩化ジベンゾパラジオキシン，HxCDD：六塩化ジベンゾパラジオキシン，HpCDD：七塩化ジベンゾパラジオキシン，OCDD：八塩化ジベンゾパラジオキシン，TeCDF：四塩化ジベンゾフラン，PeCDF：五塩化ジベンゾフラン，HxCDF：六塩化ジベンゾフラン，HpCDF：七塩化ジベンゾフラン，OCDF：八塩化ジベンゾフラン，TeCB：四塩化ビフェニル，PeCB：五塩化ビフェニル，HxCB：六塩化ビフェニル，HpCB：七塩化ビフェニル
松神秀徳，他：ダイオキシン類の毒性の強さを表す〜毒性等価係数〜．資源循環・廃棄物研究センター オンラインマガジン環境，2012より引用

方針である「ExTEND 2005」にもとづいて，各種の取り組みを実施してきたが，ヒトへの影響については十分な確証を得られるには至らなかった．そこで，2010年にはExTEND2005における取り組み状況を評価するとともに，今後の進め方の方針検討および重点的に実施すべき課題をまとめたEXTEND2010が策定され，内分泌かく乱作用が疑われる化学物質の評価手法の確立と評価実施の加速化が進められている．

## 3 有害元素

　生体内に存在し，何らかの健康影響を及ぼす元素を**有害元素**という．すべての元素は多量に摂取することで有害となりうるが，微量の摂取でも健康影響を及ぼし，食品衛生上問題となる有害元素としては，**ヒ素（As）**，**カドミウム（Cd）**，**水銀（Hg）**，**鉛（Pb）**，**スズ（Sn）**が重要である（表7）．国内では厚生労働省，農林水産省により摂取量や食品含有量についての基準が設定されている．一方，国際的には各国の基準のほかにCodex規格による基準値が設定されており，食の安全と健康の確保が図られている．

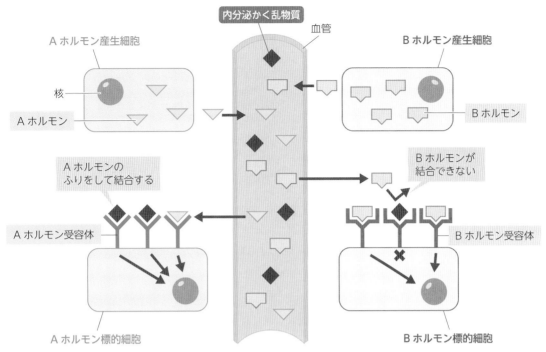

**図21　内分泌かく乱物質による内分泌かく乱作用**

Aホルモンは，Aホルモン産生細胞より分泌され，血液中を流れてAホルモン標的細胞の受容体に結合し，作用する．内分泌かく乱物質が存在すると，AホルモンのふりをしてAホルモン標的細胞の受容体に結合し，Aホルモンと同等の作用をする．そのため，Aホルモンの作用は，実際に産生されたAホルモンの量よりも強くなってしまう

Bホルモンも同様に，Bホルモン産生細胞より分泌され，血液中を流れBホルモン標的細胞の受容体に結合し，作用するが，内分泌かく乱物質が存在すると，BホルモンがBホルモン標的細胞の受容体に結合することを阻害してしまう．そのため，Bホルモンの作用は，実際に産生されたBホルモンの量よりも弱くなってしまう

**表6　内分泌かく乱作用が疑われている化学物質**

| 1. 非意図的生成物質 | |
|---|---|
| ダイオキシン類<br>ベンゾ［a］ピレン | |
| **2. 意図的合成物質** | |
| 医薬品 | DES（ジエチルスチルベストロール）<br>エチニルエストラジオール<br>エストロゲン製剤<br>テストステロン製剤<br>プロゲステロン製剤 |
| 農薬 | DDT<br>ビンクロゾリン |
| 工業用 | PCB<br>ビスフェノールA<br>フタル酸エステル<br>アルキルフェノール<br>有機スズ化合物 |
| その他 | 植物性エストロゲン |

## A. ヒ素（As）

　ヒ素（arsenic）は自然界に広く分布する古くから知られた有害元素であり，水，土壌，動植物に存在している．ヒ素は生物に対して強い毒性を有することから，古くから農薬，木材の防腐剤や殺鼠剤などに利用されてきた．またヒ素化合物であるサルバルサンは抗生物質が発見される以前には梅毒[※9]の治療薬として利用された．

　ヒ素は元素周期表において第15族に属する半金属（金属と非金属の中間の性質を示す）であり，他の金属と錯体[※10]を形成する一方，炭素，水素および酸素と容易に共有結合するためさまざまな化合物を形成する．ヒ素化合物は**亜ヒ酸**（三酸化二ヒ素）や**ヒ酸**（五酸化

※9　**梅毒**：スピロヘータの一種である梅毒トレポネーマという細菌による性感染症．治療にはペニシリン系抗生物質が用いられる．
※10　**錯体**：金属と非金属の原子が結合した構造をもつ化合物（金属錯体）を指す．

表7 有害元素

| 元素 | 公害・中毒 | 毒性機序 | 使用，汚染食品 |
|---|---|---|---|
| ヒ素（As） | ヒ素ミルク中毒，和歌山毒物カレー事件 | 生体内たんぱく質のチオール（SH）基との結合による酵素阻害 | 農薬，殺鼠剤，梅毒治療薬，海藻類 |
| カドミウム（Cd） | イタイイタイ病 | 多発性近位尿細管機能異常症とそれに伴う骨軟化症 | 電池，顔料，メッキ，玄米 |
| 水銀（Hg） | 水俣病，第二水俣病 | 血管内皮増殖因子（VEGF）の増加に伴う脳血液関門の破壊 | 金属精錬，マーキュロクロム，魚介類 |
| 鉛（Pb） | 古代ローマにおける鉛中毒 | 生体内たんぱく質のチオール（SH）基との結合による酵素阻害 | はんだ，遮蔽材，ガソリン，蓄電池 |
| スズ（Sn） | 医薬品によるスズ中毒（スタリオン事件）缶入りオレンジジュースによる中毒事件 | 中枢神経白質のミエリン内浮腫による中枢神経障害（トリアルキルスズ） | 食器，はんだ，メッキ船底塗料，缶詰内面コーティング |

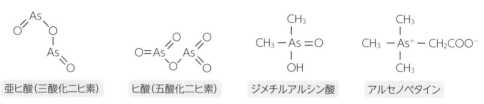

亜ヒ酸（三酸化二ヒ素）　　ヒ酸（五酸化二ヒ素）　　ジメチルアルシン酸　　アルセノベタイン

図22 主なヒ素化合物

二ヒ素）などの**無機ヒ素化合物**と，**ジメチルアルシン酸**や**アルセノベタイン**などの**有機ヒ素化合物**に分類され，毒性は無機ヒ素化合物が強い（図22）．

ヒ素を大量に摂取すると**急性中毒**を起こし，悪心，嘔吐，下痢，激しい腹痛からショック症状を呈し，死に至ることもある．**ヒトにおける致死量は，最も中毒事例の多い亜ヒ酸で100〜300 mgと推定されている**．また，ヒ素およびヒ素化合物は国際がん研究機関（IARC）より**発がん性**があると勧告されている．さらに，ヒ素化合物は長期間にわたる微量摂取により慢性中毒を引き起こし，皮膚の色素沈着と脱色，皮膚角化，ボーエン病とよばれる悪性腫瘍，末梢神経障害などを呈する．一般の食品中にもヒ素は存在するが，食品の種類によって濃度は異なる．そのなかで海産物には比較的高濃度のヒ素が含まれているが，大部分は毒性の低い有機ヒ素化合物である．しかし，ヒジキの仲間は例外的に無機ヒ素を多く含んでいる．なお，現在までに海産物摂取によるヒ素中毒は発生していない．ヒジキは通常水戻しをして使われるが，その際に無機ヒ素が水に溶け出すため，実際の摂取量はかなり低くなるものと考えられている．

食品衛生法では清涼飲料水と食品添加物にヒ素の規

格基準が設定されている他，果物と野菜に農薬として残留基準値が設定されている．

これまでに発生した食品によるヒ素中毒事例としては，1955年に中国・関西地区で発生した乳児用調製粉乳（森永乳業製粉ミルク）によるヒ素中毒事件がある．この原因は粉乳の製造過程で安定剤として添加されたリン酸水素二ナトリウム（第二リン酸ソーダ）に不純物として亜ヒ酸が含まれていたためであり，138人が死亡した．また，1998年にはカレーに亜ヒ酸が混入され，4人が死亡する事件が発生している．

## B. カドミウム（Cd）

亜鉛族金属元素であるカドミウム（cadmium）は，電池（ニッカド電池），顔料，メッキや合金などに利用されている軟金属である．自然界では亜鉛，銅，鉛などに含まれて存在し，これらの金属の精錬過程の副産物として産出される．精錬過程において産出されたカドミウムは環境中に放出されて精錬所の下流域に堆積し，農産物や畜産物へと吸収・蓄積される．カドミウムの毒性については，骨や関節が脆弱となる**イタイイタイ病**（骨軟化症）が大きな社会問題となった．イタイイタイ病は，岐阜県神岡鉱山の排水が富山県神通川

流域の水系汚染や土壌汚染を引き起こし，流域住民が食品や水からカドミウムを摂取したことにより発生した公害病である．

骨・関節が脆弱になる以外にも，慢性毒性では，肺気腫，腎障害，たんぱく尿がみられ，腎障害では糸球体ではなく，尿細管が障害を受けるといわれている．また，カドミウムは発がん性物質としても知られている．カドミウムは亜鉛と類似の生体内挙動を示すことから，これらの毒性の一部は，亜鉛含有酵素の働きを乱すことによって引き起こされると考えられる．これらの毒性に対する生体側の防御として，金属結合性たんぱく質である**メタロチオネイン**[11]が誘導され，カドミウムを分子内に取り込み毒性を軽減している．

カドミウムはさまざまな食品に含まれているが，日本人の食事からのカドミウム摂取量はおよそ $25\,\mu g$ と推計されており，その40％は米からの摂取である．わが国における食品中カドミウムの規格基準は，米（玄米および精米）は0.4 ppm以下，ミネラルウォーターで0.003 ppm以下，粉末清涼飲料水では検出されてはならないとされている．

## C. 水銀 （Hg）

水銀（mercury）およびその化合物は，金属水銀（$Hg^0$），無機水銀（$Hg^+$，$Hg^{2+}$）および有機水銀〔メチル水銀（$CH_4Hg$）など〕に分類される．

水銀の毒性はその化学形態により異なるが，毒性発現機序は2つに分けられる．1つは水銀イオンによる**腐食作用**（接触した部分がただれる）によるものであり，もう1つは**メチル水銀**とシステインというアミノ酸との結合体による毒性発現である．メチル水銀・システイン結合体は，必須アミノ酸であるメチオニンと構造が類似しているため，メチオニンの代わりに全身に運ばれてたんぱく質の合成に使われ，長期間にわたりさまざまな障害を引き起こす．これがメチル水銀の毒性が強い理由である．

**金属水銀**は，**常温・常圧で液体**である唯一の金属で，常温でも蒸発して水銀蒸気となる．また，他の金属と容易に**アマルガム**[12]を形成する性質を利用して，古くから各種金属の精錬に利用された．また，銀とのアマルガムは歯科治療に用いられてきた．身の回りにおいても，体温計，血圧計などの計測機器，消毒薬としてメルブロミン（赤チン）にも利用されてきた．

## ヒトと水銀をめぐる歴史

日本ではメチル水銀による公害を引き起こした水銀だが，ヒトと水銀との出会いは古く，中国では紀元前から硫化水銀が顔料の「朱」として使われていた．日本でも古くから神社の鳥居や神殿の彩色，朱肉の原料などにさかんに使われた．また，この水銀朱は，古代より不老長寿の薬としても使用された．他にも奈良の大仏の鍍金（めっき）に水銀が使われたことは有名である．水銀に金を混合させた金アマルガムをつくり，これを大仏の表面に塗り，その後大仏の中でワラを炊き高温状態として水銀だけを蒸発させた．近年では化学工業の発達に伴って水銀の利用は拡大し，電気分解による苛性（かせい）ソーダの製造のための水銀電極として一時期大量に使用された．また，水銀のもつ殺菌作用から，医薬品や農薬として利用されたこともある．現在もわれわれの身のまわりには，体温計，血圧計，温度計，蛍光灯や水銀灯など，水銀を用いた工業製品が存在する．

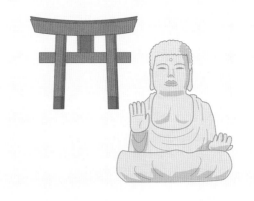

※11 **メタロチオネイン**：1957年にウマの腎臓から発見されたたんぱく質で，カドミウムと結合する金属結合性を有する．
※12 **アマルガム**：水銀と他金属との合金のこと．カドミウム，鉛などの低融点金属はよく水銀に溶け，金，銀，銅もある程度は溶けるが，鉄，ニッケルなどの高融点金属はアマルガムをつくらない．水銀の多いアマルガムは軟らかくなる．

金属水銀は，経口的に摂取しても消化管からはほとんど吸収されずに排泄されるため，毒性は低いと考えられている．しかし，水銀蒸気として吸入された場合は，血流によって脳を含む全身に運ばれ，代謝されて水銀イオンになると，腐食作用による組織障害を引き起こす．

一方，自然界における**有機水銀**のほとんどは**メチル水銀**である．メチル水銀は，金属水銀，無機水銀に比べて脂溶性が高く，消化管吸収率も高いことから，ヒトが食事を介して日常的に曝露する可能性があり，食品衛生上，特に重要である．

メチル水銀の曝露を原因とする症状を総じて**ハンターラッセル症候群**という．メチル水銀が血液脳関門[※13]や胎盤を容易に通過して，脳や胎児に移行することで発症する**水俣病**や**胎児水俣病**がその例である．その症状は感覚障害，運動失調，言語障害，聴力障害，求心性視野狭窄を伴う．

なかでも**水俣病**は1956年に熊本県水俣湾周辺で発生した有機水銀中毒事件である．化学工場でアセトアルデヒドを生産する際の副生成物であるメチル水銀を含む工場廃液が水俣湾に流され，メチル水銀が食物連鎖を経て魚介類中に生物濃縮して残留した．その魚介類を摂取した住民に水銀中毒が発生したものである．同様の水銀中毒は1964年に新潟県阿賀野川流域でも発生しており，公式認定患者数は約3,000名である．

わが国では，食品衛生法に基づく魚介類における水銀の暫定基準値は，総水銀として0.4 ppm，メチル水銀として0.3 ppmと定められている．ただし，マグロ類，クジラ類，深海性魚介類および内水面水域の魚介類は除外されている．メチル水銀は調理加工で分解・除去することはできず，筋肉部位に比べて内臓にはより高い濃度の水銀が含まれる．また，胎児はメチル水銀の影響をより受けやすいことから，厚生労働省は2003年「妊婦への魚介類の摂取と水銀に関する注意事項」を発表して水銀濃度の比較的高い魚介類の摂取量の目安を示した．この注意事項はその後2005年および2010年に見直しが行われている（**表8**）．

[※13] **血液脳関門**：脳の毛細血管の内皮細胞はきわめて密集して並んでいるため，血液中の物質が容易に脳組織内に入り込めない構造になっている．これを血液脳関門といい，脳を有害な物質から防御するための機構である．

表8　妊婦が注意すべき魚介類の種類とその摂取量（筋肉）の目安

| 魚介類 | 摂食量（筋肉）の目安 |
|---|---|
| バンドウイルカ | 1回約80 gとして妊婦は2カ月に1回まで（1週間あたり10 g程度） |
| コビレゴンドウ | 1回約80 gとして妊婦は2週間に1回まで（1週間あたり40 g程度） |
| キンメダイ<br>メカジキ<br>クロマグロ<br>メバチ（メバチマグロ）<br>エッチュウバイガイ<br>ツチクジラ<br>マッコウクジラ | 1回約80 gとして妊婦は週に1回まで（1週間あたり80 g程度） |
| キダイ<br>マカジキ<br>ユメカサゴ<br>ミナミマグロ<br>ヨシキリザメ<br>イシイルカ<br>クロムツ | 1回約80 gとして妊婦は週に2回まで（1週間あたり160 g程度） |

（参考1）マグロのなかでも，キハダ，ビンナガ，メジマグロ（クロマグロの幼魚），ツナ缶は通常の摂食で差し支えありませんので，バランスよく摂食してください

（参考2）魚介類の消費形態ごとの一般的な重量は次のとおりです
　　　　寿司，刺身　1貫または1切れあたり　15 g程度
　　　　刺身　1人前あたり　80 g程度
　　　　切り身　1切れあたり　80 g程度

「妊婦への魚介類の摂食と水銀に関する注意事項」薬事・食品衛生審議会食品衛生分科会乳肉水産食品部会，2010をもとに作成

## D. 鉛（Pb）

鉛（lead）は腐食されにくく，金属にしては融点が低いため軟らかく加工しやすい（ナイフで切ることも可能）．そのため，古くからさまざまな用途に用いられてきた．他の金属に比べると安価であるので，水道やガスの鉛管，活字合金，鉛蓄電池，はんだなどに使われている．比重が鉄の約1.4倍あり，錘（ウエイト）としても医療機器用バランス，搬送用バランス，釣りの錘などの用途がある．さらには，顔料，鉛ガラス，合成樹脂の安定剤，ステンドグラスなどにも使われる．また，密度が高く放射線を通しにくいことから，放射線遮蔽材としてレントゲン室やCTスキャン室，原子力発電所，放射線防護服に使われている．

人類と鉛とのかかわりは古く，使用開始は今から5,000年前に遡る．また，紀元前4世紀に繁栄した古代都市ポンペイ（イタリア）の遺跡からは鉛の水道管が発掘されている．その他，以前はガソリンの添加剤にも用いられていた．

鉛化合物は自然界にも広く分布しており，多くの食品にも微量の鉛が含まれている．消化管からの吸収率は5～15％であるが，小児では40％に達し，蓄積性が高いために，長期間の摂取に伴う慢性中毒が問題となることが多い．鉛の毒性は**無機鉛**と**有機鉛**で異なるが，食品中に有機鉛が含まれることは考えにくく，無機鉛が重要となる．急性鉛中毒では，口腔内の収れんや口の渇き，悪心，嘔吐，貧血などがみられ，大量に摂取するとショック症状もみられる．慢性中毒の症状としては，鉛疝痛とよばれる激しい腹痛，鉛麻痺（手首の伸筋麻痺），鉛脳症（中枢神経障害），胃腸障害，造血障害などがみられる．食品衛生法では，清涼飲料水・粉末清涼飲料において「検出されてはならない」とされている．また，戦前から**ヒ酸水素鉛（Ⅱ）**は農薬として使用されていたため，農薬としての残留基準値が農産物に設定されている（鉛として1.0 ppmもしくは5.0 ppmで農作物ごとに設定）．さらに器具・容器包装にも鉛の規格基準が設けられている．一方，水道水には水道法により0.01 mg/L以下の水質基準が設定されている．

## E. スズ（Sn）

スズ（tin）は無機スズと有機スズに分類される．**無機スズ**は腐食しにくく，展延性に富み，他の金属と合金をつくりやすいことから，スズ器，青銅合金，はんだ，缶詰のメッキなどに使用されている．特にフルーツの缶詰ではスズの還元作用により果実の色の変化防止やビタミンCの分解防止ができることから，缶詰内面を樹脂コーティングせずに使用することが多く，開缶してそのまま保存すると高濃度のスズが溶出して，嘔吐，下痢，腹痛，倦怠感などの急性中毒を引き起こす．食品衛生法では清涼飲料水と粉末清涼飲料の規格基準で，スズ含量を150 ppm以下と規定している．

**有機スズ**には多くの化合物がある．**ジメチルジヨードスズ**〔$(CH_3)_2SnI_2$〕は，ポリ塩化ビニルの安定化剤として開発された．また，**トリブチルスズ（TBT）**，**酸化トリブチルスズ（TBTO）**および**トリフェニルスズ（TPT）**は甲殻類や海藻の付着防止の目的で船底塗料や漁網防汚剤として使用されたが，巻貝の雄性化など内分泌かく乱作用を有し，海洋生物に悪影響を与えることが判明した．このため国際海事機関（IMO）外

交会議において「船舶の有害な防汚方法の規則に関する国際条約（IMO条約）」が採択され，船舶の船体外部表面に有機スズ化合物を含有する防汚塗料の使用が禁止された．また，TBTおよびTBTOについては，ロッテルダム条約[※14]の規制対象物質に掲載されており，その輸出に際して輸入国へ安全性などの情報提供が義務づけられている．

## 4 放射性物質

2011年3月11日の東日本大震災により福島第一原子力発電所が緊急停止し，その後1，3号機の原子炉建屋で水素爆発[※15]が起こり，周辺に大量の放射性物質が放出された．事故による食品や飲料水の放射性物質汚染が懸念されたため，厚生労働省は急ぎ暫定規制値を設定した．その後，放射性物質を含む食品からの被曝線量の上限を年間1 mSvとし，表9のような新基準値に変更され，2012年4月1日から新基準が適用されている．

## A. 放射線の種類と単位

放射線には，α線，β線，γ線，X線，中性子線などがある．α線は原子核がヘリウムイオンを放出（α壊変）したものであり，β線は原子核が電子を放出（β壊変）したものである．γ線は壊変時に励起状態（不安定な状態）となった原子核が安定状態になるときに放出する電磁波である．X線は原子核の周りの電子が励起状態から安定状態になるときや，動いている電子

**表9 食品中の放射性セシウムの基準値**

| 食品群 | 基準値 |
| --- | --- |
| 一般食品 | 100 Bq/kg |
| 乳児用食品 | 50 Bq/kg |
| 牛乳 | 50 Bq/kg |
| 飲料水 | 10 Bq/kg |

※14 **ロッテルダム条約**：正式名称を，「国際貿易の対象となる特定の有害な化学物質及び駆除剤についての事前のかつ情報に基づく同意の手続に関するロッテルダム条約」といい，有害な物質が国際貿易を通じて人や環境に悪影響を及ぼすことを防ぐために締結された多国間条約．
※15 **水素爆発**：水素ガスと酸素が急激に反応（燃焼）することによる爆発．

の速度が低下したときに放出される．中性子線は核分裂時に原子核から放出される電気的に中性な粒子である（Column「放射性同位元素と壊変」参照）.

原子核が放射線を出して他の核種に変化する（壊変）性質あるいはその強さを放射能という．放射能の強さは，1秒間あたりに壊変する回数であらわし，単位はBq である（1秒間に1個の原子核が崩壊すると1 Bq）．放射線の量に関する単位は，S v やGyであらわす．Svはヒトが放射線を受けたときの影響の程度を示す単位で，吸収線量（Gy）に放射線の種類に応じた放射線荷重係数を乗じることであらわされる．1 Gyは1 kgの物質に1 J[※16]のエネルギー吸収があるときの放射線量である．

## B. 放射線の人体への影響

例えば，ヒトが4 Svのγ線やX線に被曝を受けた場合，その半数は2カ月以内に死亡する．このような高線量の放射線に被曝すると，遺伝子に修復不可能な損傷が生じて組織を構成する細胞が大量死滅し，組織の機能停止を引き起こし死に至る．しかしながら，このような被曝は核戦争や原子力関連施設の重大事故などがない限り起こりえない．したがって，現在は低線量放射線による長期被曝のリスクが注目されている．ヒトへの放射線の影響は，一定量の放射線（閾値，"いきち"とも読む）を被曝したときに現れる**確定的影響**

※16 **J（ジュール）**：1 N（ニュートン）の力で物体を1 m移動させるのに必要なエネルギーを1 Jという．

と，閾値がなくどんなに少ない線量でも起こりうる**確率的影響**に分けられる．白血病を含む各種のがんと遺伝性疾患は確率的影響によるものであり，それ以外のすべての影響は確定的影響によるものである．

また，放射性物質が体外に存在して被曝する**外部被曝**と，放射性物質を食品や水から摂取または皮膚から入ることによって，体内から被曝する**内部被曝**という分類がある．内部被曝では外部被曝に比べてα線，β線の影響を受けることや，図23に示したように核種により特定の組織に集積しやすい（ヨウ素は甲状腺，ストロンチウムは骨など）点に注意が必要である．

## C. 放射性物質による食品汚染

食品の放射性物質による汚染は，原子力発電所の事故や核実験により放出された放射性物質が，水蒸気や粉塵（ほこり）として大気中に拡散し，風の流れに乗って運ばれる．やがて放射性物質は重力で降下するか，雨とともに地上に降下する．降下した放射性物質は農作物に直接付着するとともに，水，土壌を汚染して養分や水分とともに農作物に吸収される．また汚染した大気は葉からも吸収される．河川や海では魚介類や海藻類も汚染され，汚染された飼料を摂取した家畜，およびそれから生産される乳，卵やそれらの加工品も汚染される（図24）．

Column「放射性同位元素と壊変」で説明しているように，放射性物質は放射線を放出して他の核種に壊変し

### 放射性同位元素と壊変

すべての物質は原子が結合して集まった分子でできている．原子は陽子と中性子からなる原子核とその周りをとり囲む電子で構成されている．原子の種類（元素）は，原子核の陽子の数で決まる（原子番号は陽子の数と同じ）．陽子の数が同じであれば，中性子の数が違っていても化学的性質は同じである．陽子の数が等しく，中性子の数が異なる元素を同位元素（アイソトープ）とよぶ．同位元素のなかには，原子核が不安定で余分なエネルギーを放出して他の原子核に変わるものがある．これを壊変とよび，壊変を起こす同位体を放射性同位体（ラジオアイソトープ）とよび，このときに原子核から放出されるエネルギーが放射線である．

〈例〉
- セシウム133（[133]Cs，原子番号55）：陽子55個，中性子78個→安定（壊変しない＝放射線を出さない）
- セシウム134（[134]Cs，原子番号55）：陽子55個，中性子79個→β壊変（β線を放出）によってバリウム134（[134]Ba，原子番号56）となる
- セシウム137（[137]Cs，原子番号55）：陽子55個，中性子82個→β壊変（β線を放出）によってバリウム137（[137]Ba，原子番号56）となる

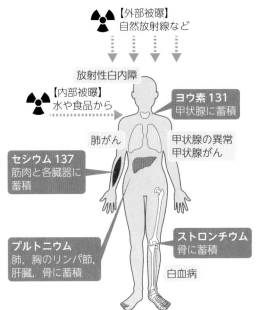

ヨウ素 131（放射性ヨウ素）
甲状腺ホルモンの原料となるヨウ素は，呼吸などによって体内に入ると甲状腺に集まり甲状腺がんを誘発する可能性がある

セシウム 137（放射性セシウム）
体内に取り込まれるとカリウム同様に筋肉に蓄積．遺伝子への突然変異誘発の可能性がある

ストロンチウム
カルシウムと同じ動向を示し，骨に蓄積．白血病を誘発する可能性がある

プルトニウム
天然にはほとんど存在しない放射性元素で，α線を放出し，呼吸によって肺に取り込まれると強い発がん性を示す

**図 23　放射性物質の体内への蓄積**
環境省：放射線による健康影響等に関する統一的な基礎資料（平成 28 年度版）2 章 放射線による被ばく．
https://www.env.go.jp/chemi/rhm/h28kisoshiryo/h28kiso-02-01-05.html をもとに作成

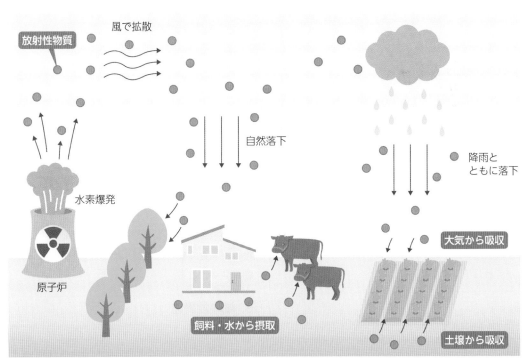

**図 24　放射性物質の拡散と降下**

ていく．もとの放射性物質の原子数が壊変して半分に
なるまでの時間が**半減期**（**物理的半減期**）である．一方，
放射性物質が体内に取り込まれた場合には，放射性物質
は代謝によって体外に排出される．体内にある放射性
物質の量が代謝により半分になるまでに要する時間を
**生物学的半減期**という．したがって，ヒトが放射性物質
を体内に取り込んだ場合には，物理的半減期と生物学的
半減期が合算（実効半減期という）されて減少していく．

　食品から検出される放射性核種はヨウ素131（$^{131}$I），
セシウム134および137（$^{134}$Cs，$^{137}$Cs），ストロンチウ
ム90（$^{90}$Sr）などである．このうち，$^{131}$Iは腸から吸収
されると甲状腺に集まり，甲状腺がんを引き起こすと
されている．ただし，物理的半減期は8日間と短いこ
とから，原子力発電所事故当初は食品から高頻度に検
出されたが，半年後には検出されなくなっている．一
方，$^{134}$Cs（半減期2年）および$^{137}$Cs（半減期30年）は
大量に放出された核種であり，半減期も長く長期汚染
の原因となる．Csはカリウム（K）に化学的性質が類
似しているため，体内では全身に分布する．また，$^{90}$Sr
（半減期29年）は化学的性質がカルシウム（Ca）に類
似しているため，腸管から吸収されると骨に集まり，
骨髄の造血機能傷害を引き起こす．

## D. 食品の放射能測定

　原子力発電所の事故などの緊急事態が発生した場合，
それらの放射能測定を適切に行い評価することを通じ
て，食品衛生上の危害発生の防止，食品由来の放射線
被曝線量評価手法および食品の安全の確認に資するた
め，食品の放射能測定が行われる．第一段階のスクリー
ニング検査では，NaI（Tl）シンチレーションサーベ
イメータによる放射性ヨウ素の測定が行われる．また，
より詳細なγ線放出核種の測定にはゲルマニウム半導
体検出器を用いたγ線スペクトロメトリーによる核種
分析が行われる（図25）．

## 5 異物混入

### A. 異物混入の概要

　**異物**とは，食品の生産，流通，貯蔵の過程において

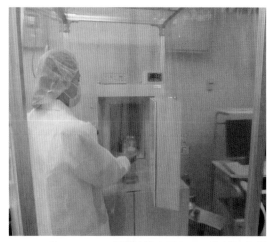

**図25　ゲルマニウム半導体検出器による放射性物質
の測定**

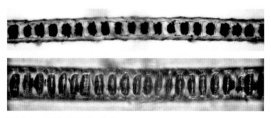

**図26　動物性異物の例**　ネズミの毛の顕微鏡写真（×400）

食品中に意図せずに侵入，迷入または発生した固形物
または半固形物を指す．食品衛生法上では異物につい
ての定義はされていないが，近年，食の安全・安心へ
の関心の高まりから，食品への異物混入に対する消費
者の目は大変厳しくなっている．また，食品メーカー
にとっても異物混入は当該食品の回収などの経済的損
失に加えて，企業イメージの悪化につながりかねない
ことから，異物混入の防止対策は大変重要である．異
物は，大きく**動物性異物**，**植物性異物**および**鉱物性異
物**に分類される．

### B. 動物性異物

　動物性異物には**節足動物**（昆虫，クモ，ダニ），ヒトの
毛髪（**人毛**），ネズミなど哺乳動物の体毛（**動物毛**）およ
び排泄物，鳥類の**羽毛**，**寄生虫**などが含まれる（図26）．

　節足動物ではゴキブリ，ハエなどの外界から侵入す
る昆虫の混入が多い．節足動物はきわめて種類が多く，

肉眼または顕微鏡を用いて形態学的に同定するためには専門的知識と経験を必要とする．一方，**カタラーゼ試験**（過酸化水素水を昆虫にかけて酸素の発泡を確認する試験）で判別する方法は簡便で，どの時点（食品の加熱前または加熱後）で異物が混入したかの推定に用いられる．一般に食品中の異物が健康被害の直接的原因になることは稀であるが，ダニアレルギーを有するヒトが**コナヒョウヒダニ**の繁殖した小麦粉を調理して食べ，これが原因で**アナフィラキシー**[17]症状を呈したという健康被害が報告されている．

人毛や動物毛も混入事例の多い異物である．これらの鑑別には肉眼，光学顕微鏡および**走査型電子顕微鏡（SEM）**[18]による検査が行われる．特に混入事例の多いネズミの体毛には**連銭状**（小銭が連なった形状）の特徴的な模様がみられる（図26）．また，カタラーゼ試験により毛根での発泡を確認することで，異物の混入時期を推定することも可能である．

## C. 植物性異物

植物性異物には植物の種子，木片やわらくずなどの不可食性植物，布や糸くずなどの繊維質片および天然ゴム片などがある．植物性異物は原材料に由来することが多い．鑑別には肉眼に加えて光学顕微鏡（図27）および走査型電子顕微鏡による観察を行い細胞壁や気孔など，植物に特徴的な組織構造を確認する．また，**赤外分光光度計**（図27）による**赤外線吸収スペクトル**による分析も行われる．物質に赤外線を照射し，透過

した光量を波長（波数）に対してプロットした波形が赤外線吸収スペクトルである．赤外線吸収スペクトルは物質の分子構造によって固有のパターンを示すことから，分子構造分析や物質鑑別に利用されている．図28は市販のせん切りキャベツに混入していた木片様異物である．光学顕微鏡による観察（図29）と赤外線吸収スペクトルの結果（図30）から，キャベツの芯が木質化したものであると推定された事例である．

## D. 鉱物性異物

鉱物性異物は金属片，プラスチック片，ガラス片，小石や砂など多様である．特に金属片はさまざまな食品の製造ラインの機械からの混入事例が多く，混入防止策として金属探知機による最終製品検査は多くの食

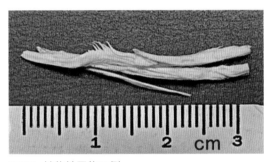

**図28 植物性異物の例**
せん切りキャベツに混入していた木片様異物

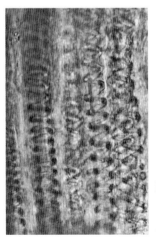

**図29 図28の光学顕微鏡写真（× 400）**
らせん状の組織は道管

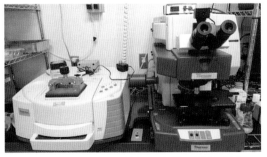

**図27 赤外分光光度計（左）と光学顕微鏡（右）**

---

※17 **アナフィラキシー**：原因物質（アレルゲン）との接触により引き起こされる急激なアレルギー反応．全身の発疹，呼吸困難，血圧低下などが数分～数時間で発症して生命の危険を伴う．

※18 **走査型電子顕微鏡（SEM）**：電子顕微鏡の一種であり，電子線を照射して放出される二次電子・反射電子・X線などを検出することで，試料の表面を観察（走査）できる．

第5章 食品中の汚染物質

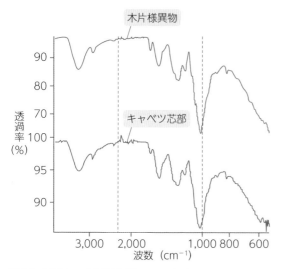

図30 図28の赤外線吸収スペクトル

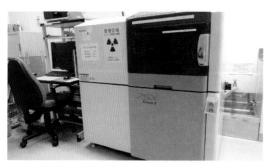

図31 蛍光X線分析装置

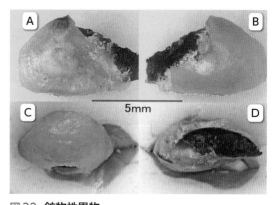

図32 鉱物性異物
食事中に食品から出てきたとされる異物
A）表，B）裏，C）上，D）下（破断面）

品メーカーで導入されている．鉱物性異物の鑑別では肉眼，顕微鏡による形態観察に加えて，**蛍光X線分析装置**※19（図31）を用いた元素分析が有効である．一方で食事中に欠けた歯の一部や詰め物を異物と誤認する事例も多い．図32は食事中に食品中から出てきたとして検査を依頼された異物である．形態的にはヒトの歯の一部と類似しており，蛍光X線分析装置による元素分析の結果，異物はカルシウムとリンが主要構成元素であり，ヒトの歯の構成元素と一致した．

## E. フードディフェンス

**フードディフェンス（食品防御）**とは，食品への意図的な異物の混入を防止するあらゆる取り組みを意味する．その対象は原材料の調達から販売に至るまでのすべての段階に及び，人為的に毒物などが混入されることのないように監視するものである．

2001年の**アメリカ同時多発テロ**以降，世界各国でテロ対策は国家防衛上の優先的課題となったことで，食品に対しても生物化学兵器や有害物質が人為的に加えられ，人が身体的障害を負う事態を防ぐための考え方が生まれた．これがフードディフェンスの発端である．日本では1984年に発生した"グリコ・森永事件"による青酸カリ混入，1998年に発生した"和歌山ヒ素カレー事件"，2007年に発生した"中国製冷凍餃子へのメタミドホス混入事件"，さらには2013年末には"冷凍食品へのマラチオン混入事件"が発生し，その都度食品メーカーもさまざまな対応を迫られた．しかし従来の衛生管理体制では，意図的に有害物質や異物の混入を防ぐことはきわめて困難と考えられることから，いくつかの新しい取り組みもはじめられた．アメリカでは2007年，FDAが「**食品セキュリティ予防措置ガイドライン"食品製造業，加工業および輸送業編"**」を作成し，食品への意図的な有害物質混入などの犯罪やテロ行為のリスクを最小化するために，食品関連業者が実施可能な予防策を示している．また，2013年にはオランダの食品安全認証財団が開発した国際規格である「**食品安全システムFSSC22000**」が食品安全の

---

※19 **蛍光X線分析装置**：X線を物質に照射し発生する蛍光X線を検出する装置．発生する蛍光X線は元素によってエネルギーが異なるため，そのエネルギー強度から物質の構成元素を知ることができる．

認証スキームとして承認され，フードディフェンスの指針として認証取得するメーカーも増加している．日本国内では，厚生労働省が，2011年に作成した「**食品防御対策ガイドライン（食品製造工場向け）**」を中小規模の食品工場などでの使用を前提に修正し，2013年に「**食品防御対策ガイドライン（食品製造工場向け）（平成25年度改訂版）**」を発表したことから，中小規模の食品工場などにもフードディフェンスへの取り組みが浸透しつつある．

## 6 アレルゲン

アレルギーの原因となる物質（抗原）を総称して**アレルゲン**という．アレルゲンは，乳，卵，魚介類などの食品を摂取することで発症する食物性アレルゲン，花粉やダニの吸入により発症する吸入性アレルゲン，天然ゴムラテックスや金属が皮膚に触れることで発症する接触性アレルゲンに分類されるが，アレルゲンの曝露経路にかかわらず，食品を原因として発症するアレルギーが**食物アレルギー**である．

2015年4月1日に施行された食品表示法では，アレルゲンを含む食品に関する表示の基準が定められている（表10）．それによると，食物アレルギー症状を引き起こすことが明らかになった食品のうち，特に発症数，重篤度から勘案して表示する必要性の高いものとして，**えび，かに，小麦，そば，卵，乳，落花生（ピーナッツ），くるみの8品目**があげられている．この8品目は「**特定原材料**」とよばれ，これらを含む加工食品と食品添加物には，その旨の表示が義務づけられている．さらにこれら特定原材料に準ずるものとして20品目があげられており，「**可能な限り表示をするよう努めること**」（推奨表示）とされている．

近年，乳幼児から成人まで，特定の食物が原因でアレルギー症状を起こす人は増加している．アレルギー症状は，ときには死に至るほど重篤化することがあるため，食品中のアレルゲンに関する正確な情報の提供はきわめて重要である．このため，食品表示法では，加工食品の原材料表示欄に表示されるアレルギー物質の表記方法を，原材料名の直後にカッコを付けて特定原材料などを含むことを表示する「**個別表示**」を原則としている．一方，表示面積に限りがあり個別表示が困難な場合には，例外として原材料名の最後にすべての特定原材料などをまとめて表示する「**一括表示**」が認められている（第8章参照）．

このようなアレルゲンの表示は，あらかじめ包装された食品や缶詰，瓶詰の食品では義務づけられているものの，店頭で計り売りされる惣菜やパンなどその場で包装される食品，さらには注文を受けてからつくられる弁当類などには表示されないため注意が必要である．また，食品の製造過程において，原材料に使用されていないにもかかわらず，特定原材料が混入するコンタミネーションの可能性が否定できない場合には，一括表示枠外に注意喚起表示をすることが認められている．

表10 アレルゲンの種類

| 特定原材料（義務表示　8品目） | えび，かに，小麦，そば，卵，乳，落花生（ピーナッツ），くるみ |
|---|---|
| 特定原材料に準ずるもの（推奨表示　20品目） | アーモンド，あわび，いか，いくら，オレンジ，カシューナッツ，キウイフルーツ，牛肉，ごま，さけ，さば，大豆，鶏肉，バナナ，豚肉，マカダミアナッツ，もも，やまいも，りんご，ゼラチン |

## 有害化学物質と食生活

本章では食品中のさまざまな有害化学物質とヒトへの健康影響について学習した．PCBやメチル水銀はそのほとんどを魚介類から摂取している．したがって有害化学物質の摂取量を減らすためには，魚介類の摂取を控えればよいと短絡的に考えがちである．しかし，魚介類は良質なたんぱく源であるだけでなく，生活習慣病の予防に欠かせない多価不飽和脂肪酸を多く含むなど，栄養面でなくてはならない食材である．では有害化学物質の摂取量を抑え，健康的な食生活を送るためにはどのようなことを心がけ気をつけなければならないか，ポイントをチェックしよう．

### 1）バランスを考える

われわれに身近な食品中の有害化学物質はごく微量にすぎない．しかし，その濃度は食品の種類，個体，部位ごとに異なっている．たまたま，その濃度がやや高い場合，その食品だけを長期間食べ続けると許容量を超えるレベルの有害化学物資を摂取する可能性がある．われわれは，スーパーなどで販売されているさまざまな食品中の有害化学物質の濃度を事前に知ることができない．したがって，食事からの有害化学物質の摂取量をできる限り少なくするためには，特定の食品を食べ続けることを避け，なるべく多くの食材を用いることが有効になる．これは"バランスのよい食生活を心がける"ということである．

### 2）野菜類はよく洗う

野菜類の有害化学物質の一部は葉や根に土とともに付着している．これらの有害化学物質は水洗いによってかなり低減することがわかっている．過度に洗浄する必要はないが，野菜類は水洗いしてから調理するように心がけたい．

### 3）煮る・焼く・蒸す

多くの食材は加熱調理が行われ，これらの過程でも多くの有害化学物質は減少することがわかっている．これは汚染物質が調理の過程で食材中の水分や油脂と一緒にとり除かれたためである．なにがなんでも加熱する必要はないが，調理法もいろいろなバリエーションを心がけたい．「今週はお刺身だったから，来週は煮魚にしよう…」これが大切である．ただし，食材が極度に焦げるほどの加熱調理は，別の有害化学物質を発生させることにもなるので注意したい．

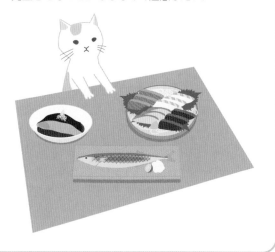

## 問 題

☐ ☐ **Q1** アフラトキシンの主な汚染食品と毒性を示す臓器を答えよ

☐ ☐ **Q2** ダイオキシン類の毒性等価係数の略号を答え，どのような係数か説明せよ

☐ ☐ **Q3** カドミウムの摂取により引き起こされた公害病の名称を答えよ．日本人のカドミウム摂取において最も原因となる食品をあげよ

☐ ☐ **Q4** 食品から検出される放射性セシウムを2つあげ，それぞれの物理的半減期を示せ

☐ ☐ **Q5** 食品表示が義務付けられている特定原材料8品目をあげよ

## 解答&解説

**A1** 汚染食品は落花生（ピーナッツ），アーモンド，ピスタチオなどのナッツ類．毒性を示す臓器は肝臓．

**A2** TEF（toxicity equivalency factor）．最も毒性が強い異性体である2, 3, 7, 8-TCDDの毒性を1とし，各異性体の毒性を相対的な係数で示したもの．

**A3** 公害病はイタイイタイ病．日本人は，米からのカドミウム摂取が最も多い．

**A4** セシウム134（$^{134}$Cs），半減期2年，セシウム137（$^{137}$Cs），半減期30年．

**A5** えび，かに，小麦，そば，卵，乳，落花生（ピーナッツ），くるみ．

# 食品添加物および残留農薬など

## Point

1. 食品添加物について，使用する意義，種類や使い方を理解する
2. 食品添加物の安全性評価方法を理解する
3. 農薬や動物用医薬品について，使用する意義，種類や使い方を理解する
4. ポジティブリスト制度について理解する
5. 食品の器具や容器包装について理解する
6. 遺伝子組換え食品とゲノム編集食品について理解する

---

**概略図** **食品と薬剤のかかわり**

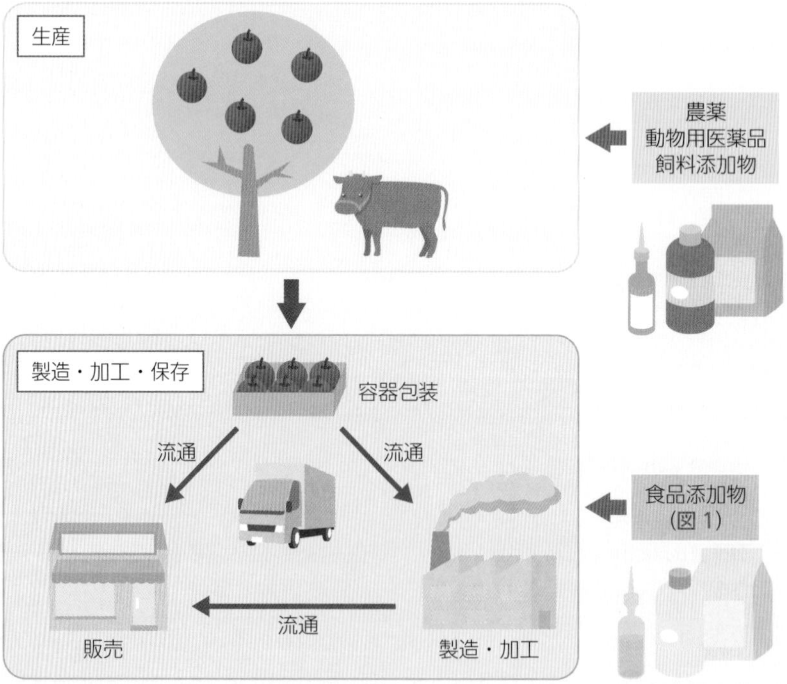

生産

農薬
動物用医薬品
飼料添加物

製造・加工・保存

容器包装

流通

流通

流通

食品添加物
（図1）

販売

製造・加工

# 1 食品添加物とは

## A. 食品添加物の概念と定義

食品添加物は，古くから食品の製造に使われてきた．例えば，豆腐をつくるときの**にがり**，こんにゃくをつくるときの**灰汁（あく）**，中華めんをつくるときの**かんすい**などはすべて食品添加物である．また今日では，冷凍食品，レトルト食品，インスタント食品などの加工食品が普及している．これらの品質を維持・向上させ，保存性や輸送性を高めるうえで食品添加物は必要不可欠なものとなっている（図1）．

食品衛生法第4条第2項によると，食品添加物は「食品の製造の過程において又は食品の加工若しくは保存の目的で，食品に添加，混和，浸潤その他の方法によって使用する物をいう」と定義されている．人々の安全を守る観点から，食品添加物は，衛生上問題のあるものであってはならない．また，食品の鮮度をごまかすことに使われることがあってはならない．このような理由から食品添加物には，成分規格や使用基準が設定され，法的に規制が行われている．また，安全性を確保するために実際に人々がどれくらいの量の食品添加物を摂取しているか継続的な調査が行われている．さらに，国際化に伴う食品の世界規模の流通を考慮し，国際的な整合性を図る取り組みも行われている（表1）．

## B. 食品添加物の指定基準

食品添加物は人の健康を損なうおそれがなく，また，それを使用することによって消費者に何らかの利点を与えるものでなければならない．そこで食品添加物は，原則として**内閣総理大臣（消費者庁）が指定したものしか使用できない**こととなっており，指定されるための基準が示されている．例えば，添加物関連事業者が，新たに食品添加物の指定を申請する場合は，国立医薬品食品衛生研究所内に設けられた食品添加物指定等相談センター（FADCC）に相談するなどして表2に示すような，有用性や安全性に関する資料を作成し，**消費者庁**に指定のための申請を行う（図2）．**消費者庁**は食品安全委員会にその食品添加物の食品健康影響評価（**リスク評価**）を依頼し，その評価結果にもとづいて指

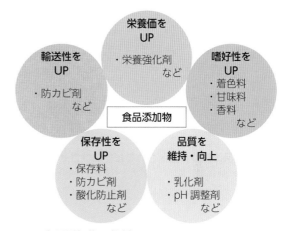

図1 **食品添加物の役割**

表1 **食品添加物に関する規制**

| 規制 | 概要 |
| --- | --- |
| 食品添加物の安全性確保 | 食品衛生法第12条により，添加物およびその製剤については内閣総理大臣が定める場合を除いて，販売・製造・輸入などが禁止される |
| 食品添加物の規格基準の設定 | 食品衛生法第13条により，内閣総理大臣は添加物の製造・加工・使用・調理・保存方法について基準（使用基準）を定める．また，販売品に使用する添加物の成分について規格（成分規格）を定めている．基準・規格が定められたときは，基準に合わない方法またはその規格に合わない添加物は製造販売などが禁止される |
| 食品添加物の1日摂取量調査（実施例：2000年の厚生労働省の実態調査） | 日常的に摂取する食品を小売店などから仕入れ，食品中の添加物の種類と量を検査し，1日摂取許容量（ADI*）の範囲内かを確認（マーケットバスケット方式） |
| 国際汎用添加物の指定 | FAO/WHO合同食品添加物専門家会議（JECFA）が安全性を確認し，国際的に安全性が確認され使用されている添加物として選定した添加物45品目および香料54品目について，厚生労働省が主体となり関係資料の収集・分析や必要な追加試験などを行い，食品安全委員会の評価などを経て，順次指定する |

\* ADI：1日摂取許容量，第1章8-Dおよび本章2-Aを参照

**表2 食品添加物の指定申請に必要な資料**

1) 発見した経緯
2) 海外での使用実績
3) 化学構造や物理化学的性状
4) 成分規格や使用基準の設定
5) 使用する利点
6) 他の添加物との比較
7) 食品中での安定性や栄養成分への影響
8) 安全性

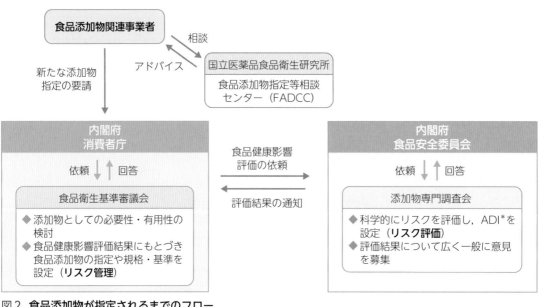

**図2 食品添加物が指定されるまでのフロー**

＊ADI：1日摂取許容量

## 昔から利用されている食品添加物

　ハムやソーセージには，色を鮮やかにする添加物として亜硝酸塩が使われている．これは発色剤であるとともに，獣肉特有の臭みをとって独特の風味を引き出し，食中毒の原因であるボツリヌス菌の増殖を抑えるなどの役割を果たしている．

　ヨーロッパでは，昔から〝岩塩〟を使ってハムやソーセージをつくっていた．岩塩の中には，硝酸塩が含まれており，岩塩を使うとおいしそうな色になって風味がよくなることや，食中毒が起きにくくなることを昔の人は経験から知っていたからである．今では硝酸塩が食品中で亜硝酸塩となることで，食品に作用し，発色がよくなるなどのメカニズムが科学的に解明され，天然物である岩塩よりも品質の安定した亜硝酸塩が食品添加物として使われるようになった．

　このようにして世界中で食品添加物は人々の食生活を豊かにするために利用されている．

　わが国では1947年，食品衛生法によって食品添加物が定義され，規格が設定され，規制が行われるようになった．その後，社会情勢の変化や安全性を考慮しながら，さまざまな食品添加物が認可され，現在では約1,500品目が使用されるようになった．2003年に食品衛生法の改正，2014年には食品表示法の施行など，より安全な生活のために食品添加物を取り巻く規制も充実したものになりつつある．

定や規格・基準の設定（**リスク管理**）を行う．この過程を経て，食品添加物は，その安全性と有用性が確認された後，消費者庁によって指定され，食品への使用が許可される．

## C. 成分規格と使用基準

### 1）成分規格

食品添加物は安全で有用であることを述べた．しかし，その品質が悪かったり，不純物を多く含んでいては安全であるとはいえない．そこで多くの食品添加物には一定の品質を保つように**成分規格**が設けられている．代表的な保存料であるソルビン酸の成分規格を表3に示す．

内閣総理大臣は食品衛生法第21条にしたがって食品添加物の成分規格とその試験方法および表示について記載した「食品添加物公定書」を刊行している．表3はこれをもとに作成したものだ．

### 2）使用基準

また，食品添加物の安全性を担保するためには，使用方法が適正である必要がある．そこで，ある添加物が有用性を発揮しつつ，人が生涯にわたり毎日摂取し続けても健康影響が現れない量として定められた1日摂取許容量（ADI，**本章2-A参照**）を超えないようにするためには，どのような食品に，どの程度の量まで使ってよいかということが決められている．これを食品添加物の**使用基準**という．表4に代表的な甘味料であるアセスルファムカリウムの使用基準を示す．

## 2　食品添加物の安全性評価

### A. 安全性の考え方と評価の方法

食品添加物は安全であり，人の健康を損なうものであってはならない．新たな食品添加物を使用できるようにする際には，表5に示すような動物や細胞を用いた安全性評価試験の結果に基づき，以下の手順で安全性を評価している．すなわち，まず，動物を用いた

**表3　ソルビン酸の成分規格**

| 名称 | ソルビン酸 |
|---|---|
| 英名 | Sorbic Acid |
| 構造式または示性式 | $C_6H_8O_2$ |
| 分子量 | 112.13 |
| 化学名（英語） | (2*E*, 4*E*)-Hexa-2,4-dienoic acid ［110-44-1］ |
| 含量 | 本品を無水物換算したものは，ソルビン酸（$C_6H_8O_2$）99.0％以上を含む |
| 性状 | 本品は，無色の針状結晶又は白色の結晶性の粉末であり，においがないか，又はわずかに特異なにおいがある |
| 確認試験 | (1) 本品のアセトン溶液（1→100）1 mLに水1 mL及び臭素試液2滴を加えて振り混ぜるとき，液の色は直ちに消える<br>(2) 本品の2-プロパノール溶液（1→400,000）は，252～256 nmに極大吸収部がある |
| 融点 | 132～135℃ |
| 純度試験 | (1) 溶状：本品0.20 gを量り，アセトン5.0 mLを加えて溶かした液の色は，比色標準液Cより濃くない<br>(2) 塩化物：Clとして0.014％以下．本品1.50 gを量り，水120 mLを加え，煮沸して溶かす．冷後，水を加えて120 mLとし，ろ過し，ろ液40 mLを量り，試料液とする．比較液には0.01 mol/L塩酸0.20 mLを用いる<br>(3) 硫酸塩：$SO_4$として0.048％以下．(2)のろ液40 mLを量り，試料液とする．比較液には0.005 mol/L硫酸0.50mLを用いる<br>(4) 鉛：Pbとして2 $\mu$g/g以下（2.0 g，第1法，比較液：鉛標準液4.0 mL，フレーム方式）<br>(5) ヒ素：Asとして3 $\mu$g/g以下（0.50 g，第3法，標準色：ヒ素標準液3.0 mL，装置B） |
| 水分 | 0.50％以下（2.0 g，容量滴定法，直接滴定） |
| 強熱残分 | 0.20％以下 |
| 定量法 | 本品約1 gを精密に量り，エタノール（中和）を加えて溶かして正確に100 mLとし，この液25 mLを正確に量り，0.1 mol/L水酸化ナトリウム溶液で滴定する（指示薬：フェノールフタレイン試液2～3滴）．さらに，無水物換算を行う<br>0.1 mol/L水酸化ナトリウム溶液1 mL＝11.21 mg$C_6H_8O_2$ |

厚生労働省 消費者庁：第9版食品添加物公定書, https://www.mhlw.go.jp/content/11130500/000641285.pdf, 2018をもとに作成

表4　アセスルファムカリウムの使用基準

| 品名 | 分類 | 使用基準 | | |
|---|---|---|---|---|
| | | 使用できる食品等 | 使用量等の最大限度 | 使用制限 |
| アセスルファムカリウム | 甘味料 | 砂糖代替食品 | 15 g/kg | 特別用途表示の許可又は承認を受けた場合はこの限りではない |
| | | チューインガム | 5.0 g/kg | |
| | | あん類，菓子（除チューインガム），生菓子 | 2.5 g/kg | |
| | | アイスクリーム類，ジャム類，たれ，漬け物，氷菓，フラワーペースト | 1.0 g/kg | |
| | | 栄養機能食品（錠剤に限る） | 6.0 g/kg | |
| | | 果実酒，雑酒，清涼飲料水，乳飲料，乳酸菌飲料，はっ酵乳（希釈して飲用に供する飲料水は，希釈後の飲料水） | 0.50 g/kg | |
| | | その他の食品 | 0.35 g/kg | |

厚生労働省：食品，添加物等の規格基準（昭和34年厚生省告示第370号），https://www.mhlw.go.jp/file/06-Seisakujouhou-11130500-Shokuhinanzenbu/0000186616.pdf，2017をもとに作成

**表5　食品添加物の安全性評価試験**

| 安全性評価に用いる試験 | 評価方法 |
|---|---|
| 28日間反復投与毒性試験 | 実験動物に28日間繰り返し与えて生じる毒性を調べる |
| 90日間反復投与毒性試験 | 実験動物に90日間繰り返し与えて生じる毒性を調べる |
| 1年間反復投与毒性試験 | 実験動物に1年以上の長期間にわたって与えて生じる毒性を調べる |
| 繁殖試験 | 実験動物に二世代にわたって与え，生殖機能や新生児の成育に及ぼす影響を調べる |
| 催奇形性試験 | 実験動物の妊娠中の母体に与え，胎児の発生・発育に及ぼす影響を調べる |
| 発がん性試験 | 実験動物にほぼ一生涯にわたって与え，発がん性の有無を調べる |
| 抗原性試験 | 実験動物でアレルギーの有無を調べる |
| 変異原性試験 | 細胞の遺伝子や染色体への影響を調べる |
| 一般薬理試験 | 薬理作用の試験では，例えば，中枢神経系や自律神経系に及ぼす影響や，消化酵素の活性を阻害し実験動物の成長を妨げる性質の有無を調べる |
| 体内動態試験 | 体内での吸収・分布・代謝・排泄など，体内に入った物質が生体内でどうなるかを調べる |

東京都福祉保健局：食品衛生の窓 食品添加物の安全性試験，http://www.fukushihoken.metro.tokyo.jp/shokuhin/shokuten/shokuten4.htmlをもとに作成

急性毒性試験（28日間反復投与毒性試験），慢性毒性試験（90日間反復投与毒性試験，1年間反復投与毒性試験），発がん性試験や変異原性試験などを行い，それらの結果から，動物において何ら毒性影響の出ない最大の摂取量（**無毒性量：NOAEL**）を求める．次にその結果を人にあてはめるため，多くの場合，NOAELを**安全係数**[※1]100（人と実験動物の種差による相違10と個人差による影響10を掛け合わせたもの）で割って**1日摂取許容量（ADI）**を算出する．ADIは，人が生涯にわたり毎日摂取し続けても健康に悪影響が生じない物質量のことでmg/kg・体重/日であらわす．日本

人の平均体重を50kgと考えると，ADIを50倍した量を超えなければ一生涯食べ続けても安全と考えられる．実際の使用基準は，厚生労働省が毎年実施している国民健康・栄養調査で算出した平均食事摂取量に対して，各々の食品添加物がADIを超えないように設定される（図3）．表6にFAO/WHO合同食品添加物専門家会議（**JECFA**）で定めた主な食品添加物のADIの一部を示す．

## B. 食品添加物の1日摂取量調査

ある食品添加物を1日にどれだけ摂取しているかを知ることは，ADIを超えていないかどうかを知るうえで大切である．

日本人の平均的な添加物摂取量を調べるための方法

※1　**安全係数**：ある物質について，ヒトへの1日摂取許容量（ADI）を設定する際に，通例，動物における無毒性量（NOAEL）に対してさらに安全性を考慮するために用いる係数．

## 使用基準設定までの流れ

### 化学物質の同定

成分規格の設定：純度・性状・不純物などによる物質の同定

↓

### 実験動物などを用いた安全性評価試験

無毒性量（NOAEL）の設定：安全性評価試験（急性毒性試験，慢性毒性試験，繁殖試験，発がん性試験，変異原性試験など）によって，動物において何ら毒性影響の出ない最大の摂取量を定める

↓

### 1日摂取許容量（ADI）の設定

人が生涯その物質を毎日摂取し続けたとしても，健康への悪影響がないと推定される1日あたりの摂取量を設定する

ADI ＝ NOAEL ÷ 安全係数[※1]

↓

### 使用基準の設定

ADIを超えないように設定する

↓

### 安全性の確保

## 例）ソルビン酸の使用基準決定までの流れ

成分規格を設定（表3）

↓

### NOAEL

＝2,500 mg/kg・体重/日

↓

### ADI

＝2,500÷10÷10
＝25 mg/kg・体重/日

↓

### ソルビン酸の使用基準

・チーズ：3.0 g/kg以下
・魚肉食肉製品：2.0 g/kg以下
・あん，ジャム，つくだ煮など：1.0 g/kg以下

図3　食品添加物の安全性確保のための手順

表6　FAO/WHO合同食品添加物専門家会議（JECFA）による1日摂取許容量（ADI）の例

| 指定添加物（規則別表一） | | | 会議 | |
| --- | --- | --- | --- | --- |
| 添加物名 | ADI（mg/kg・体重/日） | 注釈 | 年 | 回 |
| 亜塩素酸ナトリウム（Acidified Sodium Chlorite） | 0〜0.03 | 亜塩素酸イオンとして；塩素酸イオンのADI：0〜0.01 mg/kg・体重/日 | 2007 | 68 |
| 亜酸化窒素（Nitrous Oxide） | 設定しない | 高圧ガスとしての使用の場合，現在の摂取量では安全性の懸念はないため | 2000 | 55 |
| アジピン酸（Adipic Acid） | 0〜5 | アジピン酸として．アジピン酸ならびにそのカリウム，ナトリウムおよびアンモニウム塩のGroup ADI | 1977 | 21 |
| | 設定しない | 香料として使用の場合，現在の摂取量では安全性の懸念はないため | 1999 | 53 |
| 亜硝酸ナトリウム（Sodium Nitrite） | 0〜0.06 | 亜硝酸イオンとして．このADIはすべての摂取源由来のものを含むが，3カ月未満の乳児には適用しない | 1995 | 44 |
| L-アスコルビン酸（別名ビタミンC）（Ascorbic Acid） | 設定しない | 添加物として適切に使用される場合，安全性に懸念がない | 1981 | 25 |
| L-アスコルビン酸ステアリン酸エステル（別名ビタミンCステアレート）（Ascorbyl Stearate） | 0〜1.25 | アスコルビン酸パルミチン酸エステルおよびアスコルビン酸ステアリン酸エステルのGroup ADI | 1973 | 17 |
| L-アスコルビン酸ナトリウム（別名ビタミンCナトリウム）（Sodium Ascorbate） | 設定しない | 添加物として適切に使用される場合，安全性に懸念がない | 1981 | 25 |

FAOおよびWHOは，JECFAを設けて添加物の安全性評価を行い，ADIを決定している．会議報告は，WHOテクニカルレポートシリーズとして毎年公表される

日本食品化学研究振興財団：指定添加物（規則別表一）のJECFAによる安全性評価, https://www.ffcr.or.jp/tenka/secure/jecfa.html, 2014をもとに作成

World Health Organization：Evaluations of the Joint FAO/WHO Expert Committee on Food Additives (JECFA), https://apps.who.int/food-additives-contaminants-jecfa-database/ をもとに作成

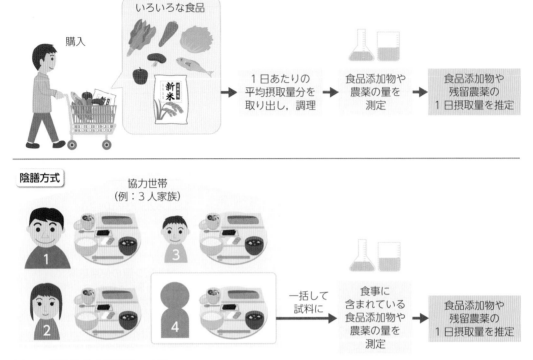

**図4 1日摂取許容量調査の方法**
「食品の安全性に関する用語集（第5版）」食品安全委員会／編，2015をもとに作成

の1つが**マーケットバスケット方式**とよばれるものである（図4上段）．この方法は，日常摂取する食品を小売店で購入し，各食品を国民健康・栄養調査にもとづき1日あたりの平均摂取量分だけとって調理し，そのなかの食品添加物量を測定する．この結果から一般家庭における平均的な食品添加物の1日摂取量を把握することができる．厚生労働省では，毎年調査対象物質を決めて，国立医薬品食品衛生研究所や全国の地方衛生研究所と協力して調査を実施し，その結果から推定される各々の食品添加物摂取量がADIに対してどの程度の比率となっているか算定し，その結果を厚生労働省HP「マーケットバスケット方式による年齢層別食品添加物の一日摂取量の調査」で公開している．

その他の調査方法としては，**陰膳方式**という方法がある（図4下段）．これは，実際に食べた食事と同じものをもう一膳つくり，そのなかの食品添加物量を測定するというものである．これにより，ある個人あるいは特定の集団の実際の食品添加物の1日摂取量を把握することができる．

この他にも国内の食品添加物製造業者や輸入業者にアンケートを行う方法や食品添加物の生産量から国民1人1日あたりに換算して摂取量を推察する方法がある．

これらの調査結果により，食品添加物の種類や摂取量の傾向を知ることができる（表7）．

## 3 食品衛生法による食品添加物の分類

### A. 分類

食品衛生法上，食品添加物は図5に示すように大きく4つに分類される．**指定添加物**，**既存添加物**，**天然香料**および**一般飲食物添加物**の4つである．

### 1）指定添加物

食品安全委員会のリスク評価を経て安全性と食品添

### 表7 実際の摂取量と1日摂取許容量（ADI）との比較

| 対象物質名 | 1日摂取量<br>（mg/人/日） | 1日摂取許容量（ADI）<br>（mg/kg・体重） | 20歳以上の平均体重（58.6 kg）における<br>一人あたりの一日摂取許容量（mg/日） | 摂取量のADIに<br>占める割合（%） |
|---|---|---|---|---|
| 食用赤色102号 | 0.004** | 4 | 235 | 0.00** |
| 食用黄色4号 | 0.036** | 10 | 588 | 0.01** |
| ソルビン酸 | 4.312** | 25 | 1,470 | 0.29** |
| アスパルテーム | 0.055* | 40 | 2,344 | 0.00* |
| アセスルファムカリウム | 1.779* | 15 | 879 | 0.20* |
| スクラロース | 0.752* | 15 | 879 | 0.09* |
| サッカリン | 0.144* | 3.8 | 223 | 0.06* |

＊：令和元年度実施分　＊＊：令和2年度実施分
厚生労働省：令和元年度 マーケットバスケット方式による甘味料の摂取量調査の結果について，https://www.mhlw.go.jp/content/000920072.pdf，2020，
厚生労働省：令和2年度 マーケットバスケット方式による保存料及び着色料の摂取量調査の結果について，https://www.mhlw.go.jp/content/000872729.pdf，2021をもとに作成

**食品添加物**

**指定対象のもの**

**①指定添加物（476品目）**
内閣総理大臣が指定する食品添加物（天然物を含む）
例：スクラロース，ソルビン酸，安息香酸，
　　パラオキシ安息香酸エステル類，
　　亜硝酸ナトリウム，L-アスコルビン酸

**③既存添加物（357品目）**
長年使用されてきた添加物（天然物）
例：粗製海水塩化マグネシウム（にがり），
　　かんすい（炭酸ナトリウムなど16品目），
　　クチナシ，ステビア抽出物，カンゾウ，
　　トマト色素，カラメル色素，
　　キサンタンガム，しらこたん白抽出物

**指定対象ではないもの**

**②天然香料（約600品目）**
食品に香りをつける目的で使用される天然物質
例：バニラ，アーモンド，アロエ，ウコン，ウメ，
　　オリーブ，カモミール，クスノキ，ザクロ，
　　ジャスミン，ショウガ，スターアニス，チコリ，
　　タンポポ，ナンテン，パイナップル，パセリ

**④一般飲食物添加物（約100品目）**
一般には食品だが添加物として使用されるもの
例：オレンジ果汁，シソ色素，マンナン，
　　アカキャベツ色素，カゼイン，卵白，
　　ナタデココ，サフラン，オクラ抽出物

#### 図5 食品衛生法による食品添加物の分類
2024年3月現在．一般飲食物添加物は，通常は食品として摂取されるもので，例えば着色を目的としたものでは，果汁や野菜ジュースが使用される場合である．この場合原料が基本的に食品として食べられていること，さらに抽出する場合では溶剤が水かエタノールであることが条件となっている

加物としての効果（有効性）を確認した後，内閣総理大臣が指定する化学合成品と天然物がある．食品衛生法施行規則別表第1「指定添加物リスト」には476品目が収載されている（2024年3月現在，以下同様）．

#### 2）既存添加物
習慣的に使われてきた天然化合物であり，これまでの食経験から危険性が低いとされる物質で，「既存添加物名簿収載品目リスト」に357品目の品名や基原，製法，本質などが収載されている．安全に問題のあるも

のや，使用実態のないものについては，名簿から削除されることとなっている．

#### 3）天然香料
リンゴや緑茶，乳などの動植物から得られる，着香（ちゃっこう）を目的とした添加物で，一般に使用量が微量であり，長年の食経験で健康被害がないものとして使用が認められている．「天然香料基原物質リスト」に約600品目の基原物質が収載されている．

## 4）一般飲食物添加物

食品衛生法第12条に「一般に食品として飲食に供されているものであつて添加物として使用されるもの」と定義されている．例えば，オレンジ果汁を着色の目的で使用するもの，こんにゃくの成分であるマンナンを増粘の目的で使用するものなど，「一般に食品として飲食に供されている物であって添加物として使用される品目リスト」に約100品目が収載されている．

なお，今後，新たに用いられる食品添加物は，既存添加物を含め，合成あるいは天然物にかかわらず，すべて食品安全委員会によるリスク評価を受け，指定添加物として内閣総理大臣の指定を受けることとなっている（図2，5）．

## B. 種類と用途

食品添加物は，用途によって以下のように使い分けられている（表8）．

### 1）食品の製造や加工のために必要なもの

特定の食品の製造や加工の際に加えるもので，水と油を均一に混ぜ合わせるレシチンなどの**乳化剤**や食品のpHを調整するDL-リンゴ酸などの**pH調整剤**などがある．

### 2）食品の風味や外観をよくするためのもの

食品の味や見た目をよくし，魅力的で品質のよい食品を作るために加えるもので，甘味をつけるアスパルテームなどの**甘味料**，色調を整える$\beta$-カロテンなどの**着色料**や白くきれいにする亜塩素酸ナトリウムなどの**漂白剤**などがある．

### 3）食品の保存性をよくし食中毒を防止するもの

食品の酸化・変敗，微生物の繁殖による腐敗などを防止して，食品の保存性を高めるために加えるソルビン酸などの**保存料**[※2]やエリソルビン酸などの**酸化防止剤**などがある．

### 4）食品の栄養成分を強化するもの

人に必要な栄養素を補充・強化する目的で，食品に含まれる栄養成分や必須栄養素を補充するビタミン，ミネラル，アミノ酸などの**栄養強化剤**がある．

## C. 各添加物の概要

### 1）保存料

食品の腐敗や変敗は，微生物の増殖によって引き起こされる．保存料は，静菌作用により微生物の増殖を防ぎ，食品の保存性を向上させるために用いる．指定保存料は，すべてに使用基準が設定されている．安息香酸やソルビン酸およびその塩類は，食品のpH5.2以下で有効性を示す酸型保存料であり，パラオキシ安息香酸エステル類は，食品のpHによる影響を受けにくいエステル型保存料である．

### 2）防カビ剤

レモン，グレープフルーツなどのかんきつ類やバナナなどは，輸送時にカビが発生しやすい．これらの商品価値を保ち，カビの発生を予防するために用いるのが防カビ剤である．現在9種類の防カビ剤が指定添加物として認められているが，これらすべてに使用基準が定められ，食品中の残存量が規制されている．わが国では，果実を栽培するときに使用される薬剤は農薬に分類され，同じ目的でも収穫後に使用されるものは食品添加物として扱われる．一方，諸外国では，収穫

---

[※2] **保存料**：細菌などの微生物に対して静菌的に働き，殺菌性はない．

---

表8 食品添加物の用途別分類

| 種類 | 使用目的 | 例 |
|---|---|---|
| 保存料 | カビや細菌などの発育を抑制，食品の保存性を向上させる | ソルビン酸，安息香酸，デヒドロ酢酸ナトリウム，パラオキシ安息香酸エステル類，プロピオン酸，ナイシン |
| 防カビ剤 | 輸入かんきつ類などのカビの発生を防止する | アゾキシストロビン，イマザリル，チアベンダゾール |
| 酸化防止剤 | 油脂などの酸化を防ぎ，保存性を向上させる | エリソルビン酸，亜硫酸ナトリウム，二酸化硫黄，L-アスコルビン酸，BHT，BHA，α-トコフェロール，エチレンジアミン四酢酸ナトリウム |
| 着色料 | 食品を着色し，色調を調整する | 水溶性酸性タール系色素，β-カロテン，銅クロロフィル，クチナシ黄色素，コチニール色素，ベニバナ赤色素 |
| 発色剤 | ハム・ソーセージなどの色調・風味を改善する | 亜硝酸ナトリウム，硝酸カリウム，硝酸ナトリウム |
| 漂白剤 | 食品を漂白し，白く，きれいにする | 亜塩素酸ナトリウム，亜硫酸ナトリウム，次亜硫酸ナトリウム，ピロ亜硫酸ナトリウム |
| 殺菌料 | 細菌を殺菌除去し，食品の保存性を向上させる | 亜塩素酸水，過酸化水素，次亜塩素酸水，次亜塩素酸ナトリウム |
| 甘味料 | 食品に甘味を与える | アスパルテーム，サッカリン，スクラロース，ステビア末 |
| 調味料 | 食品にうま味などを与え，味を調える | L-グルタミン酸ナトリウム，クエン酸カルシウム，乳酸カルシウム，D-マンニトール |
| 酸味料 | 食品に酸味を与える | クエン酸，乳酸，L-酒石酸，DL-リンゴ酸，グルコン酸カリウム |
| 香料 | 食品に香りをつける | バニリン，ケイヒ酸，シトラール，ℓ-メントール，酪酸イソアミル |
| 増粘剤，安定剤，ゲル化剤 | 食品に滑らかな感じや粘り気を与え，安定性を向上させる | カルボキシメチルセルロース，ペクチン，アルギン酸塩類，ヒドロキシプロピルセルロース，酸化デンプン |
| 膨張剤 | ホットケーキなどをふっくらさせ，ソフトにする | 炭酸水素ナトリウム，炭酸マグネシウム，メタリン酸カリウム，フマル酸，DL-酒石酸 |
| 乳化剤 | 水と油を均一に混ぜ合わせる | レシチン，ステアロイル乳酸カルシウム，ポリソルベート |
| pH調整剤 | 食品のpHを調整し，品質をよくする | DL-リンゴ酸，酸化カルシウム，フマル酸，炭酸ナトリウム，乳酸 |
| 栄養強化剤 | 食品に含まれる栄養成分や必須栄養素を補充する | L-アスコルビン酸，亜鉛塩類，β-カロテン，グリセロリン酸カルシウム，ニコチン酸アミド |

赤字は特に重要なもの

後に使用する薬剤は，ポストハーベスト農薬として農薬に分類されることもある（本章3-D参照）．

### 3）酸化防止剤

食品は保存中に，空気中の酸素や光あるいは熱によってその成分である不飽和脂肪酸や色素などが酸化され，品質が低下する．これを防ぐために用いるのが酸化防止剤である．酸化防止剤には，酸化過程で発生するラジカル[※3]の発生を防ぐ，あるいは消去する作用により有効性を示す．エリソルビン酸などの還元剤，L-アスコルビン酸，α-トコフェロール，ジブチルヒドロキシトルエン（BHT）などのフェノール性連鎖停止剤，エチレンジアミン四酢酸ナトリウムなどの金属封鎖剤がある．

---

※3　**ラジカル**：不対電子をもつ化学種のことで，植物油に含まれる不飽和脂肪酸が光や熱により酸化されることで生じる．ラジカルは反応性が高く，食品，特に油脂の酸化反応を連鎖的に起こすため，いわゆる油脂の酸敗（変敗）の原因となる．

### 4）着色料

食品の外観を美化することによって食欲を増進させ，食生活を豊かにするために使用される．着色料の使用は，品質，鮮度などで消費者の判断を誤らせることがないよう，魚介類，肉類，野菜類への使用が禁止されている．合成着色料には食用タール色素12種類とそのアルミニウムレーキ8種類が認められている．合成系着色料として，三二酸化鉄，二酸化チタン，銅クロロフィルなどがある．その他，天然由来の色素も着色料もある．例えば，β-カロテンは緑黄色野菜に含まれる黄色素で，バター，マーガリン，ハム，ソーセージ，即席めんなどに広く用いられている．

### 5）発色剤

動物性食品中に含まれる赤血球の色素（ヘモグロビン）や筋肉細胞の色素（ミオグロビン）と結合して，加熱しても安定で好ましい色調にするものである．ただし，生鮮食肉，鮮魚介類への使用は消費者の判断を

誤らせるため，禁止されている．亜硝酸ナトリウムは，食肉中のヘモグロビンやミオグロビンと結合して，食肉製品を鮮赤色に保たせる効果がある．アスコルビン酸などの発色補助剤と併用されることが多く，ボツリヌス菌の繁殖を抑える効果も認められている．

### 6）漂白剤

食品の色調を整えることを目的として，有色物質を無色化するために用いる．酸素の酸化作用により漂白する亜塩素酸ナトリウムや亜硫酸の還元作用により漂白する亜硫酸ナトリウムなどがあるが，いずれも最終食品の完成前に分解あるいは除去しなければならない．また，還元性漂白剤として亜硫酸ナトリウムなどがあり，これらは二酸化硫黄として残存量が規制されている．

### 7）殺菌料

食品中の細菌を殺菌するために添加したり，食品製造用の機械や器具の殺菌に用いられる．過酸化水素は，微弱な発がん性が認められているため，分解酵素カタラーゼを含む食品（釜揚げしらす，しらす干しで残存量として0.005 g/kg未満）を除き，最終製品の完成前に分解または除去することとなっている．その他の殺菌料についても厳しい使用制限が設定されている．

### 8）甘味料

甘味料は，食品に甘味を与えること，そして砂糖（スクロース）が酵母（イースト菌）の栄養源になりやすいため，その繁殖による食品の品質劣化を防ぎ，保存性を高める目的で使用される．ステビア末は，ステビオシドなどのテルペン配糖体を含む天然甘味料であり，カロリーが低いため，ダイエット効果が期待されている．サッカリンは独特な甘味が好まれ，チューインガムへ使用される．アスパルテームは，砂糖の200倍の甘味があり，さまざまな食品に使用されるが，フェニルアラニンを含むため，その旨を表示するよう義務づけられている．この他にも，さまざまな甘味料が開発されており，アセスルファムカリウムのように砂糖の数百倍の甘味をもつものもある．これらは糖尿病，肥満，虫歯などの予防にも効果が期待できる．

### 9）調味料

調味料は，古くから「だし」として利用されてきたうま味成分である．一般に使われているみそ，しょうゆ，食塩などは，すべて食品として扱われるが，グル

タミン酸ナトリウムのように化学合成されたものは，食品添加物に分類され，アミノ酸系（昆布や緑茶のうま味），核酸系（シイタケのうま味），有機酸系（貝のうま味），無機塩の4種類がある．

### 10）酸味料

一般に食品は，アルカリ性ではまずく，酸性では美味しく感じる．酸味を与えたり，酸味を調整したり，味を調和させることで食品の嗜好性を向上させる目的でクエン酸や乳酸などが使用されている．

### 11）香料

食品に香りを与えたり，増強させたりする目的で使用される．天然香料と合成香料がある．天然香料は，その大半が植物より抽出された精油や樹脂である．合成香料は，天然香料中の成分や，香料として有効な化合物を合成したものである．これらは単独もしくは調合されてフレーバーとなり，飲料や菓子などに用いられる．

### 12）増粘剤，安定剤，ゲル化剤

食品に滑らかさや粘り気などを与えるもので糊料（こりょう）と表示されることもある．カルボキシメチルセルロースやアルギン酸塩類などは食品の粘性を高める目的でケチャップやハムなどに，食品の形態を安定させる目的でアイスクリームなどに，ゲル化を助ける目的でジャムやゼリーなどに使用される．

### 13）膨張剤

炭酸ガスなどの細かな気泡を発生させてパンや菓子類の生地をスポンジ状に膨らませる．ベーキングパウダーや膨らし粉は，ガスを発生させる炭酸水素ナトリウム（重曹）などのガス発生剤と，中和反応によってガス発生剤を分解するリン酸水素二カルシウムなどの酸性剤，保存中に両者が混じらないようにするデンプンなどの遮断剤を一包化したものである．

### 14）乳化剤

乳化剤は，界面活性剤として機能して，均一な状態を作る．互いに混じり合いにくい液体を双方に分散させる乳化分散作用，表面張力を低下させて内部に染み込ませる湿潤浸透作用，微粒子を分散させて溶けにくいものを溶かしたようにする可溶化作用，液体と気体の接触面積を増加させて生じた泡を破れにくくする起泡作用，泡立ちを抑える消泡作用などがある．アブラナ，大豆などの種子や卵黄から抽出して得られるレシ

チンは，アイスクリーム，マーガリン，調製粉乳などの乳製品や菓子類，パンなどのベーカリー食品に広く使われている．

## 15）pH調整剤

食品の酸性あるいはアルカリ性の度合いを調整して，製造加工条件を改善する目的で，あるいは食品を適切なpH領域に保つことで食品の腐敗防止や変色を防止する目的で使用される．一般に微生物は，pH6.0以下になると増えにくくなることから，DL-リンゴ酸などの弱酸などを加えてpHを調整することにより，結果的に食品の保存性を高めることができる．ただし，pHの違いは，食品の味に影響することがあるため，pH調整剤の使用量には，現実には限度がある．

## 16）栄養強化剤

栄養強化剤は，栄養成分の強化のために使用される添加物で，ビタミン類，ミネラル類，アミノ酸類に大別される．これらが添加された食品は栄養強化食品とよばれ，栄養強化の目的で使用する場合は，表示が免除される．ビタミン類には，L-アスコルビン酸などの水溶性ビタミンと$\beta$-カロテンなどの脂溶性ビタミンがある．ミネラル類には，亜鉛塩類，塩化カルシウム，塩化第二鉄などがある．アミノ酸類には，主に必須アミノ酸であるL-アスパラギン酸ナトリウム，DL-アラニン，L-イソロイシンなどがある．これらの栄養強化剤は食品衛生法施行規則別表第1に収載され，また，既存添加物名簿収載品目リストおよび一般飲食物添加物リストの用途欄に「強化剤」として記載されている．

## D. 防カビ剤の分類

本章冒頭の概略図で示すようにわが国では，**生産現場で使用する薬剤を農薬，収穫後に使用する薬剤を食品添加物**として区別している．一方，欧米では，収穫後に用いる薬剤を**ポスト・ハーベスト・アプリケーション農薬**と称し，農薬の使用を認めている国も多い．収穫前の農薬使用では，収穫までに一定期間おくので，その間に雨，風，日光，土壌および植物体中の酵素などにより，代謝，分解，揮散，流出し，その大部分が除去される．それに対し，収穫後の農薬使用では，その大部分が残留する．特に長距離輸送に備えて倉庫や輸送船内などの閉鎖系で使用した場合には，農薬の残留率が高くなる傾向がある．一方，輸入時に薬剤を使用しないとコンテナ内や流通，保管の過程でカビの発生を防ぐことは困難である．そこでわが国では**9種類の農薬**（アゾキシストロビン，イマザリル，オルトフェニルフェノールおよびそのナトリウム塩，ジフェニル，チアベンダゾール，ピリメタニル，フルジオキソニル，ジフェノコナゾール，プロピコナゾール）を**防カビ剤**として添加物指定し，かんきつ類，バナナ，キウイなど一部の農産物に限って使用を認めている（表9）．したがって，日本国内では，これら9種の薬剤を紙に浸潤して，貯蔵または運搬のために容器に入れて使用する場合は食品添加物として規制し，それ以外の場合は農薬として規制している．

*Column*

### 食品添加物に関する監視指導

食品を製造する事業者が食品添加物を使用する際には，その使用基準などについて十分理解したうえで，違反のないように使用しなければならない．また，食品を輸入する際には，日本と諸外国の食品添加物の許可状況などを考慮して，使用されている添加物について十分に確認をする必要がある．国や地方自治体では，食品衛生監視員が，食品製造業者や販売店に立ち入って，食品添加物の使用実態の調査や添加物の表示が正しくなされているか検査を行い，必要に応じてサンプリング検査を実施している．検査の結果，成分規格基準に適合しない場合や指定外添加物の使用

が確認された場合は，食品衛生法違反として回収，廃棄などの措置がとられる．

これまでに海外では使用が認められているが，日本ではまだ指定添加物でないため使用が認められないtert-ブチルヒドロキノン（TBHQ）が冷凍食品から検出されたり，事業者が添加物の表示を行っていなかったり，誤った表示をしていたために回収せざるを得なくなった食品が毎年見受けられる．食の安全に関係する食品製造業者や輸入業者は，食品衛生法を正しく理解しておくことが大切である．

表9　添加物として使用する防カビ剤の使用基準

| 物質名 | 対象食品 | 使用量<br>（g/kg以下） | 使用制限 |
|---|---|---|---|
| アゾキシストロビン | かんきつ類（みかんを除く） | 0.010 | 貯蔵または運搬の用に供する容器の中に入れる紙片に浸潤させて使用する場合に限る |
| イマザリル | かんきつ類（みかんを除く） | 0.0050 | |
| | バナナ | 0.0020 | |
| オルトフェニルフェノールおよびそのナトリウム塩 | かんきつ類 | 0.010 | |
| ジフェニル | グレープフルーツ，レモン，オレンジ類 | 0.070 | |
| チアベンダゾール | かんきつ類 | 0.010 | |
| | バナナ | 0.0030 | |
| | バナナ果肉 | 0.0004 | |
| ピリメタニル | かんきつ類（みかんを除く），あんず，おうとう，すもも，もも | 0.010 | |
| | 西洋なし，マルメロ，りんご | 0.014 | |
| フルジオキソニル | キウイ | 0.020 | |
| | かんきつ類（みかんを除く） | 0.010 | |
| | あんず，おうとう，ざくろ，すもも，西洋なし，ネクタリン，びわ，マルメロ，もも，りんご | 0.0050 | |
| ジフェノコナゾール | ばれいしょ | 0.004 | |
| プロピコナゾール | かんきつ類（みかんを除く） | 0.008 | |
| | あんず，ネクタリン，もも，おうとう | 0.004 | |
| | すもも（種子を除く） | 0.0006 | |

赤字は特に重要なもの（2023年3月現在）

表10　日本で使用が許可されていない食品添加物の例

| 食品添加物 | 使用目的 | 有害性 | 禁止時期 |
|---|---|---|---|
| サイクラミン酸塩（チクロ） | 甘味料 | ラットに膀胱がん | 1969年使用禁止 |
| ズルチン | 甘味料 | 肝臓がん | 1968年使用禁止 |
| フリルフラマイド（AF-2） | 殺菌料 | 発がん性の疑い | 1974年使用禁止 |
| TBHQ（t-ブチルヒドロキノン） | 酸化防止剤 | 発がん性の疑い | 日本国内で未許可 |
| タール色素 | 着色料 | 発がん性の疑い | 日本国内では12種類のみ許可，その他は使用禁止 |
| コウジ酸 | 黒変防止 | 発がん性の疑い | 2003年使用禁止 |
| アカネ色素 | 既存添加物 | 発がん性の疑い | 2004年使用禁止 |

## E. 使用を許可されていない食品添加物

　以前は使用が許可されていたが，人の健康を損なうおそれがあることが見出され，その後，使用許可が取り消されたものや，日本では許可されていないものの例を表10にまとめた．例えば，石油から製造されるタール色素のうち，食用赤色1号（ポンソー3R），食用赤色103号（エオシン）など13種類の脂溶性，塩基性タール色素は，安全性評価試験において相次いで発がん性が疑われ現在では使用禁止となっている．これらのような日本国内で使用することができない食品添加物が輸入食品から検出された場合は，輸出国に積み戻されるか，食品以外の用途に回されるか，破棄される．

## 4 農薬，動物用医薬品の種類と用途

### A. 農薬の種類と用途

　農業の集約化を進めるなかで，害虫，雑草や病気から農産物を守り安定して供給するための農業用資材と

して欠かせないものの1つが**農薬**である．国内では，厳しい規制のなかで，安全性を担保しながら農薬が使用されている．農林水産省が管轄する**農薬取締法**によると，農薬とは「農作物（樹木及び農林産物を含む．以下「農作物等」という）を害する菌，線虫，だに，昆虫，ねずみその他の動植物又はウイルス（以下「病害虫」と総称する）の防除に用いられる殺菌剤，殺虫剤その他の薬剤（その薬剤を原料又は材料として使用した資材で当該防除に用いられるもののうち，政令で定めるものを含む）及び農作物等の生理機能の増進又は抑制に用いられる成長促進剤，発芽抑制剤その他の薬剤をいう」とされている．また農作物等の病害虫を防除するための天敵も農薬とみなす．農薬を登録販売するにあたっては農薬取締法に定められた安全性および有効性に関する厳しい基準を満たすことが求められ，これらをクリアしたもののみが農薬として登録される．主な農薬を用途別に分類すると**表11**のようになる．

また有効成分の化学構造に着目して分類すると，主なものに以下のようなものがあげられる．

①**有機塩素系農薬**：BHC，DDT，ディルドリン，イプロジオン

②**有機リン系農薬**：クロルピリホス，フェニトロチオン，マラチオン

③**カルバメート系農薬**：カルベンダジム，ピリミカーブ，メソミル

④**ピレスロイド系農薬**：ペルメトリン，フェンバレレート

⑤**ネオニコチノイド系農薬**：アセタミプリド，イミダクロプリド

⑥**ベンズイミダゾール系農薬**：チオファネートメチル，ベノミル

⑦**酸アミド系農薬**：プレチラクロール，メフェナセット

⑧**スルホニルウレア系農薬**：アジムスルフロン，ハロスルフロンメチル

⑨**トリアジン系農薬**：シロマジン，メトリブジン

⑩**フェノキシ酢酸系農薬**：2,4-D

⑪**抗生物質**：カスガマイシン，ストレプトマイシン

⑫**天然物**：除虫菊，ニコチン

図6にその中から代表的な農薬の化学構造を示す．

なお，表11に示した農薬の他にも農薬取締法において「その原材料に照らし農作物等，人畜及び水産動植物に害を及ぼすおそれがないことが明らかなものとして農林水産大臣及び環境大臣が指定する農薬」として特定農薬（特定防除資材）が定められている．重曹，食酢，次亜塩素酸水，エチレンなどが指定されており，これらはポジティブリスト制度（後述）の残留農薬の対象ではない．

## B. 動物用医薬品の種類と用途

ウシ，ブタなどの畜産動物やブリ，マダイ，ウナギなどの養殖魚は，安定供給のために生理に反した過密条件下で飼育される場合もあり，病気にかかりやすくなっている．生産性を高め，畜水産動物を疾病から守るために用いられる医薬品を**動物用医薬品**といい，以

**表11 農薬の用途別分類**

| 分類 | 用途 | 作用機序 | 代表的な農薬 |
|---|---|---|---|
| 殺虫剤 | 害虫の駆除 | コリンエステラーゼ活性阻害など | カルバリル，イミダクロプリド |
| 殺菌剤 | カビ類や細菌の殺菌 | 核酸合成阻害，細胞分裂阻害など | プロシミドン，クロロタロニル |
| 除草剤 | 雑草を枯らす | 光合成阻害，カロチノイド生合成阻害など | 2,4-ジクロロフェノキシ酢酸（2,4-D），ベンスルフロンメチル |
| 植物成長調整剤 | 作物の成長を促進または抑制する | 植物ホルモン様作用 | エテホン，ジベレリン |
| 殺鼠剤 | 野ネズミの駆除 | 血液凝固メカニズムの阻害 | ワルファリン，リン化亜鉛 |
| 展着剤 | 薬剤の効果を高める | 界面活性作用によって，薬剤が害虫の体や作物表面に付着する能力を向上させる | ソルビタン脂肪酸エステル |
| 誘引剤 | 害虫を誘引する | 主に昆虫類が特定の臭いや性フェロモンに引き寄せられる性質を利用 | 性フェロモン物質 |
| 天敵 | 害虫の駆除 | 害虫を捕食，もしくは害虫に寄生する | テントウムシ，ハチ，ハエ |
| 微生物剤 | 害虫や病気の防除 | 微生物の産生するたんぱく質が毒素となり，害虫の消化管を破壊する | バチルス・チューリンゲンシス（BT剤） |

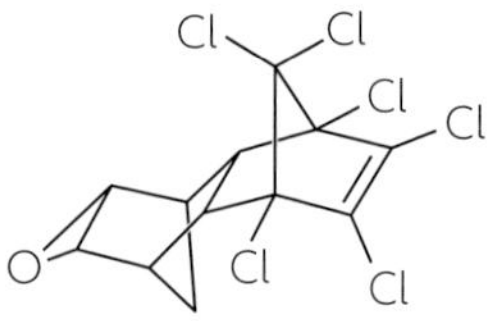

ディルドリン
(有機塩素系)

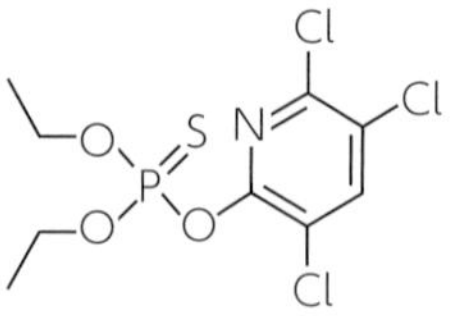

クロルピリホス
(有機リン系)

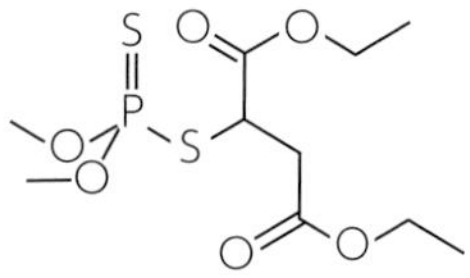

マラチオン
(有機リン系)

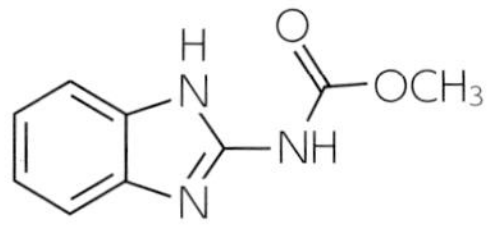

カルベンダジム
(カルバメート系)

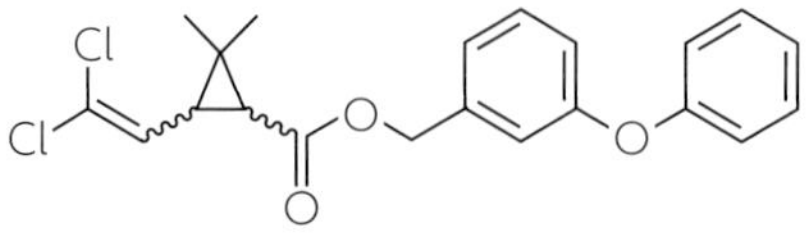

ペルメトリン
(ピレスロイド系)

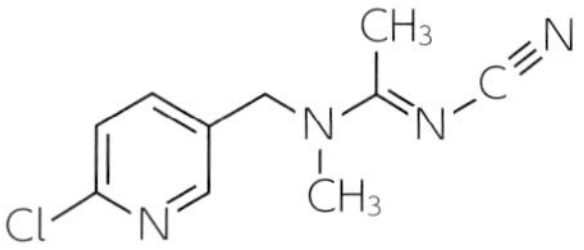

アセタミプリド
(ネオニコチノイド系)

**図6 代表的な農薬の化学構造による分類**
これらの農薬は表11では殺虫剤に分類される

**表12 動物用医薬品の用途別分類**

| 用途 | 分類 | 代表的な薬剤 |
|---|---|---|
| 抗生物質 | ペニシリン系 | ペニシリンG, オキサシリン, アンピシリン |
| | β-ラクタム系 (セフェム系) | セファロニウム, セファゾリン, セファロキシム |
| | マクロライド系 | ジョサマイシン, スピラマイシン, ミロサマイシン |
| | アミノグリコシド系 | カナマイシン, ゲンタマイシン, ストレプトマイシン |
| | テトラサイクリン系 | テトラサイクリン, オキシテトラサイクリン, クロルテトラサイクリン |
| | ポリペプチド系 | アボパルシン, バシトラシン, ノシペプタイド |
| | ポリエーテル系 | アビラマイシン, ラサロシド, モネンシン |
| | その他 | クロラムフェニコール, ホスホマイシン, リンコマイシン |
| 合成抗菌剤 | サルファ剤 | スルファジアジン, スルファメトキサゾール, スルファチアゾール |
| | キノロン剤 | オキソリン酸, エンロフロキサシン, ナリジクス酸 |
| | ニトロフラン剤 | フラゾリドン, ニトロフラントイン, ニトロフラゾン |
| | ジオキシキノキサリン系 | オラキンドックス, カルバドックス |
| | 抗原虫剤 | クロピドール, デコキネート, ナイカルバジン |
| | その他 | モランテル, オルメトプリム, トリメトプリム |
| 寄生虫用薬 | ベンズイミダゾール系 | アルベンダゾール, チアベンダゾール, オキシベンダゾール |
| | マクロライド系 | アバメクチン, イベルメクチン, モキシデクチン |
| | フェノール類 | ビチオノール, ニトロキシニル, オキシクロザニド |
| | 農薬類 | アミトラズ, フルアズロン, フルバリネート |
| | その他 | クロサンテル, ジクラズリル, レバミゾール |
| 肥育ホルモン剤 | エストロゲン類 | エストラジオール, エストロン, ヘキセステロール |
| | アンドロゲン, ゲスターゲン類 | プロゲステロン, テストステロン, トレンボロンアセテート |
| | 副腎皮質ホルモン | デキサメタゾン |

下の3点を目的として用いられている.
①感染症の予防, 治療 (抗生物質, 合成抗菌剤)
②寄生虫の駆除 (寄生虫用薬)
③成長促進や肉質改善 (肥育ホルモン剤)
表12に動物用医薬品の用途別分類を示す.

## C. 飼料添加物の種類と用途

治療を目的としたものではなく，以下を目的に飼料に混ぜて用いられる薬剤を**飼料添加物**という．

①飼料の品質の低下防止（抗酸化剤，防カビ剤）

②飼料の栄養成分その他の有効成分の補給（アミノ酸，ビタミン剤）

③飼料が含有している栄養成分の有効な利用の促進（抗生物質，合成抗菌剤）

## 5 ポジティブリスト制度

食品の安全を確保するために，食品中の**農薬，動物用医薬品**および**飼料添加物**（以下，**農薬等**と略す）は規制されている．

現在，**食品添加物・農薬等ともに**食品衛生法による規制方法としてポジティブリスト制度が採用されている（図7）．特に農薬・動物用医薬品に関しては2006年から新たにポジティブリスト制度が導入され，規制状況が大きく変化した．

**ポジティブリスト制度**とは，農薬等を原則使用禁止とし，使用を認めるものだけをリスト化するというものである．ただし，農薬等の場合，すべてを禁止してしまうとリストに記載のない農薬等がごく微量でも検出された場合，その食品は流通ができなくなってしまう．これを避けるために「人の健康を損なうおそれのない量」として**一律基準**（0.01 ppm）が定められ，リストに記載のない農薬等は，一律基準を超えて検出されてはならないこととされた．すなわち，**残留基準**が定められている農薬等は残留基準により規制され，残留基準が定められていない農薬等は，一律基準により規制されることとなった．2022年10月現在，残留基準は760品目，対象外物質は76品目に設定されている．なお規制の対象は，農畜水産物とそれらの加工食品を含むすべての食品である．

**残留基準の設定**には，国民健康・栄養調査から算出

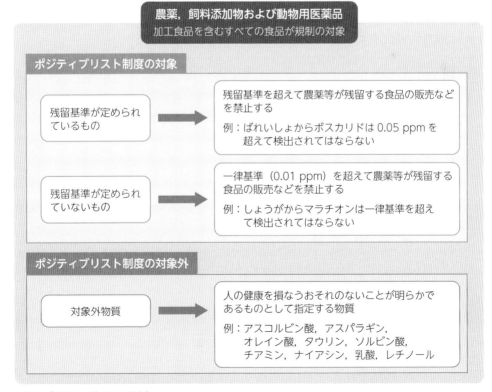

**図7 ポジティブリスト制度**

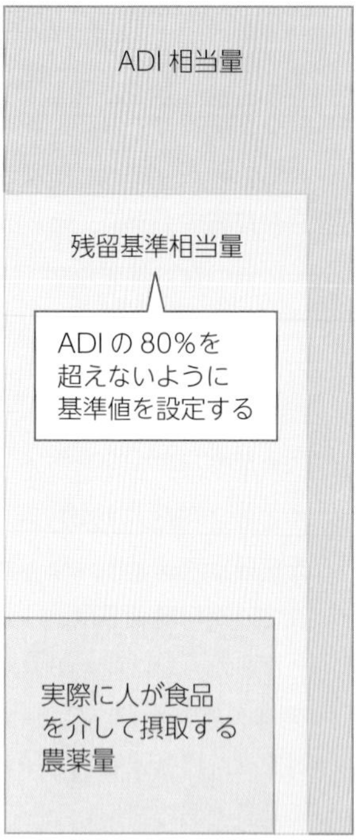

図8 食品の農薬残留基準設定方法

される日本人の1日あたりの**各食品の摂取量**と，作物残留試験から得られる**農薬残留濃度**の積から試算される，**食品からの農薬摂取量の総和**がADIの80%を超えることがないことを確認したうえで設定されるしくみになっている（図8）．

# 6 器具および容器包装について

## A. 概要と定義

食品衛生法第4条において，**器具**とは，食器や食品の製造，加工，調理，貯蔵，運搬などに使うもので，食品に直接接触するもの（ただし，農業や漁業で使うものを除く）であり，**容器包装**とは，食品を入れたり包んだりするもので，食品の受け渡しにおいてそのままで引き渡すものと定義されている．また，営業上使用される器具および容器包装は，清潔で衛生的であること（同第15条），有毒・有害な物質が含まれたり，付着したり，食品中に溶出したりして人の健康を損なうおそれがあるものは販売したり，営業に使ってはならないこと（同第16条）が規定されている．

器具および容器包装では，規定される物質が，一定量以上材質に含まれないこと（**材質規格**），食品中に一定量以上が溶出しないこと（**溶出規格**）が規定されている．また，レトルト食品，清涼飲料水，氷菓，乳および乳製品などの製造などで使用する器具や容器，自動販売機用の器具や容器などは，用途別に規格が定められている．

また，乳幼児が口にする可能性があることからおもちゃに関しては，金属の溶出量，清潔さの指標となる過マンガン酸カリウム消費量，内分泌かく乱物質の溶出量などが規定されている．

## Column

### 残留農薬の分析

一言に〝農薬〟といっても，その物理化学的性状はさまざまである．また，種類も多く，世界中には千数百種類の農薬が存在するといわれている．これらをすべて検査することは，事実上不可能である．そのなかで，生産量の多い（汎用されている）農薬，残留実態調査で高頻度に検出される農薬と農産物，動物用医薬品と畜水産物などの傾向を把握しておくことが重要である．農薬の分析は，以下の手順で行われる．①サンプリング，②抽出，③精製，④分析

機器による測定〔どんな農薬等があるか？（定性試験），どのくらいの量が含まれているか？（定量試験）〕，⑤データの解析，⑥検査結果書の作成である．基本的な操作は変わらないが，科学技術の進歩に伴って，今日ではガスクロマトグラフ質量分析計（GC/MS）や液体クロマトグラフ－タンデム型質量分析計（LC/MS/MS）を用いて一度に100種類以上の薬剤を一斉に分析する手法が数多く報告されている．

## B. 素材の特徴，用途および規格

### 1) 合成樹脂（プラスチック）製品

　合成樹脂は，現在最も多く使用される素材である．加温によって成形される高分子化合物で，一般にエチレン，プロピレン，スチレンなど石油を原料とする化合物のモノマーを重合させて製造する（表13）．樹脂の特性に合わせて単独で弁当箱や食器類に使用される他，特性の異なる樹脂を組合わせた複層フィルムなどが包装用フィルムや保存用容器に用いられる．その際に製造時に使用した可塑剤，酸化防止剤，添加剤やその分解物などが食品中に溶出する可能性がある．

　これらの化学物質に関する安全性は，まだ評価が定まってはいないものもあるが，容器包装は食品に直接触れるため，人の健康に悪影響を与えるようなことがあってはならない．特に汎用される合成樹脂製品に関しては，一般規格として有害元素（第5章3を参照）が規格値を超えて含有されていないことを材質試験で確認する（表14）．また，個別規格として樹脂由来の化学物質（今後，追加される予定）がさまざまな浸出条件下で規格値を超えて溶出しないことを溶出試験で

確認している．

　かつて国内の器具・容器包装の大部分は国内業者によって製造されていた．しかし，最近では輸入品が飛躍的に増加し，これに伴って容器包装も海外で生産されたものが使用されるようになりつつある．欧米などでは，リスクを評価して使用を認めた物質以外は原則使用を禁止するという考え方（ポジティブリスト制度）による管理が進められている．このような背景から，2018年，わが国においても法改正により容器包装のポジティブリスト制度が導入され（同第52条），図9のように国際的な整合性をとりながら器具および容器包装全体の安全性確保が図られている．

### 2) 金属製品

　金属は，曲げやすく，折れにくく，薄い板にして加工でき，熱伝導性もよいことから缶，器具，加熱調理器具，包装用箔などに利用される．金属製品は硬くて丈夫であるが，一方では，溶出すると有毒なものもあることから（第5章表7参照），以下の3点が規定されている．

①器具は銅，鉛，これらの合金が削りとられるおそれ

**表13 主な合成樹脂製品の原料，性質，用途**

| | 名称 | 主原料と製法 | 性質 | 用途 |
|---|---|---|---|---|
| 熱硬化性樹脂 *1 | フェノール樹脂 | フェノールとホルムアルデヒドの重合 | 耐熱性〇，耐アルカリ性× | 弁当箱，お椀 |
| | メラミン樹脂 | メラミンとホルムアルデヒドの重合 | 硬度〇，耐酸性〇，耐アルカリ性〇，耐油性〇 | 食器類 |
| | 尿素樹脂 | 尿素とホルムアルデヒドの重合 | 硬度〇，耐熱性〇，耐油性〇 | 食器類 |
| 熱可塑性樹脂 *2 | ポリ塩化ビニル | 塩化ビニルの重合 | 耐水性〇，耐アルカリ性〇，耐油性〇，耐アルコール性〇 | 包装用フィルム，パック容器 |
| | ポリ塩化ビニリデン | 塩化ビニリデンの重合 | 無色透明，耐熱性〇，耐薬品性〇，耐水性〇，難燃性〇 | 常温長期保存用フィルム，ソーセージの包装 |
| | ポリエチレン | エチレンモノマーの重合 | 耐酸性〇，耐アルカリ性〇，ガスバリヤー性× | 包装用フィルム，袋 |
| | ポリプロピレン | プロピレンモノマーの重合 | 耐酸性〇，耐アルカリ性〇，耐油性〇 | 内層シート，ストロー，トレー |
| | ポリスチレン | スチレンモノマーの重合 | 光沢性，透明性〇，耐酸性〇，耐アルカリ性〇，耐油性× | 使い捨てのナイフやスプーン，カップラーメンの容器 |
| | ポリエチレンテレフタレート | テレフタル酸とエチレングリコールの縮重合 | 透明性〇，ガスバリヤー性〇，耐水性〇，耐熱性〇，耐圧性〇 | ペットボトル，食用油用ボトル |
| | ポリカーボネート | ビスフェノールAとホスゲンの縮重合 | 透明性〇，耐衝撃性〇，難燃性〇 | 食品用機器，サラダボール |
| | ナイロン | 脂肪族骨格を含むポリアミド | 耐薬品性〇，耐摩耗性〇，柔軟性〇，耐油性〇，強靭性〇 | レトルトパウチの外層 |
| | ポリビニルアルコール | 酢酸ビニルモノマーのけん化と重合 | 親水性〇，温水に溶解する | 錠剤の結合剤 |

＊1：熱硬化性樹脂：一度成形されるとその後は加熱しても軟らかくならず，変形しない樹脂
＊2：熱可塑性樹脂：成形された後であっても再度加熱によって軟らかくなる樹脂

表14　合成樹脂製容器の規格（例）

| 種類 | | 材質試験 | | 溶出試験 | | | |
|---|---|---|---|---|---|---|---|
| | | 項目 | 規格（含有量） | 試験項目 | 浸出用液 | 浸出条件 | 規格 |
| 一般規格 | 合成樹脂一般 | カドミウム，鉛 | 100 μg/g以下 | 重金属 | 4％酢酸 | 60℃，30分＊ | 1 μg/mL以下 |
| | | | | 過マンガン酸カリウム消費量（フェノール樹脂，メラミン樹脂および尿素樹脂を除く） | 水 | 60℃，30分＊ | 10 μg/mL以下 |
| 個別規格 | フェノール樹脂，メラミン樹脂および尿素樹脂 | ― | | フェノール | 4％酢酸 | 60℃，30分＊ | 5 μg/mL以下 |
| | | | | ホルムアルデヒド | 水 | 60℃，30分＊ | 不検出 |
| | | | | 蒸発残留物 | ヘプタン | 25℃，1時間 | 30 μg/mL以下 |
| | | | | | 20％エタノール | 60℃，30分 | |
| | | | | | 水 | 60℃，30分＊ | |
| | | | | | 4％酢酸 | | |
| | ホルムアルデヒドを製造原料とするもの | ― | ― | ホルムアルデヒド | 水 | 60℃，30分＊ | 不検出 |
| | | | | 蒸発残留物 | ヘプタン | 25℃，1時間 | 30 μg/mL以下 |
| | | | | | 20％エタノール | 60℃，30分 | |
| | | | | | 水 | | |
| | | | | | 4％酢酸 | | |
| | ポリ塩化ビニル | ジブチルスズ化合物 | 50 μg/g以下 | 蒸発残留物 | ヘプタン | 25℃，1時間 | 30 μg/mL以下 |
| | | クレゾールリン酸エステル | 1,000 μg/g以下 | | 20％エタノール | 60℃，30分 | |
| | | 塩化ビニル | 1 μg/g以下 | | 水 | | |
| | | | | | 4％酢酸 | | |

＊：使用温度が100℃を超える場合は95℃，30分
（2023年3月現在）

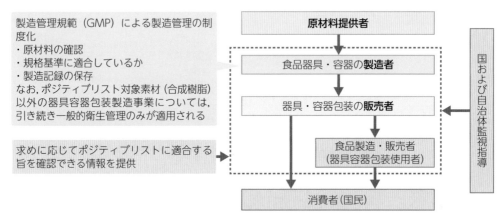

図9　食品用器具・容器包装の衛生基準の整備（ポジティブリスト制度）

のある構造でないこと
②食品接触部分のメッキ用のスズは鉛を0.1％を超えて含まないこと
③アンチモンを5％以上含む金属を使用しないこと
　さらに，近年では合成樹脂で塗装されたものも多くあることから，表15に示すようにさまざまな浸出条件下での規格が設定されている.

### 3）セラミック製品（ガラス製品，陶磁器，ホウロウ製品）

　鉛ガラスからの鉛の溶出，陶磁器の色つけ部分からの金属溶出，ホウロウからの金属の溶出などがないように規定されている（表16）.

表15 **食品用金属缶の規格（例）**

| 試験項目 | 溶出試験 | | |
| | 浸出用液 | 浸出条件 | 規格 |
|---|---|---|---|
| ヒ素 | 水*2 | 60℃, 30分*1 | 0.2 μg/mL以下 |
| | 0.5％クエン酸*3 | 60℃, 30分 | |
| カドミウム | 水 | 60℃, 30分*1 | 0.1 μg/mL以下 |
| | 0.5％クエン酸*3 | 60℃, 30分 | |
| 鉛 | 水 | 60℃, 30分*1 | 0.4 μg/mL以下 |
| | 0.5％クエン酸*3 | 60℃, 30分 | |
| フェノール*7 | 水*2, 3 | 60℃, 30分*1 | 5 μg/mL以下 |
| ホルムアルデヒド*7 | 水*2, 3 | 60℃, 30分*1 | 不検出 |
| 蒸発残留物*7 | ヘプタン*4 | 25℃, 1時間 | 30 μg/mL以下*6 |
| | 20％エタノール*5 | 60℃, 30分 | |
| | 水*2 | 60℃, 30分*1 | |
| | 4％酢酸*3 | | |
| エピクロルヒドリン*7 | ペンタン | 25℃, 1時間 | 0.5 μg/mL以下 |
| 塩化ビニル*7 | エタノール | 5℃以下, 24時間 | 0.05 μg/mL以下 |

乾燥した食品（油脂および脂肪性食品を除く）を内容物とするものを除く
＊1：使用温度が100℃を超える場合は95℃, 30分
＊2：pH5を超える食品
＊3：pH5以下の食品
＊4：油脂および油脂性食品
＊5：酒類
＊6：天然の油脂を原料とし, 塗膜中の酸化亜鉛の含量が3％を超える塗料で缶の内面を塗装したものに
　　　ついては, ①ヘプタン抽出の場合の限度量は90 μg/mL, ②水抽出の場合に基準値を超えたとき
　　　は, 蒸発残留物のクロロホルム可溶分の量が30 μg/mLを超えなければよいものとする
＊7：合成樹脂で塗装されたものに限る

### 4）紙製品・セロファン製品

パルプを原料とする紙製品は, 古くから食品の包装に用いられている. 原料が天然物あるいはその加工品であるため安全性が期待されるが, 製紙工程で殺菌剤, 漂白剤, 防カビ剤などによる化学処理が行われる. また, 再生紙の場合はインキや着色料などの混入も考えられることから, 現在では, 食品と直接接しないようにアルミ箔やポリエチレンをラミネート処理して化学物質の食品中への溶出を防止している.

セロファンはパルプの主成分であるセルロースを再生してフィルム状にしたもので, 透明性, 耐熱性, 耐寒性に優れるが, 一方では, 耐水性, 耐油性, 耐酸性に劣ることからプラスチック製品にとって代わられつつある.

### 5）木・竹製品

天然物からできており, 安価で清涼感があることから使用される. しかし, 吸湿性, 多孔性があることから雑菌などが付着しやすいという欠点もある. これら

を避けるために使用された防腐剤, 防カビ剤が溶出しないように規格が定められている.

### C. 廃棄とリサイクル

廃棄物の減少と資源の有効活用のため, 多種類の容器包装が分別回収, 再利用されている. 1995年に制定された「容器包装リサイクル法」にもとづく識別表示に従って, 自治体が分別収集し, 事業者により再商品化がなされている（表17）.

### D. 食品の包装技術

食品を微生物などの有害生物や化学物質から守り, 安全を確保するためにさまざまな技術が開発されている. ガスバリヤー性の高いフィルムを基材にコーティングして包装内の空気を窒素で置換することで, 食品の保存性を高めることが可能になっている. その一例をまとめた（表18）.

**表16 セラミック製容器の規格（例）**

**A）ガラス製器具または容器包装**

| 区分 | | | カドミウム* | 鉛* |
|---|---|---|---|---|
| 液体を満たすことのできない試料または液体を満たしたときにその深さが2.5 cm未満である試料 | | | 0.7 $\mu$g/cm$^2$ | 8 $\mu$g/cm$^2$ |
| 液体を満たしたときにその深さが2.5 cm以上である試料 | 加熱調理用器具以外のもの | 容量600 mL未満 | 0.5 $\mu$g/mL | 1.5 $\mu$g/mL |
| | | 容量600 mL以上3 L未満 | 0.25 $\mu$g/mL | 0.75 $\mu$g/mL |
| | | 容量3 L以上 | 0.25 $\mu$g/mL | 0.5 $\mu$g/mL |
| | 加熱調理用器具 | | 0.05 $\mu$g/mL | 0.5 $\mu$g/mL |

**B）陶磁器製器具または容器包装**

| 区分 | | | カドミウム* | 鉛* |
|---|---|---|---|---|
| 液体を満たすことのできない試料または液体を満たしたときにその深さが2.5 cm未満である試料 | | | 0.7 $\mu$g/cm$^2$ | 8 $\mu$g/cm$^2$ |
| 液体を満たしたときにその深さが2.5 cm以上である試料 | 加熱調理用器具以外のもの | 容量1.1 L未満 | 0.5 $\mu$g/mL | 2 $\mu$g/mL |
| | | 容量1.1 L以上3 L未満 | 0.25 $\mu$g/mL | 1 $\mu$g/mL |
| | | 容量3 L以上 | 0.25 $\mu$g/mL | 0.5 $\mu$g/mL |
| | 加熱調理用器具 | | 0.05 $\mu$g/mL | 0.5 $\mu$g/mL |

**C）ホウロウ製器具または容器包装**

| 区分 | | | カドミウム* | 鉛* |
|---|---|---|---|---|
| 液体を満たすことのできない試料または液体を満たしたときにその深さが2.5 cm未満である試料 | 加熱調理用器具以外のもの | | 0.7 $\mu$g/cm$^2$ | 8 $\mu$g/cm$^2$ |
| | 加熱調理用器具 | | 0.5 $\mu$g/cm$^2$ | 1 $\mu$g/cm$^2$ |
| 液体を満たしたときにその深さが2.5 cm以上である試料 | 容量3 L以上のもの | | 0.5 $\mu$g/cm$^2$ | 1 $\mu$g/cm$^2$ |
| | 容量3 L未満のもの | 加熱調理用器具以外のもの | 0.07 $\mu$g/mL | 0.8 $\mu$g/mL |
| | | 加熱調理用器具 | 0.07 $\mu$g/mL | 0.4 $\mu$g/mL |

＊規格値（いずれも以下であること）

**表17 容器包装の識別表示**

| マーク | 品名 | 注釈 |
|---|---|---|
| プラ | プラスチック製容器包装 | "PETボトル"に含まれるものを除く |
| PET | PETボトル | 食料品（しょうゆ，乳飲料など，その他調味料），清涼飲料，酒類 |
| スチール | 飲料用スチール缶 | ― |
| アルミ | 飲料用アルミ缶 | ― |
| 紙 | 紙製容器包装 | 飲料用紙（アルミ不使用のもの）と段ボール製のものを除く |

表18 さまざまな容器包装技術

| 包装技術 | 包装機能 | 包装食品例 |
|---|---|---|
| 密封包装，密封殺菌包装 | 微生物・害虫などの進入阻止，加熱殺菌（微生物，酵素の不活性化） | 瓶，缶詰，レトルトパウチ食品 |
| 真空包装 | カビ・害虫・好気性菌の発育阻止，静菌作用，酸化防止 | 魚・畜肉製品，めん類，菓子類 |
| ガス置換ならびにガス封入包装 | 静菌作用，色調保持，酸化防止，菓子など食品の破損防止 | 生肉，さしみ，菓子，冷凍食品，日本茶 |
| 脱酸素包装 | 酸化防止，微生物の発育阻止 | 食用油，油製品，菓子，ナッツ製品，日本茶，乾燥製品 |
| 特殊機能性包装 | 曇り防止，水滴吸収，防湿，保香 | 生鮮魚，生鮮肉，野菜・果実類 |
| 無菌包装 | 無菌下包装，加熱変性の低減，生鮮品質の保持 | 生ハム，米飯類，練り製品，生菓子類 |
| 無菌充填包装（あらかじめ別個に殺菌処理した食品と包装容器を無菌室で密封） | 加熱変性の低減による高品質（香味，色調）の保持 | 乳製品（コーヒー用ミルク），プリン，果汁，牛乳，コーヒー，スープ，茶飲料などの紙容器，ペットボトル，缶製品 |
| ガス置換貯蔵法（CAまたはMA貯蔵法）* | 呼吸作用のコントロールによる鮮度保持 | 果実類，穀類，野菜 |
| 緩衝包装 | 緩衝材による機械的保護，シュリンク包装，ストレッチ包装 | 菓子類（煎餅，ポテトチップ），高級果実 |

＊CA，MA：二酸化炭素濃度を上昇，酸素濃度を低下させることで貯蔵中の蒸散や呼吸を抑え，生鮮食品を長期間にわたり鮮度保持させる技術

## 7 遺伝子組換え食品とゲノム編集食品

### A. 遺伝子組換え食品とは

　微生物などがもつ有用な遺伝子を，バイオテクノロジー技術を用いて別種の生物（植物など）に組み入れ，有用な性質を与えることを**遺伝子組換え**という．農産物としては，害虫に抵抗性をもつとうもろこしや除草剤に耐性のあるわたなどが海外で商品化されている．商品化された例として，凝乳酵素に含まれるキモシンがある．**凝乳酵素**は，乳を固める作用のある酵素で，含まれる**キモシン**が主にたんぱく質の$\kappa$-カゼインのみに働いて乳を凝固させ，熟成中はたんぱく質を分解し，組織や風味をつくるのに重要な働きを担っている．近年，遺伝子組換え技術を用いて微生物菌体内にキモシンを生成させる方法が実用化され，「発酵生産キモシン」が作出された．発酵生産キモシンとは，子牛の第4胃で生産・分泌されるキモシンの遺伝子を，微生物（大腸菌，酵母，カビなど）に組み込んでつくる酵素のことで，できた酵素はキモシン100％のため，チーズの品質改良や収量増加が期待できる．別名バイオキモシン，遺伝子組換えキモシン，リコンビナントキモシンともよばれている．現在，世界のチーズづくりで使用される凝乳酵素の約60％が発酵生産キモシンで，約30％が天然の微生物性および植物性凝乳酵素といわれている．日本では従来の天然の凝乳酵素が使われているが，生産効率性や経済性の高さから今後の動向に関心が高まっている．

　遺伝子組換え技術を利用して作られた農産物は**遺伝子組換え農産物（GMO）**とよばれ，これら農産物のうち食用に用いられるもの，およびその加工品を**遺伝子組換え食品**とよぶ．また，発酵生産キモシンのように遺伝子組換え微生物によって作られる添加物も存在する．

### B. 遺伝子組換え食品および添加物の安全性

　わが国では，遺伝子組換え食品および添加物（以下，遺伝子組換え食品等）の輸入・販売などについては，安全性確保のため，食品衛生法における食品一般の成分規格により，内閣総理大臣が定める安全性審査の手続きを経て公表されたものでなければならないとされている．この審査を受けない遺伝子組換え食品等は，輸入・販売などが禁止されている．審査手順は，図2に示した食品添加物が指定されるまでのフローと同じである．

　安全性評価の審査は，**既存の食品との比較（実質的同等性）**の観点から，以下の項目について審査される．

- 挿入遺伝子の安全性（組込む遺伝子は解明されたものか. 食経験はあるか）
- 挿入遺伝子によって産生されるたんぱく質の有害性
- アレルギー誘発性
- 挿入遺伝子が間接的に作用し，有害物質を産生する可能性
- 挿入遺伝子の働き（組み込まれた遺伝子はどのように働くか）
- 遺伝子を挿入したことにより，成分に重大な変化を起こす可能性の有無*

＊栄養素に関しては，例外として高オレイン酸大豆などが認められている

　既存のデータを総合的に判断しても，なお安全性が確認できない場合には，必要に応じて動物を使った毒性試験などを行う. また，新たな科学的知見が生じた場合は再度評価を行う.

　2024年3月現在，安全性審査の手続を終えた食品は334品種，食品添加物は83品目となっている（表19，20）.

## C. 輸入食品における分別生産管理（IPハンドリング）

　遺伝子組換え農産物または非遺伝子組換え農産物を生産，流通および製造の各段階でそれぞれが混入しないように分別管理し，各段階における管理内容を証明する書類により分別管理されたことを明確にした管理方法のこと. 分別生産管理（IPハンドリング）された遺伝子組換え農産物を原料とする場合は「遺伝子組換え」，遺伝子組換え農産物と非遺伝子組換え農産物が分別されていない場合は「遺伝子組換え不分別」と，それぞれ表示する義務がある. なお，分別生産管理（IPハンドリング）された非遺伝子組換え農産物を原料と

**表19 安全性審査が終了している遺伝子組換え食品（333品種）とその特性**

| 品目 | 特性 | 代表例 |
| --- | --- | --- |
| じゃがいも（12品種） | 害虫抵抗性<br>ウイルス抵抗性<br>アクリルアミド産生低減<br>打撲黒斑低減<br>　あるいはこの組み合わせ | ・ニューリーフ・ジャガイモ BT-6系統<br>・アクリルアミド産生低減及び打撲黒斑低減ジャガイモ（SPS-00E12-8） |
| 大豆（29品種） | 除草剤耐性<br>害虫抵抗性<br>低飽和脂肪酸<br>高オレイン酸<br>　あるいはこの組み合わせ | ・ラウンドアップ・レディー・大豆40-3-2系統<br>・高オレイン酸含有ダイズ DP-305423-1, 除草剤グリホサート耐性ダイズ MON89788系統及び除草剤ジカンバ耐性ダイズ MON87708系統を掛け合わせた品種 |
| てんさい（3品種） | 除草剤耐性 | ・T120-7 |
| とうもろこし（210品種） | 害虫抵抗性<br>除草剤耐性<br>　あるいはこの組み合わせ | ・Bt11<br>・コウチュウ目害虫抵抗性及び除草剤グルホシネート耐性トウモロコシ MZIR098系統 |
| なたね（24品種） | 除草剤耐性<br>雄性不稔性<br>稔性回復性<br>　あるいはこの組み合わせ | ・ラウンドアップ・レディー・カノーラ RT73系統<br>・除草剤グリホサート耐性セイヨウナタネ DP-073496-4並びに除草剤グルホシネート耐性及び稔性回復性セイヨウナタネ RF3を掛け合わせた品種 |
| わた（48品種） | 除草剤耐性<br>害虫抵抗性<br>　あるいはこの組み合わせ | ・ラウンドアップ・レディー・ワタ　1445系統<br>・カメムシ目，アザミウマ目及びコウチュウ目害虫抵抗性ワタ MON88702系統 |
| アルファルファ（5品種） | 除草剤耐性<br>低リグニン | ・ラウンドアップ・レディー・アルファルファ J101系統<br>・除草剤グリホサート耐性アルファルファ J 101系統及び低リグニンアルファルファ K K 179系統を掛け合わせた品種 |
| パパイヤ（1品種） | ウイルス抵抗性 | ・パパイヤリングスポットウイルス抵抗性55-1系統 |
| カラシナ（1品種） | 除草剤耐性<br>稔性回復性 | ・除草剤グルホシネート耐性及び稔性回復性カラシナ RF3 |

「安全性審査の手続を経た旨の公表がなされた遺伝子組換え食品及び添加物一覧」厚生労働省医薬・生活衛生局食品基準審査課（2023年7月4日）をもとに作成

**表20　安全性審査が終了している遺伝子組換え食品添加物（80品目）の一部とその特性**

| 品目 | 特性 | 代表例 |
|---|---|---|
| α-アミラーゼ（19品目） | 生産性向上<br>耐熱性向上<br>スクロース耐性向上<br>　あるいはこの組み合わせ | ・TS-25<br>・JSF-07-170-3株を利用して生産されたα-アミラーゼ |
| キモシン（5品目） | 生産性向上<br>キモシン生産性<br>凝乳活性の向上 | ・マキシレン<br>・CIN株を利用して生産されたキモシン<br>・カイマックス |
| プルラナーゼ（4品目） | 生産性向上 | ・JPBL002株を利用して生産されたプルラナーゼ |
| リパーゼ（6品目） | 生産性向上 | ・JPAo001株を利用して生産されたリパーゼ |
| リボフラビン（2品目） | 生産性向上 | ・RFESC02株を利用して生産されたリボフラビン |
| グルコアミラーゼ（5品目） | 生産性向上 | ・AMG-E |
| α-グルコシルトランスフェラーゼ（4品目） | 生産性向上 | ・BR151（pUAQ2）株を利用して生産された6-α-グルカノトランスフェラーゼ |
| シクロデキストリングルカノトランスフェラーゼ（2品目） | 生産性向上<br>性質改変 | ・*Bacillus subtilis* DTS1451（pHYT2G）株を利用して生産されたシクロデキストリングルカノトランスフェラーゼ |
| アスパラギナーゼ（1品目） | 生産性向上 | ・*Aspergillus oryzae* NZYM-SP株を利用して生産されたアスパラギナーゼ |
| ホスホリパーゼ（7品目） | 生産性向上 | ・PLA-54株を利用して生産されたホスホリパーゼA2 |
| β-アミラーゼ（1品目） | 生産性向上 | ・NZYM-JA株を利用して生産されたβ-アミラーゼ |
| エキソマルトテトラオヒドロラーゼ（1品目） | 生産性向上 | ・MDT06-228株を利用して生産されたエキソマルトテトラオヒドロラーゼ |
| 酸性ホスファターゼ（1品目） | 生産性向上 | ・OYC-GM1株を利用して生産された酸性ホスファターゼ |
| グルコースオキシダーゼ（3品目） | 生産性向上 | ・GOOX-1株を利用して生産されたグルコースオキシダーゼ |
| プロテアーゼ（4品目） | 生産性向上 | ・JPFV001株を利用して生産されたプロテアーゼ |
| ヘミセルラーゼ（2品目） | 生産性向上 | ・JPTR001株を利用して生産されたヘミセルラーゼ |
| キシラナーゼ（3品目） | 生産性向上 | ・JPTR002株を利用して生産されたキシラナーゼ |

「安全性審査の手続を経た旨の公表がなされた遺伝子組換え食品及び添加物一覧」，厚生労働省医薬・生活衛生局食品基準審査課（2023年7月4日）をもとに作成

する場合の「遺伝子組換えでない」は任意表示とされている（第8章2-C-15を参照）.

## D. ゲノム編集食品

### 1）ゲノム編集食品とは

ゲノム編集食品とは，ゲノム編集技術（遺伝子を切り貼りして動植物が本来もつ性質を変える）によって作出した食品のことで，GABAに富むトマトや，肉付きの良いマダイ，成長速度が速い「高成長トラフグ」などが開発されている.

### 2）遺伝子組換え食品との違い（図10，表21）

遺伝子組換え食品は，改変した遺伝子を大腸菌など他の生物の遺伝子に組み込み，それを作物に導入して，害虫抵抗性や耐病性をもたせた食品である．遺伝子組換え食品には他の生物の遺伝子を導入されていることから，遺伝子の安全性や，人にアレルギーを誘発する

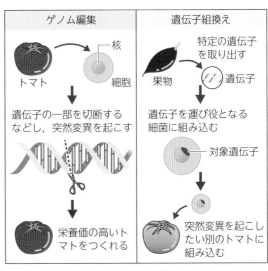

**図10　ゲノム編集食品と遺伝子組換え食品の違い**

表21 **食品の遺伝子改変と規制**

| | 従来の品種改良 | ゲノム編集 | | 遺伝子組換え |
|---|---|---|---|---|
| 手法 | 交配や放射線などによる突然変異 | 狙った遺伝子を切断 | 狙った部分に遺伝子を加える | 外部から遺伝子を加える |
| ルール | 規制対象外 | 任意の届け出制 | 遺伝子組換え食品の規制対象 | |
| 表示 | なし | 任意 | あり | あり |

矢ノ下良平，他：遺伝子組換え食品.「衛生薬学 改訂第4版」(今井浩孝，小椋康光／編)，p357，南江堂，2023より引用

ことはないかなどについて，前述したように国が安全性を確認したものだけが流通できる仕組みをとっている．一方，**ゲノム編集食品は，作物自体の遺伝子を改変する人為的突然変異であるため，他の生物に由来する遺伝子は導入されない．**このことから**遺伝子組換え食品に比べて安全性が高い**といわれている．また，**従来の品種改良で行ってきた，味や栄養に優れた品種の作出を短期間で行える**ことも特徴となっている(表21).

### 3) ゲノム編集食品の制度づくりの現状

　ゲノム編集食品のうち，遺伝子を切断して働きを止める方法で作出した食品については，突然変異や従来の品種改良と見分けがつかないため規制の対象外となっている．2019年10月，厚生労働省は，改変した遺伝子や有害物質の有無などの情報を同省へ届け出れば，安全審査を受けなくても販売を認めることとした．一方，ゲノム編集食品のうち，同じ生物種の遺伝子を挿入する方法（別種の遺伝子ではない点において，遺伝子組換え食品とは異なる）で作出した食品については，安全性の確認を必要とするため，これまでの遺伝子組換え食品と同様に，安全性を審査することとしている．2024年7月現在，GABA含有量を高めたトマト，可食部を増量したマダイ，「高成長トラフグ」などが，ゲノム編集食品として届け出され，厚生労働省のホームページで公開されている．

## 酸性飲料による金属容器の成分溶出に伴う中毒

身の回りにあるアルミニウムや銅，鉄など，金属でつくられた容器や調理器具では，酸性の食品に接触すると金属が溶け出すことがある．

### 1）水筒に入れたスポーツ飲料の事例

水筒に入れたスポーツ飲料を飲んだ児童が，苦味を感じ，頭痛，めまい，悪心などを発症した事例を紹介する．

そのスポーツ飲料は，通常は乳白色だが，飲用時には青緑色に変化しており，検査の結果，高濃度の銅が検出された．水筒の内部が破損しており，飲みものを入れて長時間置いたことで，通常は直接ふれない保温構造部分の内部まで飲みものが染み込んでしまったこと，さらにスポーツ飲料が酸性だったため，そこに使われていた銅が溶け出したことが原因と考えられた．通常，短時間で溶け出す金属の量はごく微量であり，容器や調理器具の内側をコーティングして金属と食品が直接接触しないようにすることで，金属が過剰に溶け出さないように工夫がなされている．しかし，今回の事例のように内部に傷が付いていたり，酸性飲料を長時間保管するなどの誤った方法で使用したりすると，金属成分が食品や飲みもの中に過剰に溶け出す．特に，銅は多量に摂取すると中毒を起こす可能性が高いため，思わぬ事故につながる．

酸性の飲料には，主に炭酸飲料や乳酸菌飲料，果汁飲料，スポーツ飲料がある．飲みものに含まれる酸性の物質には，炭酸，乳酸，ビタミンC，クエン酸（かんきつ類をはじめとする果物に多く含まれる）などがあり，こうした物質を多く含む飲みものは，酸性度が高くなるため注意が必要である．

### 2）調理器具の事例

他にも銅製の調理器具を用い，酸性度の高い食品を加熱調理後，長時間保管したところ，食品・飲みものの中に銅が溶出し，その食品・飲みものを摂取したことにより中毒が発生した事例がある．

### 3）金属製容器使用時の注意点

銅以外の金属製の容器でも，表面に傷がついていたり，酸性度が高い食品で使用したりすると，同じように食品中に微量の金属成分が溶け出すことがある．アルミニウムや鉄では，溶け出す金属で中毒を起こすことは考えにくいが，容器が腐食することがあるので，金属製の容器を使用する際は，以下の点に注意が必要である．

① サビや傷があると，本来食品や飲みものがふれない部分が露出して，そこから金属成分が溶け出すことがある．特に，落としたりぶつけたりした場合，外見上異常がないように見えても破損していることがあるので，よく確認すること

② 炭酸飲料や乳酸菌飲料，果汁飲料などの酸性度の高い飲みものや食べものを金属製の容器に入れると，飲みもの・食べものの中に金属が溶け出すことがある．容器や飲みものの注意書きをよく確認し，長時間の保管は避けること．もし長時間保管した場合，通常と異なる味や色になっている場合は，飲用しないこと

③ 古くなった容器は，劣化により内部が破損していることがある．思わぬ事故を防ぐためにも，定期的に新しいものに交換すること

## 文　献

1）「食品衛生小六法 2019 年版」（食品衛生研究会／編），新日本法規出版，2018
2）「新食品添加物マニュアル 第 5 版」（日本食品添加物協会／編），日本食品添加物協会，2018
3）「食品安全性セミナー3 残留農薬」（細貝祐太郎，松本昌雄／監），中央法規出版，2002
4）「食品安全性セミナー4 動物用医薬品・飼料添加物」（細貝祐太郎，松本昌雄／監），中央法規出版，2001
5）「よくわかる暮らしのなかの食品添加物 第 4 版」（西島基弘／監，日本食品添加物協会／編），光生館，2016

第6章　食品添加物および残留農薬など

## 問　題

☐☐ **Q1**　食品添加物を4つに分類し，それぞれの定義について記述せよ

☐☐ **Q2**　1日摂取許容量（ADI）の定義・算出方法について記述せよ

☐☐ **Q3**　食品添加物としての防カビ剤の使用目的と，わが国で使用されている薬剤と対象作物について記述せよ

☐☐ **Q4**　農薬の用途と使用目的について述べよ

☐☐ **Q5**　合成樹脂（プラスチック）製品の特徴を述べよ

## 解答&解説

**A1**　指定添加物，既存添加物，天然香料，一般飲食物添加物の4つに分類される．このうち，安全性と有効性が確認されて厚生労働省によって指定されているものが指定添加物である．また，天然添加物としての使用実績があり，安全性に問題がないであろうとされるものを既存添加物，もっぱら着香の目的で使用されるものを天然香料，食品成分であり，着色等の目的で利用するものを一般飲食物添加物として，それぞれリスト化がなされている．

**A2**　1日摂取許容量（ADI）は，人が生涯にわたり毎日摂取し続けても健康に悪影響が生じない物質量のことでmg/kg・体重/日であらわされる．日本人の平均体重を50 kgと考えると，ADIを50倍した量を超えなければ一生涯食べ続けても安全と考えられる．ADIは，動物実験で求めた無毒性量（NOAEL）を安全係数100（人と実験動物の種差による相違10と個人差による影響10を掛け合わせたもの）で割って算出する．

**A3**　防カビ剤は，食品の酸化・変敗，微生物の繁殖による腐敗などを防止して，食品の保存性を高める目的で使用される．わが国では，アゾキシストロビン，イマザリル，オルトフェニルフェノールおよびそのナトリウム塩，ジフェニル，チアベンダゾール，ピリメタニル，フルジオキソニル，ジフェノコナゾール，プロピコナゾールの9種類を防カビ剤として添加物指定し，かんきつ類，バナナ，キウイなどに限って使用を認めている．

**A4**　農産物を病害虫から守るための殺虫剤や殺菌剤，雑草の排除を目的とした除草剤，農産物の生理機能を増進または抑制して，生育や開花を調整する植物成長調整剤などがある．農薬使用の目的は，これらを組合わせて農産物の生産性を高めることと，生産にかける時間と労力を軽減することである．

**A5**　合成樹脂は加温によって成形される高分子化合物で，一般にエチレン，プロピレン，スチレンなど石油を原料とする化合物のモノマーを重合させて製造する．現在最も多く使用される素材である．樹脂の特性に合わせて単独で弁当箱や食器類に使用される他，特性の異なる樹脂を組合わせた複層フィルムなどが包装用フィルムや保存用容器に用いられる．その際に製造時に使用した可塑剤，酸化防止剤，添加剤やその分解物などが食品中に溶出する可能性があるため，規格（一般規格と個別規格）が定められている．

# 第7章 食品衛生管理

## Point

**1** 食品衛生管理において，食中毒をはじめとした食品危害の発生防止が最優先であることを理解する

**2** 一般衛生管理プログラムを確実に実施し，食品汚染を最小限に抑える必要性を理解する

**3** 一般衛生管理プログラムではコントロールできない危害要因（ハザード）をコントロールするためのHACCPシステムを理解する

**4** わが国でのHACCPシステムの広がりについて理解する

**5** 大量調理施設における衛生管理について理解する

**6** 国際標準化機構（ISO）の役割と食品衛生管理関連規格について理解する

### 概略図 ハンバーグ製造を例にしたHACCP方式

原材料：①豚肉，②小麦粉，③液卵，④たまねぎ，⑤香辛料，⑥調味料

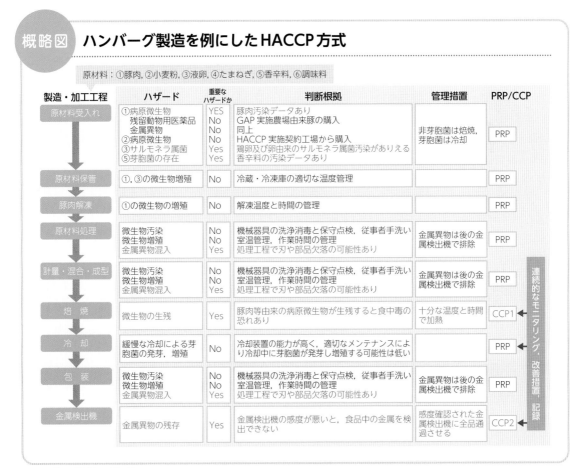

| 製造・加工工程 | ハザード | 重要なハザードか | 判断根拠 | 管理措置 | PRP/CCP |
|---|---|---|---|---|---|
| 原材料受入れ | ①病原微生物<br>残留動物用医薬品<br>金属異物<br>②病原微生物<br>③サルモネラ属菌<br>⑤芽胞菌の存在 | YES<br>No<br>No<br>No<br>Yes<br>Yes | 豚肉汚染データあり<br>GAP実施農場由来豚の購入<br>同上<br>HACCP実施契約工場から購入<br>鶏卵及び卵由来のサルモネラ属菌汚染がありえる<br>香辛料の汚染データあり | 非芽胞菌は焙焼，芽胞菌は冷却 | PRP |
| 原材料保管 | ①，③の微生物増殖 | No | 冷蔵・冷凍庫の適切な温度管理 | | PRP |
| 豚肉解凍 | ①の微生物の増殖 | No | 解凍温度と時間の管理 | | PRP |
| 原材料処理 | 微生物汚染<br>微生物増殖<br>金属異物混入 | No<br>No<br>Yes | 機械器具の洗浄消毒と保守点検，従事者手洗い<br>室温管理，作業時間の管理<br>処理工程で刃や部品欠落の可能性あり | 金属異物は後の金属検出機で排除 | PRP |
| 計量・混合・成型 | 微生物汚染<br>微生物増殖<br>金属異物混入 | No<br>No<br>Yes | 機械器具の洗浄消毒と保守点検，従事者手洗い<br>室温管理，作業時間の管理<br>処理工程で刃や部品欠落の可能性あり | 金属異物は後の金属検出機で排除 | PRP |
| 焙焼 | 微生物の生残 | Yes | 豚肉等由来の病原微生物が生残すると食中毒の恐れあり | 十分な温度と時間で加熱 | CCP1 |
| 冷却 | 緩慢な冷却による芽胞菌の発芽，増殖 | No | 冷却装置の能力が高く，適切なメンテナンスにより冷却中に芽胞菌が発芽し増殖する可能性は低い | | PRP |
| 包装 | 微生物汚染<br>微生物増殖<br>金属異物混入 | No<br>No<br>Yes | 機械器具の洗浄消毒と保守点検，従事者手洗い<br>室温管理，作業時間の管理<br>処理工程で刃や部品欠落の可能性あり | 金属異物は後の金属検出機で排除 | PRP |
| 金属検出機 | 金属異物の残存 | Yes | 金属検出機の感度が悪いと，食品中の金属を検出できない | 感度確認された金属検出機に全品通過させる | CCP2 |

（右欄：連続的なモニタリング・改善措置・記録）

オレンジ色：重要なハザード

# 1 食品衛生管理の重要性

食品衛生管理において最も重要なことは，消費者の健康を守るために食中毒の発生や食品の変質，異物混入などの食品危害を未然に防止することである．

食品危害の発生は，細菌やウイルスなどの有害微生物（生物的要因），カビ毒，ヒスタミン，指定外添加物や農薬（化学的要因），ガラス・金属片などの異物（物理的要因）が原因となる．これらの**危害要因（ハザード）**[※1]が健康に悪影響を及ぼす可能性やその程度を**リスク**という．

これらのハザードが，原材料など食品の加工・調理前の時点で付着・存在している場合（**一次汚染**）や，食品の流通過程，製造工程，加工工程，調理工程などの各段階で，製造機器やまな板などの調理器具類，あるいは製造・加工調理する人の手指などを介して再汚染される場合（**二次汚染**）がある．

そのため，食品の安全性の確保は，食品の原材料である農畜水産物の飼育・採取・捕獲の段階からはじまっている．安全で良質な食品を消費者に提供するためには，食品原材料の生産から流通，販売，製造・加工・調理，販売に至るまでの一連の流れ（**フードチェーン**[※2]）の各段階で，科学的にこれらの**ハザード**を制御する必要がある．

**Codex委員会**（第1章8-C参照）は食品の一般衛生管理の基本原則として「**食品衛生の一般原則の規範**」を示しており，これはフードチェーンに対して一貫して対応できる原則となっている（付録6参照）．

食品衛生管理の方法にはいくつかあり，本章では，一般衛生管理とHACCP，大量調理するときに参照される「大量調理施設衛生管理マニュアル」（付録7参照）についてとり上げる．

# 2 食品工場などにおける一般衛生管理とHACCP

**一般衛生管理**は，食品事業者が当然実施しなければならない衛生管理である．従事者の健康管理，手洗い，施設の清掃と維持管理，施設の機械器具の洗浄消毒，ねずみや昆虫の駆除などがその例で，日本では食品衛生法施行規則別表第17に規定されている．ノロウイルスなど食中毒の多くは，一般衛生管理の不備で発生していることから，一般衛生管理を軽視してはならない．一般衛生管理を確実に実施してもコントロールできない重要なハザードにおいては，CCPにおける管理手段によりコントロールする．

## A. 一般衛生管理の概要

Codex委員会が示した「**食品衛生の一般原則の規範**」は国際的に認められたものであり，日本においてはこの原則に準じて**施設基準**が定められている．食品衛生法第54条（付録2参照）では，「都道府県は，公衆衛生に与える影響が著しい営業（食鳥処理の事業を除く）であつて，政令で定めるものの施設につき，厚生労働省令で定める基準を参酌して，条例で，公衆衛生の見地から必要な基準を定めなければならない」とされている．また，食品衛生法施行規則第66条の7により，第54条に規定する厚生労働省令で定める基準について，営業ごとの事項について詳細にまとめられている．

一方，衛生管理を行うソフト面では，施設の内外の清潔保持，ねずみおよび昆虫の駆除その他一般的な衛生管理に関することは食品衛生法施行規則別表17に規定されている．

**食品衛生法施行規則別表17（一般衛生管理の項目）**
1. 食品衛生責任者等の選任
2. 施設の衛生管理
3. 設備等の衛生管理
4. 使用水等の管理
5. ねずみ及び昆虫対策
6. 廃棄物及び排水の取扱い
7. 食品又は添加物を取り扱う者の衛生管理
8. 検食の実施
9. 情報の提供
10. 回収・廃棄

---

[※1] **危害要因（ハザード，hazard）**：健康に悪影響（危害）をもたらす可能性のある食品中の物質または食品の状態．有害な微生物や化学物質，硬質異物など，生物的・化学的・物理的な要因がある．

[※2] **フードチェーン**：一次生産から最終消費までの一連の活動を示す．生産から加工・流通・販売までを含む（第6章 概略図参照）．

11. 運搬
12. 販売
13. 教育訓練
14. その他

　一般衛生管理はHACCPシステム（後述）において土台とされることから**PRP**（Prerequisite Programmes）ともよばれ，安全な食品を製造加工するために，守らなければならない衛生管理のためのプログラムである．PRPで重要とされるポイントについて，以下にまとめた．

- 安全な原材料を確保すること
- 食品を危害要因による汚染から守ること
  例）・食品取扱者の衛生管理（健康管理，手洗いなど）
  　・低温管理による食中毒細菌の増殖を防ぐ
  　・加工・調理器具装置のメンテナンスと洗浄
  　・そ族・昆虫のコントロール
  　・プログラムは標準作業手順として文書化し，それを実行する

　また，表1に，食品工場をはじめ集団給食施設や飲食店まで食品を取り扱うすべての施設で実施されなければならないPRPの要点を示した．安全で衛生的な，品質のよい食品を製造するためには，このPRPを確実に実施し，施設設備，機械器具，従事者によって起きる食品汚染を最小限に抑える必要がある．

## B. HACCPシステムの概要

　HACCP（Hazard Analysis and Critical Control Point）システムとは，食品の製造過程におけるハザードを分析・特定し，そのなかで特に重要なハザードを重要管理点（CCP）に設定して厳重に管理することで発生を防ぐ，または許容レベルまで下げる，衛生管理手法の1つである．

　HACCP（ハサップ）とは，Hazard（危害），Analysis（分析），Critical（重要），Control（管理・制御），Point（点）の頭文字をとった言葉である．

　**HA（Hazard Analysis）：危害要因分析**

　危害要因とは，食中毒を引き起こす微生物の生物的要因，食品添加物や残留農薬などの化学的要因，金属

**表1　一般衛生管理プログラム（Prerequisite Programs：PRP）の要点**

| 要点 | 解説 |
|---|---|
| 施設構造（採光，換気，天井，床，排水，手洗い設備，機器などの洗浄設備）の衛生管理 | ・施設設備の衛生状態を良好に維持管理しなければならない．そのためには，施設内外の清掃や点検を行うこと<br>・照明設備，換気扇，網戸などの定期的な清掃およびそれらが適正に管理されているかどうか定期的に点検を行うこと |
| 施設・設備・機械などの保守点検 | ・機械・器具類は適正な頻度で点検し，常に良好な状態で使用できるようにすること<br>・食品に直接触れる機械，容器・器具類は常に衛生的に保持されること |
| そ族・昆虫の除去 | ・そ族・昆虫などが施設内に侵入しないよう，防そ・防虫設備の破損状況の点検を行うこと<br>・また，それらの駆除を効果的かつ定期的に実施すること |
| 使用水の衛生管理 | ・使用水の遊離残留塩素濃度を適正に維持すること<br>・井戸水を使用する場合および受水槽設置の際は，定期的な水質検査を実施すること<br>・受水槽・貯水槽などは定期的に点検・清掃を実施すること |
| 排水および廃棄物の衛生管理 | ・排水につまりがなく，スムーズに流れているか，排水の方向が正しいかを確認すること<br>・廃棄物はフタ付きの廃棄物容器に収納すること |
| 従事者の衛生管理 | ・従事者は，常に健康管理に留意し，定期的な健康診断の受診および毎日の健康状態を把握すること<br>・常に衛生的な作業着などを着用し，手洗いを行い清潔に努めること |
| 従事者の衛生教育 | ・HACCPなどによる衛生管理システムを従事者が理解し，実践すること<br>・衛生管理システムが円滑に運用されるようにするために，衛生教育や訓練に全員が参加すること |
| 食品の衛生的取り扱い | ・原材料の納入業者の衛生管理からはじまり，検収，製造，保管までの間，食品は常に微生物的，化学的，物理的危害すべてに対し衛生的に管理されること<br>・食品に直接触れる機械，容器・器具類は常に衛生的に保持されること |
| 製品の回収プログラム | ・出荷後の不良品に対して，迅速に回収するための手順を定めること．さらに，公表や保健所などの監督官庁への届出を行うことを明記すること |
| 試験・検査設備などの保守管理 | ・試験検査の信頼性の保証を行うため，日々の点検や定期的な校正などを行い適切に管理すること |

第7章　食品衛生管理

片や毛髪といった物理的要因に分類される．危害要因分析では，危害要因を消費者への影響や事故発生頻度といった観点から分析し，排除・低減する管理方法を明らかにする．

### CCP（Critical Control Point）：重要管理点

特に厳重に管理する必要があり，かつ，危害の発生を防止するために食品中のハザード対策（ハザードの予防・除去・低減）が必須とされる段階のこと．必須管理点ともいう．

**HACCPシステム**とは，食品の製造過程におけるハザードを分析・特定し，そのなかで特に重要なハザードを重要管理点（CCP）に設定して厳重に管理することで発生を防ぐ，または許容レベルまで下げる，衛生管理手法の1つである．

**HACCPシステム**は，PRPが存在してはじめて機能するシステムであると同時に，PRPではコントロールできない**ハザード**をコントロールするためのシステムである．HACCPシステムを用いることで，食品の安全性が向上する（**概略図**）．

HACCPシステムでは，まず，原材料の受入から最終製品の出荷までの工程のうち，喫食することにより健康被害をもたらす可能性のあるハザードを事前に分析・特定し，その発生頻度および重篤性から評価して，きわめて重要なハザードを特定し，それをコントロールするための防止措置を講じる．

また，その防止措置を講じた後は，その管理を継続的に**モニタリング**※3し，管理が不適切だった場合にとる改善措置をあらかじめ設定し，モニタリングおよび改善措置の結果を記録することで，管理が不十分なことによる食中毒や食品危害（製品の廃棄など）を未然に防ぐことができる．

現在，食品衛生管理の国際標準であるHACCPの普及により，より安全性の高い食品の生産性が期待されている．HACCPを効果的に実施するためには，環境などからの汚染を防止する一般衛生管理プログラム（**PRP**）の実施が重要である．通常は，PRPはHACCPを実施するための土台と考えられ，PRPを実施したうえでHACCPを実施すべきである．それと同時にPRPとHACCPによる管理は，前者が特定のハザードにと

---

※3　**モニタリング**：CCPが管理状態にあるか否かを確認するために行う観察，測定，試験検査．

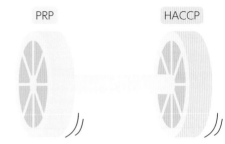

図1　PRPとHACCPの関係

らわれない幅広い衛生管理，後者が特定された重要なハザードの管理と考えると車の両輪の関係ともいえる（図1）．

## C. 適正衛生規範（GHP）とHACCPとのかかわり

### 1）GHPの実施

**GHP**（Good Hygiene Practice）とは，Codex委員会によって作成された「食品衛生の一般原則」第1章に示されている，食品製造における衛生管理の国際的規範である．また日本の食品衛生法施行規則別表第17のもとになった国際規格である．GHPはPRPの一部であり，食品調理や加工施設においてGHPはほぼ「一般衛生管理」と同意語である．

GHPは衛生状態，洗浄消毒を維持するためのシステムで，従事者の衛生，施設設備の維持管理，食品に直接接触する面の清潔，有害小動物（そ族・昆虫など）のコントロール，廃棄物管理，使用水の管理，トイレと手洗い設備，交差汚染の予防などが含まれる．

GHPはどんな食品事業者であっても実施すべきである．食品事業者による適切なGHPの実施は，安全で，喫食に適した食品の製造をサポートする．GHPは最終製品の安全性と，適切性を損なわないように，汚染を防ぐまたは汚染のレベルを低減することを目的としている．すべての従事者はその業務内容に応じて適切なGHPに関するトレーニングを受けるべきである．特に食品取扱者は食品の安全性と適切性に与えるGHPの影響に関する基礎的な知識を有するべきである．

### 2）GHPとHACCP

GHPは安全で，喫食に適した食品の製造のための礎<sub>いしずえ</sub>を築く．GHPを実施している状況で，重要なハザード

が存在し，それらに対する特別なコントロールが必要な場合には，HACCPを実施すべきである．GHPのみで安全な食品を製造できる場合は，それ単独での食品衛生の措置でもありうるし，HACCPのPRPにもなりうる．

## 3 HACCP 7原則の適用と実施

### A. 対象とするハザード

HACCPシステムでコントロールするハザードは大きく分けると以下の3つである．

①生物的ハザード：病原微生物，ウイルス，寄生虫など

②化学的ハザード：海洋毒，毒キノコ，有害環境汚染物質，アレルゲンなど

③物理的ハザード：物理的に人に危害を与えうる金属，ガラス片などの硬質異物

これらのハザードは，原材料中に存在するものと，工程中で発生・増加するものの両方がある．

また，それぞれのハザードの特性に適した防止措置が必要である．特性の例としては，以下のようなものがあげられる．

● 芽胞をつくる細菌は75℃，1分の加熱では死滅しない

● 細菌やウイルスは凍結では死滅しないが，寄生虫は死滅する

● pHや水分活性では細菌の増殖を制御することはできるが，寄生虫やウイルスには効果はない

### B. HACCP 7原則適用の準備段階

Codexの「食品衛生の一般原則」第2章に示されたHACCP 7原則12手順について説明する（表2）．前述のようにHACCPとは，製造の各工程で予測できる危害要因を分析し，それを効率よく管理できるポイントすなわち重要管理点で，その危害要因を除去・低減させるための管理を行う食品衛生管理手法をいう．

**表2 7原則12手順**

| 手順 | 原則 | |
|---|---|---|
| 1 | | HACCPチームの編成 |
| 2 | | 製品の特徴の記述 |
| 3 | | 製品の使用方法の確認 |
| 4 | | 製造工程一覧図（フローダイアグラム）の作成 |
| 5 | | 製造工程一覧図の現場での確認 |
| 6 | 1 | ハザード分析 |
| 7 | 2 | 重要管理点の特定 |
| 8 | 3 | 管理基準の設定 |
| 9 | 4 | CCPをモニタリングするシステムの設定 |
| 10 | 5 | 管理基準から逸脱したときにとるべき改善措置の設定 |
| 11 | 6 | HACCPシステムが効果的に機能していることの検証手順の設定 |
| 12 | 7 | 文書化および記録保管の設定 |

HACCPの構築の手順は「7原則12手順」として示されている．12手順中最初の5手順は第1原則であるハザード分析[※4]のための準備段階として実施する．

### 1）手順1：HACCPチームの編成

製品，製造工程，HACCPシステム，品質管理，工務，原材料の買い付けなどについての専門知識を有する者でチームを構成する．そのような者が社内にいない場合には，外部の有識者を活用することもできる．

HACCPチームの役割は次のようなものがある．

● HACCPプラン[※5]の作成

● 一般衛生管理プログラムの実施手順を文書化

● HACCPプランに基づくモニタリング担当者などへのトレーニング

● 妥当性確認と検証実施および外部査察対応

● HACCPプランと一般衛生管理プログラムの見直し，修正または変更

### 2）手順2：製品の特徴の記述

HACCPを適用する食品の組成，原材料，添加物，ハザードコントロールに影響を及ぼす食品の特性，包装形態，消費期限などを記述する．

### 3）手順3：製品の使用方法の確認

対象食品の意図される用途（例えば，喫食前に加熱

---

※4 **ハザード分析（危害要因分析, hazard analysis）**：ハザードとその発生条件について情報を収集し，評価すること．ハザード分析では，原料の生産から製造加工および流通を経て消費に至るまでの過程における食品中の潜在的なハザードのうち，そのハザードの起こりやすさや起こった場合の重篤性の観点から，重要なハザードを特定し，それらに対

する管理手段を明らかにすることが求められる．
※5 **HACCPプラン（HACCP plan）**：対象とする食品のプロセス（生産，製造，流通など）において，食品の安全性にかかわる重要なハザードを管理するために，HACCPシステム適用の原則に従って用意された計画書．

調理が必要かどうか）を明確にする．また，対象消費者に特にハイリスク集団（高齢者，基礎疾患を有する者など）を含む場合には，より厳重な管理が必要となる．

### 4）手順4：製造工程一覧図（フローダイアグラム）の作成

HACCPチームが原材料を受け入れてから，最終製品を出荷するまでの工程を示した図を作成する．フローダイアグラムは原料の受け入れから，加工製造および出荷までの各工程について，作業の流れ，内容がよくわかるように記載する．また，再加工・再利用，一時保管，廃棄などの工程があれば記載する．概略図の「製造・加工工程」（緑色で示した流れ）がシンプルなフローダイアグラムの例である．

### 5）手順5：製造工程一覧図の現場での確認

作成したフローダイアグラムは現場で記載内容と一致しているか，抜けている工程はないか確認する．ここまでがハザード分析の準備段階である．

## C. HACCP 7原則

### 1）原則1：ハザード分析

製品説明書に記載した原材料，副材料，包装資材，および，フローダイアグラムに記述した工程ごとに，最終製品を喫食した際に健康被害を発生するおそれのあるハザードを以下の手順で列挙する．

①HACCPチーム内で可能性のあるハザードをブレインストーミングし，幅広く列挙する（概略図の「ハザード」の列を参照）

②幅広く列挙したハザードについて，ⅰ）**発生しやすさ**，ⅱ）**発生した場合の重篤性**について評価を行い，HACCPプランでコントロールが必要なきわめて**重要なハザード**を特定する〔概略図の「ハザード」のうち，オレンジ色で記載されたハザードである．重要ハザードを絞りこんだ理由（根拠）を文書として残しておくべきである〕

③②で絞りこんだきわめて**重要なハザード**に対する**管理手順**を特定する（概略図の「管理措置」の列を参照）

### 2）原則2：重要管理点の特定

**重要管理点**（CCP）として，重要ハザードを予防，排除，または許容レベルまで低減させるうえで特にコントロールが必須である段階を特定する．

### ①ハザードの発生を予防する例

● 原料の受入時の検査（例：鮮魚のヒスタミン，二枚貝，生乳検査など）
● 添加物の計量
● 温度コントロール（冷却，冷蔵保管など）

### ②ハザードを排除する例

● 加熱工程（非芽胞形成性病原微生物を63℃，30分の加熱で死滅させる）
● 金属探知

### ③ハザードを許容レベルまで低減させる例

● 原料の冷凍保管（寄生虫低減）

> **＜概略図のケースでの考え方＞**
>
> 重要なハザードは豚肉，液卵および香辛料中の病原微生物，および工程で発生する金属異物である．このうち，非芽胞菌は焙焼工程で温度と時間（例：63℃，30分）で死滅させる．また，金属異物は感度調整した金属検出機にすべての製品を通過させて，発見排除する．この2工程をCCPとし，焙焼工程をCCP1，金属検出器をCCP2としている（番号は通常工程の順に番号を振る）．
>
> なお，芽胞菌は加熱後，すみやかに冷却することでその増殖を抑えることが可能である．概略図においては，冷却能力の高いブラストチラーなどの装置を使用することを想定すれば，ウエルシュ菌などの増殖の可能性を適切に抑えられることから，CCPとはしなかった．

### 3）原則3：管理基準の設定

CCPの管理状態が許容できる範囲か否かを判断するための，**管理基準**（Critical Limit：CL）[6]を設定する．管理基準は，モニタリングによって判断するためのパラメータ（監視すべき指標・数値）であり，温度，時間，pH，Aw，味，色などが用いられる．管理基準を逸脱した場合，速やかに改善措置をとる必要があるので，可能な限りリアルタイムで判断できるパラメーターを用いた基準を採用する．

---

[6] **管理基準**（Critical Limit：CL）：ハザードを管理するうえで許容できるか否かを区別するモニタリング・パラメータの限界．許容限界ともいう．CLは実際に製造加工する前にその数値でハザードが許容レベルまで低減するか，科学的に妥当性を確認しなければならない．

焙焼工程（CCP1）においては，"中心温度63℃，30分"，金属検出機（CCP2）は"鉄2mm，ステンレス3mmのテストピースを検出できること"がCLとして設定される．なお，中心温度63℃，30分が達成できることが妥当性確認（後述）で確認された場合にはよいとされる．例えばオーブンの庫内温度200〜210℃，40分とすることもありうる（このような温度のことを，雰囲気温度という）．

### 4）原則4：CCPをモニタリングするシステムの設定

CCPのコントロール状況を**モニタリング**するために，モニタリングの方法，頻度，実施者などを決定する．モニタリングの要点は以下のとおりである．

● モニタリングではCCPが正しくコントロールされているかをタイムリーに確認（監視）する
● モニタリングは連続的または相当な頻度で実施する
● 適切な頻度のモニタリングにより，すべての製品が安全であることが確からしいといえる
● 当然，その後の検証で，CCPが正しくコントロールされていることを確認できるようモニタリングの結果を記録する（記録がなければ，製品が安全か判断できない）
● 温度，時間，pH，水分活性などの測定を一般的に行う（通常の微生物検査は時間を要するため，モニタリングには適していない）
● モニタリングによって，管理基準（原則3）に逸脱する結果が示された（示唆された場合）場合，原則5の対応をとる

&lt;概略図のケースでの考え方&gt;

焙焼工程（CCP1）をバッチ式[※7]で，オーブンで加熱すると仮定した場合のモニタリング方法は，製品の中心部にセンサーを刺しておきバッチごとに自記記録計に測定結果を記入，30分の保持時間は自記記録温度計で63℃に達してから，63℃以上になっていた時間が30分以上あるか，記録用紙のメ

モリから判断する．金属検出機（CCP2）は始業前，製品切り替え時，および終了後に鉄2mmとステンレス3mmの金属片を実際に流して検出できるかチェックする．

### 5）原則5：管理基準から逸脱したときにとるべき改善措置の設定

モニタリングの結果，特定のCCPの管理が失われたことを示唆する場合にとるべき**改善措置**[※8]をあらかじめ決めておく．

#### ①製品に対する措置

管理基準を逸脱している製品を速やかに特定し，フードチェーンから除外する．製品は廃棄，または再加熱，食品以外への転用，再生して他の食品の原材料とするなど，食品の性状や，逸脱の状態によって異なる．そのため，改善担当者に廃棄などの権限がないと，タイムリーに実施できない．

#### ②工程に対する措置

管理基準が逸脱した原因を明らかにし，工程のCCP管理を正常な状態に戻し，また再発防止のための措置をとる．なお，原因がわからないと再発する可能性があるので，措置がとれるまで製造はできない．

&lt;概略図のケースでの考え方&gt;

CCP1の「①製品に対する措置」としては，中心温度，時間を逸脱した場合，製造責任者に報告する．速やかに温度を上昇し，責任者の判断により加熱時間を延長する．すぐに温度が上昇しない場合には，中途加熱した製品をいったん隔離する．責任者が判断基準をもとに判断し，製品化が可能であれば，中心温度が75℃以上となるように再加熱を指示する．再加熱により品質が低下し，製品化できない場合は，識別・隔離したうえで廃棄を行う．そのうえで，「②工程に対する措置」として，オーブンが適切に加熱できるようにするため，設定の確認，修復・修理などを実施．修復不可能であれば，代替機を使用して製造を再開する．担当は加熱担当者である．

CCP2の「①製品に対する措置」としては，金属

---

※7　**バッチ式**：オーブンレンジのような閉鎖空間で加熱して，焼きあがるたびに開けて，次の材料を入れて閉めるを繰り返す方法．（対義語　連続式：ベルトコンベアなどで流れながら焼く方法）

※8　**改善措置（corrective action）**：CCPにおけるモニタリングの結果，パラメータが管理基準を逸脱したときに講ずるべき措置．是正措置ともいう．

検出機チェックでテストピースが反応せず通過した場合，製造責任者に報告のうえ，前回のテストピースチェックで正常作動した時刻以降の製品を識別し隔離する（出庫止）．そのうえで，正常に反応する金属検出機に再度通過させる．担当は製造担当者である．また，排除品は，品温が上昇しないよう，いったん専用冷蔵保管庫に保管．破壊検査を行い金属異物を調査し，異物混入原因を調査する．「②工程に対する措置」としては，製造責任者に報告のうえ，前処理担当者に連絡してラインを停止．生産機器に欠損がないかを確認．工場機器由来の場合は，再発防止を行う．原料由来と考えられる場合は，供給先に連絡を行う．

### 6）原則6：HACCPシステムが効果的に機能していることの検証手順の設定

CCPのモニタリングに加えて，HACCPシステムが遵守され，ハザードが適切にコントロールされていることを**検証**（verification）[9]する必要があり，検証方法・手順や，検査などの実施方法・頻度を決定することが求められる．

検証には，以下の3つが含まれる．

● HACCPプランにおいてハザードをコントロールするのに有効であるか，プランを実施する前に行う**妥当性確認**（validation）[10]

● HACCPプランで決められた**管理手段**（control measure）[11]が実施されているかの検証

CCPモニタリングや改善措置の記録の確認や，モニタリングに用いるすべての機器の校正，管理基準の温度・時間で実際に病原微生物が死滅しているかを確認する微生物検査，モニタリング担当者の作業の目視確認などが含まれる．

● HACCPシステムの定期的見直し

検証手順で明確にしておく必要がある事項は"いつ，誰が，何を，どのように検証するのか"であり，これらを文書でまとめておく必要がある．

<＜概略図のケースでの考え方＞

CCP1の妥当性確認としては，以下が考えられる．

①微生物排除目標を達成するための加熱条件と適合するか

②CLの設定に対する妥当性

　ⅰ．オーブン内温度（最低温度箇所）の確認

　ⅱ．最大量投入時における庫内温度の確認

　ⅲ．経時的庫内および製品温度の変化の確認

検証としては，以下が考えられる．

①オーブン内の最低温度箇所での製品の中心温度確認（63℃以上，30分間）

②最大の投入量に対する中心温度確認

③経時的温度変化の確認

④中心温度計および自記記録温度計記録用紙の時間の校正

⑤焙焼前と後の製品の微生物検査

⑥モニタリング実施状況の目視確認

⑦モニタリング記録，改善措置記録の確認

CCP2の妥当性確認は，製品に検出したいと考える異物を実際に埋め込み，金属検出機で検出できるかを確認する．検証としては，メーカーによる定期点検（年1回）が考えられる．

システムの検証としては，最終製品の微生物検査による傾向解析，消費者や顧客からのクレームの解析，食品衛生法違反情報の解析などが考えられる．

### 7）原則7：文書化および記録保管の設定

上記の原則とその運用のために必要な文書を準備し，記録を文書化し，記録保持のためのシステムを設定する必要がある．特に記録は，HACCPシステムがうまく運用されたのか，問題が生じているのかを判断するための重要な証拠となる．

記録の例としては次のようなものが含まれる．

● モニタリング記録（必須）

● 管理基準逸脱時の改善記録（必須）

● 検証の記録（必須）

● その他の一般衛生管理プログラムの実施記録

---

※9　**検証（verification）**：HACCPプランに従って実施されているかどうか，HACCPプランに修正が必要かどうかを判定するために行う方法，手続き，試験検査．モニタリングに加えて行われる．
※10　**妥当性確認（validation）**：デザインされたHACCPプランが正しいかどうか，HACCPプランの要素が効果的である証拠を収集するこ

と，プラン作成時に行うべき作業．
※11　**管理手段（control measure）**：危害要因を予防もしくは排除，または，許容できるレベルに低減するために使用する処置または活動．管理措置ともいう．

●その他必要な記録（教育記録など）

&lt;概略図のケースでの考え方&gt;

CCP1の記録としては，以下があげられる．

● 中心温度記録チャート

● 改善措置記録

● 中心温度計校正記録

● 温度記録チャートの時間軸の校正記録

● 加熱直後の仕掛品についての細菌検査記録

CCP2については以下があげられる．

● 金属検出機チェック記録

● 検出時の対応記録

● 金属検出機の定期点検記録

## 4 適正農業規範，適正製造規範とHACCPとのかかわり

### A. GAPの定義

適正農業規範（Good Agricultural Practice：**GAP**）は国際食糧農業機関（Food and Agriculture Organization：FAO）の定義では「農業生産の環境的，経済的及び社会的な持続性に向けた取組みであり，結果として安全で品質の良い食用及び非食用の農産物をもたらすものである」とされている．わが国では農林水産省がGAPを**農業生産工程管理**と邦訳し，「農業生産活動を行う上で必要な関係法令等の内容に則して定められる点検項目に沿って，農業生産活動の各工程の正確な実施，記録，点検及び評価を行うことによる持続的な改善活動のこと」としている．

ISO 22000：2018（**本章7-C参照**）では，前提条件プログラム（PRP）は「安全な最終製品及び人の消費にとって安全な食品の生産，取扱い及び提供に適したフードチェーン全体の衛生環境の維持に必要な基本的条件及び活動」と定義され，その注記に「必要なPRPは，組織が活動するフードチェーンの部分及び組織の種類に依存する．同義の用語の例：適正農業規範（GAP），適正獣医規範（GVP），適正製造規範（GMP），適正衛生規範（GHP），適正生産規範（GPP），適正流通規範（GDP），適正取引規範（GTP）」と表記されている．

### B. GAPとHACCP

前述のことから，フードチェーンにおいて，野菜や果実，畜産物などの生産を担当している農業者が栽培から収穫に至るまでの間で，病原微生物，残留農薬，カビ毒などのハザードをコントロールする際には，PRP（一般衛生管理プログラム）にあたるものはGAPであるということになり，それだけではコントロールできないハザードがある場合にはHACCPによるコントロールが必要となる．GAPの実施によりハザードが適切にコントロールされる場合には，GAPの実施で十分ということになる．

わが国には種々のGAPが存在し，農業者・産地の負担が懸念される状況にあることから，共通の基盤の整備が必要と考え，農林水産省は「農業生産工程管理（GAP）の共通基盤に関するガイドライン」を策定した．そのなかで，食品安全，環境保全や労働安全に関する法体系や諸制度を俯瞰し，わが国の農業生産活動において，特に実践を奨励すべき取り組みを明確化している．食品安全に関しては，①ほ場環境の確認と衛生管理，②農薬使用時の表示内容の確認，作業者などの衛生管理（野菜・果樹），③カビ毒（DON・NIV）汚染の低減対策（麦），④カビ毒（パツリン）汚染の低減対策（果樹），⑤荒茶加工時の衛生管理（茶），⑥機械・施設・容器などの衛生管理，⑦収穫以降の農産物の管理や収穫・調製時の異物混入の防止対策などが含まれ，ⅰ）点検項目の策定（Plan），ⅱ）農作業の実施，記録・保存（Do），ⅲ）点検（Check）およびⅳ）改善が必要な部分の把握・見直し（Action）による工程管理の実施が求められている．

### C. GMPとHACCP

適正製造規範（GMP）は，管理的アプローチおよび供給業者管理を含む工程管理であり，①規格（原材料や最終製品の），②測定機器の校正，③機械器具，④トレーサビリティおよびリコール，⑤食品安全のための機械器具の設計や構造，⑥維持管理およびモニタリング，⑦採光および監視システム，⑧保管管理状態，⑨作業のコントロールなどが含まれる．食品の製造加工業者においては，GMPはHACCP実施の前提条件プログラムとなりえる．HACCP実施前に前提条件プログラムであるGMPは適切に実施されるべきである．

## 5 日本におけるHACCPの普及推進

食品衛生法にHACCPの考え方にもとづく食品安全管理システムが導入されたのは，1995年（平成7年）の食品衛生法の改正で創設された**総合衛生管理製造過程承認制度**である．本制度はもともと，食品衛生法第13条にもとづき製造・加工基準が定められた食品について，一律の製造基準ではなく，工程の各段階において安全性に配慮した多様な方法による食品製造が可能となる厚生労働大臣承認の制度として創設された．ただし当時は，従来どおりの製造方法でも承認がえられた（なお，本制度は後で述べるHACCP制定化に伴い廃止された）．

また，2014年に将来的なHACCP義務化を見据えて，管理運営基準のガイドライン，ならびにと畜場法施行規則，および食鳥検査法の衛生管理基準にHACCP型基準が追加された．

厚生労働省は，2016年3月より「食品衛生管理の国際標準化に関する検討会」を開催し，業界団体からのヒアリングなどを行いながら，食品衛生法などにおけるHACCPによる衛生管理の制度化に向けた検討を行い，2016年12月，これまでの議論やパブリックコメントの内容を踏まえた，最終とりまとめを公表した．その趣旨は以下のとおり．

● 国内の食品の安全性をさらに向上させるためには，HACCPによる衛生管理の定着を図る必要がある．あわせて，一般衛生管理の着実な実施が不可欠である．したがって，食品事業者は，一般衛生管理およびHACCPによる衛生管理のための「衛生管理計画[※12]」を作成することが適当と考えられる

● HACCPによる衛生管理は，従来の衛生管理と全く異なるものではなく，事業者が自ら考えて安全性確保の取り組みを推進するものである

● フードチェーン全体で取り組むことにより，各段階の食品事業者のそれぞれの衛生管理の取り組

み・課題が明確化され，その結果，フードチェーン全体の衛生管理が「見える化」され，食品の安全性の向上につながる．したがって，フードチェーンを構成する食品の製造，加工，調理，販売などを行うすべての食品事業者が対象となる

● 食品ごとの特性や事業者の状況などを踏まえ，小規模事業者などに十分配慮した現実可能な方法で着実な取り組みを推進すべきである

なお，最終とりまとめでは，「ISO 22000，FSSC 22000，JFS等の民間認証で要求されるHACCPの要件は，Codex HACCPと同様の要件であることから，営業許可等の申請書類の提出時，監視指導計画の策定や監視業務に際し，これらの民間認証のために作成された資料や認定書，監査の結果等も活用してHACCPによる衛生管理の実施状況を確認すること等により，監視指導の効率化や事業者の負担軽減を図ることに十分配慮するべきである」としている．つまり，これらCodexのHACCP7原則を認証要件にした民間認証を受けている施設においては，既存の文書などを活用できるということである．

2018年（平成30年）6月13日に公布された食品衛生法などの一部を改正する法律により，原則としてすべての食品等事業者は「HACCPに基づく衛生管理」または小規模事業者等は「HACCPの考え方を取り入れた衛生管理」に取り組まなければならないことになった（表3）．

食品衛生法第51条では，以下のとおり定められている．

第五十一条 厚生労働大臣は，営業（器具又は容器包装を製造する営業及び食鳥処理の事業の規制及び食鳥検査に関する法律第二条第五号に規定する食鳥処理の事業（第五十四条及び第五十七条第一項において「食鳥処理の事業」という．）を除く．）の施設の衛生的な管理その他公衆衛生上必要な措置（以下この条において「**公衆衛生上必要な措置**」という．）について，厚生労働省令で，次に掲げる事項に関する基準を定めるものとする．

一 施設の内外の清潔保持，ねずみ及び昆虫の駆除その他**一般的な衛生管理**に関すること．

---

[※12] **衛生管理計画**：一般衛生管理の概要に加え，基準A（CodexのHACCP7原則12手順にもとづくもの）にあっては製品説明書，製造工程図，危害要因分析表およびHACCPプランの概要，基準B（HACCPの考え方にもとづく衛生管理）にあっては製品の概要，必要に応じてHACCPの考え方にもとづく管理の概要が含まれると想定される．

**表3　HACCPに沿った衛生管理の制度の概要**

| | | |
|---|---|---|
| ①「HACCPの考え方を取り入れた衛生管理」<br>（取り扱う食品の特性などに応じた取り組み） | 各業界団体が作成する手引書を参考に，簡略化されたアプローチによる衛生管理を行う．<br>【対象事業者】<br>①小規模事業者（1つの事業所において，食品の製造および加工に**従事する者の総数が50人未満の者**）<br>②当該店舗での**小売販売のみを目的とした製造・加工・調理**事業者（例：菓子の製造販売，食肉の販売，魚介類の販売，豆腐の製造販売など）<br>③**提供する食品の種類が多く，変更頻度が頻繁な業種**（例：飲食店，給食施設，そうざい製造，弁当製造など）<br>④**一般衛生管理の対応で管理が可能な業種**など（例：包装食品の販売，食品の保管，食品の運搬など） | 7原則の弾力的運用 |
| ②「HACCPに基づく衛生管理」<br>（食品衛生上の危害の発生を防止するために特に重要な工程を管理するための取り組み） | Codexの HACCP7原則に基づき，食品等事業者自らが，使用する原材料や製造方法などに応じ，計画を作成し，管理を行う．<br>【対象事業者】<br>事業者の規模などを考慮<br>と畜場（と畜場設置者，と畜場管理者，と畜業者）<br>食鳥処理場〔食鳥処理業者（認定小規模食鳥処理業者を除く）〕 | Codexの HACCP7原則を適用したもの |
| ③対EU・対米国等輸出対応<br>（HACCP＋α） | HACCPに基づく衛生管理（ソフトの基準）に加え，輸入国が求める施設基準や追加的な要件（微生物検査や残留動物薬モニタリングの実施など）に合致する必要がある． | Codex7原則に加えた衛生管理が必要となる |

2023年5月現在
＊：取り扱う食品の特性などに応じた取り組み（HACCPの考え方を取り入れた衛生管理）の対象であっても，希望する事業者は，段階的に食品衛生上の危害の発生を防止するために特に重要な工程を管理するための取り組み（HACCPに基づく衛生管理），さらに対EU・対米国輸出などに向けた衛生管理へとステップアップしていくことが可能
＊：今回の制度化において認証の取得は不要

二　食品衛生上の危害の発生を防止するために**特に重要な工程を管理するための取組**（小規模な営業者（器具又は容器包装を製造する営業者及び食鳥処理の事業の規制及び食鳥検査に関する法律第六条第一項に規定する食鳥処理業者を除く．次項において同じ．）**その他の政令で定める営業者にあつては，その取り扱う食品の特性に応じた取組**）に関すること．
②営業者は，前項の規定により定められた**基準に従い**，厚生労働省令で定めるところにより公衆衛生上必要な**措置を定め，これを遵守しなければならない**．
③都道府県知事等は，公衆衛生上必要な措置について，第一項の規定により定められた基準に反しない限り，条例で必要な規定を定めることができる．

すなわち，公衆衛生上必要な措置とは，一般衛生管理と危害の発生を防止するために特に重要な工程を管理するための取り組み（すなわちHACCP）に関することで，基準は食品衛生法施行規則に定めることになっている．ただし，前述の二の後半で，**小規模な営業者その他の政令で定める営業者にあつては，その取**り扱う食品の特性に応じた取組となっている．これが「HACCPの弾力的な運用＝HACCPの考え方を取り入れた衛生管理」である．

その対象者は，次のとおりになると考えられる（表3）．

― 令第35条第1号に規定する飲食店営業をする飲食店営業を行う者（法第62条第3項に規定する学校，病院その他の施設における当該施設の設置者又は管理者を含む．）

「HACCPの考え方を取り入れた衛生管理」の対象となる事業者は，業界団体が策定し，厚生労働省が確認した手引書をもとに衛生管理計画を作成し，実施し，記録を作成保管することになる．また，保健所による監視指導も，手引書をもとに行うこととなる．

手引書によって構成は若干異なるが，おおむね，対象食品とその原材料と製造工程など，それらに関連する重要なハザードとその管理方法，一般衛生管理の衛生管理計画，ハザード分析に基づく一般的に考えられるCCPとCL，モニタリング方法，衛生管理の手順書の例，記録様式の例で構成されている．

事業者，保健所の食品衛生監視員ともに，その事業者が属する，または対象となる事業者団体が作成した

第7章　食品衛生管理

手引書があるか，ある場合には当該手引書の製品と製造工程などは現在検討中の施設のそれらと一致しているかを確認のうえ，手引書を参考に，①衛生管理計画（一般衛生管理と重要管理点）の作成，②計画に基づく実施，③実施記録の作成と保管を行う．

もし，現在検討中の施設の製品と製造工程に一致した手引書がない場合には，最も類似した手引書およびCodexの7原則を参考に，重要管理点を決め，CL，モニタリング方法（可能なかぎりの頻度で），改善措置などを計画する必要がある．一般衛生管理は業種が完全に一致していなくても，かなりの部分は業種間に共通性がみられる．

厚生労働省では，食品等事業者団体が作成し，食品衛生管理に関する技術検討会で内容を確認した手引書をウェブサイトで公表している．

この法律は法律公布（2018年6月）から2年以内に施行，さらに1年間（2021年6月）までは現行基準が適用された．2021年6月からは完全施行されている．

## 6 集団給食施設などにおける衛生管理

集団給食施設などにおける衛生管理については，「**大量調理施設衛生管理マニュアル**」（平成9年3月24日衛食第85号「大規模食中毒対策等について」別添：最終改正 平成29年6月16日付け生食発0616第1号）で示されている（付録7を参照）．

**大量調理施設衛生管理マニュアル**は，HACCPの考え方に基づき作成されている．HACCPは，食品事業者が自ら"重要なハザードは何か"をハザード分析により検討し，それらに対する管理手段を考える．他方，大量調理施設衛生管理マニュアルでは，ハザードは明記されていない．しかし，過去の食中毒事件の調査結果などから，重要なハザードとその管理のポイントを特定した結果に基づいている．例えば，「加熱は75℃で1分以上，冷却は最初の30分で20℃，次の30分で10℃以下」というような管理の方法を示している．これは，あらかじめ厚生労働省がハザード分析を行い，重要なハザード（前者でいえば非芽胞病原菌の存在，後者は芽胞菌の発芽増殖）を特定し，前者の管理手段は十分な加熱で，CLは75℃1分，後者では管理手段は速やかな冷却で，CLは最初の30分で20℃，次の30分で10℃以下と示してくれていることになる．同マニュアルに記載されている内容は一般衛生管理とCCPにおける管理手段の両方が含まれている．

### A. 対象

本マニュアルは同一メニューを1回300食以上または1日750食以上を提供する調理施設に適用する．

### B. 調理過程における重要管理事項

集団給食施設などにおける食中毒を予防するために，HACCPの概念にもとづき，調理過程における重要管理事項として，以下のものがあげられている．
①原材料受入れおよび下処理段階における管理を徹底すること
②加熱調理食品については，中心部まで十分加熱し，食中毒菌など（ウイルスを含む．以下同じ）を死滅させること
③加熱調理後の食品および非加熱調理食品の二次汚染防止を徹底すること
④食中毒菌が付着した場合に菌の増殖を防ぐため，原材料および調理後の食品の温度管理を徹底すること

また，衛生管理体制を確立し，これらの重要管理事項について，点検・記録を行うとともに，必要な改善措置を講じる必要がある．なお，大量調理施設衛生管理マニュアルの記述について，CCPにおける管理手段またはGHPに該当するかについては付録7に記載した．

### C. HACCPの考え方を取り入れた衛生管理のための手引書

食品事業団体が作成した「HACCPの考え方を取り入れた衛生管理のための手引書」が厚生労働省HPで公開されている．大きく分けると表4のような業種別の手引書がある．

このうち，「HACCPの考え方を取り入れた衛生管理のための手引書〜委託給食事業者〜」（公益社団法人日本給食サービス協会，公益社団法人日本メディカル給食協会）を具体例として紹介する．目次（全体の流れ）は次のとおり．

1. 導入
2. 管理体制
   ルールを確実に運用できるよう，階層の責任や権限を把握しましょう／ルールを整備しましょう／教育を実施しましょう／ルールを実行し，記録に残しましょう／きちんと実行できているか確認しましょう／計器類の管理をしましょう
3. 一般衛生管理
   食品取扱者の衛生管理／施設・設備の衛生管理／器具等の衛生管理／使用水の管理／食品等の取扱い／検食の実施／廃棄物・排水の取扱い／そ族・昆虫対策／事故発生時の対応／情報の提供
4. 工程管理（HACCP）
   提供食品のグルーピング／グループ毎のフローと各工程での要チェックポイント／工程管理（HACCP）
5. アレルギー
   食物アレルギーとは？／特定原材料等・アレルギー事故防止対策
6. 衛生管理計画・各記録様式
   衛生管理計画とその記入例／記録様式とその記入例

このなかで，「4. 工程管理（HACCP）」では，まず，危険温度帯の通過回数で提供食品を0～3にグループ化し（図2），グループごとで重要なチェックポイントを示しており，図3でその具体的な流れを示している．

図2で示したグループ0は，受入れ（仕入れ）から提供・喫食まで常温で提供されるものの例（パン）であり，グループ1は生野菜の提供で，受入れ・保管，洗浄・殺菌から盛り付けまでは常温だが，その後の提供までは冷蔵保存されるものである．

次に，グループ2は未加熱原材料を最終工程で加熱し，そのまま提供されるものである．グループ3は加熱工程を経た後，冷却されるもの，または冷却後，再加熱がなされるものである．

図3では重要な手順（CCPに該当する点）について★（特に重要）とした．

**表4 HACCPの考え方を取り入れた衛生管理のための手引書の分類**

| 飲食店 | ・小規模な飲食店向け（日本食品衛生協会）<br>・焼き肉店<br>・多店舗展開する外食事業者<br>・寿司店向け<br>・仕出し弁当<br>・ホテル（着席・ビュッフェを中心としたスタイルによる食事提供）<br>・旅館ホテル |
|---|---|
| 給食 | ・委託給食事業者向け（日本給食サービス協会，日本メディカル給食協会）<br>・医療・福祉施設を対象とするセントラルキッチン |

第7章 食品衛生管理

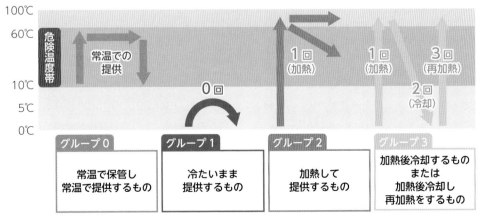

**図2 危険温度帯と食品の通過パターン**
危険温度帯を何回通過するかで分類
「HACCPの考え方を取り入れた衛生管理のための手引書～委託給食事業者～」（公益社団法人日本給食サービス協会，公益社団法人日本メディカル給食協会）をもとに作成

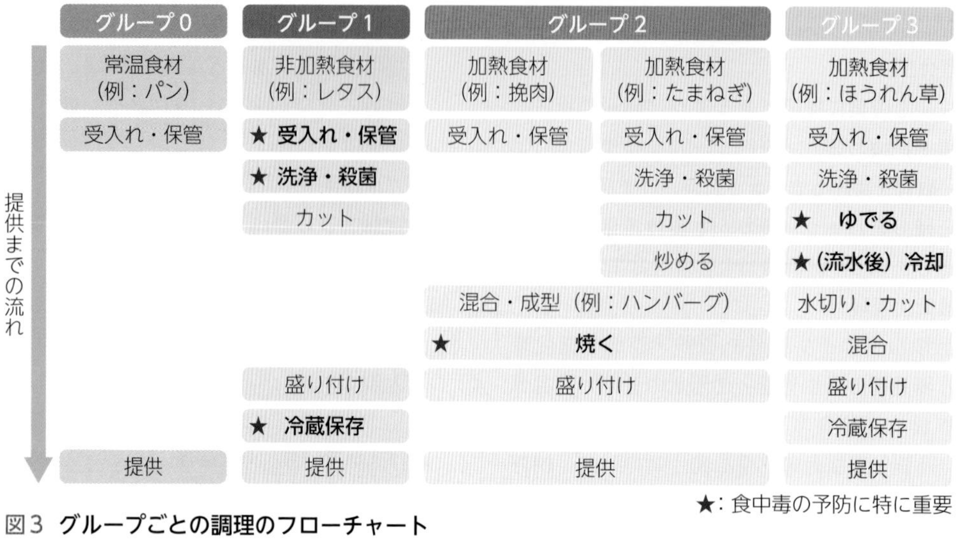

**図3　グループごとの調理のフローチャート**
「HACCPの考え方を取り入れた衛生管理のための手引書〜委託給食事業者〜」（公益社団法人日本給食サービス協会，公益社団法人日本メディカル給食協会）をもとに作成

# 7　国際標準化機構（ISO）

## A. ISO

ISOとは，International Organization for Standardization（国際標準化機構）の略称であり，国際的にさまざまな分野の規格の作成を行い，国際取引の円滑化などを図っている組織のことである．

## B. ISO 9000シリーズ

さまざまな商品やサービスなどの品質に対する企業の取り組みを判断する根拠となる規格である．もう少し詳しく述べるとその企業が製品やサービスの品質を日々管理し，改善，また日々向上させる努力をし続ける信頼できる仕組みがあるかを消費者に代わって確かめるためのものさしである．ISO 9000シリーズのうち，中核となる**ISO 9001：2015**の構造は**表5**のとおり．

## C. ISO 22000

ISO 9000シリーズの品質マネジメント規格の継続的改善システムに，HACCP 7原則12手順を組み込んだものがISO 22000である．ISO 22000：2005の「食品安全マネジメントシステム フードチェーンのあらゆる組織に対する要求事項」は2005年3月9日に発行された．ISO 22000は4つの要素からなっており，①**相互コミュニケーション**，②**システムマネジメント**，③**前提条件プログラム（PRP）**，④**HACCP 7原則**に対する要求事項を規定している．

2005年以降の動きとしては，2012年にマネジメントシステム規格の共通様式（HLS：High Level Structure）がISOから公表され，それに沿う形でISO 9000が改訂され，ISO 9001として2015年に発行された．また，2009年にはISO 31000 "Risk management-Principles and guidelines"（リスクマネジメント－原則及び指針）が発行された．また，ISO 22000をめぐる環境が変化したことから，2014年に見直し作業が開始されることが決定し，2018年にISO 22000の改訂版が発行された．**ISO 22000：2018**規格要求事項目次は**表6**のとおり．他のISO規格と同時に適用しやすくするため，「8. 運用」を除き，構造，章のタイトル，内容，定義などはHLSと一致させた．また2つのPDCAサイクルのコンセプトが示された．すなわち，1つは食品安全マネジメントシステム（Food Management System：FSMS）のオーバーオールコンセプト，もう1つはFSMSのなかのオペレーションプロセスを示している（**図4**）．

## 表5 ISO 9001：2015の構造

| |
|---|
| 1. 適用範囲 |
| 2. 引用規格 |
| 3. 用語及び定義 |
| 4. 組織の状況<br>①組織及びその状況の理解<br>②利害関係者のニーズと期待の理解<br>③品質マネジメントシステムの適用範囲の決定<br>④品質マネジメントシステム及びそのプロセス |
| 5. リーダーシップ<br>①リーダーシップ及びコミットメント<br>②品質方針<br>③組織の役割，責任及び権限 |
| 6. 品質マネジメントシステムの計画<br>①リスク及び機会への取組み<br>②品質目標及びそれを達成するための計画策定<br>③変更の計画 |
| 7. 支援<br>①資源<br>②力量<br>③認識<br>④コミュニケーション<br>⑤文書化した情報 |
| 8. 運用<br>①運用の計画及び管理<br>②製品及びサービスに関する要求事項の決定<br>③製品及びサービスの設計・開発<br>④外部から提供される製品及びサービスの管理<br>⑤製品及びサービスの提供<br>⑥製品及びサービスのリリース<br>⑦不適合なプロセスのアウトプット，製品及びサービスの管理 |
| 9. パフォーマンス評価<br>①監視，測定，分析及び評価<br>②内部監査<br>③マネジメントレビュー |
| 10. 改善<br>①一般<br>②不適合及び是正処置<br>③継続的改善 |

一般財団法人日本品質保証機構：ISO9001（品質）概要 規格の構成. https://www.jqa.jp/service_list/management/service/iso9001/をもとに作成

ISO 22000は食品製造，加工施設だけではなく，飼料生産者，野菜果実や畜産など一次生産者，輸送，保管業者，小売業，食品サービス提供業，包装資材，洗浄剤，添加物などの原材料を生産する業者も対象となる.

ISO 22000では，基礎的な**PRP，CCP**に加え，一般的な衛生管理より厳重な管理が求められる**オペレーションPRP（OPRP）**という考え方が導入され，PRP，OPRP，およびCCPという3つの異なる管理措置によって食品の安全性を保証しようとしている. 重

## 表6 ISO 22000：2018規格の目次

| |
|---|
| 1. 適用範囲 |
| 2. 引用規格 |
| 3. 用語及び定義 |
| 4. 組織の状況<br>①組織及びその状況の理解<br>②利害関係者のニーズと期待の理解<br>③食品安全マネジメントシステムの適用範囲の決定<br>④食品安全マネジメントシステム |
| 5. リーダーシップ<br>①リーダーシップ及びコミットメント<br>②食品安全方針<br>③組織の役割，責任及び権限 |
| 6. 計画<br>①リスク及び機会への取組み<br>②食品安全マネジメントシステムの目標及びそれを達成するための計画策定<br>③変更の計画 |
| 7. 支援<br>①資源<br>②力量<br>③認識<br>④コミュニケーション<br>⑤文書化した情報 |
| 8. 運用<br>①運用の計画及び管理<br>②前提条件プログラム（PRP）<br>③トレーサビリティシステム<br>④緊急事態への準備及び対応<br>　ⅰ．一般<br>　ⅱ．緊急事態及びインシデントの処理<br>⑤ハザードの管理<br>　ⅰ．ハザード分析を可能にする予備段階<br>　ⅱ．ハザード分析<br>　ⅲ．管理手段及び管理手段の組合せの妥当性確認<br>　ⅳ．ハザード管理計画（HACCP/OPRPプラン）<br>⑥PRP及びハザード管理計画を規定する情報の更新<br>⑦モニタリング及び測定の管理<br>⑧PRP及びハザード管理計画に関する検証<br>　ⅰ．検証<br>　ⅱ．検証活動の結果の分析<br>⑨製品及びプロセス不適合の管理<br>　ⅰ．一般<br>　ⅱ．修正<br>　ⅲ．是正処置<br>　ⅳ．安全でない可能性がある製品の取扱い<br>　ⅴ．回収/リコール |
| 9. 食品安全マネジメントシステムのパフォーマンス評価<br>①モニタリング，測定，分析及び評価<br>②内部監査<br>③マネジメントレビュー |
| 10. 食品安全マネジメントシステムの改善<br>①不適合及び是正処置<br>②食品安全マネジメントシステムの更新<br>③継続的改善 |

附属書A（参考）CODEX HACCPとこの規格との対比
附属書B（参考）この規格とISO 22000：2005との対比

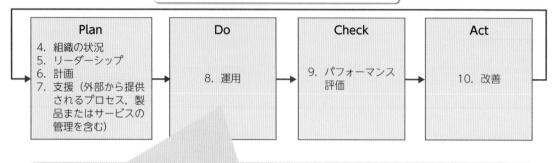

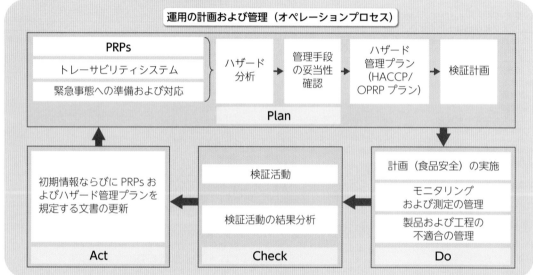

**図4 2つのレベルでのPlan-Do-Check-Actサイクルの概念図**
ISO 22000：2018をもとに作成

要なハザードはOPRPまたはCCPの組み合わせでコントロールする．なお，OPRPとはよばないが，Codex「食品衛生の一般原則」（2020年版）において導入された"より注意が必要なGHP"は，OPRPと同じ考え方である．

## D. GFSI

### 1）概要

　GFSI（Global Food Safety Initiative）とは，食品に携わるさまざまな職種・業種の専門家が集まり，食の安全に取り組む組織をいう．

　GFSIのビジョンとは，すべての消費者に安全な食品を提供する（safe food for consumers everywhere）ことであり，GFSIのミッションとは，サプライチェー

ン[13]における世界中の消費者へ安全な食品を確実に届けることである．またそのために，食品安全リスクの低減，監査コストなどの課題とその解決策を協働でみつけるなどのマネジメントシステムの継続的改善を行うことである．

### 2）GFSIの目的

①効果的な食品安全管理システム間の同等性と収れんを提供することにより，食品安全リスクを低減する
②余剰を排除し，業務効率を向上させることによって，グローバル・フード・システムのコストを管理する
③一貫した効果的なグローバル・フード・システムを構築するために，食品安全における技量，力量を開

---

※13　**サプライチェーン**：原材料から消費者の手に渡るまでの，食品を供給するための一連の流れのこと．

| | 農林水産省<br>ガイドライン準拠<br>GAP | JGAP | ASIAGAP | GLOBALG.A.P. |
|---|---|---|---|---|
| | | | | 商品回収テストの実施，資材仕入先の評価など |
| | | 農場経営管理（責任者の配置，教育訓練の実施，内部点検の実施など） | | |
| | | 人権保護（強制労働の禁止，差別の禁止，技能実習生の適切な労働条件の確保など） | | |
| | 労働安全（機械・設備の点検・整備，薬品・燃料などの適切な管理，安全作業のための保護具の着用など） | | | |
| | 環境保全（適切な施肥，土壌浸食の防止，廃棄物の適正処理・利用など） | | | |
| | 食品安全（異物混入の防止，農薬の適正使用・保管，使用する水の安全性の確認など） | | | |
| 運営主体 | 都道府県など | 一般財団法人日本GAP協会 | | FoodPLUSGmbH（ドイツ） |
| GFSI承認 | — | — | 青果物，穀物，茶について承認* | 青果物について承認 |

**図5　国内におけるさまざまなGAP（各GAPの構成，特徴）**

＊2018年10月31日，GFSIの承認を取得
農林水産省 生産局農業環境対策課：GAP（農業生産工程管理）をめぐる情勢，http://www.maff.go.jp/j/seisan/gizyutu/gap/g_summary/attach/pdf/jyosei.pdf，2019年をもとに作成

発し，能力を育成する

④コラボレーション，情報交換，ネットワーキングのためのユニークな国際的なステークホルダーのための機会を提供する

### 3）GFSIベンチマーク

優れた食品安全体制を構成するための要素について，GFSIはガイダンス文書を作成し共通認識を構築した．このガイダンス文書自体は食品安全認証規格ではなく，世界中に存在する食品安全認証規格が的確に機能しているかを検証するために使用されるものである．ガイダンス文書と食品安全認証規格を比較する手順のことをGFSIベンチマークとよび，そのなかで要求されている食品安全のための要求事項をベンチマーク要求事項とよぶ．ベンチマークによって検証が完了した食品安全認証規格はGFSIの承認を受けられる．この承認を受けることで，食品安全認証規格はブランド力が与えられる．この食品安全認証規格に則った製品は世界中の市場にアクセスできるため，いわば"食品安全のパスポート"である．

これまでに承認された規格は次のとおりである（2023年3月現在）．

- Primus GFS
- Global Seafood Alliance
- GLOBALG.A.P.（図5）
- EFI（Equitable Food Initiative）
- FSSC 22000
- Canada GAP
- SQF
- BRCGS
- Global Red Meat Standard
- IFS
- Freshcare
- JFMS（Japan Food Safety Management Association）
- ASIAGAP（Japan GAP foundation）（図5）

なお，JFMSとASIAGAPは日本発の食品安全規格である．

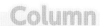

# 災害時の食品衛生

## 1. 災害時の初期対応

2011年3月11日，東日本大震災の発生によって，多くの尊い命が犠牲となった．当時，地震や津波によって建物の倒壊や道路の寸断が起きた地域はもちろん日常生活に大きな被害と混乱が生じたが，直接的な被害が少なかった地域でも流通網の混乱によって物資の供給が滞り，さらには計画停電によって工場の操業が停止したため食品・日用品の製造や給食施設の運営に影響が出た．

一般的に地震や異常気象によって引き起こされる一次災害は甚大なものであり，地震では余震によるさらなる被害の発生や津波・火災などの二次災害もより被害を大きくさせる原因となる．災害発生直後は人命の安全確保が最優先であるが，その後はいかに命を繋いでいくかが課題となる．被災者は避難場所に一時的あるいは長期にわたり滞在し，そこが生活の場所となる．避難場所では多くの人が同一空間に集まって生活するため，衣食住の環境整備においては健康被害をいかに発生させないようにするかが重要である．また，特定給食施設を有する病院や施設では被災状態を勘案したうえで入院患者や入所者へ適切な環境を提供する必要がある．

ガス，電気，水道などのライフラインの断絶により，特に失われるものの1つが飲食物であり，それらの適切な確保と安全な提供が必要となる．

## 2. 飲用水の確保

避難生活においては断水によって，洗濯や風呂，水洗トイレの使用が制限される場合もあることから，水の確保は重要である．健常人では1日約1.5L以上の飲用水が（食事が摂取できない場合は3L以上）脱水や心筋梗塞を防止するために必要不可欠である．

水道直結水や施設にもともと設置されている高架水槽水（貯水槽水）が使用できない場合は，給水車などの到着まで必要な飲用水を確保しなければならない．飲用水の確保の手段としては，以下のとおりである．

①自治体によっては，災害用地下給水タンクと配水池が整備されている場合もある．また，通常配水管の一部とし

て水道水が流れている地下式貯水槽で，水圧が下がると流入・流出の弁が閉まり，飲用水が貯留される構造となっている場合も利用できる．

②特定給食施設などでは，日頃から一定量の飲用水などの備蓄が必要であり，飲用の高架水槽の利用，飲用水のペットボトルなどでの備蓄が有効である．また，家庭などでは飲用以外に使用する水として風呂の溜め水などが利用できる．

③湧水や井戸水，河川水は，微生物による汚染の可能性があり，原則的に飲用してはならない．生命維持のため，やむをえない場合は，混濁，沈殿，臭気などを確認したうえで必ず煮沸して飲用する（ガスや電気が使用できなければ加熱するためのカセット式のガスコンロの準備がすべての施設で必要）．

## 3. 食糧の確保

集団給食施設では急性期の患者などに提供するための備蓄食の確保が重要である．以下に常時確保しておくべき備蓄食を示した．また，避難場所では非常時の備蓄食の配布，自炊・炊き出し・弁当の配布などが行われるが，二次災害としての食中毒への注意点について示した．

1）集団給食施設における備蓄食について

①特定給食施設をはじめとする集団給食施設は，在庫確認を定期的に実施し，非常備蓄食については，ローリングストックし，常に期限表示の新しいものに交換し消費と補充をくり返す．

②備蓄食は，表Aの例を参考にして選択する．加熱しないと調理・加工できない食材もあるため，被災状況に応じて対応できるものを選択しておく．

ア：長期保存が可能で，かつ加熱や加工などの必要ない缶詰，レトルト食品，フリーズドライ食品，もち，アルファ米などを用意〔ただし，凍結乾燥食品（フリーズドライ）などの食品は水がないと復元できないものがある〕

イ：パン缶詰や米飯缶詰などの主食と主菜とで組み合わせが可能となるものを選択する．

## 表A　非常時に備える備蓄食の例

| 食品カテゴリー | | 食材の具体例 | 提供方法の注意事項 | 保存年限等 | 備考 |
|---|---|---|---|---|---|
| 加圧加熱食品 | 缶詰 | 魚介，肉，野菜，果実など | プルトップ型が便利 | 1〜3年 | 缶切りが必要 |
| | レトルトパウチ | 粥，カレー，シチューなど | | 1〜2年 | |
| 凍結乾燥食品（フリーズドライ） | | 米飯，野菜，肉類などの単品 | 温湯調理が必要 | 5年以上 | |
| 乾燥菓子類など | | 煎餅，ビスケットなど | | | |
| 乳児用調製乳 | | 粉，液体（紙パック，缶） | 粉には温湯が必要 | 紙パックは6カ月，缶は約1年保存可能 | |

（次ページにつづく）

（前ページのつづき）

ウ：その他，果物の缶詰，ゼリーなど

③病院などで必要とされる特殊な食品として保存すべき食品群は以下のとおり：とろみ剤，嚥下機能に配慮した食品，経管栄養剤，栄養機能食品，特別用途食品（病者用食品や乳児用調製液状乳など）．

2）炊き出し（自炊），弁当の配布における確認事項

①食品の受け入れ
・期限表示の確認
・異常（異臭，外観，容器破損）品については廃棄
・受け入れ状況を把握し記録する

②食品の保管
・屋内に保管すること
・食品は廃棄物集積所や汚物集積所から遠ざけること
・支援物資や備蓄品の保管場所に動物を近づけない
・期限切れ食品は廃棄する

③食品の配布
・期限表示の確認，異臭，容器の破損確認
・日配物（弁当，乳製品など）については保存（取り置き）しないよう避難者に伝達
・衛生害虫の発生を予防するため，生ごみなどの廃棄物ルールを決める
・炊き出しなどを担当するボランティア，弁当などの提供者に対し食中毒の未然防止の連絡を徹底する．

## 4．衛生対策

集団生活では，疾病の発生が懸念される．風邪やインフルエンザなどの上気道感染症が蔓延する可能性の他，食品を原因とする食中毒などのリスクが高まる．

とりわけ，二次災害としての食中毒への注意が必要であり，食中毒や感染症の発生を予防するために必要な用品類などを以下に示した．

1）手洗い

食中毒などの食水系感染症の予防対策として，感染予防には手洗いが重要である．

避難場所・給食施設どちらでも，水を豊富に利用できる場合は，手洗い場，洗面所を設置し，石けんなどを用意する．災害前の備えとして使用できる水量に制限がある場合を想定し，ウェットティッシュ，消毒用アルコールなどを準備する（手洗場所，洗面所，調理場，食堂などに配置）．

2）避難所における炊き出し（自炊）

避難者による炊き出し（自炊）については，使い捨て食器や紙コップなどを用意し，調理器具の消毒剤を準備する（塩素系漂白剤，アルコール消毒剤）．生ごみなどの廃棄物は有蓋バケツとポリビニールを用意（臭い，衛生害虫発生防止など）し，ディスポーザブル用品（手袋，マスク，ペー

### 表B 避難所における食事提供の計画・評価のために目標とする栄養の参照量

| 震災後のステージ | 必要な栄養素の確保 |
| --- | --- |
| 1カ月未満 | ・十分な水分およびエネルギーの確保 |
| 1〜3カ月 | ・最低限の必要量の確保（体内貯蔵期間が短い栄養素の補給を優先）→エネルギー，たんぱく質，ビタミンB$_1$，ビタミンB$_2$，ビタミンC<br>・食事回数，食事量の確保・栄養素添加食品（強化米など）の利用が必要 |
| 3〜6カ月 | ・対象特性に応じた栄養素の摂取不足への配慮→カルシウム，ビタミンA，鉄<br>・エネルギーや特定の栄養素の過剰摂取への配慮<br>・主食，主菜，副菜が揃う食事を確保する |
| 6カ月以上 | ・生活習慣病の一次予防への配慮<br>・各人の健康課題に対応した主食，主菜，副菜が揃う食事の確保 |

パータオル，ラップ，ホイルなど）を準備する．

3）トイレの清掃

使い捨て用品（エプロン，手袋，マスクなど），バケツ，ブラシ，ほうき，ちりとり，トイレ用洗剤，消毒用次亜塩素酸ナトリウム液などを準備する．

4）汚物処理

使い捨て用品（エプロン，手袋，マスクなど），拭きとり用布，ぞうきん，バケツ，ブラシ，ほうき，ちりとり，トイレ用洗剤，消毒用次亜塩素酸ナトリウム液などを準備する．

5）その他

殺虫剤，衛生害虫粘着シートなどを準備する（子どもの手の届かない管理場所に置く）．

## おわりに

災害発生時の食事提供は，その利用者の生命維持と健康保持に欠かせないことから，確実に提供できるよう平時からの備えと災害発生時の適切な対応が重要である．

近年，地震だけではなく台風，異常気象による水害，豪雪などによる自然災害が発生している．一方，給食施設においては，災害時であっても「食事提供」を絶やすことなく，喫食者に対して適切で，安全・安心な給食を提供しなければならない（表B）．そのためには，平常時から非常時に備え，体制の整備や備蓄の準備をしておく必要がある．

給食施設においては災害対策マニュアルを作成し，一定の訓練を実施することにより，マニュアルなどの見直しを図り不測の事態に備えることが重要である．

（田﨑達明）

## 食品製造・加工における食中毒事件発生例

### 1）事件概要

　2000年に発生した雪印乳業株式会社大阪工場製造の"低脂肪乳"などを原因とする食中毒事件は，有症者数が14,780名に達し，大きな話題となった．

　後の調査により，原料となる脱脂粉乳を北海道にある同社大樹工場において製造する際，製造ラインが停電によって止まったことが原因であることがわかった．製造ラインが止まっている間，脱脂粉乳の原料に適切な温度管理がなされず，黄色ブドウ球菌が増殖し，毒素（エンテロトキシンA）が産生した．本来ならこのような状態にあった原料は廃棄処分すべきだが，本件ではそのまま使用され，毒素を含んだ脱脂粉乳が製造された．その後，毒素を含んだ脱脂粉乳から乳製品を製造，出荷したため食中毒が発生した．また，食中毒発生後も，雪印乳業からの発表や製品の自主回収などが遅れたことにより，被害が拡大し，大規模な食中毒事件を引き起こした．

### 2）原因

　停電により製造ラインが止まった際の対応が十分にとれなかったために，黄色ブドウ球菌が増殖し，毒素が産生されてしまったこと，および，廃棄処分すべき原材料で脱脂粉乳を製造したことが最も問題となる点である．これは，製造現場において，温度管理の重要性などの基本的な衛生管理の知識が徹底されていなかったことや，停電時のマニュアルがなく，製造工程が止まった際の菌の増殖防止がなされていなかったこと．そして，工場の再稼働手順，製品検査，廃棄基準などを決めたマニュアルが作成されていなかったことが原因と考えられる．

　また，検査によって，大樹工場にて製造された脱脂粉乳中の細菌数が同社の安全基準を上回っていることはわかっていたにもかかわらず，現場の判断にて「加熱殺菌すれば安全」と判断し，脱脂粉乳製造の原料として再利用したことも問題点としてあげられる．現場で責任をもって衛生管理を行うべき工場長らが，「エンテロトキシンは加熱しても毒性を失わない」という基本的な知識をもっていなかったために，原料としての再利用という誤った対応をしてしまったことが原因である．

　その他，最終加工を行った大阪工場は総合衛生管理製造過程の承認を受けていた工場であり，HACCPシステムが機能していたはずであるが，原材料の脱脂粉乳中のエンテロトキシンまではハザード分析されていなかったため，食中毒事件発生を防ぐことができなかったと考えられる．

### 文　献

1 ）日本食品衛生協会：食品衛生の一般的原則の規範，2013
2 ）日本食品衛生協会：HACCP（危害分析・重要管理点）システムとその適用のためのガイドライン，2013
3 ）ISO 9001：2018品質マネジメントシステム，2018
4 ）ISO 22000：2018食品安全マネジメントシステム—フードチェーンのあらゆる組織に対する要求事項，2018
5 ）厚生労働省：HACCPの考え方を取り入れた衛生管理のための手引書，https://www.mhlw.go.jp/stf/seisakunitsuite/bunya/0000179028_00003.html
6 ）大量調理施設衛生管理マニュアル（平成9年3月24日衛食第85号別添）（最終改正：平成29年6月16日生食発0616第1号）
7 ）公益社団法人日本給食サービス協会，他：HACCPの考え方を取り入れた衛生管理のための手引書〜委託給食事業者〜，https://www.mhlw.go.jp/content/11130500/000785726.pdf
8 ）文部科学省スポーツ青少年局学校健康教育課学校給食係：「調理場における衛生管理＆調理技術マニュアル」，2011

# チェック問題

## 問 題

□ □ **Q1** 一般衛生管理プログラムとは何か答えよ

□ □ **Q2** HACCPシステムとは何か答えよ

□ □ **Q3** HACCPの7原則をあげよ

□ □ **Q4** ISOとは何か，また，食品衛生管理にかかわる規格の種類を答えよ

□ □ **Q5** GAPとは何か答えよ

## 解答&解説

**A1** 一般衛生管理プログラムとは，衛生管理の基本的な内容を示すプログラムで，以下がそのポイントとなる.
(1) 安全な原材料を確保すること
(2) 食品を危害要因による汚染から守ること
例）・食品取扱者の衛生管理（健康管理，手洗いなど）
・低温管理による食中毒細菌の増殖を防ぐ
・加工・調理器具装置のメンテナンスと洗浄
・そ族・昆虫のコントロール
・プログラムは標準作業手順として文書化し，それを実行する
これは，HACCPを効果的に機能させるための前提プログラムでもある.

**A2** HACCP（Hazard Analysis and Critical Control Point）システムとは，一般衛生管理プログラムでもコントロールできない危害要因（ハザード）をコントロールするためのシステムである. HACCPシステムを用いることで，食品の安全性が向上する.

**A3** 原則1：ハザード分析，原則2：重要管理点（CCP）の特定，原則3：管理基準の設定，原則4：CCPをモニタリングするシステムの設定，原則5：管理基準から逸脱したときにとるべき改善措置の設定，原則6：HACCPシステムが効果的に機能していることの検証手順の設定，原則7：文書化および記録保管の設定.

**A4** ISOとは，International Organization for Standardization（国際標準化機構）の略称であり，国際的にさまざまな分野の規格の作成を行い，国際取引の円滑化などを図っている組織のことである. 食品衛生管理にかかわる規格としてはISO9000シリーズやISO22000などがある.

**A5** GAPとは，適正農業規範（good agricultural practice）の略で，FAOの定義では，「農業生産の環境的，経済的および社会的な持続性に向けた取り組みであり，結果として安全で品質のよい食用および非食用の農産物をもたらすものである」とされる.

# 第8章 食品表示制度

## Point

1. 食品表示の役割と機能を理解する
2. 食品表示法の概要を理解する
3. 食品表示方法と表示項目の概要を理解する
4. 食品表示基準にもとづく栄養成分表示について理解する
5. 特定保健用食品，栄養機能食品，機能性表示食品に関する表示を理解する

---

**概略図** 食品と医薬品の区分と表示に関する法律

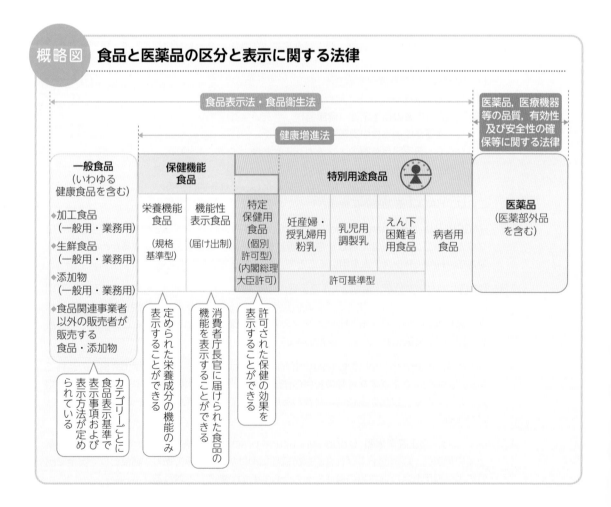

# 1 食品表示法の概要

## A. 食品表示がもつ役割と機能

食品表示は，消費者や食品関係事業者に対し的確な情報を与え，合理的な認識や選択を行うために必須のものである．さらには，行政機関による迅速かつ効果的な取り締まりのためにも不可欠のものである．

消費者庁は，食品の表示がもつ機能を以下の3つに整理している．

### 1) 消費者への情報伝達機能

- 消費者が，食品を摂取する際の安全性を確保するための表示（例：消費期限，保存方法，アレルゲン表示など）
- 消費者が，自主的かつ合理的に食品を選択するための表示（例：原材料，内容量など）

### 2) 流通事業者等への情報伝達機能

- 販売する際に留意すべき情報を伝える機能（例：消費期限，保存方法）
- 製造者等があらかじめ表示をつけておくことによって，販売者が容易に消費者に情報提供できるようにする機能

### 3) 規格基準遵守促進機能

- 表示させることで事業者に基準を遵守させる心理的効果を与える機能（例：使用した添加物をすべて表示させることが，規格基準外の添加物を使用することに対する心理的な障壁となる）
- 行政等が規格基準遵守の確認の際に利用する情報としての機能（例：表示されている添加物について，その使用量を検査して，規格基準への適合を確認する）

## B. 食品表示に関連する主な法律

食品表示制度は，**食品表示法による表示基準**の他に，広告等による虚偽または誇大表示を規制するための法律がある．主なものを表1に示す．

## C. 食品表示法の目的と基本理念

食品表示法は，食品を摂取する際の安全性の確保や自主的で合理的な食品選択の機会を確保することで，消費者の利益を図るとともに，健康の保護・増進などに寄与することを目的としている（第1条）．

また，食品表示の施策は，**消費者基本法第2条第1項**にもとづく**消費者の権利**が尊重され，消費者の自立を支援することを基本としなければならないとされている（第3条）．

### 消費者基本法第2条第1項

消費者の利益の擁護及び増進に関する総合的な施策（以下「消費者政策」という）の推進は，国民の消費生活における基本的な需要が満たされ，その健全な生活環境が確保される中で，消費者の安全が確保され，商品及び役務について消費者の自主的かつ合理的な選択の機会が確保され，消費者に対し必要な情報及び教育の機会が提供され，消費者の意見が消費者政策に反映され，並びに消費者に被害が生じた場合には適切かつ迅速に救済されることが消費者

#### 表1 食品の表示・広告等に関連する主な法律

| 法律名 | 表示関連部分の概要 | 規制対象 |
|---|---|---|
| 食品表示法 | アレルゲン，消費期限，原材料，原産地などの表示義務づけ | 容器包装の表示の規制 |
| 景品表示法<br>（不当景品類及び不当表示防止法） | 消費者に誤認される表示の制限および禁止 | 表示と広告の規制 |
| 健康増進法 | 健康増進効果などについて，虚偽・誇大な表示・広告などの禁止 | 表示と広告の規制 |
| 食品衛生法 | 危害を及ぼすおそれのある虚偽・誇大な表示・広告などの禁止 | 表示と広告の規制 |
| 米トレーサビリティ法<br>（米穀等の取引等に係る情報の記録及び産地情報の伝達に関する法律） | 外食産業などに対して，コメ・コメ加工品の産地情報の伝達を義務づけ | |

表2 一般用加工食品の表示事項

| 横断的義務表示事項<br>（すべての食品で表示する事項） | 名称，原材料名，添加物，内容量または固形量および内容総量，消費期限または賞味期限，保存方法，食品関連事業者の氏名または名称および住所，製造所等の所在地および製造者等の氏名または名称，栄養成分の量および熱量 |
|---|---|
| 該当する食品の義務表示事項 | アレルゲン，L-フェニルアラニン化合物を含む旨，指定成分等含有食品，特定保健用食品，機能性表示食品，遺伝子組換え食品に関する事項，乳児用規格適用食品である旨，原料原産地名，原産国名（輸入品） |
| 任意表示事項 | 特色のある原材料等に関する事項，栄養成分（義務表示項目以外），ナトリウムの量（ナトリウム塩を添加していない場合），栄養機能食品の栄養成分の機能，栄養成分の補給ができる旨，栄養成分または熱量の適切な摂取ができる旨，糖類（単糖類または二糖類であって，糖アルコールでないもの）を添加していない旨，ナトリウム塩を添加していない旨 |

の権利であることを尊重するとともに，消費者が自らの利益の擁護及び増進のため自主的かつ合理的に行動することができるよう消費者の自立を支援することを基本として行われなければならない．

## D. 食品表示基準と遵守

食品表示基準は，食品表示法の根幹をなす規定である．内閣総理大臣は，厚生労働大臣・農林水産大臣・財務大臣と協議し，**消費者委員会**の意見を聴いたうえで，食品表示基準を策定しなければならないと定められている（第4条）．

食品表示基準では，表示すべき事項と事項ごとの表示の方法が定められている．

また，表示すべき事項は，一般用加工食品を例として表2に示したように，**義務表示事項**と，**任意表示事項**に区分されて，食品関連事業者は食品表示基準に従っていない食品を販売してはならないとされている（第5条）．

## E. 不適正な表示に対する措置

食品表示基準に従わない食品の販売や食品関連事業者[※1]を防止するため，以下のような権限が行政機関に与えられている（第6条）．

①食品表示基準に違反する食品を販売した場合，食品表示基準を守るよう指示することができる．
②指示を受けた者が，正当な理由なしに指示に従わない場合は，指示に従うよう命令をすることができる．
③アレルゲンや消費期限など消費者の生命または身体に対する危害の発生や拡大の防止を図るため緊急の必要があるときは，食品の回収などの措置をとるよう命令したり営業停止を命じたりすることができる．

また，これらの措置をとるために必要な食品関連事業者への**立入検査**の権限が行政機関に認められている（図1）．

さらに，行政的な措置や処分を行った場合は，内容を公表することが義務づけられており，消費者は違反事実について正確な情報を得られるしくみとなっている．

なお，アレルゲンや消費期限などの安全性に関係する表示の欠落や誤り（食品表示法違反）による自主回収をする場合，食品関連事業者は管轄の自治体への届け出が義務化されている．

## F. 消費者の権利と自立支援

食品表示法第3条で規定された基本理念を達成するための具体的な制度の1つとして，食品表示法第11条および第12条には，**消費者団体からの差止請求権**およびすべての消費者の**措置要求権**が規定された．

### 1）適格消費者団体の差止請求権

**消費者契約法**[※2]にもとづく**適格消費者団体**は，食品表示基準に違反したり，著しく事実に相違する表示をしたりした食品関連事業者に対し，当該行為の停止や予防に必要な措置をとることを請求することができる．

---

※1 **食品関連事業者**：食品の製造，加工（調整および選別を含む）もしくは輸入を業とする者（当該食品の販売をしない者を除く）または食品の販売を業とする者．

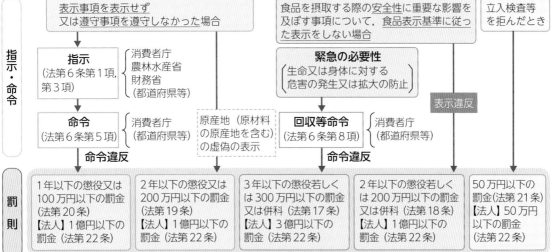

**図1　食品表示法における立入検査の権限と従わない表示をした場合の罰則等**

消費者庁：早わかり食品表示ガイド〈事業者向け〉～食品表示基準に基づく表示～,
https://www.caa.go.jp/policies/policy/food_labeling/information/pamphlets/assets/food_labeling_cms202_230324_02.pdf,
2023より引用

### 2）内閣総理大臣等に対する措置要求権

　表示が適正でないために一般消費者の利益が害されていると認めるときは，その旨を所管する大臣に申し出て適切な措置をとるよう求めることができる．

　申し出があった場合には，行政機関は必要な調査を行い，その申し出の内容が事実であると認めるときは，適切な措置をとらなければならない．

### G. 罰則（第17～23条）

　食品表示基準による適正な表示を行わなかった食品関連事業者は懲役や罰金を科される（第17, 18条）．

　また，虚偽の表示をしたり，行政機関に対して虚偽の報告もしくは虚偽の物件の提出をしたりした者に対しても懲役や罰金が科される（第19～23条）．

## 2　衛生事項および品質事項に関する食品表示基準

　食品表示基準は，食品関連事業者が加工食品，生鮮食品または添加物を販売する場合に適用されるが，飲食業などは生食用食肉を提供する場合以外は適用されない．

　食品表示基準では，表示すべき事項として次のように定められている．

　一　名称，アレルゲン，保存の方法，消費期限，原材料，添加物，栄養成分の量及び熱量，原産地その他食品関連事業者等が食品の販売をする際に表示

※2　**消費者契約法**：消費者の利益擁護などを目的に2000年4月に制定された．消費者と事業者の情報力・交渉力の格差を前提に，事業者の行為で消費者が誤認したり困惑したりした場合に契約や承諾の意思表示を取り消すことができることになった．また，消費者の被害の発生または拡大を防止するため適格消費者団体が事業者等に対し差止請求をすることができる他，消費者団体訴訟制度が導入された．なお，消費者団体訴訟制度の対象は，景品表示法，特定商取引法および食品表示法である．

表3 食品表示基準の条文の構造

| 事業者区分 食品分類 | 食品関連事業者 | | 食品関連事業者 以外の販売者[※3] |
|---|---|---|---|
| | 一般用 | 業務用 | |
| 加工食品 | 第3～9条 | 第10～14条 | 第15～17条 |
| 生鮮食品 | 第18～23条 | 第24～28条 | 第29～31条 |
| 添加物 （添加物を販売する場合） | 第32～36条 | | 第37～39条 |

されるべき事項

二 表示の方法その他前号に掲げる事項を表示する際に食品関連事業者等が遵守すべき事項

食品関連事業者は，食品表示基準に従った表示がされていない食品の販売をしてはならないことが定められており，違反する場合は行政機関からの「指示」，「命令」などの行政処分および懲役や罰金等の罰則が科せられる.

また，食品表示基準の運用上の注意事項や解釈の整合を図るため，全体で536ページに及ぶ「**食品表示基準について**（平成27年3月30日消食表第139号）」を発出している.

さらに，約940項目（2023年現在）に及ぶ「**食品表示基準Q&A**（平成27年3月30日消食表第140号）」が作成されている.

## A. 食品表示基準の概要

食品表示基準は，食品の区分，食品関連事業者の区分，表示の対象区分ごとに，表示する事項や内容などが定められている. それぞれの区分ごとの食品表示基準の条文を整理すると表3のようになる.

食品表示基準は，表3に示すように，表示主体となる事業者や販売者および販売先ごとに表示の規定が異なっていることに留意する必要がある.

また，食品などの種類による規定の違いもあり，実際の表示を行う際には，こうした違いを十分に認識したうえで，適用条文に従った表示を行う必要がある.

## B. 食品表示の方法

本書では，食品関連事業者が一般消費者向けに販売する加工食品の表示を中心に解説する.

## 1）ルール

食品表示（図2）の方法は，次に示すルールが定められている.

● 邦文で，理解しやすいような用語で，正確に行う
● 容器包装を開かないでも容易に見ることができるように表示する
● 表示する事項の順番は原則として次のように行う

①名称／②原材料名／③添加物／④原料原産地名／⑤内容量または固形量および内容総量／⑥消費期限または賞味期限／⑦保存方法／⑧原産国名／⑨食品関連事業者／⑩製造所（者）等

● 製造所等の所在地および氏名等は，食品関連事業者の氏名等および住所と近接して表示する
● 製造所固有記号は，原則として，食品関連事業者の次に表示する
● 表示に用いる文字および枠の色は，背景の色と対照的な色とする
● 表示に用いる文字は，8 ptの活字以上の大きさ. ただし，表示可能面積がおおむね150 cm² 以下の場合は5.5 ptの活字以上の大きさを用いる
● 人の健康に直結する事項（保存方法，アレルゲンなど）を除いて，表示可能面積がおおむね30 cm² 以下の場合は，表示を省略できる

## 2）注意点

表示可能面積がおおむね30 cm² 以下であっても省略できない事項として，表4に示す事項がある.

---

※3 **食品関連事業者以外の販売者**：反復継続性のない販売を行う者を指し，例えば，小学校のバザーで袋詰めのクッキーを販売する保護者や，町内会の祭りで瓶詰めの手作りジャムを販売する町内会の役員等が想定される（消費者庁 食品表示企画課：食品表示基準 Q&A 総則–10, https://www.caa.go.jp/policies/policy/food_labeling/food_labeling_act/assets/food_labeling_cms101_210317_12.pdf, 2021 より引用）.

| | | |
|---|---|---|
| 名称 | 即席みそ汁 | |
| 原材料名 | 調味みそ：米みそ（国内製造）／ 鰹節粉末，<br>鰹節エキス，煮干エキス，酵母エキスパウ<br>ダー，食塩，昆布粉末<br>実：わかめ，ねぎ，麩（小麦を含む）／ | ── 原料原産地表示<br><br>── アレルゲン表示 |
| 添加物 | 調味料（アミノ酸等）／ | ── 添加物表示 |
| 内容量 | みそ30 g，実1.8 g | |
| 賞味期限 | 枠外に記載 | |
| 保存方法 | 高温の場所を避け，冷暗所に保存して下さい． | |
| 製造者 | ○○食品株式会社　＋KS／<br>東京都△△△区○○○ 1丁目2番3号<br>お客様相談室　TEL 0120-○○○○-○○○○ | ── 製造所固有記号 |
| この製品のみそに使用している大豆は，遺伝子組換えの混<br>入を防ぐため分別生産流通管理を行っています | | ── 遺伝子組換え表示 |

栄養成分表示（1食分）

| | |
|---|---|
| エネルギー | 33 kcal |
| たんぱく質 | 2.5 g |
| 脂質 | 0.9 g |
| 炭水化物 | 3.8 g |
| 食塩相当量 | 0.8 g |

**図2　一般用加工食品の表示例**

これらの事項が省略できない理由として，次の理由があげられる．

①食品が安全に食べられる状態かどうかを判断するための情報（保存方法，期限表示）

②特定の食品を摂取することで健康被害が起こる可能性のある疾患をもっている人が摂取することが可能かどうかの判断をするための情報（アレルゲン表示，L–フェニルアラニン加工物を含む旨の表示）

③摂取量や摂取方法を誤らないようにするための情報（特定保健用食品，機能性表示食品）

④詳細な情報が必要となったときの問い合わせに必要な情報（名称，食品関連事業者の氏名または名称および住所）

## 一般用食品と業務用食品の違い

Column

一般用食品とは，消費者に販売される形態の加工食品および生鮮食品をいう．

消費者に販売される形態となっているもの以外のものを業務用食品というが，業務用食品のうち，業務用加工食品とは，例えば，牛豚の合挽肉（A）→Aを調味した合挽肉（B）→Bにジャガイモ等の原材料を混ぜたコロッケ種（C）→Cに衣を付けたもの（D）→Dを揚げたコロッケ（E）→Eを入れた弁当（F）という商品があった場合に，Fが消費者に販売されたときは，F以外のA～Eが全て業務用加工食品となる．また，E（惣菜）が消費者に販売された場合には，A～Dが業務用加工食品となる．

業務用生鮮食品とは，生鮮食品のうち，加工食品の原材料となるものをいう．例えば，あじの開き干しに使用されるマアジ，ハンバーグに使用される牛肉，干しぶどうに使用されるぶどう等をいう．（消費者庁 食品表示企画課：食品表示基準 Q&A 総則–21, https://www.caa.go.jp/policies/policy/food_labeling/food_labeling_act/assets/food_labeling_cms101_210317_12.pdf, 2021 より引用）

表4 表示を省略できない事項の一覧

| 対象食品 | 表示事項 |
|---|---|
| 原則すべての加工食品<br>ただし，アイスクリームや清涼飲料水などの一部の食品は省略が可能 | 名称 |
| | 保存の方法 |
| | 消費期限または賞味期限 |
| | 食品関連事業者の氏名または名称および住所 |
| 特定原材料を原材料とする加工食品および特定原材料に由来する添加物を含む食品 | アレルゲン |
| アスパルテームを含む食品 | L-フェニルアラニン化合物を含む旨 |
| 特定保健用食品 | 特定保健用食品である旨 |
| | 許可などを受けた表示の内容 |
| | 栄養成分（関与成分を含む）の量および熱量 |
| | 一日あたりの摂取目安量 |
| | 摂取の方法 |
| | 摂取をするうえでの注意事項 |
| | バランスのとれた食生活の普及啓発を図る文言 |
| | 関与成分について栄養素等表示基準値が示されているものにあっては，一日あたりの摂取目安量に含まれる当該関与成分の栄養素等表示基準値に対する割合 |
| | 調理または保存の方法に関し特に注意を必要とするものにあっては当該注意事項 |
| 機能性表示食品 | 機能性表示食品である旨 |
| | 科学的根拠を有する機能性関与成分および当該成分または当該成分を含有する食品が有する機能性 |
| | 栄養成分の量および熱量 |
| | 一日あたりの摂取目安量あたりの機能性関与成分の含有量 |
| | 一日あたりの摂取目安量 |
| | 届出番号 |
| | 食品関連事業者の連絡先 |
| | 機能性および安全性について国による評価を受けたものではない旨 |
| | 摂取の方法 |
| | 摂取をするうえでの注意事項 |
| | バランスのとれた食生活の普及啓発を図る文言 |
| | 調理または保存の方法に関し特に注意を必要とするものにあっては当該注意事項 |
| | 疾病の診断，治療，予防を目的としたものではない旨 |
| | 疾病に罹患している者，未成年者，妊産婦（妊娠を計画している者を含む）および授乳婦に対し訴求したものではない旨 |
| | 疾病に罹患している者は医師，医薬品を服用している者は医師，薬剤師に相談したうえで摂取すべき旨 |
| | 体調に異変を感じた際はすみやかに摂取を中止し医師に相談すべき旨 |

なお，表示可能面積の制約により，実際の食品には省略規定を採用している場合は，ホームページ，添付文書，電話などによって正確な情報提供が必要である.

## C. 一般用加工食品表示事項の概要

### 1）名称

内容を的確に表現し，かつ，すでに一般化したものを表示する．商品名ではない．新製品などでいまだ名称が広く通用しない食品にあっては，どのような内容の食品であるかを判断できるものであれば，それを名称と認める.

乳や乳製品では「名称」ではなく，「種類別」とよばれ，「乳及び乳製品の成分規格等に関する省令」に定める名称を用いる.

### 2）原材料名

使用した原材料を，原材料全体に占める重量の割合

**表示例1：原材料と添加物を改行して表示**

| 原材料名 | 豚ばら肉，砂糖，食塩，卵たん白，植物性たん白，香辛料リン酸塩（Na），調味料（アミノ酸），酸化防止剤（ビタミンC），発色剤（亜硝酸Na），コチニール色素 |
|---|---|

**表示例2：原材料と添加物を記号で区分して表示**

| 原材料名 | いちご，砂糖／ゲル化剤（ペクチン），酸化防止剤（ビタミンC） |
|---|---|

図3　添加物の表示例

表5　栄養強化の目的で使用されるもの

| ビタミン類 | L-アスコルビン酸，L-アスコルビン酸カルシウム，L-アスコルビン酸ステアリン酸エステル，L-アスコルビン酸ナトリウム，L-アスコルビン酸2-グルコシド，L-アスコルビン酸パルミチン酸エステル，エルゴカルシフェロール，β-カロテン，コレカルシフェロール，ジベンゾイルチアミン，ジベンゾイルチアミン塩酸塩，チアミン塩酸塩，チアミン硝酸塩，チアミンセチル硫酸塩，チアミンチオシアン酸塩，チアミンナフタレン-1,5-ジスルホン酸塩，チアミンラウリル硫酸塩，トコフェロール酢酸エステル，d-α-トコフェロール酢酸エステル，ニコチン酸，ニコチン酸アミド，パントテン酸カルシウム，パントテン酸ナトリウム，ビオチン，ビスベンチアミン，ビタミンA，ビタミンA脂肪酸エステル，ピリドキシン塩酸塩，メチルヘスペリジン，葉酸，リボフラビン，リボフラビン酪酸エステル，リボフラビン5′-リン酸エステルナトリウム |
|---|---|
| ミネラル類 | 亜鉛塩類（グルコン酸亜鉛および硫酸亜鉛に限る），L-アスコルビン酸カルシウム，亜セレン酸ナトリウム，塩化カルシウム，塩化第二鉄，塩化マグネシウム，クエン酸カルシウム，クエン酸第一鉄ナトリウム，クエン酸鉄，クエン酸鉄アンモニウム，グリセロリン酸カルシウム，グルコン酸カルシウム，グルコン酸第一鉄，酢酸カルシウム，酸化カルシウム，酸化マグネシウム，水酸化カルシウム，水酸化マグネシウム，ステアリン酸カルシウム，炭酸カルシウム，炭酸マグネシウム，銅塩類（グルコン酸銅および硫酸銅に限る），乳酸カルシウム，乳酸鉄，ピロリン酸二水素カルシウム，ピロリン酸第二鉄，硫酸カルシウム，硫酸第一鉄，硫酸マグネシウム，リン酸三カルシウム，リン酸三マグネシウム，リン酸一水素カルシウム，リン酸一水素マグネシウム，リン酸二水素カルシウム |
| アミノ酸類 | L-アスパラギン酸ナトリウム，DL-アラニン，L-アルギニンL-グルタミン酸塩，L-イソロイシン，グリシン，L-グルタミン酸，L-グルタミン酸カリウム，L-グルタミン酸カルシウム，L-グルタミン酸ナトリウム，L-グルタミン酸マグネシウム，L-システイン塩酸塩，L-テアニン，DL-トリプトファン，L-トリプトファン，DL-トレオニン，L-トレオニン，L-バリン，L-ヒスチジン塩酸塩，L-フェニルアラニン，DL-メチオニン，L-メチオニン，L-リシンL-アスパラギン酸塩，L-リシン塩酸塩，L-リシンL-グルタミン酸塩 |

の高いものから順に，その最も一般的な名称をもって表示する．

### 3）添加物

食品に使われる添加物は，食品衛生法で「食品の製造の過程において又は食品の加工若しくは保存の目的で，食品に添加，混和，浸潤その他の方法によって使用する物をいう」と定義されている（詳細は第6章を参照）．

2023年5月現在，科学的に安全性が確認できている**指定添加物**が474品目，科学的な安全性は確認されていないがわが国で長い食生活のなかで使われてきた**既存添加物**が357品目あり，これらは使用した場合，すべて表示の対象となる．その他，添加物には，動植物から得られる天然の物質で，食品に香りをつける目的で使用される天然香料（天然香料基原物質リストに約600品目が登載）および一般に飲食に供されているもので添加物として使用される一般飲食物添加物（イチゴジュース，寒天など）があり，同様の表示が義務づけられている．

#### ①表示方法

添加物全体に占める重量の割合の高いものから順に添加物の物質名を表示することが原則である．表示する際には，添加物の事項欄を設けて表示するか，原材料名の欄に原材料名と分けて表示（改行もしくはスラッシュなどの記号で区分）することができる（図3）．

#### ②表示の免除

次の場合は，添加物の表示が免除される．

#### ⅰ．栄養強化の目的で使用されるもの

ビタミン類（33品目），ミネラル類（34品目），アミノ酸類（24品目）がある（表5）．

ただし，後述する特別用途食品および機能性表示食品の場合は免除とはならない．

## ⅱ．加工助剤

添加物のなかには，加工助剤として表示が免除されているものがある．

- 最終食品の完成前に除去，分解または中和するもの
- 食品中に通常存在する成分に変えられ，かつ，その成分の量が食品中に通常存在する量を有意に増加させないもの
- 最終食品中に，ごくわずかなレベルでしか存在せず，その食品に影響を及ぼさないもの

例えば，油脂の製造工程で使用される水酸化ナトリウム（中和される），豆腐の製造時に使用される消泡剤（食品に影響を及ぼさない），油脂の抽出に使われるヘキサン（完成前に除去される）などがその例である．

## ⅲ．キャリーオーバー

食品そのものの製造・加工には使用されず，食品の原材料の製造・加工のみに使用される添加物で，最終的に食品中には当該添加物として効果を発揮することができる量より少ない量しか含まれていない場合をキャリーオーバーという（例：マーボ豆腐の製造に使われる豆腐の凝固剤，そうざいの製造に使われるしょうゆの保存料など）．

## ③用途名表示

添加物のうち，次の8種類の用途で使用されるものは，物質名とともに，用途名を表記する（図3）.

甘味料，着色料，保存料，増粘剤・安定剤・ゲル化剤または糊料，酸化防止剤，発色剤，漂白剤，防カビ剤（防ばい剤）

添加物ごとの用途別分類一覧は第6章 表8を参照.

## ④一括名表示

添加物の表示は，原則として物質名を表示するが，表6に示した添加物は，一括名欄の名称の表示で，これに代えることができる．これらの添加物または添加物の製剤は，これまで一般に広く使用されている名称であることから，物質名よりもその用途や内容がわかりやすいためと考えられる．

## 4）アレルゲン
## ①アレルゲン表示について

食物の摂取により生体に障害を引き起こす反応のうち，食物抗原に対する免疫学的反応によるものを食物アレルギーとよんでおり，血圧低下，呼吸困難または意識障害など，さまざまなアレルギー症状を引き起こす．このアレルギーの原因となる抗原を特に「アレルゲン」とよんでいる．

国は，過去に一定の頻度で血圧低下，呼吸困難または意識障害などの重篤な健康危害がみられた症例で，原因と特定された原材料について，アレルギー物質を含む**「特定原材料」**および**「特定原材料に準ずるもの」**

### 表6 一括名とその使用目的

| 一括名 | 使用の目的 |
|---|---|
| イーストフード | パン，菓子などの製造で，イーストの栄養源などの目的で使用される |
| ガムベース | チューインガム用の基材として使用される |
| かんすい | アルカリ剤として中華麺類の製造に用いられる |
| 苦味料 | 苦味の付与または増強による味覚の向上または改善のために使用される |
| 酵素 | 触媒作用を目的として使用され，最終食品においても失活せず，効果を有する |
| 光沢剤 | 食品の保護および表面に光沢を与える |
| 香料 | 香気を付与または増強するため添加される |
| 酸味料 | 酸味の付与または増強による味覚の向上または改善のために使用される |
| 軟化剤 | チューインガムを柔軟に保つために使用される |
| 調味料（アミノ酸等）等 | 味の付与または味質の調整など，味覚の向上または改善のために使用される |
| 豆腐用凝固剤または凝固剤 | 豆乳を豆腐様に凝固させる |
| 乳化剤 | 食品に乳化，分散，浸透，洗浄，起泡，消泡，離型などの目的で使用される |
| 水素イオン濃度調整剤またはpH調整剤 | 食品を適切なpH領域に保つ目的で使用される |
| 膨脹剤，膨張剤，ベーキングパウダーまたはふくらし粉 | パン，菓子などの製造で，ガスを発生して生地を膨脹させ多孔性にする |

（以下「特定原材料等」）として指定している.

食物アレルギー患者にとって，食品を選別するための情報提供は重要である．情報提供をアレルギー表示によって行うにあたっては，実際のアレルギー発症数，重篤度などに差異があるため，「食品表示基準」で表示を義務づけるものと，通知で表示を推奨するものとに分けている.

なお，食物アレルギーの原因物質は，時代の変化とともに変わっていく可能性があると考えられるので，新たな知見や報告により適宜，特定原材料等の見直しが行われることとなっている.

### ②特定原材料選定の経緯

2001（平成13）年3月に行われた食品衛生法施行規則の改正で，重篤なアレルギーを引き起こすことが明らかにされた小麦，そば，卵，乳および落花生の5品目を特定原材料等として指定し，表示が義務づけられた.

また，あわび，いか，いくら，えび，オレンジ，かに，キウイフルーツ，牛肉，くるみ，さけ，さば，大豆，鶏肉，豚肉，まつたけ，もも，やまいも，りんご，ゼラチンの19品目についても「特定原材料に準ずるもの」として可能な限り表示するよう努めるものとして指定された.

その後，実態調査の結果を踏まえ，品目の見直しを5回行い，現在，28品目が特定原材料等として指定されている.

これまでに行われた特定原材料等の見直しは，以下の通りである.

- 2004（平成16）年度：特定原材料に準ずるものに「バナナ」を追加
- 2008（平成20）年度：特定原材料に「えび」，「かに」を追加
- 2013（平成25）年度：特定原材料に準ずるものに「カシューナッツ」，「ごま」を追加
- 2019（令和元）年度：特定原材料に準ずるものに「アーモンド」を追加
- 2023（令和5）年度：特定原材料に準ずるものに「マカダミアナッツ」を追加，「まつたけ」を削除

### ③特定原材料と特定原材料に準ずるもの

特定原材料等28品目のなかでも特に重篤度・症例数

の多い8品目〔えび，かに，くるみ，小麦，そば，卵，乳，落花生（ピーナッツ）〕の表示について，食品表示基準で「特定原材料」として規定し，法令で表示を義務づけている.

このうち，「くるみ」については，2023（令和5）年3月に，「特定原材料に準ずるもの」から義務表示となる「特定原材料」に移行したが，2025（令和7）年3月31日まで経過措置がとられている.

症例数や重篤な症状を呈する者の数が継続して相当数みられるが，特定原材料に比べると少なく，現段階では科学的知見が必ずしも十分ではない20品目に関しては，特定原材料に準ずるものとして通知により表示を行うことを推奨している.

＜食品表示基準／通知による規定＞
- 食品表示基準：特定原材料（義務表示）
  えび，かに，くるみ，小麦，そば，卵，乳，落花生（ピーナッツ）
- 通知：特定原材料に準ずるもの（推奨表示）
  アーモンド，あわび，いか，いくら，オレンジ，カシューナッツ，キウイフルーツ，牛肉，ごま，さけ，さば，大豆，鶏肉，バナナ，豚肉，マカダミアナッツ，もも，やまいも，りんご，ゼラチン

### ④アレルギーを起こす特定原材料の量と表示の関係

アレルギー症状を引き起こす量に関しては，一般的には総たんぱく量として mg/mL 濃度レベルでは確実にアレルギーを誘発するが，数 $\mu$g/mL 濃度レベルでは，誘発には個人差があり，ng/mL 濃度レベルではほぼ誘発しないと考えられている.

このことより，数 $\mu$g/mL 濃度レベルまたは数 $\mu$g/g 含有レベル以上の特定原材料等の総たんぱく量を含有する食品については表示が必要と考えられている.

一方，食品中に含まれる特定原材料等の総たんぱく量が，数 $\mu$g/mL 濃度レベルまたは数 $\mu$g/g 含有レベルに満たない場合は，表示の必要性はないこととしている（「食品表示基準Q＆A」より引用）.

### ⑤アレルゲン表示が免除される場合

特定原材料等由来の添加物であっても，抗原性試験などにより抗原性が認められないと判断できる場合には，表示義務が免除される.

## 「即時型食物アレルギーによる健康被害に関する 全国実態調査結果（令和3年度報告書）」から

食品表示法に基づくアレルゲン表示の検討に資するため，2001年からほぼ3年おきに実施し，消費者庁から発表されている食物アレルギーの実態調査結果について概要を紹介する．

### 1．即時型食物アレルギーの原因食物

結果を図Aに示す．前回の調査まで原因食物の上位3品目は鶏卵・牛乳・小麦であったが，今回の調査では木の実類の割合が増加し，第3位となった（前回8.2％，第4位）．落花生までの上位5品目で80.4％を占めた．

木の実類の内訳は，くるみが463例（木の実類の56.5％）で最も多く，全体に対する割合は7.6％で，落花生の6.1％より上位であった．次いで，カシューナッツが174例（木の実類の21.2％），マカダミアナッツ45例（木の実類の5.5％）が上位3品目であった．

### 2．出現症状

皮膚症状が85.2％（5,182例），呼吸器症状が36.4％（2,216例），消化器症状が30.8％（1,870例），粘膜症状が30.5％（1,853例），ショック症状が10.9％（660例）であった．

ショック症状を認めた660例（10.9％）において，最頻値は0歳群152例であった．年齢群別のショック率は，0歳群が8.1％，1・2歳群が8.2％，3～6歳群が13.0％，7～17歳群が12.1％，18歳以上群が24.6％で，18歳以上群の発症率が高かった．初発でショック症状を引き起こした症例は357例（54.1％）であった．

ショック症状を引き起こした原因食物を図Bに示す．上位3品目はこれまで鶏卵，牛乳，小麦であったが，木の実類の割合が増加し，第3位となった（前回12.8％，第4位）．

### 3．食品表示ミスによる誤食例

誤食の理由は"食品表示ミス以外"が2,022例（93.0％），食品表示ミスが153例（7.0％）であった．食品表示ミスによる誤食例の原因食物の内訳を表に示す．特定原材料7品目の表示ミスが83.6％（128例）であった．

文献

消費者庁：令和3年度食物アレルギーに関連する食品表示に関する調査研究事業報告書，https://www.caa.go.jp/policies/policy/food_labeling/food_sanitation/allergy/assets/food_labeling_cms204_220601_01.pdf，2022年3月をもとに作成

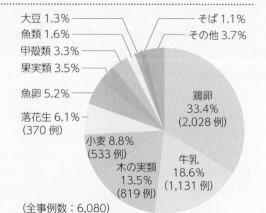

（全事例数：6,080）

**図A　即時型食物アレルギーの原因食物**

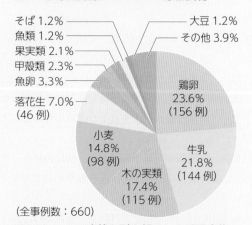

（全事例数：660）

**図B　ショック症状を引き起こした原因食物**

**表　食品表示ミスによる誤食例の原因食物の内訳**

| | 原因食物 | 度数 | 割合 |
|---|---|---|---|
| ● | 牛乳 | 42 | 27.8％ |
| ● | 鶏卵 | 40 | 26.5％ |
| ● | 小麦 | 23 | 15.2％ |
| ● | 落花生 | 20 | 13.2％ |
| ○ | 木の実類* | 15 | 9.9％ |
| ● | 甲殻類 | 3 | 2.0％ |
| ○ | 大豆 | 3 | 2.0％ |
| ○ | モモ | 2 | 1.3％ |
| ○ | イクラ | 2 | 1.3％ |
| ○ | ごま | 1 | 0.7％ |
| ○ | モヤシ* | 1 | 0.7％ |
| | 花椒* | 1 | 0.7％ |

●：特定原材料，○：特定原材料に準ずるもの
＊報告に準拠したため本来表示義務・推奨でないものが含まれる

なお，アレルゲン表示の省略については，特定原材料を原材料とする加工食品および特定原材料に由来する添加物（抗原性が認められないものおよび香料を除く）について，「当該食品に対し二種類以上の原材料または添加物を使用しているものであって，当該原材料または添加物に同一の特定原材料が含まれているものにあっては，そのうちのいずれかに特定原材料を含む旨または由来する旨を表示すれば，それ以外の原材料または添加物について，特定原材料を含む旨または由来する旨の表示を省略することができる」と規定している．

## ⑥ 特定原材料等が意図せず混入（コンタミネーション）してしまう場合の表示

混入する可能性が完全に否定できない場合であっても，この混入物質が原材料ではないと判断される場合には，表示の義務はない．

### ⅰ．えび，かにのコンタミネーション

ちりめんじゃこなどを採取する際にえびやかにが混獲されてしまう場合や原材料として使用する魚がえび，かにを捕食している場合の表示は以下のとおりとする．

● えび，かにが最終製品に必ず混入する場合，えび，かにが原材料の一部を構成していると考えられるため表示が必要となる．

● 混入する可能性が完全に否定できない場合であっても，えび，かにが原材料の一部を構成していない場合は表示の義務はない．

魚肉すり身などには，さまざまな段階でえび，かにがコンタミネーションすることが考えられる．このような場合，原材料中のえび，かにの混入頻度と混入量が低いものについては，患者の食品選択の幅を過度に狭める結果になることから注意喚起表示の必要はない（「食品表示基準Ｑ＆Ａ」より引用）．

### ⅱ．コンタミネーションの注意喚起

コンタミネーションしてしまう場合は，原材料表示欄外にその旨注意喚起をすることが望ましい．

同一製造ラインを使用することや原材料の採取方法などにより，**特定原材料等が入ってしまうことが想定できる場合には，以下の例示のように注意喚起を行う．**

【注意喚起例】

● 同一製造ラインの使用によるコンタミネーション

・「本品製造工場では〇〇（特定原材料等の名称）

### A　個別表示例

| 原材料名 | 白いんげん豆，小麦粉，砂糖，栗甘露煮，卵黄（卵を含む）／炭酸水素 Na，カゼインナトリウム（乳由来），着色料（黄 4） |
|---|---|

### B　一括表示例

| 原材料名 | 白いんげん豆，小麦粉，砂糖，栗甘露煮，卵黄／炭酸水素 Na，カゼインナトリウム，着色料（黄 4），（一部に小麦・卵・乳成分を含む） |
|---|---|

図4　アレルゲンの表示例

赤字は表示の特徴を強調するために示しているものであり，実際の製品への表示では，色を使い分ける必要はない．
消費者庁：食品表示基準 Q&A 別添アレルゲンを含む食品に関する表示，https://www.caa.go.jp/policies/policy/food_labeling/food_sanitation/allergy/assets/food_labeling_cms204_230309_02.pdf，2015をもとに作成

を含む製品を生産しています．」

・「〇〇（特定原材料等の名称）を使用した設備で製造しています．」

● 原材料の採取方法によるコンタミネーション

・「本製品で使用しているしらすは，かに（特定原材料等の名称）が混ざる漁法で採取しています．」

● えび，かにを捕食していることによるコンタミネーション

・「本製品（かまぼこ）で使用しているイトヨリダイは，えび（特定原材料等の名称）を食べています．」（「食品表示基準Ｑ＆Ａ」より引用）

## ⑦ 特定原材料等の可能性表示について

食物アレルギー患者にとって症状の出ない商品についても「可能性表示」によりアレルギー表示が行われ，かえって患者の選択の幅を狭めてしまうおそれがあるため「可能性表示」（「入っているかもしれません．」など）は認められていない．

## ⑧ 表示の方法

### ⅰ．個別表示の原則

特定原材料等を原材料として含んでいる場合は，原則，原材料名の直後に括弧を付して特定原材料等を含む旨を表示する（図4A）．なお，乳については，「（乳を含む）」ではなく「（乳成分を含む）」とする．

表示例：マヨネーズ（卵を含む），チョコレート（乳成分を含む）

また，添加物の場合は，「（〇〇由来）」とするが，乳

については,「（乳成分由来）」ではなく「（乳由来）」とする.

　　表示例：グルテン（小麦由来），カゼイン Na（乳由来），ベーキングパウダー（小麦由来）

### ⅱ．一括表示

表示面積に限りがある場合など，個別表示がしにくい場合や個別表示がなじまない場合などは一括表示でもよい（図4B）.

一括表示をする場合は，特定原材料等そのものが原材料として表示されている場合や，代替表記等[※4]で表示されているものも含め，当該食品に含まれるすべての特定原材料等について，原材料欄の最後に「（一部に○○・○○・…を含む）」と表示する.

なお，個別表示と一括表示を組み合わせて使用することはできない.

## 5）L-フェニルアラニン化合物

L-フェニルアラニン化合物を含む旨の表示は，**フェニルケトン尿症（PKU）**[※5]の患者に必要な情報であるため，「L-フェニルアラニン化合物を含む」などと表示するよう定められている.

L-フェニルアラニン化合物を含む旨の表示については，表示可能面積がおおむね $30\ cm^2$ 以下であっても省略することができない.

ただし，表示可能面積がおおむね $30\ cm^2$ 以下のものに限り，以下のとおりとすることができる.

　　表示例：甘味料（アスパルテーム），
　　　　　　甘味料（L-フェニルアラニン化合物を含む）

## 6）原料原産地名

国内で製造したすべての加工食品が原料原産地表示の対象となる.　ただし，輸入品については，原料原産地表示ではなく「原産国名」の表示が必要となる.

### ①原料原産地表示の対象となる原材料

加工食品の原材料のうち重量割合が最も高い原材料〔重量割合上位1位の原材料（対象原材料）〕について，当該原材料名に対応させてその原産地名を表示する.

ただし，食品表示基準別表第15の2から5の品目は個別に原料原産地の規定が設けられている（表7）.

### ②表示箇所

容器包装に原料原産地名の事項欄を設け，原材料名に対応させて原料原産地を表示するか（図5A），原材料名欄に表示してある原材料名に対応させて原料原産地を表示する（図5B）.

### ③表示方法

#### ⅰ．「国別重量順表示」

● 対象原材料が生鮮食品の場合

対象原材料が国産品である場合は「国産である旨」を，輸入品の場合は「原産国名」を表示する.　ただし，対象原材料が国産品の場合は，「国産である旨」に代えて次のような表示が可能である.

● 対象原材料が農産物の場合

都道府県名その他一般に知られている地名

● 対象原材料が畜産物の場合

主たる飼養地（最も飼養期間が長い場所）が属する都道府県名その他一般に知られている地名

● 対象原材料が水産物の場合

水域名，水揚げした港名，水揚げした港または主たる養殖場（最も養殖期間が長い場所）が属する都道府県名その他一般に知られている地名

2カ国以上の原産地の原材料を混合して使用している場合は，重量の割合の高いものから順に国名を表示（国別重量順表示）する（図6）.

● 対象原材料が加工食品の場合

対象原材料が国産品の場合は国内において製造された旨を「国内製造」と，輸入品の場合は外国において製造された旨を「○○製造」と表示する（○○は原産国名）（図7A）.　ただし，原材料が国産品の場合は「国内製造」に代えて「○○製造」と表示することが可能である（○○は都道府県名その他一般に知られている地名）

なお，対象原材料に占める重量割合が最も高い生鮮食品の原産地が判明している場合には，「国内製造」または「○○製造」の表示に代えて生鮮食品の名称とともにその原産地を表示することができる（図7B）.

---

[※4] **代替表記等**：特定原材料等と表記方法は異なるが，特定原材料等と同一であることが理解できる表現で，たとえば「えび」の代替表記として「海老」，「エビ」などが認められている.

[※5] **フェニルケトン尿症（PKU）**：先天性のアミノ酸代謝異常であり，

必須アミノ酸であるフェニルアラニンが代謝できないため，組織・血中へ蓄積が起こる疾患である.　蓄積されたフェニルアラニンは脳に対して毒性をもつため，けいれん，発達遅延，知能障害が認められる.　治療にはフェニルアラニン制限食が用いられる.

## 表7 食品表示基準別表第15

1 次に掲げるもののうち，原材料および添加物に占める重量の割合が最も高い生鮮食品（※）の当該割合が50％以上であるもの
   ※ （5）の緑茶および緑茶飲料にあっては荒茶の原材料，（6）のもちにあっては米穀，（8）の黒糖および黒糖加工品にあっては黒糖の原材料，（9）のこんにゃくにあってはこんにゃくいも（こんにゃくの原材料であるこんにゃく粉の原材料として用いられたこんにゃくいもを含む），（18）のこんぶ巻にあってはこんぶに限る．
(1) 乾燥きのこ類，乾燥野菜および乾燥果実（フレーク状または粉末状にしたものを除く）
(2) 塩蔵したきのこ類，塩蔵野菜および塩蔵果実（農産物漬物を除く）
(3) ゆで，または蒸したきのこ類，野菜および豆類ならびにあん（缶詰，瓶詰およびレトルトパウチ食品に該当するものを除く）
(4) 異種混合したカット野菜，異種混合したカット果実その他野菜，果実およびきのこ類を異種混合したもの（切断せずに詰め合わせたものを除く）
(5) 緑茶および緑茶飲料
(6) もち
(7) いりさや落花生，いり落花生，あげ落花生およびいり豆類
(8) 黒糖および黒糖加工品
(9) こんにゃく
(10) 調味した食肉（加熱調理したものおよび調理冷凍食品に該当するものを除く）
(11) ゆで，または蒸した食肉および食用鳥卵（缶詰，瓶詰およびレトルトパウチ食品に該当するものを除く）
(12) 表面をあぶった食肉
(13) フライ種として衣をつけた食肉（加熱調理したものおよび調理冷凍食品に該当するものを除く）
(14) 合挽肉その他異種混合した食肉（肉塊または挽肉を容器に詰め，成形したものを含む）
(15) 素干魚介類，塩干魚介類，煮干魚介類およびこんぶ，干のり，焼きのりその他干した海藻類（細切若しくは細刻したものまたは粉末状にしたものを除く）
(16) 塩蔵魚介類および塩蔵海藻類
(17) 調味した魚介類および海藻類（加熱調理したものおよび調理冷凍食品に該当するものならびに缶詰，瓶詰およびレトルトパウチ食品に該当するものを除く）
(18) こんぶ巻
(19) ゆで，または蒸した魚介類および海藻類（缶詰，瓶詰およびレトルトパウチ食品に該当するものを除く）
(20) 表面をあぶった魚介類
(21) フライ種として衣をつけた魚介類（加熱調理したものおよび調理冷凍食品に該当するものを除く）
(22) （4）または（14）に掲げるものの他，生鮮食品を異種混合したもの（切断せずに詰め合わせたものを除く）
2 農産物漬物は，重量割合上位4位（内容重量が300g以下のものは上位3位）かつ5％以上の原材料
3 野菜冷凍食品は，重量割合上位3位かつ5％以上の原材料
4 うなぎ加工品は，うなぎ
5 かつお削りぶしは，かつおのふし
6 おにぎりは，のり

## A　原料原産地名の事項欄を設けて表示

| 名　　称 | ウインナーソーセージ |
|---|---|
| 原 材 料 名 | 豚肉，豚脂肪，たん白加水分解物，還元水あめ，… |
| 原料原産地名 | アメリカ（豚肉） |

## B　原材料名に対応させて原料原産地を表示

| 名　　称 | ウインナーソーセージ |
|---|---|
| 原 材 料 名 | 豚肉（アメリカ），豚脂肪，たん白加水分解物，還元水あめ，… |

### 図5　原料原産地の表示箇所の例
赤字は表示の特徴を強調するために示しているものであり，実際の製品への表示では，色を使い分ける必要はない

### ii．「国別重量順表示」が困難な場合

　2カ国以上の原産地の原材料を使用している場合に，産地の切替えや重量順の変動により，国別重量順に表示することが困難な場合がある．そのような場合には，一定の条件の下で，「又は表示」や「大括り表示」が認められる．

●「又は表示」

　過去の使用実績などに基づき，重量割合の高い原産地から順に「又は」でつないで表示する方法である（図8A）．「又は表示」をするには，根拠書類の保管が条件となる．また，過去の使用実績などにもとづき表示したことをあらわす注意書きを付記する．

　なお，一定期間における使用割合が5％未満である対象原材料の原産地については，当該原産地の後に括弧を付して，一定期間における使用割合が5％未満である旨を表示する．

●「大括り表示」

　過去の使用実績などにもとづき，3か国以上の外国の原産地を「輸入」と括って表示する方法である（図8B）．輸入品と国産品を使用する場合には，輸入品と国産品の重量割合を比べ，その高いものから順に

**■一括表示枠内に原料原産地名欄を設けた場合の表示例**

1カ国を使用した場合

```
名      称：ウインナーソーセージ
原材料名：豚肉, 豚脂肪, たん白加水分解物, …
原料原産地名：アメリカ（豚肉）
```

2カ国を使用した場合

```
名      称：ウインナーソーセージ
原材料名：豚肉, 豚脂肪, たん白加水分解物, …
原料原産地名：アメリカ, カナダ（豚肉）
```

3カ国以上使用し, 3カ国目以降を「その他」と括った場合

```
名      称：ウインナーソーセージ
原材料名：豚肉, 豚脂肪, たん白加水分解物, …
原料原産地名：アメリカ, カナダ, その他（豚肉）
```

**■原材料名欄に原材料の次に括弧書きをした場合の表示例**

1カ国を使用した場合

```
名      称：ウインナーソーセージ
原材料名：豚肉（アメリカ）, 豚脂肪, たん白加
          水分解物, …
```

**■一括表示枠内に表示することが困難で, 記載箇所を明記のうえで別の箇所に表示した場合の表示例**

4カ国を使用し, 3カ国目以降を「その他」と括らない場合

```
名      称：ウインナーソーセージ
原材料名：豚肉, 豚脂肪, たん白加水分解物, …
原料原産地名：枠外下部に記載
```

```
原料豚肉の原産地名   日本, アメリカ, カナダ, メキ
                   シコ
```

**図6　国別重量順表示の例**
赤字は表示の特徴を強調するために示しているものであり, 実際の製品への表示では, 色を使い分ける必要はない

**A　加工食品の製造地を表示**

```
名　称    清涼飲料水
原材料名  りんご果汁（ドイツ製造）,
          果糖ぶどう糖液糖, 果糖／酸味料,
          ビタミンC
```

**B　加工食品に使われた生鮮食品の産地を表示**

```
名　称    清涼飲料水
原材料名  りんご果汁（りんご（ドイツ, ハンガ
          リー））, 果糖ぶどう糖液糖,
          果糖／酸味料, ビタミンC
```

**図7　加工食品の原料原産地の表示例**
赤字は表示の特徴を強調するために示しているものであり, 実際の製品への表示では, 色を使い分ける必要はない

表示する.「大括り表示」をするには, 根拠書類の保管が条件となる.

- **「大括り表示」＋「又は表示」**

過去の使用実績などに基づき, 3カ国以上の外国の原産地を「輸入」と括って表示したうえで,「輸入」と「国産」を重量割合の高いものから順に「又は」でつないで表示する方法である（図8C）.「大括り表示」＋「又は表示」をするには, やはり国別重量順に表示することが困難である必要がある. また, 根拠書類の保管が条件となるとともに, 過去の使用

実績などにもとづき表示したことをあらわす注意書きを付記する.

**7）内容量**

内容重量, 内容体積または内容数量を表示する. 内容重量はgまたはkg, 内容体積はmLまたはL, 内容数量は個数などの単位で, 単位を明記して表示する.

**8）固形量および内容総量**

固形物に充てん液を加え, 缶または瓶に密封したもの, もしくはそれ以外の容器包装に密封した場合は, 内容量に代えて, 固形量および内容総量を表示する. いずれもgまたはkgの単位で, 単位を明記して表示する. ただし, 固形量と内容総量がおおむね同一の場合, または充てん液を加える主たる目的が内容物を保護するためである場合は, 内容量に代えて, 固形量を表示する.

**9）消費期限または賞味期限**（図9, 表8）

**①消費期限（use-by date）**

定められた方法で保存した場合において, 腐敗, 変敗その他の品質の劣化により安全性を欠くおそれがないと認められる期限を示す年月日をいう.

**②賞味期限（best-before）**

定められた方法で保存した場合において, 期待されるすべての品質の保持が十分に可能であると認められ

## A 「又は表示」

| 名　称 | ウインナーソーセージ |
|---|---|
| 原材料名 | 豚肉（アメリカ又はカナダ），豚脂肪，たん白加水分解物，還元水あめ，… |

※豚肉の産地は，平成○年の使用実績順

（使用実績から算出し，カナダ産が5％未満の場合）

| 名　称 | ウインナーソーセージ |
|---|---|
| 原材料名 | 豚肉（アメリカ又はカナダ（5％未満）），豚脂肪，たん白加水分解物，還元水あめ，… |

※豚肉の産地順・割合は，平成○年の使用実績順

## B 「大括り表示」

| 名　称 | ウインナーソーセージ |
|---|---|
| 原材料名 | 豚肉（輸入），豚脂肪，たん白加水分解物，還元水あめ，… |

| 名　称 | ウインナーソーセージ |
|---|---|
| 原材料名 | 豚肉（輸入，国産），豚脂肪，たん白加水分解物，還元水あめ，… |

## C 「大括り表示」＋「又は表示」

| 名　称 | ウインナーソーセージ |
|---|---|
| 原材料名 | 豚肉（輸入又は国産），豚脂肪，たん白加水分解物，還元水あめ，… |

※豚肉の産地は，平成○年の使用実績順

### 図8 「又は表示」および「大括り表示」の例
赤字は表示の特徴を強調するために示しているものであり，実際の製品への表示では，色を使い分ける必要はない．
消費者庁：食品表示基準 Q&A 別添 新たな原料原産地制度，https://www.caa.go.jp/policies/policy/food_labeling/food_labeling_act/assets/food_labeling_cms201_220615_10.pdfをもとに作成

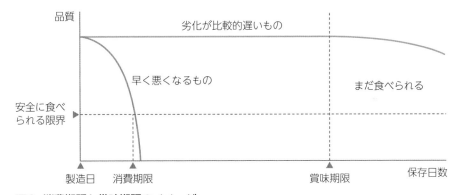

### 図9 消費期限と賞味期限のイメージ
消費者庁：期限表示とは，https://www.caa.go.jp/policies/policy/food_labeling/food_sanitation/expiration_date/pdf/syokuhin375.pdfより引用

### 表8 消費期限と賞味期限の整理

| | 消費期限 | 賞味期限 |
|---|---|---|
| 意味 | 期限を過ぎたら食べない方がよい期限（use-by date） | おいしく食べることができる期限（best-before）．この期限を過ぎても，すぐ食べられなくなるということではない |
| 表示方法 | 年月日で表示 | 3カ月を超えるものは年月で表示し，3カ月以内のものは年月日で表示 |
| 対象食品の例 | 食肉，切り身やむき身の生食用魚介類，弁当，サンドイッチ，そうざいなど | スナック菓子，カップめん，缶詰など |
| 開封後の注意点 | 消費期限，賞味期限ともに開封する前の期限をあらわしているため，一度開封したら期限にかかわらず早めに食べる |  |

消費者庁：期限表示とは，https://www.caa.go.jp/policies/policy/food_labeling/food_sanitation/expiration_date/pdf/syokuhin375.pdfをもとに作成

る期限を示す年月日をいう．ただし，当該期限を超えた場合であっても，必ずしもすぐに食べられなくなるわけではない．

### ③期限の設定

食品の情報を正確に把握している製造者などが科学的，合理的根拠をもって適正に設定している．

### ④表示方法

消費期限または賞味期限の表示は，消費者にわかりやすいことが重要であり，一括表示部分に，消費期限または賞味期限の事項名を表示したうえで，「年」「月」「日」それぞれを，この順に並べて表示を行う（図10）．

なお，賞味期限を表示すべき食品のうち，製造日から賞味期限までの期間が3カ月を超えるものは，「年月」で表示することが認められている．

一括表示部分に表示することが困難な場合は，一括表示部分に「消費期限この面の上部に記載」など，表示箇所を指定する方法で，年月日（または年月）を指定箇所に単独で表示することができる．この場合，単に「枠外に記載」や「別途記載」の表示は不可．

表示に使用する文字は原則として，8 pt以上が必要だが，表示可能面積がおおむね150 cm$^2$以下の場合は，5.5 pt以上での表示が認められている．

## 10) 保存方法

保存の方法を具体的かつ平易な用語をもって表示する．食品衛生法により保存の方法の基準が定められて

| 食品の名称 | 豆大福 |
|---|---|
| 消費期限表示の例 | 消費期限 令和5年4月9日<br>消費期限 5．4．9<br>消費期限 23．4．9<br>消費期限 230409<br>　　　　　　　　　　　　など |

| 食品の名称 | さば水煮 |
|---|---|
| 賞味期限表示の例 | 缶ふた中段に記載 |
| 缶ふた中段の表示例 | 賞味期限 令和5年4月9日<br>賞味期限 5．4．9<br>賞味期限 23．4．9<br>賞味期限 2304<br>　　　　　　　　　　　　など |

**図10 期限表示の例**
消費者庁 食品表示企画課：食品表示基準 Q&A, https://www.caa.go.jp/policies/policy/food_labeling/food_labeling_act/assets/food_labeling_cms101_210317_12.pdf, 2021をもとに作成

いる食品は，その基準に合う保存の方法を表示する（表9）．

消費期限や賞味期限は，表示された保存方法で未開封状態で保存することが前提となっている．したがって，開封したものは，すみやかに消費する必要がある．

## 11) 原産国名

輸入品には原産国名を表示する．

原産国とは，加熱処理や調味などの行為が加えられた国を指す．

## 12) 食品関連事業者の氏名など

食品関連事業者のうち表示内容に責任を有する者の氏名または名称および住所（輸入品にあっては，輸入業者の営業所所在地）を表示する．

表示責任者が販売者で，別に製造所がある場合は，食品関連事業者を"販売者"と表示し，別に"製造所"の所在地および製造者の氏名を表示する．

## 13) 製造所または加工所の氏名など

食品の製造所または加工所の所在地および製造者または加工者の氏名または名称を表示する（食品関連事業者と製造者氏名，住所などが同一である場合には，製造者氏名，住所などを省略できる）．

## 14) 製造所固有記号

国内で製造された食品は，製造所などの表示が必要となるが，同一製品を2カ所以上の製造所で製造している場合は，消費者庁長官に届け出た製造所固有の記号を製造所の表示に代えることができる．

食品関連事業者が販売者の場合は，製造者および販売者が連名で消費者庁長官に届け出た記号の表示で製造所などの表示に代えることができる．

ただし，加工者や輸入者は原則として製造所固有記号は使用できない．

## 15) 遺伝子組換え食品（第6章7を参照）

### ①表示対象

組換えDNA技術を用いて生産された食品で，食品衛生法に基づく安全性審査を経て，安全性が確認されたものが表示の対象となる．

なお，ゲノム編集技術応用食品のうち，外来遺伝子が残存しないことおよび人工制限酵素の切断箇所の修復に伴う塩基の欠失，置換，自然界で起こりうるような遺伝子の欠失，数塩基の変異が挿入されるものは，食品衛生法上の組換えDNA技術に該当しない技術を

表9　食品衛生法で保存方法の基準が定められている主なもの

| 品目 | −15℃以下で保存 | 4℃以下で保存 | 8℃以下で保存 | 10℃以下で保存 | 冷蔵などで保存 | 直射日光をさける |
|---|---|---|---|---|---|---|
| 冷凍食肉製品 | ○ | | | | | |
| 非加熱食肉製品および特定加熱食肉製品のうち，水分活性が0.95以上のもの | | ○ | | | | |
| 上記以外の非加熱食肉製品および特定加熱食肉製品 | | | | ○ | | |
| 加熱食肉製品 | | | | ○ | | |
| 魚肉練り製品 | | | | ○ | | |
| 冷凍食品 | ○ | | | | | |
| 食肉および鯨肉 | | | | ○ | | |
| 生食用食肉 | | ○ | | | | |
| 細切りした食肉および鯨肉を凍結させたものであって容器包装に入れられたもの | ○ | | | | | |
| 鶏の液卵 | | | ○ | | | |
| 生食用かき | | | | ○ | | |
| ゆでだこ | | | | ○ | | |
| 豆腐 | | | | | ○ | |
| 即席めん類（油脂で処理したもの） | | | | | | ○ |
| 生食用鮮魚介類 | | | | ○ | | |
| ゆでがに | | | | ○ | | |

用いたものとされている．したがって，この場合は，食品表示基準に基づく遺伝子組換え表示制度の対象外となる．

2023年5月時点で，表示が義務づけられている対象食品は，

① 表10に示す9種類の農産物とそれを原材料として製造された33食品群．ただし，組換えられたDNAによって生成されたたんぱく質が検出可能なことが条件

② ステアリドン酸産生遺伝子組換え大豆，高リシン遺伝子組換えとうもろこしおよびエイコサペンタエン酸（EPA），ドコサヘキサエン酸（DHA）産生遺伝子組換えなたね

③ ②の農産物を原材料とし，加工工程後もその形質を有する加工食品（大豆油など）

であるが，遺伝子組換え農産物が主な原材料ではない場合は表示義務はない．

主な原材料とは，重量に占める割合の高い原材料の上位3位までのもので，かつ，原材料および添加物の重量に占める割合が5％以上であるものをいう．

### ② 分別生産流通管理（IPハンドリング）

遺伝子組換え食品の表示を行う際に使われるキーワードで，遺伝子組換え農産物と非遺伝子組換え農産物を農場から食品業者まで生産，流通および加工の各段階で相互に混入が起こらないよう管理し，そのことが書類などにより証明されていることをいう（第6章7-C参照）．

### ③ 表示方法

対象食品で，分別生産流通管理されたものは，原材料名の次に括弧を付して「遺伝子組換えのものを分別」，「遺伝子組換え」と表示する．

　　表示例：「大豆（遺伝子組換え）」，
　　　　　　「大豆（遺伝子組換えのものを分別）」

対象食品で，分別生産流通管理されていないものは，原材料名の次に括弧を付して「遺伝子組換え不分別」などと表示する．

　　表示例：「大豆（遺伝子組換え不分別）」

大豆およびとうもろこしについては，分別生産流通管理を行ったが遺伝子組換え農産物の意図せざる混入が5％を超えていた場合も不分別である旨の表示が必要となる．

**表10　遺伝子組換え表示の対象食品**

| 対象農産物 | 加工食品 |
|---|---|
| 大豆（枝豆および大豆もやしを含む） | 1　豆腐・油揚げ類<br>2　凍り豆腐，おからおよびゆば<br>3　納豆<br>4　豆乳類<br>5　みそ<br>6　大豆煮豆<br>7　大豆缶詰および大豆瓶詰<br>8　きなこ<br>9　大豆いり豆<br>10　1から9までに掲げるものを主な原材料とするもの<br>11　調理用の大豆を主な原材料とするもの<br>12　大豆粉を主な原材料とするもの<br>13　大豆たんぱくを主な原材料とするもの<br>14　枝豆を主な原材料とするもの<br>15　大豆もやしを主な原材料とするもの |
| とうもろこし | 1　コーンスナック菓子<br>2　コーンスターチ<br>3　ポップコーン<br>4　冷凍とうもろこし<br>5　とうもろこし缶詰およびとうもろこし瓶詰<br>6　コーンフラワーを主な原材料とするもの<br>7　コーングリッツを主な原材料とするもの（コーンフレークを除く）<br>8　調理用のとうもろこしを主な原材料とするもの<br>9　1から5までに掲げるものを主な原材料とするもの |

| 対象農産物 | 加工食品 |
|---|---|
| ばれいしょ | 1　ポテトスナック菓子<br>2　乾燥ばれいしょ<br>3　冷凍ばれいしょ<br>4　ばれいしょでん粉<br>5　調理用のばれいしょを主な原材料とするもの<br>6　1から4までに掲げるものを主な原材料とするもの |
| なたね | ― |
| 綿実 | ― |
| アルファルファ | アルファルファを主な原材料とするもの |
| てん菜 | 調理用のてん菜を主な原材料とするもの |
| パパイヤ | パパイヤを主な原材料とするもの |
| からしな | ― |

消費者庁：食品表示基準 別表第17, https://www.caa.go.jp/policies/policy/food_labeling/food_labeling_act/assets/food_labeling_cms201_230309_02.pdf をもとに作成

### ④意図せざる混入

　分別生産流通管理が適切に行われた場合でも，遺伝子組換え農産物の一定の混入は避けられないことから，一定の「意図せざる混入」がある場合でも，分別生産流通管理を行っている旨の表示をすることができる．ただし，大豆およびとうもろこしについては意図せざる混入が認められているのは5％以下の場合である．

### ⑤任意表示制度

　分別生産流通管理をして，意図せざる混入を5％以下に抑えている大豆およびとうもろこしならびにそれらを原材料とする加工食品は，適切に分別生産流通管理された旨の表示が可能．

　表示例：「原材料に使用しているとうもろこしは，遺伝子組換えの混入を防ぐため分別生産流通管理を行っています」，

　　　　　「大豆（分別生産流通管理済み）」，

　　　　　「大豆（遺伝子組換え混入防止管理済み）」

　分別生産流通管理をして，遺伝子組換えの混入がないと認められる大豆およびとうもろこしならびにそれらを原材料とする加工食品は次のような表示が可能．

　表示例：「遺伝子組換えでないものを分別」，

　　　　　「遺伝子組換えでない」など

### 16）乳児用規格適用食品である旨

　乳児用食品とは1歳未満の乳児に与える，いわゆる粉ミルク，ベビーフード，ジュース，お菓子などをいい，食品衛生法で放射線物質に関する規格が定められている．

## 3　保健事項に関する食品表示基準

### A. 栄養成分の量および熱量

　栄養成分の量および熱量の表示は，表11のとおり義務表示となっている食品群と任意表示となっている食品群に分類される．

表11 栄養成分などの表示区分

| 成分 | 加工食品 | | 生鮮食品 | | 添加物 | |
|---|---|---|---|---|---|---|
| | 一般用 | 業務用 | 一般用 | 業務用 | 一般用 | 業務用 |
| 義務表示*1 | **義務** | 任意 | 任意 | 任意 | **義務** | 任意 |
| 任意表示*2 | 任意 | 任意 | 任意 | 任意 | 任意 | 任意 |

*1 義務5項目：たんぱく質，脂質，炭水化物，ナトリウム（食塩相当量で表示），熱量
*2 任意項目（推奨項目）：飽和脂肪酸，食物繊維
　　任意（その他）：n-3系脂肪酸，n-6系脂肪酸，コレステロール，糖質，糖類（単糖類または二糖類であって糖アルコールでないものに限る），ミネラル類（亜鉛，カリウム，カルシウム，クロム，セレン，鉄，銅，マグネシウム，マンガン，モリブデン，ヨウ素，リン），ビタミン類（ナイアシン，パントテン酸，ビオチン，ビタミンA，ビタミンB$_1$，ビタミンB$_2$，ビタミンB$_6$，ビタミンB$_{12}$，ビタミンC，ビタミンD，ビタミンE，ビタミンK，葉酸）

たんぱく質，脂質，炭水化物，ナトリウム（食塩相当量で表示）の栄養成分の量および熱量については，原則すべての一般用加工食品および添加物について表示が義務化されている．

## B. 栄養成分などの表示方法

他の食品表示事項と同様に，容器包装を開かないでも容易に見ることができるように，見やすい場所に，消費者が理解しやすい日本語で表示する．

また，文字の大きさは，8 pt以上の大きさで表示するが，表示可能面積がおおむね150 cm$^2$以下の場合は5.5 pt以上の大きさを用いる．

その他，以下のポイントに留意する．

### 1）栄養成分表示の食品単位

販売される状態の100 gもしくは100 mLまたは一食分，一包装その他の一単位あたりの量を表示する．この場合，一食分である場合は，一食分の量を併記する．

### 2）義務表示と順番

義務表示「たんぱく質，脂質，炭水化物，ナトリウム（食塩相当量）および熱量」は，図11のように，この順番で表示しなければならない．

なお，熱量およびたんぱく質は，以下の名称を使うことが認められている．

- 熱量：エネルギー
- たんぱく質：蛋白質，たん白質，タンパク質，たんぱく，タンパク

### 3）義務表示以外の栄養成分も併せて表示する場合

図12に示した成分を表示する場合は，この順番で表示しなければならない．

また，包含関係にある成分は，何の内訳成分であ

| 栄養成分表示 | |
|---|---|
| 食品単位当たり | |
| 熱量 | kcal |
| たんぱく質 | g |
| 脂質 | g |
| 炭水化物 | g |
| 食塩相当量 | g |

図11 義務表示の方法

| 栄養成分表示 | |
|---|---|
| 食品単位当たり | |
| 熱量 | kcal |
| たんぱく質 | g |
| 脂質 | g |
| 　―飽和脂肪酸 | g |
| 　―n-3系脂肪酸 | g |
| 　―n-6系脂肪酸 | g |
| コレステロール | mg |
| 炭水化物 | g |
| 　―糖質 | g |
| 　　―糖類 | g |
| 　―食物繊維 | g |
| 食塩相当量 | g |
| その他の栄養成分 | mg，$\mu$g |
| （ミネラル，ビタミン） | |

図12 栄養成分の併記

かがわかるように表示する．

### 4）栄養強調表示

食品表示基準における栄養強調表示とは，ある栄養成分について，当該食品中に"高い旨"または"含む旨"，"低い旨"または"含まない旨"，さらに"強化された旨"または"低減された旨"を強調することをいう．

## 表12 栄養成分の補給ができる旨の表示の基準値

| 栄養成分 | 高い旨の表示の基準値 食品100 g当たり (括弧内は，一般に飲用に供する液状の食品 100 mL当たりの場合) | 高い旨の表示の基準値 100 kcal 当たり | 含む旨の表示の基準値 食品100 g当たり (括弧内は，一般に飲用に供する液状の食品 100 mL当たりの場合) | 含む旨の表示の基準値 100 kcal 当たり | 強化された旨の表示の基準値 食品100 g当たり (括弧内は，一般に飲用に供する液状の食品100 mL 当たりの場合) |
|---|---|---|---|---|---|
| たんぱく質 | 16.2 g (8.1 g) | 8.1 g | 8.1 g (4.1 g) | 4.1 g | 8.1 g (4.1 g)* |
| 食物繊維 | 6 g (3 g) | 3 g | 3 g (1.5 g) | 1.5 g | 3 g (1.5 g)* |
| 亜鉛 | 2.64 mg (1.32 mg) | 0.88 mg | 1.32 mg (0.66 mg) | 0.44 mg | 0.88 mg (0.88 mg) |
| カリウム | 840 mg (420 mg) | 280 mg | 420 mg (210 mg) | 140 mg | 280 mg (280 mg) |
| カルシウム | 204 mg (102 mg) | 68 mg | 102 mg (51 mg) | 34 mg | 68 mg (68 mg) |
| 鉄 | 2.04 mg (1.02 mg) | 0.68 mg | 1.02 mg (0.51 mg) | 0.34 mg | 0.68 mg (0.68 mg) |
| 銅 | 0.27 mg (0.14 mg) | 0.09 mg | 0.14 mg (0.07 mg) | 0.05 mg | 0.09 mg (0.09 mg) |
| マグネシウム | 96 mg (48 mg) | 32 mg | 48 mg (24 mg) | 16 mg | 32 mg (32 mg) |
| ナイアシン | 3.9 mg (1.95 mg) | 1.3 mg | 1.95 mg (0.98 mg) | 0.65 mg | 1.3 mg (1.3 mg) |
| パントテン酸 | 1.44 mg (0.72 mg) | 0.48 mg | 0.72 mg (0.36 mg) | 0.24 mg | 0.48 mg (0.48 mg) |
| ビオチン | 15 $\mu$g (7.5 $\mu$g) | 5 $\mu$g | 7.5 $\mu$g (3.8 $\mu$g) | 2.5 $\mu$g | 5 $\mu$g (5 $\mu$g) |
| ビタミンA | 231 $\mu$g (116 $\mu$g) | 77 $\mu$g | 116 $\mu$g (58 $\mu$g) | 39 $\mu$g | 77 $\mu$g (77 $\mu$g) |
| ビタミンB$_1$ | 0.36 mg (0.18 mg) | 0.12 mg | 0.18 mg (0.09 mg) | 0.06 mg | 0.12 mg (0.12 mg) |
| ビタミンB$_2$ | 0.42 mg (0.21 mg) | 0.14 mg | 0.21 mg (0.11 mg) | 0.07 mg | 0.14 mg (0.14 mg) |
| ビタミンB$_6$ | 0.39 mg (0.20 mg) | 0.13 mg | 0.20 mg (0.10 mg) | 0.07 mg | 0.13 mg (0.13 mg) |
| ビタミンB$_{12}$ | 0.72 $\mu$g (0.36 $\mu$g) | 0.24 $\mu$g | 0.36 $\mu$g (0.18 $\mu$g) | 0.12 $\mu$g | 0.24 $\mu$g (0.24 $\mu$g) |
| ビタミンC | 30 mg (15 mg) | 10 mg | 15 mg (7.5 mg) | 5 mg | 10 mg (10 mg) |
| ビタミンD | 1.65 $\mu$g (0.83 $\mu$g) | 0.55 $\mu$g | 0.83 $\mu$g (0.41 $\mu$g) | 0.28 $\mu$g | 0.55 $\mu$g (0.55 $\mu$g) |
| ビタミンE | 1.89 mg (0.95 mg) | 0.63 mg | 0.95 mg (0.47 mg) | 0.32 mg | 0.63 mg (0.63 mg) |
| ビタミンK | 45 $\mu$g (22.5 $\mu$g) | 30 $\mu$g | 22.5 $\mu$g (11.3 $\mu$g) | 7.5 $\mu$g | 15 $\mu$g (15 $\mu$g) |
| 葉酸 | 72 $\mu$g (36 $\mu$g) | 24 $\mu$g | 36 $\mu$g (18 $\mu$g) | 12 $\mu$cal | 24 $\mu$g (24 $\mu$g) |

＊25％以上の差が必要

消費者庁：食品表示基準 別表第12, https://www.caa.go.jp/policies/policy/food_labeling/food_labeling_act/assets/food_labeling_cms201_230309_02.pdf より引用

　強調表示には，**栄養成分の量（絶対量）**が高い旨や含む旨，あるいは含まない旨や低い旨を強調する**絶対表示**と，**他の食品と比較**して強化された旨や低減された旨を強調する**相対表示**がある．

### ①栄養成分の補給ができる旨

　"高い旨の表示"，"含む旨の表示"または"強化された旨の表示"は，表12に示す基準値以上である場合にすることができる．

### ②栄養成分または熱量の適切な摂取ができる旨

　"含まない旨の表示"，"低い旨の表示"または"低減された旨の表示"は，表13の基準値に満たない場合に行うことができる．

## 4 保健機能食品（任意表示）

　「おなかの調子を整えます」「脂肪の吸収をおだやかにします」など，健康の維持増進に役立つ食品の機能性を表示できる**保健機能食品**には，**特定保健用食品**，**栄養機能食品**および**機能性表示食品**の3種類がある．

　保健機能食品と医薬品ならびに一般食品の関係は図13のとおりであり，保健機能食品であっても医薬品のような疾病予防効果などの医薬品的な効能効果表示は認められていない．

　また，**いわゆる健康食品**は，法的な定義はなく，うたわれている機能も科学的根拠のないものがほとんどであり，保健機能食品とは異なるものである．

**表13 栄養成分または熱量の適切な摂取ができる旨の基準値**

| 栄養成分および熱量 | 含まない旨の表示の基準値 食品100 g当たり（括弧内は，一般に飲用に供する液状の食品100 mL当たりの場合） | 低い旨の表示の基準値 食品100 g当たり（括弧内は，一般に飲用に供する液状の食品100 mL当たりの場合） | 低減された旨の表示の基準値 食品100 g当たり（括弧内は，一般に飲用に供する液状の食品100 mL当たりの場合） |
|---|---|---|---|
| 熱量 | 5 kcal（5 kcal） | 40 kcal（20 kcal） | 40 kcal（20 kcal）* |
| 脂質 | 0.5 g（0.5 g） | 3 g（1.5 g） | 3 g（1.5 g）* |
| 飽和脂肪酸 | 0.1 g（0.1 g） | 1.5 g（0.75 g）ただし，当該食品の熱量のうち飽和脂肪酸に由来するものが当該食品の熱量の10％以下であるものに限る | 1.5 g（0.75 g）* |
| コレステロール | 5 mg（5 mg）ただし，飽和脂肪酸の量が1.5 g（0.75 g）未満であって当該食品の熱量のうち飽和脂肪酸に由来するものが当該食品の熱量の10％未満のものに限る | 20 mg（10 mg）ただし，飽和脂肪酸の量が1.5 g（0.75 g）以下であって当該食品の熱量のうち飽和脂肪酸に由来するものが当該食品の熱量の10％以下のものに限る | 20 mg（10 mg）*ただし，飽和脂肪酸の量が当該他の食品に比べて低減された量が1.5 g（0.75 g）以上のものに限る |
| 糖類 | 0.5 g（0.5 g） | 5 g（2.5 g） | 5 g（2.5 g）* |
| ナトリウム | 5 mg（5 mg） | 120 mg（120 mg） | 120 mg（120 mg）* |

備考
① ドレッシングタイプ調味料(いわゆるノンオイルドレッシング) について，脂質の「含まない旨の表示」については「0.5 g」を，「3 g」とする
② 1食分の量が15 g以下である旨を表示し，かつ，当該食品中の脂肪酸の量のうち飽和脂肪酸の量の占める割合が15％以下である場合，コレステロールに係る含まない旨の表示及び低い旨の表示のただし書きの規定は，適用しない
* 25％以上の差が必要
消費者庁：食品表示基準 別表第13，https://www.caa.go.jp/policies/policy/food_labeling/food_labeling_act/assets/food_labeling_cms201_230309_02.pdfより引用

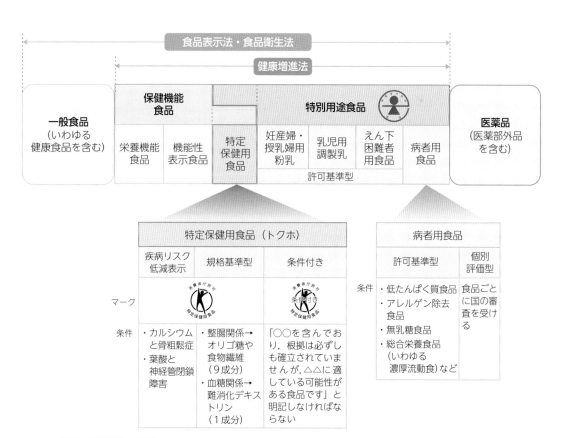

**図13 食品と医薬品の分類**

第8章 食品表示制度

## A. 特定保健用食品（通称：トクホ）

特定保健用食品は，**健康増進法**の承認を受けて，食生活において特定の保健の目的で摂取をする者に対し，その摂取により当該保健の目的が期待できる旨の表示をする食品である．保健機能食品と特別用途食品の両方に位置づけられている．健康の維持増進に役立つことが科学的根拠にもとづいて認められ，「コレステロールの吸収を抑える」などの表示が許可されている．表示されている効果や安全性については国が審査を行い，**食品ごとに内閣総理大臣から権限を委任された消費者庁長官が許可している**（個別許可型）．**特定保健用食品**および**条件付き特定保健用食品**には，許可マークが付されている（図14）．

2023年6月現在，1,054製品がトクホの表示許可を受けている（**表14**）．そのうち2021年の販売実績があるのは248製品となっている．

### 1）特定保健用食品の区分

特定保健用食品は，以下の3つに区分されており，①・②には，図14Aの許可マークを，③には条件付きの許可マーク（図14B）を表示することができる．

なお，すでに許可を受けている食品について許可を受けた者，商品名や風味などの軽微な変更などをした

**A  特定保健用食品の許可マーク**

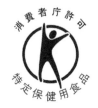

**B  条件付き特定保健用食品の許可マーク**

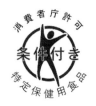

**図14  許可マーク**

**表14  許可を受けているトクホの食品種類別一覧**

| 食品の種類 | 品目数 | 食品の種類 | 品目数 | 食品の種類 | 品目数 |
|---|---|---|---|---|---|
| 粉末清涼飲料 | 253 | 食用油 | 7 | 米飯類（白飯） | 2 |
| 茶系飲料 | 123 | はっ酵豆乳 | 7 | 果実着色炭酸飲料 | 1 |
| 清涼飲料水 | 117 | 粉末 | 6 | 果汁入り飲料 | 1 |
| チューインガム | 82 | 顆粒 | 5 | 乾燥かゆ | 1 |
| 炭酸飲料 | 56 | 調味酢 | 4 | 乾めん | 1 |
| はっ酵乳 | 47 | 果実飲料 | 3 | 紅茶飲料 | 1 |
| コーヒー飲料 | 45 | 果実・野菜飲料 | 3 | しょうゆ | 1 |
| 錠菓 | 45 | キャンデー類 | 3 | しょうゆ加工品 | 1 |
| 乾燥スープ | 29 | クッキー | 3 | シロップ漬け | 1 |
| 洋生菓子 | 28 | シリアル | 3 | 調理冷凍食品 | 1 |
| 乳酸菌飲料 | 22 | 即席麺 | 3 | 豆乳飲料 | 1 |
| フィッシュソーセージ | 20 | チョコレート | 3 | ハンバーグ | 1 |
| ゼリー飲料 | 16 | 乳飲料 | 3 | ファットスプレッド | 1 |
| 卓上甘味料 | 16 | パン | 3 | 粉末乳飲料 | 1 |
| 粉末飲料 | 16 | ビスケット類 | 3 | 米菓 | 1 |
| 粉末ゼリー飲料 | 14 | ソーセージ類 | 2 | マーガリン | 1 |
| 食用調理油 | 11 | 調味料 | 2 | ミートボール | 1 |
| 調製豆乳 | 9 | とうふ | 2 | ゆでそば | 1 |
| ゼリー | 8 | 納豆 | 2 | 冷凍醗酵乳（フローズンヨーグルト） | 1 |
| 即席みそ汁 | 8 | 粉末ゼリー | 2 | 総計 | 1,054 |

「再許可型」もある.

### ①特定保健用食品（疾病リスク低減表示）

関与成分の疾病リスク低減効果が医学的・栄養学的に確立されている場合，疾病リスク低減表示を認める特定保健用食品. 医学的・栄養学的に認められている関与成分は，カルシウムと葉酸の2種類であるが，2023年6月現在，この表示を認められているのは，カルシウムが関与成分で「骨粗鬆症になるリスクを低減するかもしれない」という表示が認められている11製品だけである.

### ②特定保健用食品（規格基準型）

特定保健用食品としての許可実績が十分であるなど科学的根拠が蓄積されている関与成分について規格基準を定め，消費者委員会および食品安全委員会の個別審査なく，消費者庁において規格基準に適合するか否かの審査を行い許可する特定保健用食品.

### ③条件付き特定保健用食品

特定保健用食品の審査で要求している有効性の科学的根拠のレベルには届かないものの，一定の有効性が確認される食品を，限定的な科学的根拠である旨の表示をすることを条件として，許可対象と認める.

表示例：「○○を含んでおり，根拠は必ずしも確立されていませんが，△△に適している可能性がある食品です」

## 2）特定保健用食品の表示事項

表示事項は以下の9点である. 図15にその表示例を示す（図中の番号は，以下の表示事項の番号を示している）.

①特定保健用食品である旨
②許可等を受けた表示の内容
③栄養成分（関与成分を含む）の量及び熱量
④一日当たりの摂取目安量
⑤摂取の方法
⑥摂取をする上での注意事項
⑦バランスのとれた食生活の普及啓発を図る文言
⑧関与成分について**栄養素等表示基準値**[6]が示されているものにあっては，一日当たりの摂取目安量に含まれる当該関与成分の栄養素等表示基準値に対する割合
⑨調理又は保存の方法に関し特に注意を必要とするものにあっては当該注意事項
（食品表示基準第3条2項より引用）

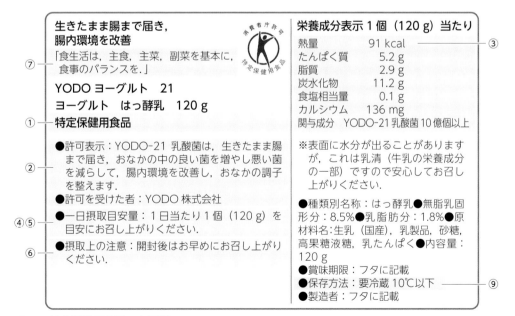

**図15 特定保健用食品の表示例** 関与成分の乳酸菌は，栄養素等表示基準値は示されていないので，⑧の表示は不要

---

※6 **栄養素等表示基準値**：国民の健康の維持増進等を図るために示されている性別及び年齢階級別の栄養成分の摂取量の基準を，性及び年齢階級（18歳以上に限る）ごとの人口により加重平均した値（食品表示基準第2条より引用）.

商品名：羊土カルシ・アイアン

① ── 栄養機能食品（カルシウム・鉄）

② ── カルシウムは，骨や歯の形成に必要な栄養素です.
　　　鉄は，赤血球を作るのに必要な栄養素です.

原材料名：○○○, □□□, △△△…
内容量：○○ g
賞味期限：枠外フタに記載
保存方法：高温多湿を避けて保存
製造者：YODO 株式会社
　　　　東京都千代田区神田○-○-○

④

| 栄養成分表示〔3 粒（1 g）当たり〕 | | | |
| --- | --- | --- | --- |
| 熱量 | 3 kcal | 食塩相当量 | 0 g |
| タンパク質 | 0.2 g | カルシウム | 409 mg |
| 脂質 | 0 g | 鉄 | 3.0 mg |
| 炭水化物 | 0.6 g | | |

③ ── 1 日当たりの摂取目安量：1 日当たり 3 粒を目安に，お召し上がりください.

④⑤ ── 摂取方法及び摂取をする上での注意事項：本品は，多量摂取により疾病が治癒したり，より健康が増進するものではありません．1 日の摂取目安量を守ってください.

⑥ ── 食生活は，主食，主菜，副菜を基本に，食事のバランスを.

⑦ ── 本品は，特定保健用食品と異なり，消費者庁長官による個別審査を受けたものではありません.

⑧⑨ ── 1 日当たりの摂取目安量に含まれる機能の表示を行う栄養成分の量の栄養素等表示基準値（2015）（18 歳以上，基準熱量 2,200 kcal）に占める割合：カルシウム 59%　鉄 44%

⑩ ── 調理又は保存方法：保存は高温多湿を避け，開封後はキャップをしっかり閉めてお早めにお召し上がりください.

**図 16　栄養機能食品の表示例**
この表示例は，特定の対象者に対する注意が必要ではないため⑪の表示は不要

## B. 栄養機能食品

### 1）栄養機能食品の概要

1 日に必要な栄養成分（ビタミン，ミネラルなど）の補給・補完のために利用できる食品をいう．すでに科学的根拠が確認された栄養成分を一定の基準量を含む食品であれば，届け出などをしなくても，国が定めた定型文によって機能性を表示することができる（規格基準型）.

### 2）栄養機能食品の表示事項

表示事項は以下の 11 点である．図 16 にその表示例を示す（図中の番号は，以下の表示事項の番号を示している）.

①栄養機能食品である旨及び当該栄養成分の名称
②栄養成分の機能：表 15 の下限値以上の場合に "栄養成分の機能" を記載する
③一日当たりの摂取目安量：表 15 の上限値を超えてはいけない
④摂取の方法
⑤摂取する上での注意事項：表 15 の "摂取をする上での注意事項" を記載する
⑥バランスのとれた食生活の普及啓発を図る文言
⑦消費者庁長官の個別の審査を受けたものではない旨
⑧一日当たりの摂取目安量に含まれる機能に関する表示を行っている栄養成分の量が栄養素等表示基準値に占める割合
⑨栄養素等表示基準値の対象年齢及び基準熱量に関する文言
⑩調理又は保存の方法に関し特に注意を必要とするものにあっては，当該注意事項
⑪特定の対象者に対し注意を必要とするものにあっては，当該注意事項
（食品表示基準第 7 条より引用）

## 表15 栄養機能食品にかかわる基準および表示

| 栄養成分 | 下限値 | 栄養成分の機能 | 上限値 | 摂取をする上での注意事項 |
|---|---|---|---|---|
| n-3系脂肪酸 | 0.6 g | n-3系脂肪酸は，皮膚の健康維持を助ける栄養素です | 2.0 g | 本品は，多量摂取により疾病が治癒したり，より健康が増進するものではありません．一日の摂取目安量を守ってください |
| 亜鉛 | 2.64 mg | 亜鉛は，味覚を正常に保つのに必要な栄養素です<br>亜鉛は，皮膚や粘膜の健康維持を助ける栄養素です<br>亜鉛は，たんぱく質・核酸の代謝に関与して，健康の維持に役立つ栄養素です | 15 mg | 本品は，多量摂取により疾病が治癒したり，より健康が増進するものではありません．亜鉛の摂り過ぎは，銅の吸収を阻害するおそれがありますので，過剰摂取にならないよう注意してください．一日の摂取目安量を守ってください．乳幼児・小児は本品の摂取を避けてください |
| カリウム | 840 mg | カリウムは，正常な血圧を保つのに必要な栄養素です | 2,800 mg | 本品は，多量摂取により疾病が治癒したり，より健康が増進するものではありません．1日の摂取目安量を守ってください<br>腎機能が低下している方は本品の摂取を避けてください |
| カルシウム | 204 mg | カルシウムは，骨や歯の形成に必要な栄養素です | 600 mg | 本品は，多量摂取により疾病が治癒したり，より健康が増進するものではありません．1日の摂取目安量を守ってください |
| 鉄 | 2.04 mg | 鉄は，赤血球を作るのに必要な栄養素です | 10 mg | 本品は，多量摂取により疾病が治癒したり，より健康が増進するものではありません．1日の摂取目安量を守ってください |
| 銅 | 0.27 mg | 銅は，赤血球の形成を助ける栄養素です<br>銅は，多くの体内酵素の正常な働きと骨の形成を助ける栄養素です | 6.0 mg | 本品は，多量摂取により疾病が治癒したり，より健康が増進するものではありません．1日の摂取目安量を守ってください．乳幼児・小児は本品の摂取を避けてください |
| マグネシウム | 96 mg | マグネシウムは，骨や歯の形成に必要な栄養素です<br>マグネシウムは，多くの体内酵素の正常な働きとエネルギー産生を助けるとともに，血液循環を正常に保つのに必要な栄養素です | 300 mg | 本品は，多量摂取により疾病が治癒したり，より健康が増進するものではありません．多量に摂取すると軟便（下痢）になることがあります．1日の摂取目安量を守ってください．乳幼児・小児は本品の摂取を避けてください |
| ナイアシン | 3.9 mg | ナイアシンは，皮膚や粘膜の健康維持を助ける栄養素です | 60 mg | 本品は，多量摂取により疾病が治癒したり，より健康が増進するものではありません．1日の摂取目安量を守ってください |
| パントテン酸 | 1.44 mg | パントテン酸は，皮膚や粘膜の健康維持を助ける栄養素です | 30 mg | 本品は，多量摂取により疾病が治癒したり，より健康が増進するものではありません．1日の摂取目安量を守ってください |
| ビオチン | 15 μg | ビオチンは，皮膚や粘膜の健康維持を助ける栄養素です | 500 μg | 本品は，多量摂取により疾病が治癒したり，より健康が増進するものではありません．1日の摂取目安量を守ってください |
| ビタミンA | 231 μg | ビタミンAは，夜間の視力の維持を助ける栄養素です<br>ビタミンAは，皮膚や粘膜の健康維持を助ける栄養素です | 600 μg | 本品は，多量摂取により疾病が治癒したり，より健康が増進するものではありません．1日の摂取目安量を守ってください<br>妊娠3カ月以内又は妊娠を希望する女性は過剰摂取にならないよう注意してください |
| ビタミンB₁ | 0.36 mg | ビタミンB₁は，炭水化物からのエネルギー産生と皮膚や粘膜の健康維持を助ける栄養素です | 25 mg | 本品は，多量摂取により疾病が治癒したり，より健康が増進するものではありません．1日の摂取目安量を守ってください |
| ビタミンB₂ | 0.42 mg | ビタミンB₂は，皮膚や粘膜の健康維持を助ける栄養素です | 12 mg | 本品は，多量摂取により疾病が治癒したり，より健康が増進するものではありません．1日の摂取目安量を守ってください |
| ビタミンB₆ | 0.39 mg | ビタミンB₆は，たんぱく質からのエネルギーの産生と皮膚や粘膜の健康維持を助ける栄養素です | 10 mg | 本品は，多量摂取により疾病が治癒したり，より健康が増進するものではありません．1日の摂取目安量を守ってください |
| ビタミンB₁₂ | 0.72 μg | ビタミンB₁₂は，赤血球の形成を助ける栄養素です | 60 μg | 本品は，多量摂取により疾病が治癒したり，より健康が増進するものではありません．1日の摂取目安量を守ってください |

（次ページにつづく）

第8章 食品表示制度

表15 **栄養機能食品にかかわる基準および表示** (前ページのつづき)

| 栄養成分 | 下限値 | 栄養成分の機能 | 上限値 | 摂取をする上での注意事項 |
|---|---|---|---|---|
| ビタミンC | 30 mg | ビタミンCは，皮膚や粘膜の健康維持を助けるとともに，抗酸化作用を持つ栄養素です | 1,000 mg | 本品は，多量摂取により疾病が治癒したり，より健康が増進するものではありません．1日の摂取目安量を守ってください |
| ビタミンD | 1.65 μg | ビタミンDは，腸管でのカルシウムの吸収を促進し，骨の形成を助ける栄養素です | 5.0 μg | 本品は，多量摂取により疾病が治癒したり，より健康が増進するものではありません．1日の摂取目安量を守ってください |
| ビタミンE | 1.89 mg | ビタミンEは，抗酸化作用により，体内の脂質を酸化から守り，細胞の健康維持を助ける栄養素です | 150 mg | 本品は，多量摂取により疾病が治癒したり，より健康が増進するものではありません．1日の摂取目安量を守ってください |
| ビタミンK | 45 μg | ビタミンKは，正常な血液凝固能を維持する栄養素です | 150 μg | 本品は，多量摂取により疾病が治癒したり，より健康が増進するものではありません．1日の摂取目安量を守ってください<br>血液凝固阻止薬を服用している方は本品の摂取を避けてください |
| 葉酸 | 72 μg | 葉酸は，赤血球の形成を助ける栄養素です<br>葉酸は，胎児の正常な発育に寄与する栄養素です | 200 μg | 本品は，多量摂取により疾病が治癒したり，より健康が増進するものではありません．1日の摂取目安量を守ってください<br>葉酸は，胎児の正常な発育に寄与する栄養素ですが，多量摂取により胎児の発育がよくなるものではありません |

消費者庁：食品表示基準 別表第11，https://www.caa.go.jp/policies/policy/food_labeling/food_labeling_act/assets/food_labeling_cms201_230309_02.pdf より引用

## C. 機能性表示食品

### 1) 機能性表示食品の概要

食品表示法の制定により新たに加わった制度である．事業者の責任において，疾病に罹患していない者〔未成年者，妊産婦（妊娠を計画している者を含む）および授乳婦を除く〕に対し，機能性関与成分によって特定の保健の目的が期待できる旨を科学的根拠にもとづいて表示することができる．

食品表示基準では，事業者は，販売日の60日前までに安全性および機能性の根拠に関する情報などを消費者庁長官へ届け出ることとされている（届け出制）．ただし，特定保健用食品とは異なり，消費者庁長官の個別の許可を受けたものではないことに注意する必要がある．

### 2) 機能性表示食品の表示事項

①機能性表示食品である旨

②科学的根拠を有する機能性関与成分及び当該成分又は当該成分を含有する食品が有する機能性

③栄養成分の量及び熱量

④一日当たりの摂取目安量当たりの機能性関与成分の含有量

⑤一日当たりの摂取目安量

⑥届出番号

⑦（加工食品のみ）食品関連事業者の連絡先
（生鮮食品のみ）食品関連事業者の氏名又は名称，住所及び連絡先

⑧機能性及び安全性について国による評価を受けたものではない旨

⑨摂取の方法

⑩摂取をする上での注意事項

⑪バランスのとれた食生活の普及啓発を図る文言

⑫調理又は保存の方法に関し特に注意を必要とするものにあっては当該注意事項

⑬疾病の診断，治療，予防を目的としたものではない旨

⑭（加工食品のみ）疾病に罹患している者，未成年者，妊産婦（妊娠を計画している者を含む．）及び授乳婦に対し訴求したものではない旨

⑮疾病に罹患している者は医師，医薬品を服用している者は医師，薬剤師に相談した上で摂取すべき旨

⑯体調に異変を感じた際は速やかに摂取を中止し医師に相談すべき旨

⑰（生鮮食品のみ）保存の方法

※その他，食品の分類に応じて必要な事項（品質事項，衛生事項など）を表示する．
（食品表示基準第3条2項より引用）

## 文　献

1）消費者庁HP：食品表示法等（法令及び一元化情報），
　　https://www.caa.go.jp/policies/policy/food_labeling/food_labeling_act/
2）食品安全情報サイト：食品衛生の窓，
　　https://www.hokeniryo.metro.tokyo.lg.jp/shokuhin//hyoji/index.html
3）東京都福祉保健局：大切です！食品表示 食品表示法 食品表示基準手引編，
　　https://www.hokeniryo.metro.tokyo.lg.jp/shokuhin/hyoji/kyouzai/files/tebiki_tougouban.pdf，2023
4）「栄養成分表示ハンドブック」東京都福祉保健局，2023
5）「目で見てわかる食品表示ガイド」公益社団法人日本食品衛生協会，2018
6）「早わかり食品表示ガイド〈事業者向け〉～食品表示基準に基づく表示～」消費者庁，2023
7）「改訂新版 早わかり食品表示法 第3版」（日本食品衛生協会／編），公益社団法人日本食品衛生協会，2021
8）消費者庁：令和3年度食物アレルギーに関連する食品表示に関する調査研究事業報告書，
　　https://www.caa.go.jp/policies/policy/food_labeling/food_sanitation/allergy/assets/food_labeling_cms204_220601_01.pdf，2022年3月
9）消費者庁：食品表示基準Q&A（別添）アレルゲンを含む食品に関する表示，
　　https://www.caa.go.jp/policies/policy/food_labeling/food_sanitation/allergy/assets/food_labeling_cms204_230309_02.pdf，2015
10）農林水産省：新しい原料原産地表示制度―事業者向け活用マニュアル―，
　　https://www.maff.go.jp/j/syouan/hyoji/attach/pdf/gengen_hyoji-6.pdf，2018
11）消費者庁 食品表示企画課：食品表示基準Q&A，
　　https://www.caa.go.jp/policies/policy/food_labeling/food_labeling_act/assets/food_labeling_cms101_210317_12.pdf，2021

第8章 食品表示制度

## ビタミンＡの過剰摂取による健康被害

食中毒は，細菌やウイルスを原因とするものが大半を占めるが，食品が本来もっている成分による食中毒も発生している．このような食中毒を"自然毒"による食中毒とよび，厚生労働省の食中毒の統計資料で公表されている（詳細は**第4章**を参照）．

毎年，比較的多く発生している自然毒食中毒は，春先の山菜と有毒植物を誤食する事故，秋の毒キノコを誤食する事故，そして，釣ってきたフグの素人調理による事故などがよく知られており，死亡事例も発生している．

そして，珍しい例として，大型魚の肝臓に蓄えられたビタミンＡを過剰に摂取することによる食中毒が知られている．

原因とする魚種ではハタ科のイシナギが特に有名であり，その他，サメ類，マグロ類などの大型魚も大量のビタミンＡを含有しており有毒である．

### 1）ビタミンＡ食中毒発生状況

ビタミンＡによる食中毒発生状況は，2006～2017年で4件，患者数28人が報告されている．

### 2）中毒症状（ビタミンＡ過剰症）

食後30分～12時間で発症し，激しい頭痛，発熱，悪心，嘔吐，顔面の浮腫がみられ，下痢，腹痛を伴うこともある．2日目ごろから顔面や頭部の皮膚の剥離がはじまる．回復には20～30日を要する．

### 3）ヒトの中毒量と食品中の含有量

ヒトに対するビタミンＡの中毒量は100万IU以上と推定されている．イシナギの肝臓中の含量は10～20万IU/g程度で，10g程度の肝臓を食べると中毒になる可能性がある．

なお，一般食品でビタミンＡを多く含む食品は，鶏や豚のレバー類が知られているが，430～470 IU/g程度である．

※IU：国際単位のことで，1 IUは0.3 μgのビタミンＡに相当する．

### 4）栄養成分の過剰症を防ぐために

ビタミン類やミネラル分はヒトの健康を維持するために必須のものである．しかし，どのような物質も必ず毒性があり，過剰な摂取量は健康被害を引き起こす．ヒトに必要な微量栄養素は，適切な食生活を行っている限り不足することは考えられないが，栄養機能食品やいわゆるサプリメントの普及により，過剰摂取による健康影響が懸念されている．

### 文　献

1）厚生労働省HP：自然毒のリスクプロファイル：魚類：ビタミンA，
https://www.mhlw.go.jp/topics/syokuchu/poison/animal_det_07.html
2）「食品安全委員会ファクトシート　ビタミンAの過剰摂取による影響」食品安全委員会，2012

# チェック問題

## 問 題

□ □ **Q1** 食品表示がもつ機能を3つ述べよ

□ □ **Q2** アレルゲンとして表示が義務づけられている特定原材料をすべて述べよ

□ □ **Q3** 一般用加工食品で義務づけられた栄養成分表示の栄養成分等をすべて述べよ

□ □ **Q4** 特定保健用食品，栄養機能食品，機能性表示食品の特徴を述べよ

□ □ **Q5** 次の栄養機能食品について表示が認められている栄養機能について述べよ
1）ビタミンA　　2）ビタミンB$_1$　3）ビタミンB$_2$　　4）ビタミンB$_6$
5）ビタミンB$_{12}$　6）ビタミンC　7）ビタミンE　　8）カルシウム
9）鉄　　　　　10）亜鉛　　　11）n-3系脂肪酸　12）パントテン酸

## 解答 & 解説

**A1** 「消費者への情報伝達機能」,「流通事業者などへの情報伝達機能」,「規格基準遵守促進機能」, の3つの機能が整理されている.

**A2** 食物アレルギー症状を引き起こすことが明らかになった食品のうち, 特に発症数, 重篤度から勘案して表示する必要性の高い8品目を"特定原材料"として定め, 表示を義務づけている. 特定原材料：えび, かに, くるみ, 小麦, そば, 卵, 乳, 落花生（ピーナッツ）

**A3** たんぱく質, 脂質, 炭水化物, ナトリウム（食塩相当量で表示）の栄養成分および熱量が一般用加工食品および添加物で原則義務表示として定められている. 義務表示の順番については本文図11のとおり行うことが定められている.

**A4** **①特定保健用食品（通称：トクホ）**

健康の維持増進に役立つことが科学的根拠にもとづいて認められ,「コレステロールの吸収を抑える」などの表示が許可されている食品である. 表示されている効果や安全性については国が審査を行い, 食品ごとに消費者庁長官が許可している. 特定保健用食品および条件付き特定保健用食品には, 許可マークが付されている.

**②栄養機能食品**

1日に必要な栄養成分（ビタミン, ミネラルなど）の補給・補完のために利用できる食品をいう. すでに科学的根拠が確認された栄養成分を一定の基準量含む食品であれば, 届け出などをしなくても, 国が定めた表現によって機能性を表示することができる.

**③機能性表示食品**

事業者の責任において, 科学的根拠にもとづいた機能性を表示した食品である. 事業者は, 販売前に安全性および機能性の根拠に関する情報などを消費者庁長官へ届け出る必要があるが, 特定保健用食品とは異なり, 消費者庁長官の個別の許可を受けたものではない.

**A5** 本文表15を参照すること. なお, この他の栄養成分の機能についても覚えることが必要.

| 栄養成分 | 栄養成分の機能 |
|---|---|
| 1）ビタミンA | 夜間の視力の維持を助ける. 皮膚や粘膜の健康維持を助ける |
| 2）ビタミン$B_1$ | 炭水化物からのエネルギー産生と皮膚や粘膜の健康維持を助ける |
| 3）ビタミン$B_2$ | 皮膚や粘膜の健康維持を助ける |
| 4）ビタミン$B_6$ | たんぱく質からのエネルギーの産生と皮膚や粘膜の健康維持を助ける |
| 5）ビタミン$B_{12}$ | 赤血球の形成を助ける |
| 6）ビタミンC | 皮膚や粘膜の健康維持を助けるとともに, 抗酸化作用をもつ |
| 7）ビタミンE | 抗酸化作用により, 体内の脂質を酸化から守り, 細胞の健康維持を助ける |
| 8）カルシウム | 骨や歯の形成に必要 |
| 9）鉄 | 赤血球をつくるのに必要 |
| 10）亜鉛 | 味覚を正常に保つのに必要<br>皮膚や粘膜の健康維持を助ける<br>たんぱく質・核酸の代謝に関与して, 健康の維持に役立つ |
| 11）n-3系脂肪酸 | 皮膚の健康維持を助ける |
| 12）パントテン酸 | 皮膚や粘膜の健康維持を助ける |

# 関連法規および基準

## 付録1　食品安全基本法 (抜粋)

（平成15年5月23日法律第48号）
最終改正：令和5年6月7日法律第47号

### 第1章　総則

（目的）

**第1条**　この法律は，科学技術の発展，国際化の進展その他の国民の食生活を取り巻く環境の変化に適確に対応することの緊要性にかんがみ，食品の安全性の確保に関し，基本理念を定め，並びに国，地方公共団体及び食品関連事業者の責務並びに消費者の役割を明らかにするとともに，施策の策定に係る基本的な方針を定めることにより，食品の安全性の確保に関する施策を総合的に推進することを目的とする．

（定義）

**第2条**　この法律において「食品」とは，全ての飲食物（医薬品，医療機器等の品質，有効性及び安全性の確保等に関する法律（昭和35年法律第145号）に規定する医薬品，医薬部外品及び再生医療等製品を除く．）をいう．

（食品の安全性の確保のための措置を講ずるに当たっての基本的認識）

**第3条**　食品の安全性の確保は，このために必要な措置が国民の健康の保護が最も重要であるという基本的認識の下に講じられることにより，行われなければならない．

（食品供給行程の各段階における適切な措置）

**第4条**　農林水産物の生産から食品の販売に至る一連の国の内外における食品供給の行程（以下「食品供給行程」という．）におけるあらゆる要素が食品の安全性に影響を及ぼすおそれがあることにかんがみ，食品の安全性の確保は，このために必要な措置が食品供給行程の各段階において適切に講じられることにより，行われなければならない．

（国民の健康への悪影響の未然防止）

**第5条**　食品の安全性の確保は，このために必要な措置が食品の安全性の確保に関する国際的動向及び国民の意見に十分配慮しつつ科学的知見に基づいて講じられることによって，食品を摂取することによる国民の健康への悪影響が未然に防止されるようにすることを旨として，行われなければならない．

（国の責務）

**第6条**　国は，前3条に定める食品の安全性の確保についての基本理念（以下「基本理念」という．）にのっとり，食品の安全性の確保に関する施策を総合的に策定し，及び実施する責務を有する．

（地方公共団体の責務）

**第7条**　地方公共団体は，基本理念にのっとり，食品の安全性の確保に関し，国との適切な役割分担を踏まえて，その地方公共団体の区域の自然的経済的社会的諸条件に応じた施策を策定し，及び実施する責務を有する．

（食品関連事業者の責務）

**第8条**　肥料，農薬，飼料，飼料添加物，動物用の医薬品その他食品の安全性に影響を及ぼすおそれがある農林漁業の生産資材，食品（その原料又は材料として使用される農林水産物を含む．）若しくは添加物（食品衛生法（昭和22年法律第233号）第4条第2項に規定する添加物をいう．）又は器具（同条第4項に規定する器具をいう．）若しくは容器包装（同条第5項に規定する容器包装をいう．）の生産，輸入又は販売その他の事業活動を行う事業者（以下「食品関連事業者」という．）は，基本理念にのっとり，その事業活動を行うに当たって，自らが食品の安全性の確保について第一義的責任を有していることを認識して，食品の安全性を確保するために必要な措置を食品供給行程の各段階において適切に講ずる責務を有する．

② 前項に定めるもののほか，食品関連事業者は，基本理念にのっとり，その事業活動を行うに当たっては，その事業活動に係る食品その他の物に関する正確かつ適切な情報の提供に努めなければならない．

③ 前2項に定めるもののほか，食品関連事業者は，基本理念にのっとり，その事業活動に関し，国又は地方公共団体が実施する食品の安全性の確保に関する施策に協力する責務を有する．

（消費者の役割）

**第9条**　消費者は，食品の安全性の確保に関する知識と理解を深めるとともに，食品の安全性の確保に関する施策について意見を表明するように努めることによって，食品の安全性の確保に積極的な役割を果たすものとする．

（法制上の措置等）

**第10条**　政府は，食品の安全性の確保に関する施策を実施するため必要な法制上又は財政上の措置その他の措置を講じなければならない．

### 第2章　施策の策定に係る基本的な方針

（食品健康影響評価の実施）

**第11条**　食品の安全性の確保に関する施策の策定に当たっては，人の健康に悪影響を及ぼすおそれがある生物学的，化学的若しくは物理的な要因又は状態であって，食品に含ま

れ，又は食品が置かれるおそれがあるものが当該食品が摂取されることにより人の健康に及ぼす影響についての評価（以下「食品健康影響評価」という．）が施策ごとに行われなければならない．ただし，次に掲げる場合は，この限りでない．

一　当該施策の内容からみて食品健康影響評価を行うことが明らかに必要でないとき．

二　人の健康に及ぼす悪影響の内容及び程度が明らかであるとき．

三　人の健康に悪影響が及ぶことを防止し，又は抑制するため緊急を要する場合で，あらかじめ食品健康影響評価を行ういとまがないとき．

② 前項第3号に掲げる場合においては，事後において，遅滞なく，食品健康影響評価が行われなければならない．

③ 前2項の食品健康影響評価は，その時点において到達されている水準の科学的知見に基づいて，客観的かつ中立公正に行われなければならない．

**（国民の食生活の状況等を考慮し，食品健康影響評価の結果に基づいた施策の策定）**

**第12条**　食品の安全性の確保に関する施策の策定に当たっては，食品を摂取することにより人の健康に悪影響が及ぶことを防止し，及び抑制するため，国民の食生活の状況その他の事情を考慮するとともに，前条第1項又は第2項の規定により食品健康影響評価が行われたときは，その結果に基づいて，これが行われなければならない．

**（情報及び意見の交換の促進）**

**第13条**　食品の安全性の確保に関する施策の策定に当たっては，当該施策の策定に国民の意見を反映し，並びにその過程の公正性及び透明性を確保するため，当該施策に関する情報の提供，当該施策について意見を述べる機会の付与その他の関係者相互間の情報及び意見の交換の促進を図るために必要な措置が講じられなければならない．

**（緊急の事態への対処等に関する体制の整備等）**

**第14条**　食品の安全性の確保に関する施策の策定に当たっては，食品を摂取することにより人の健康に係る重大な被害が生ずることを防止するため，当該被害が生じ，又は生じるおそれがある緊急の事態への対処及び当該事態の発生の防止に関する体制の整備その他の必要な措置が講じられなければならない．

**（関係行政機関の相互の密接な連携）**

**第15条**　食品の安全性の確保に関する施策の策定に当たっては，食品の安全性の確保のために必要な措置が食品供給行程の各段階において適切に講じられるようにするため，関係行政機関の相互の密接な連携の下に，これが行われなければならない．

**（試験研究の体制の整備等）**

**第16条**　食品の安全性の確保に関する施策の策定に当たっては，科学的知見の充実に努めることが食品の安全性の確保上重要であることにかんがみ，試験研究の体制の整備，研究開発の推進及びその成果の普及，研究者の養成その他の必要な措置が講じられなければならない．

**（国の内外の情報の収集，整理及び活用等）**

**第17条**　食品の安全性の確保に関する施策の策定に当たっては，国民の食生活を取り巻く環境の変化に即応して食品の安全性の確保のために必要な措置の適切かつ有効な実施を図るため，食品の安全性の確保に関する国の内外の情報の収集，整理及び活用その他の必要な措置が講じられなければならない．

**（表示制度の適切な運用の確保等）**

**第18条**　食品の安全性の確保に関する施策の策定に当たっては，食品の表示が食品の安全性の確保に関し重要な役割を果たしていることにかんがみ，食品の表示の制度の適切な運用の確保その他食品に関する情報を正確に伝達するために必要な措置が講じられなければならない．

**（食品の安全性の確保に関する教育，学習等）**

**第19条**　食品の安全性の確保に関する施策の策定に当たっては，食品の安全性の確保に関する教育及び学習の振興並びに食品の安全性の確保に関する広報活動の充実により国民が食品の安全性の確保に関する知識と理解を深めるために必要な措置が講じられなければならない．

**（環境に及ぼす影響の配慮）**

**第20条**　食品の安全性の確保に関する施策の策定に当たっては，当該施策が環境に及ぼす影響について配慮して，これが行われなければならない．

**（措置の実施に関する基本的事項の決定及び公表）**

**第21条**　政府は，第11条から前条までの規定により講じられる措置につき，それらの実施に関する基本的事項（以下「基本的事項」という．）を定めなければならない．

② 内閣総理大臣は，食品安全委員会及び消費者委員会の意見を聴いて，基本的事項の案を作成し，閣議の決定を求めなければならない．

③ 内閣総理大臣は，前項の規定による閣議の決定があったときは，遅滞なく，基本的事項を公表しなければならない．

④ 前2項の規定は，基本的事項の変更について準用する．

## 第3章　食品安全委員会

**（設置）**

**第22条**　内閣府に，食品安全委員会（以下「委員会」という．）を置く．

**（所掌事務）**

**第23条**　委員会は，次に掲げる事務をつかさどる．

一　第21条第2項の規定により，内閣総理大臣に意見を述べること．

二　次条の規定により，又は自ら食品健康影響評価を行うこと．

三　前号の規定により行った食品健康影響評価の結果に基づき，食品の安全性の確保のため講ずべき施策について内閣総理大臣を通じて関係各大臣に勧告すること．

四　第2号の規定により行った食品健康影響評価の結果に基づき講じられる施策の実施状況を監視し，必要があると認めるときは，内閣総理大臣を通じて関係各大臣に勧告すること．

五　食品の安全性の確保のため講ずべき施策に関する重要

事項を調査審議し，必要があると認めるときは，関係行政機関の長に意見を述べること．

六　第2号から前号までに掲げる事務を行うために必要な科学的調査及び研究を行うこと．

七　第2号から前号までに掲げる事務に係る関係者相互間の情報及び意見の交換を企画し，及び実施すること．

② 委員会は，前項第2号の規定に基づき食品健康影響評価を行ったときは，遅滞なく，関係各大臣に対して，その食品健康影響評価の結果を通知しなければならない．

③ 委員会は，前項の規定による通知を行ったとき，又は第1項第3号若しくは第4号の規定による勧告をしたときは，遅滞なく，その通知に係る事項又はその勧告の内容を公表しなければならない．

④ 関係各大臣は，第1項第3号又は第4号の規定による勧告に基づき講じた施策について委員会に報告しなければならない．

（委員会の意見の聴取）

**第24条**　関係各大臣は，次に掲げる場合には，委員会の意見を聴かなければならない．ただし，委員会が第11条第1項第1号に該当すると認める場合又は関係各大臣が同項第3号に該当すると認める場合は，この限りでない．

一　食品衛生法第6条第2号ただし書（同法第68条第2項において準用する場合を含む．）に規定する人の健康を損なうおそれがない場合を定めようとするとき，同法第7条第1項から第3項までの規定による販売の禁止をしようとし，若しくは同条第4項の規定による禁止の全部若しくは一部の解除をしようとするとき，同法第8条第1項の規定により同項に規定する指定成分等を指定しようとするとき，同法第10条第1項の厚生労働省令を制定し，若しくは改廃しようとするとき，同法第12条に規定する人の健康を損なうおそれのない場合を定めようとするとき，同法第13条第1項（同法第68条第2項において準用する場合を含む．）の規定により基準若しくは規格を定めようとするとき，同法第13条第3項に規定する人の健康を損なうおそれのないことが明らかである物質若しくは人の健康を損なうおそれのない量を定めようとするとき，同法第18条第1項（同法第68条第3項において準用する場合を含む．）の規定により基準若しくは規格を定めようとするとき，同法第18条第3項ただし書に規定する人の健康を損なうおそれのない量を定めようとするとき，同法第50条第1項の規定により基準を定めようとするとき，又は同法第51条第1項若しくは第52条第1項の厚生労働省令を制定し，若しくは改廃しようとするとき．

二　農薬取締法（昭和23年法律第82号）第3条第1項の規定により特定農薬を指定し，若しくは変更しようとするとき，又は同法第4条第3項（同法第34条第6項において準用する場合を含む．）の基準（同法第4条第1項第8号又は第9号に掲げる場合に該当するかどうかの基準を除く．）を定め，若しくは変更しようとするとき．

三　肥料の品質の確保等に関する法律（昭和25年法律第127号）第3条の規定により公定規格を設定し，変更し，若しくは廃止しようとするとき，同法第4条第1項第4号

の政令の制定若しくは改廃の立案をしようとするとき，同法第7条第1項若しくは第8条第3項（これらの規定を同法第33条の2第6項において準用する場合を含む．）の規定により特定普通肥料についての登録若しくは仮登録をしようとするとき，同法第13条の2第2項（同法第33条の2第6項において準用する場合を含む．）の規定により特定普通肥料についての変更の登録若しくは仮登録をしようとするとき，又は同法第13条の3第1項（同法第33条の2第6項において準用する場合を含む．）の規定により特定普通肥料についての変更の登録若しくは仮登録をし，若しくはその登録若しくは仮登録を取り消そうとするとき．

四　家畜伝染病予防法（昭和26年法律第166号）第2条第1項の政令の制定若しくは改廃の立案をしようとするとき，同法第4条第1項の届出伝染病を定める農林水産省令を制定し，若しくは改廃しようとするとき，又は同法第62条第1項の政令の制定若しくは改廃の立案をしようとするとき．

五　飼料の安全性の確保及び品質の改善に関する法律（昭和28年法律第35号）第2条第3項の規定により飼料添加物を指定しようとするとき，同法第3条第1項の規定により基準若しくは規格を設定し，改正し，若しくは廃止しようとするとき，又は同法第23条の規定による製造，輸入，販売若しくは使用の禁止をしようとするとき．

六　と畜場法（昭和28年法律第114号）第6条第1項，第9条第1項，第13条第1項第3号若しくは第14条第6項第2号若しくは第3号の厚生労働省令を制定し，若しくは改廃しようとするとき，又は同条第7項の政令の制定若しくは改廃の立案をしようとするとき．

七　水道法（昭和32年法律第177号）第4条第2項（同条第1項第1号から第3号までの規定に係る部分に限る．）の厚生労働省令を制定し，又は改廃しようとするとき．

八　医薬品，医療機器等の品質，有効性及び安全性の確保等に関する法律第14条第1項，第14条の3第1項（同法第20条第1項において準用する場合を含む．以下同じ．），第19条の2第1項，第23条の2の5第1項，第23条の2の8第1項（同法第23条の2の20第1項において準用する場合を含む．以下同じ．），第23条の2の17第1項，第23条の25第1項，第23条の28第1項（同法第23条の40第1項において準用する場合を含む．以下同じ．）若しくは第23条の37第1項若しくは同法第83条第1項の規定により読み替えて適用される同法第14条第1項，第14条の3第1項，第19条の2第1項，第23条の2の5第1項，第23条の2の8第1項，第23条の2の17第1項，第23条の25第1項，第23条の28第1項若しくは第23条の37第1項の規定による動物のために使用されることが目的とされている医薬品，医薬部外品，医療機器若しくは再生医療等製品についての承認をしようとするとき，同法第14条の4第1項（同法第19条の4において準用する場合を含む．以下同じ．）若しくは第23条の29第1項（同法第23条の39において準用する場合を含む．以下同じ．）若しくは同法第83条第1項の規定により読み替えて適用され

る同法第14条の4第1項若しくは第23条の29第1項の規定による動物のために使用されることが目的とされている医薬品若しくは再生医療等製品についての再審査を行おうとするとき，同法第14条の6第1項（同法第19条の4において準用する場合を含む．以下同じ．）若しくは第23条の31第1項（同法第23条の39において準用する場合を含む．以下同じ．）若しくは同法第83条第1項の規定により読み替えて適用される同法第14条の6第1項若しくは第23条の31第1項の規定による動物のために使用されることが目的とされている医薬品若しくは再生医療等製品についての再評価を行おうとするとき，同法第23条の2の9第1項（同法第23条の2の19において準用する場合を含む．以下同じ．）若しくは同法第83条第1項の規定により読み替えて適用される同法第23条の2の9第1項の規定による動物のために使用されることが目的とされている医療機器若しくは体外診断用医薬品についての使用成績に関する評価を行おうとするとき，又は同法第83条第1項の規定により読み替えて適用される同法第14条第2項第3号ロ若しくは同法第83条の5第1項の農林水産省令を制定し，若しくは改廃しようとするとき．

九　農用地の土壌の汚染防止等に関する法律（昭和45年法律第139号）第2条第3項の政令（農用地の土壌に含まれることに起因して人の健康を損なうおそれがある農畜産物が生産されるおそれがある物質を定めるものに限る．）又は同法第3条第1項の政令（農用地の利用に起因して人の健康を損なうおそれがある農畜産物が生産されると認められ，又はそのおそれが著しいと認められる地域の要件を定めるものに限る．）の制定又は改廃の立案をしようとするとき．

十　食鳥処理の事業の規制及び食鳥検査に関する法律（平成2年法律第70号）第11条第1項，第15条第4項第2号若しくは第3号，同条第6項又は第19条の厚生労働省令を制定し，又は改廃しようとするとき．

十一　食品衛生法及び栄養改善法の一部を改正する法律（平成7年法律第101号）附則第2条の2第1項の規定により添加物の名称を消除しようとするとき．

十二　ダイオキシン類対策特別措置法（平成11年法律第105号）第6条第1項の政令の制定又は改廃の立案をしようとするとき．

十三　牛海綿状脳症対策特別措置法（平成14年法律第70号）第7条第1項又は第2項の厚生労働省令を制定し，又は改廃しようとするとき．

十四　前各号に掲げるもののほか，政令で定めるとき．

② 関係各大臣は，前項ただし書の場合（関係各大臣が第11条第1項第3号に該当すると認めた場合に限る．）においては，当該食品の安全性の確保に関する施策の策定の後相当の期間内に，その旨を委員会に報告し，委員会の意見を聴かなければならない．

③ 第1項に定めるもののほか，関係各大臣は，食品の安全性の確保に関する施策を策定するため必要があると認めるときは，委員会の意見を聴くことができる．

（資料の提出等の要求）
**第25条**　委員会は，その所掌事務を遂行するため必要があると認めるときは，関係行政機関の長に対し，資料の提出，意見の表明，説明その他必要な協力を求めることができる．

（調査の委託）
**第26条**　委員会は，その所掌事務を遂行するため必要があると認めるときは，独立行政法人，一般社団法人若しくは一般財団法人，事業者その他の民間の団体，都道府県の試験研究機関又は学識経験を有する者に対し，必要な調査を委託することができる．

（緊急時の要請等）
**第27条**　委員会は，食品の安全性の確保に関し重大な被害が生じ，又は生じるおそれがある緊急の事態に対処するため必要があると認めるときは，国の関係行政機関の試験研究機関に対し，食品健康影響評価に必要な調査，分析又は検査を実施すべきことを要請することができる．

② 国の関係行政機関の試験研究機関は，前項の規定による委員会の要請があったときは，速やかにその要請された調査，分析又は検査を実施しなければならない．

③ 委員会は，食品の安全性の確保に関し重大な被害が生じ，又は生じるおそれがある緊急の事態に対処するため必要があると認めるときは，関係各大臣に対し，国立研究開発法人医薬基盤・健康・栄養研究所法（平成16年法律第135号）第19条第1項の規定による求め，国立研究開発法人農業・食品産業技術総合研究機構法（平成11年法律第192号）第18条第1項若しくは国立研究開発法人水産研究・教育機構法（平成11年法律第199号）第16条第1項の規定による要請又は独立行政法人農林水産消費安全技術センター法（平成11年法律第183号）第12条の規定による命令をするよう求めることができる．

（組織）
**第28条**　委員会は，委員7人をもって組織する．
② 委員のうち3人は，非常勤とする．

（委員の任命）
**第29条**　委員は，食品の安全性の確保に関して優れた識見を有する者のうちから，両議院の同意を得て，内閣総理大臣が任命する．

② 委員の任期が満了し，又は欠員が生じた場合において，国会の閉会又は衆議院の解散のために両議院の同意を得ることができないときは，内閣総理大臣は，前項の規定にかかわらず，同項に定める資格を有する者のうちから，委員を任命することができる．

③ 前項の場合においては，任命後最初の国会で両議院の事後の承認を得なければならない．この場合において，両議院の事後の承認を得られないときは，内閣総理大臣は，直ちにその委員を罷免しなければならない．

（委員の任期）
**第30条**　委員の任期は，3年とする．ただし，補欠の委員の任期は，前任者の残任期間とする．
② 委員は，再任されることができる．
③ 委員の任期が満了したときは，当該委員は，後任者が任命されるまで引き続きその職務を行うものとする．

（委員の罷免）

**第31条** 内閣総理大臣は，委員が心身の故障のため職務の執行ができないと認める場合又は委員に職務上の義務違反その他委員たるに適しない非行があると認める場合においては，両議院の同意を得て，これを罷免することができる.

（委員の服務）

**第32条** 委員は，職務上知ることのできた秘密を漏らしてはならない. その職を退いた後も同様とする.

② 委員は，在任中，政党その他の政治的団体の役員となり，又は積極的に政治運動をしてはならない.

③ 常勤の委員は，在任中，内閣総理大臣の許可のある場合を除くほか，報酬を得て他の職務に従事し，又は営利事業を営み，その他金銭上の利益を目的とする業務を行ってはならない.

（委員の給与）

**第33条** 委員の給与は，別に法律で定める.

（委員長）

**第34条** 委員会に委員長を置き，委員の互選によって常勤の委員のうちからこれを定める.

② 委員長は，会務を総理し，委員会を代表する.

③ 委員長に事故があるときは，あらかじめその指名する常勤の委員が，その職務を代理する.

（会議）

**第35条** 委員会は，委員長が招集する.

② 委員会は，委員長及び3人以上の委員の出席がなければ，会議を開き，議決をすることができない.

③ 委員会の議事は，出席者の過半数でこれを決し，可否同数のときは，委員長の決するところによる.

④ 委員長に事故がある場合の第2項の規定の適用については，前条第3項に規定する委員は，委員長とみなす.

（専門委員）

**第36条** 委員会に，専門の事項を調査審議させるため，専門委員を置くことができる.

② 専門委員は，学識経験のある者のうちから，内閣総理大臣が任命する.

③ 専門委員は，当該専門の事項に関する調査審議が終了したときは，解任されるものとする.

④ 専門委員は，非常勤とする.

（事務局）

**第37条** 委員会の事務を処理させるため，委員会に事務局を置く.

② 事務局に，事務局長のほか，所要の職員を置く.

③ 事務局長は，委員長の命を受けて，局務を掌理する.

（政令への委任）

**第38条** この章に規定するもののほか，委員会に関し必要な事項は，政令で定める.

**附 則** 省略

（平成22年12月24日法律第233号）
最終改正：令和5年5月26日法律第36号

## 第1章　総則

**第1条**　この法律は，食品の安全性の確保のために公衆衛生の見地から必要な規制その他の措置を講ずることにより，飲食に起因する衛生上の危害の発生を防止し，もつて国民の健康の保護を図ることを目的とする．

**第2条**　国，都道府県，地域保健法（昭和22年法律第101号）第5条第1項の規定に基づく政令で定める市（以下「保健所を設置する市」という．）及び特別区は，教育活動及び広報活動を通じた食品衛生に関する正しい知識の普及，食品衛生に関する情報の収集，整理，分析及び提供，食品衛生に関する研究の推進，食品衛生に関する検査の能力の向上並びに食品衛生の向上にかかわる人材の養成及び資質の向上を図るために必要な措置を講じなければならない．

国，都道府県，保健所を設置する市及び特別区は，食品衛生に関する施策が総合的かつ迅速に実施されるよう，相互に連携を図らなければならない．

国は，食品衛生に関する情報の収集，整理，分析及び提供並びに研究並びに輸入される食品，添加物，器具及び容器包装についての食品衛生に関する検査の実施を図るための体制を整備し，国際的な連携を確保するために必要な措置を講ずるとともに，都道府県，保健所を設置する市及び特別区（以下「都道府県等」という．）に対し前2項の責務が十分に果たされるように必要な技術的援助を与えるものとする．

**第3条**　食品等事業者（食品若しくは添加物を採取し，製造し，輸入し，加工し，調理し，貯蔵し，運搬し，若しくは販売すること若しくは器具若しくは容器包装を製造し，輸入し，若しくは販売することを営む人若しくは法人又は学校，病院その他の施設において継続的に不特定若しくは多数の者に食品を供与する人若しくは法人をいう．以下同じ．）は，その採取し，製造し，輸入し，加工し，調理し，貯蔵し，運搬し，販売し，不特定若しくは多数の者に授与し，又は営業上使用する食品，添加物，器具又は容器包装（以下「販売食品等」という．）について，自らの責任においてそれらの安全性を確保するため，販売食品等の安全性の確保に係る知識及び技術の習得，販売食品等の原材料の安全性の確保，販売食品等の自主検査の実施その他の必要な措置を講ずるよう努めなければならない．

食品等事業者は，販売食品等に起因する食品衛生上の危害の発生の防止に必要な限度において，当該食品等事業者に対して販売食品等又はその原材料の販売を行つた者の名称その他必要な情報に関する記録を作成し，これを保存するよう努めなければならない．

食品等事業者は，販売食品等に起因する食品衛生上の危害の発生を防止するため，前項に規定する記録の国，都道府県等への提供，食品衛生上の危害の原因となつた販売食品等の廃棄その他の必要な措置を適確かつ迅速に講ずるよう努めなければならない．

**第4条**　この法律で食品とは，全ての飲食物をいう．ただし，医薬品，医療機器等の品質，有効性及び安全性の確保等に関する法律（昭和35年法律第145号）に規定する医薬品，医薬部外品及び再生医療等製品は，これを含まない．

この法律で添加物とは，食品の製造の過程において又は食品の加工若しくは保存の目的で，食品に添加，混和，浸潤その他の方法によつて使用する物をいう．

この法律で天然香料とは，動植物から得られた物又はその混合物で，食品の着香の目的で使用される添加物をいう．

この法律で器具とは，飲食器，割ぽう具その他食品又は添加物の採取，製造，加工，調理，貯蔵，運搬，陳列，授受又は摂取の用に供され，かつ，食品又は添加物に直接接触する機械，器具その他の物をいう．ただし，農業及び水産業における食品の採取の用に供される機械，器具その他の物は，これを含まない．

この法律で容器包装とは，食品又は添加物を入れ，又は包んでいる物で，食品又は添加物を授受する場合そのままで引き渡すものをいう．

この法律で食品衛生とは，食品，添加物，器具及び容器包装を対象とする飲食に関する衛生をいう．

この法律で営業とは，業として，食品若しくは添加物を採取し，製造し，輸入し，加工し，調理し，貯蔵し，運搬し，若しくは販売すること又は器具若しくは容器包装を製造し，輸入し，若しくは販売することをいう．ただし，農業及び水産業における食品の採取業は，これを含まない．

この法律で営業者とは，営業を営む人又は法人をいう．

この法律で登録検査機関とは，第33条第1項の規定により厚生労働大臣の登録を受けた法人をいう．

## 第2章　食品及び添加物

**第5条**　販売（不特定又は多数の者に対する販売以外の授与を含む．以下同じ．）の用に供する食品又は添加物の採取，製造，加工，使用，調理，貯蔵，運搬，陳列及び授受は，清潔で衛生的に行われなければならない．

**第6条**　次に掲げる食品又は添加物は，これを販売し（不特定又は多数の者に授与する販売以外の場合を含む．以下同じ．），又は販売の用に供するために，採取し，製造し，輸入し，加工し，使用し，調理し，貯蔵し，若しくは陳列してはならない．

一　腐敗し，若しくは変敗したもの又は未熟であるもの．ただし，一般に人の健康を損なうおそれがなく飲食に適すると認められているものは，この限りでない．

二　有毒な，若しくは有害な物質が含まれ，若しくは付着し，又はこれらの疑いがあるもの．ただし，人の健康を損なうおそれがない場合として厚生労働大臣が定める場合においては，この限りでない．

三　病原微生物により汚染され，又はその疑いがあり，人の健康を損なうおそれがあるもの．

四　不潔，異物の混入又は添加その他の事由により，人の

健康を損なうおそれがあるもの.

**第7条** 厚生労働大臣は，一般に飲食に供されることがなかつた物であつて人の健康を損なうおそれがない旨の確証がないもの又はこれを含む物が新たに食品として販売され，又は販売されることとなつた場合において，食品衛生上の危害の発生を防止するため必要があると認めるときは，厚生科学審議会の意見を聴いて，それらの物を食品として販売することを禁止することができる.

厚生労働大臣は，一般に食品として飲食に供されている物であつて当該物の通常の方法と著しく異なる方法により飲食に供されているものについて，人の健康を損なうおそれがない旨の確証がなく，食品衛生上の危害の発生を防止するため必要があると認めるときは，厚生科学審議会の意見を聴いて，その物を食品として販売することを禁止することができる.

厚生労働大臣は，食品によるものと疑われる人の健康に係る重大な被害が生じた場合において，当該被害の態様からみて当該食品に当該被害を生ずるおそれのある一般に飲食に供されることがなかつた物が含まれていることが疑われる場合において，食品衛生上の危害の発生を防止するため必要があると認めるときは，厚生科学審議会の意見を聴いて，その食品を販売することを禁止することができる.

厚生労働大臣は，前3項の規定による販売の禁止をした場合において，厚生労働省令で定めるところにより，当該禁止に関し利害関係を有する者の申請に基づき，又は必要に応じ，当該禁止に係る物又は食品に起因する食品衛生上の危害が発生するおそれがないと認めるときは，厚生科学審議会の意見を聴いて，当該禁止の全部又は一部を解除するものとする.

厚生労働大臣は，第1項から第3項までの規定による販売の禁止をしたとき，又は前項の規定による禁止の全部若しくは一部の解除をしたときは，官報で告示するものとする.

**第8条** 食品衛生上の危害の発生を防止する見地から特別の注意を必要とする成分又は物であつて，厚生労働大臣及び内閣総理大臣が食品衛生基準審議会の意見を聴いて指定したもの（第3項及び第70条第5項において「指定成分等」という.）を含む食品（以下この項において「指定成分等含有食品」という.）を取り扱う営業者は，その取り扱う指定成分等含有食品が人の健康に被害を生じ，又は生じさせるおそれがある旨の情報を得た場合は，当該情報を，厚生労働省令で定めるところにより，遅滞なく，都道府県知事，保健所を設置する市の市長又は特別区の区長（以下「都道府県知事等」という.）に届け出なければならない.

都道府県知事等は，前項の規定による届出があつたときは，当該届出に係る事項を厚生労働大臣に報告しなければならない.

医師，歯科医師，薬剤師その他の関係者は，指定成分等の摂取によるものと疑われる人の健康に係る被害の把握に努めるとともに，都道府県知事等が，食品衛生上の危害の発生を防止するため指定成分等の摂取によるものと疑われる人の健康に係る被害に関する調査を行う場合において，当該調査に関し必要な協力を要請されたときは，当該要請に応じ，当該被害に関する情報の提供その他必要な協力をするよう努めなければならない.

**第9条** 厚生労働大臣は，特定の国若しくは地域において採取され，製造され，加工され，調理され，若しくは貯蔵され，又は特定の者により採取され，製造され，加工され，調理され，若しくは貯蔵される特定の食品又は添加物について，第26条第1項から第3項まで又は第28条第1項の規定による検査の結果次に掲げる食品又は添加物に該当するものが相当数発見されたこと，生産地における食品衛生上の管理の状況その他の厚生労働省令で定める事由からみて次に掲げる食品又は添加物に該当するものが相当程度含まれるおそれがあると認められる場合において，人の健康を損なうおそれの程度その他の厚生労働省令で定める事項を勘案して，当該特定の食品又は添加物に起因する食品衛生上の危害の発生を防止するため特に必要があると認めるときは，厚生科学審議会の意見を聴いて，当該特定の食品又は添加物を販売し，又は販売の用に供するために，採取し，製造し，輸入し，加工し，使用し，若しくは調理することを禁止することができる.

一 第6条各号に掲げる食品又は添加物

二 第12条に規定する食品

三 第13条第1項の規定により定められた規格に合わない食品又は添加物

四 第13条第1項の規定により定められた基準に合わない方法により添加物を使用した食品

五 第13条第3項に規定する食品

厚生労働大臣は，前項の規定による禁止をしようとするときは，あらかじめ，関係行政機関の長に協議しなければならない.

厚生労働大臣は，第1項の規定による禁止をした場合において，当該禁止に関し利害関係を有する者の申請に基づき，又は必要に応じ，厚生労働省令で定めるところにより，当該禁止に係る特定の食品又は添加物に起因する食品衛生上の危害が発生するおそれがないと認めるときは，厚生科学審議会の意見を聴いて，当該禁止の全部又は一部を解除するものとする.

厚生労働大臣は，第1項の規定による禁止をしたとき，又は前項の規定による禁止の全部若しくは一部の解除をしたときは，官報で告示するものとする.

**第10条** 第1号若しくは第3号に掲げる疾病にかかり，若しくはその疑いがあり，第1号若しくは第3号に掲げる異常があり，又はへい死した獣畜（と畜場法（昭和28年法律第114号）第3条第1項に規定する獣畜及び厚生労働省令で定めるその他の物をいう.以下同じ.）の肉，骨，乳，臓器及び血液又は第2号若しくは第3号に掲げる疾病にかかり，若しくはその疑いがあり，第2号若しくは第3号に掲げる異常があり，又はへい死した家きん（食鳥処理の事業の規制及び食鳥検査に関する法律（平成2年法律第70号）第2条第1号に規定する食鳥及び厚生労働省令で定めるその他の物をいう.以下同じ.）の肉，骨及び臓器は，厚生労働省令で定める場合を除き，これを食品として販売し，又は食品として販売の用に供するために，採取し，加工し，使用し，調

理し，貯蔵し，若しくは陳列してはならない．ただし，へい死した獣畜又は家きんの肉，骨及び臓器であつて，当該職員が，人の健康を損なうおそれがなく飲食に適すると認めたものは，この限りでない．

一　と畜場法第14条第6項各号に掲げる疾病又は異常

二　食鳥処理の事業の規制及び食鳥検査に関する法律第15条第4項各号に掲げる疾病又は異常

三　前2号に掲げる疾病又は異常以外の疾病又は異常であつて厚生労働省令で定めるもの

　　獣畜の肉，乳及び臓器並びに家きんの肉及び臓器並びに厚生労働省令で定めるこれらの製品（以下この項において「獣畜の肉等」という．）は，輸出国の政府機関によつて発行され，かつ，前項各号に掲げる疾病にかかり，若しくはその疑いがあり，同項各号に掲げる異常があり，又はへい死した獣畜の肉，乳若しくは臓器若しくは家きんの肉若しくは臓器又はこれらの製品でない旨その他厚生労働省令で定める事項（以下この項において「衛生事項」という．）を記載した証明書又はその写しを添付したものでなければ，これを食品として販売の用に供するために輸入してはならない．ただし，厚生労働省令で定める国から輸入する獣畜の肉等であつて，当該獣畜の肉等に係る衛生事項が当該国の政府機関から電気通信回線を通じて，厚生労働省の使用に係る電子計算機（入出力装置を含む．）に送信され，当該電子計算機に備えられたファイルに記録されたものについては，この限りでない．

**第11条**　食品衛生上の危害の発生を防止するために特に重要な工程を管理するための措置が講じられていることが必要なものとして厚生労働省令で定める食品又は添加物は，当該措置が講じられていることが確実であるものとして厚生労働大臣が定める国若しくは地域又は施設において製造し，又は加工されたものでなければ，これを販売の用に供するために輸入してはならない．

　　第6条各号に掲げる食品又は添加物のいずれにも該当しないことその他厚生労働省令で定める事項を確認するために生産地における食品衛生上の管理の状況の証明が必要であるものとして厚生労働省令で定める食品又は添加物は，輸出国の政府機関によつて発行され，かつ，当該事項を記載した証明書又はその写しを添付したものでなければ，これを販売の用に供するために輸入してはならない．

**第12条**　人の健康を損なうおそれのない場合として内閣総理大臣が食品衛生基準審議会の意見を聴いて定める場合を除いては，添加物（天然香料及び一般に食品として飲食に供されている物であつて添加物として使用されるものを除く．）並びにこれを含む製剤及び食品は，これを販売し，又は販売の用に供するために，製造し，輸入し，加工し，使用し，貯蔵し，若しくは陳列してはならない．

**第13条**　内閣総理大臣は，公衆衛生の見地から，食品衛生基準審議会の意見を聴いて，販売の用に供する食品若しくは添加物の製造，加工，使用，調理若しくは保存の方法につき基準を定め，又は販売の用に供する食品若しくは添加物の成分につき規格を定めることができる．

　　前項の規定により基準又は規格が定められたときは，そ

の基準に合わない方法により食品若しくは添加物を製造し，加工し，使用し，調理し，若しくは保存し，その基準に合わない方法による食品若しくは添加物を販売し，若しくは輸入し，又はその規格に合わない食品若しくは添加物を製造し，輸入し，加工し，使用し，調理し，保存し，若しくは販売してはならない．

　　農薬（農薬取締法（昭和23年法律第82号）第2条第1項に規定する農薬をいう．次条において同じ．），飼料の安全性の確保及び品質の改善に関する法律（昭和28年法律第35号）第2条第3項の規定に基づく農林水産省令で定める用途に供することを目的として飼料（同条第2項に規定する飼料をいう．）に添加，混和，浸潤その他の方法によつて用いられる物及び医薬品，医療機器等の品質，有効性及び安全性の確保等に関する法律第2条第1項に規定する医薬品であつて動物のために使用されることが目的とされているものの成分である物質（その物質が化学的に変化して生成した物質を含み，人の健康を損なうおそれのないことが明らかであるものとして内閣総理大臣が定める物質を除く．）が，人の健康を損なうおそれのない量として内閣総理大臣が食品衛生基準審議会の意見を聴いて定める量を超えて残留する食品は，これを販売の用に供するために製造し，輸入し，加工し，使用し，調理し，保存し，又は販売してはならない．ただし，当該物質の当該食品に残留する量の限度について第1項の食品の成分に係る規格が定められている場合については，この限りでない．

**第14条**　内閣総理大臣は，前条第1項の食品の成分に係る規格として，食品に残留する農薬，飼料の安全性の確保及び品質の改善に関する法律第2条第3項に規定する飼料添加物又は医薬品，医療機器等の品質，有効性及び安全性の確保等に関する法律第2条第1項に規定する医薬品であつて専ら動物のために使用されることが目的とされているもの（以下この条において「農薬等」という．）の成分である物質（その物質が化学的に変化して生成した物質を含む．）の量の限度を定めるとき，同法第2条第9項に規定する再生医療等製品であつて専ら動物のために使用されることが目的とされているもの（以下この条において「動物用再生医療等製品」という．）が使用された対象動物（同法第83条第1項の規定により読み替えられた同法第14条第2項第3号ロに規定する対象動物をいう．）の肉，乳その他の生産物について食用に供することができる範囲を定めるときその他必要があると認めるときは，農林水産大臣に対し，農薬等の成分又は動物用再生医療等製品の構成細胞，導入遺伝子その他内閣府令で定めるものに関する資料の提供その他必要な協力を求めることができる．

## 第3章　器具及び容器包装

**第15条**　営業上使用する器具及び容器包装は，清潔で衛生的でなければならない．

**第16条**　有毒な，若しくは有害な物質が含まれ，若しくは付着して人の健康を損なうおそれがある器具若しくは容器包装又は食品若しくは添加物に接触してこれらに有害な影響を与えることにより人の健康を損なうおそれがある器具若

しくは容器包装は，これを販売し，販売の用に供するために製造し，若しくは輸入し，又は営業上使用してはならない．

**第17条** 省略

**第18条** 内閣総理大臣は，公衆衛生の見地から，食品衛生基準審議会の意見を聴いて，販売の用に供し，若しくは営業上使用する器具若しくは容器包装若しくはこれらの原材料につき規格を定め，又はこれらの製造方法につき基準を定めることができる．

前項の規定により規格又は基準が定められたときは，その規格に合わない器具若しくは容器包装を販売し，販売の用に供するために製造し，若しくは輸入し，若しくは営業上使用し，その規格に合わない原材料を使用し，又はその基準に合わない方法により器具若しくは容器包装を製造してはならない．

器具又は容器包装には，成分の食品への溶出又は浸出による公衆衛生に与える影響を考慮して政令で定める材質の原材料であつて，これに含まれる物質（その物質が化学的に変化して生成した物質を除く．）について，当該原材料を使用して製造される器具若しくは容器包装に含有されることが許容される量又は当該原材料を使用して製造される器具若しくは容器包装から溶出し，若しくは浸出して食品に混和することが許容される量が第1項の規格に定められていないものは，使用してはならない．ただし，当該物質が人の健康を損なうおそれのない量として内閣総理大臣が食品衛生基準審議会の意見を聴いて定める量を超えて溶出し，又は浸出して食品に混和するおそれがないように器具又は容器包装が加工されている場合（当該物質が器具又は容器包装の食品に接触する部分に使用される場合を除く．）については，この限りでない．

## 第4章 表示及び広告

**第19条** 内閣総理大臣は，一般消費者に対する器具又は容器包装に関する公衆衛生上必要な情報の正確な伝達の見地から，消費者委員会の意見を聴いて，前条第1項の規定により規格又は基準が定められた器具又は容器包装に関する表示につき，必要な基準を定めることができる．

前項の規定により表示につき基準が定められた器具又は容器包装は，その基準に合う表示がなければ，これを販売し，販売の用に供するために陳列し，又は営業上使用してはならない．

販売の用に供する食品及び添加物に関する表示の基準については，食品表示法（平成25年法律第70号）で定めるところによる．

**第20条** 食品，添加物，器具又は容器包装に関しては，公衆衛生に危害を及ぼすおそれがある虚偽の又は誇大な表示又は広告をしてはならない．

## 第5章 食品添加物公定書

**第21条** 内閣総理大臣は，食品添加物公定書を作成し，第13条第1項の規定により基準又は規格が定められた添加物及び食品表示法第4条第1項の規定により基準が定められた添加物につき当該基準及び規格を収載するものとする．

## 第6章 監視指導

**第21条の2** 国及び都道府県等は，食品，添加物，器具又は容器包装に起因する中毒患者又はその疑いのある者（以下「食中毒患者等」という．）の広域にわたる発生又はその拡大を防止し，及び広域にわたり流通する食品，添加物，器具又は容器包装に関してこの法律又はこの法律に基づく命令若しくは処分に係る違反を防止するため，その行う食品衛生に関する監視又は指導（以下「監視指導」という．）が総合的かつ迅速に実施されるよう，相互に連携を図りながら協力しなければならない．

**第21条の3** 厚生労働大臣は，監視指導の実施に当たつての連携協力体制の整備を図るため，厚生労働省令で定めるところにより，国，都道府県等その他関係機関により構成される広域連携協議会（以下この条及び第66条において「協議会」という．）を設けることができる．

協議会は，必要があると認めるときは，当該協議会の構成員以外の都道府県等その他協議会が必要と認める者をその構成員として加えることができる．

協議会において協議が調つた事項については，協議会の構成員は，その協議の結果を尊重しなければならない．

前3項に定めるもののほか，協議会の運営に関し必要な事項は，協議会が定める．

**第22条** 厚生労働大臣及び内閣総理大臣は，国及び都道府県等が行う監視指導の実施に関する指針（以下「指針」という．）を定めるものとする．

指針は，次に掲げる事項について定めるものとする．

一 監視指導の実施に関する基本的な方向

二 重点的に監視指導を実施すべき項目に関する事項

三 監視指導の実施体制に関する事項

四 監視指導の実施に当たつての国，都道府県等その他関係機関相互の連携協力の確保に関する事項

五 その他監視指導の実施に関する重要事項

厚生労働大臣及び内閣総理大臣は，指針を定め，又はこれを変更したときは，遅滞なく，これを公表するとともに，都道府県知事等に通知しなければならない．

**第23条，第24条** 省略

## 第7章 検査

**第25条** 第13条第1項の規定により規格が定められた食品若しくは添加物又は第18条第1項の規定により規格が定められた器具若しくは容器包装であつて政令で定めるものは，政令で定める区分に従い厚生労働大臣若しくは都道府県知事又は登録検査機関の行う検査を受け，これに合格したものとして厚生労働省令で定める表示が付されたものでなければ，販売し，販売の用に供するために陳列し，又は営業上使用してはならない．

前項の規定による厚生労働大臣又は登録検査機関の行う検査を受けようとする者は，検査に要する実費の額を考慮して，厚生労働大臣の行う検査にあつては厚生労働大臣が定める額の，登録検査機関の行う検査にあつては当該登録検査機関が厚生労働大臣の認可を受けて定める額の手数料

を納めなければならない.

前項の手数料は，厚生労働大臣の行う検査を受けようとする者の納付するものについては国庫の，登録検査機関の行う検査を受けようとする者の納付するものについては当該登録検査機関の収入とする.

前3項に定めるもののほか，第1項の検査及び当該検査に合格した場合の措置に関し必要な事項は，政令で定める.

第1項の検査の結果については，審査請求をすることができない.

**第26条** 都道府県知事は，次の各号に掲げる食品，添加物，器具又は容器包装を発見した場合において，これらを製造し，又は加工した者の検査の能力等からみて，その者が製造し，又は加工する食品，添加物，器具又は容器包装がその後引き続き当該各号に掲げる食品，添加物，器具又は容器包装に該当するおそれがあり，食品衛生上の危害の発生を防止するため必要があると認めるときは，政令で定める要件及び手続に従い，その者に対し，当該食品，添加物，器具又は容器包装について，当該都道府県知事又は登録検査機関の行う検査を受けるべきことを命ずることができる.

一 第6条第2号又は第3号に掲げる食品又は添加物

二 第13条第1項の規定により定められた規格に合わない食品又は添加物

三 第13条第1項の規定により定められた基準に合わない方法により添加物を使用した食品

四 第13条第3項に規定する食品

五 第16条に規定する器具又は容器包装

六 第18条第1項の規定により定められた規格に合わない器具又は容器包装

七 第18条第3項の規定に違反する器具又は容器包装

厚生労働大臣は，食品衛生上の危害の発生を防止するため必要があると認めるときは，前項各号に掲げる食品，添加物，器具若しくは容器包装又は第12条に規定する食品を製造し，又は加工した者が製造し，又は加工した同種の食品，添加物，器具又は容器包装を輸入する者に対し，当該食品，添加物，器具又は容器包装について，厚生労働大臣又は登録検査機関の行う検査を受けるべきことを命ずることができる.

厚生労働大臣は，食品衛生上の危害の発生を防止するため必要があると認めるときは，生産地の事情その他の事情からみて第1項各号に掲げる食品，添加物，器具若しくは容器包装又は第12条に規定する食品に該当するおそれがあると認められる食品，添加物，器具又は容器包装を輸入する者に対し，当該食品，添加物，器具又は容器包装について，厚生労働大臣又は登録検査機関の行う検査を受けるべきことを命ずることができる.

前3項の命令を受けた者は，当該検査を受け，その結果についての通知を受けた後でなければ，当該食品，添加物，器具又は容器包装を販売し，販売の用に供するために陳列し，又は営業上使用してはならない.

前項の通知であつて登録検査機関がするものは，当該検査を受けるべきことを命じた都道府県知事又は厚生労働大臣を経由してするものとする.

第1項から第3項までの規定による厚生労働大臣又は登録検査機関の行う検査を受けようとする者は，検査に要する実費の額を考慮して，厚生労働大臣の行う検査にあつては厚生労働大臣が定める額の，登録検査機関の行う検査にあつては当該登録検査機関が厚生労働大臣の認可を受けて定める額の手数料を納めなければならない.

前条第3項から第5項までの規定は，第1項から第3項までの検査について準用する.

**第27条** 販売の用に供し，又は営業上使用する食品，添加物，器具又は容器包装を輸入しようとする者は，厚生労働省令で定めるところにより，その都度厚生労働大臣に届け出なければならない.

**第28条** 厚生労働大臣，内閣総理大臣又は都道府県知事等は，必要があると認めるときは，営業者その他の関係者から必要な報告を求め，当該職員に営業の場所，事務所，倉庫その他の場所に臨検し，販売の用に供し，若しくは営業上使用する食品，添加物，器具若しくは容器包装，営業の施設，帳簿書類その他の物件を検査させ，又は試験の用に供するのに必要な限度において，販売の用に供し，若しくは営業上使用する食品，添加物，器具若しくは容器包装を無償で収去させることができる.

前項の規定により当該職員に臨検検査又は収去をさせる場合においては，これにその身分を示す証票を携帯させ，かつ，関係者の請求があるときは，これを提示させなければならない.

第1項の規定による権限は，犯罪捜査のために認められたものと解釈してはならない.

厚生労働大臣，内閣総理大臣又は都道府県知事等は，第1項の規定により収去した食品，添加物，器具又は容器包装の試験に関する事務を登録検査機関に委託することができる.

**第29条** 国及び都道府県は，第25条第1項又は第26条第1項から第3項までの検査（以下「製品検査」という.）及び前条第1項の規定により収去した食品，添加物，器具又は容器包装の試験に関する事務を行わせるために，必要な検査施設を設けなければならない.

保健所を設置する市及び特別区は，前条第1項の規定により収去した食品，添加物，器具又は容器包装の試験に関する事務を行わせるために，必要な検査施設を設けなければならない.

都道府県等の食品衛生検査施設に関し必要な事項は，政令で定める.

**第30条** 第28条第1項に規定する当該職員の職権及び食品衛生に関する指導の職務を行わせるために，厚生労働大臣，内閣総理大臣又は都道府県知事等は，その職員のうちから食品衛生監視員を命ずるものとする.

都道府県知事等は，都道府県等食品衛生監視指導計画の定めるところにより，その命じた食品衛生監視員に監視指導を行わせなければならない.

内閣総理大臣は，指針に従い，その命じた食品衛生監視員に食品，添加物，器具及び容器包装の表示又は広告に係る監視指導を行わせるものとする.

厚生労働大臣は，輸入食品監視指導計画の定めるところにより，その命じた食品衛生監視員に食品，添加物，器具及び容器包装の輸入に係る監視指導を行わせるものとする．

前各項に定めるもののほか，食品衛生監視員の資格その他食品衛生監視員に関し必要な事項は，政令で定める．

## 第8章　登録検査機関

**第31条～第47条**　省略

## 第9章　営業

**第48条**　乳製品，第12条の規定により内閣総理大臣が定めた添加物その他製造又は加工の過程において特に衛生上の考慮を必要とする食品又は添加物であつて政令で定めるものの製造又は加工を行う営業者は，その製造又は加工を衛生的に管理させるため，その施設ごとに，専任の食品衛生管理者を置かなければならない．ただし，営業者が自ら食品衛生管理者となつて管理する施設については，この限りでない．

営業者が，前項の規定により食品衛生管理者を置かなければならない製造業又は加工業を2以上の施設で行う場合において，その施設が隣接しているときは，食品衛生管理者は，同項の規定にかかわらず，その2以上の施設を通じて1人で足りる．

食品衛生管理者は，当該施設においてその管理に係る食品又は添加物に関してこの法律又はこの法律に基づく命令若しくは処分に係る違反が行われないように，その食品又は添加物の製造又は加工に従事する者を監督しなければならない．

食品衛生管理者は，前項に定めるもののほか，当該施設においてその管理に係る食品又は添加物に関してこの法律又はこの法律に基づく命令若しくは処分に係る違反の防止及び食品衛生上の危害の発生の防止のため，当該施設における衛生管理の方法その他の食品衛生に関する事項につき，必要な注意をするとともに，営業者に対し必要な意見を述べなければならない．

営業者は，その施設に食品衛生管理者を置いたときは，前項の規定による食品衛生管理者の意見を尊重しなければならない．

次の各号のいずれかに該当する者でなければ，食品衛生管理者となることができない．

一　医師，歯科医師，薬剤師又は獣医師

二　学校教育法（昭和22年法律第26号）に基づく大学，旧大学令（大正7年勅令第388号）に基づく大学又は旧専門学校令（明治36年勅令第61号）に基づく専門学校において医学，歯学，薬学，獣医学，畜産学，水産学又は農芸化学の課程を修めて卒業した者（当該課程を修めて同法に基づく専門職大学の前期課程を修了した者を含む．）

三　都道府県知事の登録を受けた食品衛生管理者の養成施設において所定の課程を修了した者

四　学校教育法に基づく高等学校若しくは中等教育学校若しくは旧中等学校令（昭和18年勅令第36号）に基づく中等学校を卒業した者又は厚生労働省令で定めるところに

よりこれらの者と同等以上の学力があると認められる者で，第1項の規定により食品衛生管理者を置かなければならない製造業又は加工業において食品又は添加物の製造又は加工の衛生管理の業務に3年以上従事し，かつ，都道府県知事の登録を受けた講習会の課程を修了した者

前項第4号に該当することにより食品衛生管理者たる資格を有する者は，衛生管理の業務に3年以上従事した製造業又は加工業と同種の製造業又は加工業の施設においてのみ，食品衛生管理者となることができる．

第1項に規定する営業者は，食品衛生管理者を置き，又は自ら食品衛生管理者となつたときは，15日以内に，その施設の所在地の都道府県知事に，その食品衛生管理者の氏名又は自ら食品衛生管理者となつた旨その他厚生労働省令で定める事項を届け出なければならない．食品衛生管理者を変更したときも，同様とする．

**第49条**　省略

**第50条**　厚生労働大臣は，食品又は添加物の製造又は加工の過程において有毒又は有害な物質が当該食品又は添加物に混入することを防止するための措置に関し必要な基準を定めることができる．

営業者（食鳥処理の事業の規制及び食鳥検査に関する法律第6条第1項に規定する食鳥処理業者を除く．）は，前項の規定により基準が定められたときは，これを遵守しなければならない．

**第51条**　厚生労働大臣は，営業（器具又は容器包装を製造する営業及び食鳥処理の事業の規制及び食鳥検査に関する法律第2条第5号に規定する食鳥処理の事業（第54条及び第57条第1項において「食鳥処理の事業」という．）を除く．）の施設の衛生的な管理その他公衆衛生上必要な措置（以下この条において「公衆衛生上必要な措置」という．）について，厚生労働省令で，次に掲げる事項に関する基準を定めるものとする．

一　施設の内外の清潔保持，ねずみ及び昆虫の駆除その他一般的な衛生管理に関すること．

二　食品衛生上の危害の発生を防止するために特に重要な工程を管理するための取組（小規模な営業者（器具又は容器包装を製造する営業者及び食鳥処理の事業の規制及び食鳥検査に関する法律第6条第1項に規定する食鳥処理業者を除く．次項において同じ．）その他の政令で定める営業者にあつては，その取り扱う食品の特性に応じた取組）に関すること．

営業者は，前項の規定により定められた基準に従い，厚生労働省令で定めるところにより公衆衛生上必要な措置を定め，これを遵守しなければならない．

都道府県知事等は，公衆衛生上必要な措置について，第1項の規定により定められた基準に反しない限り，条例で必要な規定を定めることができる．

**第52条**　厚生労働大臣は，器具又は容器包装を製造する営業の施設の衛生的な管理その他公衆衛生上必要な措置（以下この条において「公衆衛生上必要な措置」という．）について，厚生労働省令で，次に掲げる事項に関する基準を定めるものとする．

一　施設の内外の清潔保持その他一般的な衛生管理に関すること．
二　食品衛生上の危害の発生を防止するために必要な適正に製造を管理するための取組に関すること．
　器具又は容器包装を製造する営業者は，前項の規定により定められた基準（第18条第3項に規定する政令で定める材質以外の材質の原材料のみが使用された器具又は容器包装を製造する営業者にあつては，前項第1号に掲げる事項に限る．）に従い，公衆衛生上必要な措置を講じなければならない．
　都道府県知事等は，公衆衛生上必要な措置について，第1項の規定により定められた基準に反しない限り，条例で必要な規定を定めることができる．

**第53条**　第18条第3項に規定する政令で定める材質の原材料が使用された器具又は容器包装を販売し，又は販売の用に供するために製造し，若しくは輸入する者は，厚生労働省令で定めるところにより，その取り扱う器具又は容器包装の販売の相手方に対し，当該取り扱う器具又は容器包装が次の各号のいずれかに該当する旨を説明しなければならない．
一　第18条第3項に規定する政令で定める材質の原材料について，同条第1項の規定により定められた規格に適合しているもののみを使用した器具又は容器包装であること．
二　第18条第3項ただし書に規定する加工がされている器具又は容器包装であること．
　器具又は容器包装の原材料であつて，第18条第3項に規定する政令で定める材質のものを販売し，又は販売の用に供するために製造し，若しくは輸入する者は，当該原材料を使用して器具又は容器包装を製造する者から，当該原材料が同条第1項の規定により定められた規格に適合しているものである旨の確認を求められた場合には，厚生労働省令で定めるところにより，必要な説明をするよう努めなければならない．

**第54条**　都道府県は，公衆衛生に与える影響が著しい営業（食鳥処理の事業を除く．）であつて，政令で定めるものの施設につき，厚生労働省令で定める基準を参酌して，条例で，公衆衛生の見地から必要な基準を定めなければならない．

**第55条**　前条に規定する営業を営もうとする者は，厚生労働省令で定めるところにより，都道府県知事の許可を受けなければならない．
　前項の場合において，都道府県知事は，その営業の施設が前条の規定による基準に合うと認めるときは，許可をしなければならない．
　ただし，同条に規定する営業を営もうとする者が次の各号のいずれかに該当するときは，同項の許可を与えないことができる．
一　この法律又はこの法律に基づく処分に違反して刑に処せられ，その執行を終わり，又は執行を受けることがなくなつた日から起算して2年を経過しない者
二　第59条から第61条までの規定により許可を取り消され，その取消しの日から起算して2年を経過しない者
三　法人であつて，その業務を行う役員のうちに前2号のいずれかに該当する者があるもの

　都道府県知事は，第1項の許可に5年を下らない有効期間その他の必要な条件を付けることができる．

**第56条**　省略

**第57条**　営業（第54条に規定する営業，公衆衛生に与える影響が少ない営業で政令で定めるもの及び食肉処理の事業を除く．）を営もうとする者は，厚生労働省令で定めるところにより，あらかじめ，その営業所の名称及び所在地その他厚生労働省令で定める事項を都道府県知事に届け出なければならない．
　前条の規定は，前項の規定による届出をした者について準用する．この場合において，同条第1項中「前条第1項の許可を受けた者」とあるのは「次条第1項の規定による届出をした者」と，「許可営業者」とあるのは「届出営業者」と，同条第2項中「許可営業者」とあるのは「届出営業者」と読み替えるものとする．

**第58条**　営業者が，次の各号のいずれかに該当する場合であつて，その採取し，製造し，輸入し，加工し，若しくは販売した食品若しくは添加物又はその製造し，輸入し，若しくは販売した器具若しくは容器包装を回収するとき（次条第1項又は第2項の規定による命令を受けて回収するとき，及び食品衛生上の危害が発生するおそれがない場合として厚生労働省令・内閣府令で定めるときを除く．）は，厚生労働省令・内閣府令で定めるところにより，遅滞なく，回収に着手した旨及び回収の状況を都道府県知事に届け出なければならない．
一　第6条，第10条から第12条まで，第13条第2項若しくは第3項，第16条，第18条第2項若しくは第3項又は第20条の規定に違反し，又は違反するおそれがある場合
二　第9条第1項又は第17条第1項の規定による禁止に違反し，又は違反するおそれがある場合
　都道府県知事は，前項の規定による届出があつたときは，厚生労働省令・内閣府令で定めるところにより，当該届出に係る事項を厚生労働大臣又は内閣総理大臣に報告しなければならない．

**第59条**，**第60条**　省略

**第61条**　都道府県知事は，営業者がその営業の施設につき第54条の規定による基準に違反した場合においては，その施設の整備改善を命じ，又は第55条第1項の許可を取り消し，若しくはその営業の全部若しくは一部を禁止し，若しくは期間を定めて停止することができる．

## 第10章　雑則

**第62条**　国庫は，政令で定めるところにより，次に掲げる都道府県又は保健所を設置する市の費用に対して，その2分の1を負担する．
一　第28条第1項（第68条第1項及び第3項において準用する場合を含む．）の規定による収去に要する費用
二　第30条第1項（第68条第1項及び第3項において準用する場合を含む．）の規定による食品衛生監視員の設置に要する費用
三　第55条第1項（第68条第1項において準用する場合を含む．）の規定による営業の許可に要する費用

四　第59条（第68条第1項及び第3項において準用する場合を含む.）の規定による廃棄に要する費用

五　第64条第1項又は第2項（第68条第1項において準用する場合を含む.）の規定による死体の解剖に要する費用

六　この法律の施行に関する訴訟事件に要する費用及びその結果支払う賠償の費用

**第63条**　食中毒患者等を診断し，又はその死体を検案した医師は，直ちに最寄りの保健所長にその旨を届け出なければならない.

保健所長は，前項の届出を受けたときその他食中毒患者等が発生していると認めるときは，速やかに都道府県知事等に報告するとともに，政令で定めるところにより，調査しなければならない.

都道府県知事等は，前項の規定により保健所長より報告を受けた場合であつて，食中毒患者等が厚生労働省令で定める数以上発生し，又は発生するおそれがあると認めるときその他厚生労働省令で定めるときは，直ちに，厚生労働大臣に報告しなければならない.

保健所長は，第2項の規定による調査を行つたときは，政令で定めるところにより，都道府県知事等に報告しなければならない.

都道府県知事等は，前項の規定による報告を受けたときは，政令で定めるところにより，厚生労働大臣に報告しなければならない.

**第64条**　都道府県知事等は，原因調査上必要があると認めるときは，食品，添加物，器具又は容器包装に起因し，又は起因すると疑われる疾病で死亡した者の死体を遺族の同意を得て解剖に付することができる.

前項の場合において，その死体を解剖しなければ原因が判明せず，その結果公衆衛生に重大な危害を及ぼすおそれがあると認めるときは，遺族の同意を得ないでも，これに通知した上で，その死体を解剖に付することができる.

前2項の規定は，刑事訴訟に関する規定による強制の処分を妨げない.

第1項又は第2項の規定により死体を解剖する場合においては，礼意を失わないように注意しなければならない.

**第65条**　厚生労働大臣は，食中毒患者等が厚生労働省令で定める数以上発生し，若しくは発生するおそれがある場合又は食中毒患者等が広域にわたり発生し，若しくは発生するおそれがある場合であつて，食品衛生上の危害の発生を防止するため緊急を要するときは，都道府県知事等に対し，期限を定めて，食中毒の原因を調査し，調査の結果を報告するように求めることができる.

**第66条**　前条に規定する場合において，厚生労働大臣は，必要があると認めるときは，協議会を開催し，食中毒の原因調査及びその結果に関する必要な情報を共有し，関係機関等の連携の緊密化を図るとともに，食中毒患者等の広域にわたる発生又はその拡大を防止するために必要な対策について協議を行うよう努めなければならない.

**第67条**　都道府県等は，食中毒の発生を防止するとともに，地域における食品衛生の向上を図るため，食品等事業者に対し，必要な助言，指導その他の援助を行うように努めるものとする.

都道府県等は，食品等事業者の食品衛生の向上に関する自主的な活動を促進するため，社会的信望があり，かつ，食品衛生の向上に熱意と識見を有する者のうちから，食品衛生推進員を委嘱することができる.

食品衛生推進員は，飲食店営業の施設の衛生管理の方法その他の食品衛生に関する事項につき，都道府県等の施策に協力して，食品等事業者からの相談に応じ，及びこれらの者に対する助言その他の活動を行う.

**第68条**　第6条，第9条，第12条，第13条第1項及び第2項，第16条から第20条まで（第18条第3項を除く.），第25条から第61条まで（第51条，第52条第1項第2号及び第2項並びに第53条を除く.）並びに第63条から第65条までの規定は，乳幼児が接触することによりその健康を損なうおそれがあるものとして厚生労働大臣及び内閣総理大臣の指定するおもちやについて，これを準用する.この場合において，第12条中「添加物（天然香料及び一般に食品として飲食に供されている物であつて添加物として使用されるものを除く.）」とあるのは，「おもちやの添加物として用いることを目的とする化学的合成品（化学的手段により元素又は化合物に分解反応以外の化学的反応を起こさせて得られた物質をいう.）」と読み替えるものとする.

第6条並びに第13条第1項及び第2項の規定は，洗浄剤であつて野菜若しくは果実又は飲食器の洗浄の用に供されるものについて準用する.

第15条から第18条まで，第25条第1項，第28条から第30条まで，第51条，第54条，第57条及び第59条から第61条までの規定は，営業以外の場合で学校，病院その他の施設において継続的に不特定又は多数の者に食品を供与する場合に，これを準用する.

**第69条，第70条**　省略

**第71条**　厚生労働大臣，内閣総理大臣及び都道府県知事等は，食品衛生に関する施策に国民又は住民の意見を反映し，関係者相互間の情報及び意見の交換の促進を図るため，当該施策の実施状況を公表するとともに，当該施策について広く国民又は住民の意見を求めなければならない.

**第72条，第76条～第80条**　省略，**第74条，第75条**　削除

**第73条**　厚生労働大臣及び内閣総理大臣は，飲食に起因する衛生上の危害の発生を防止するため，第8条第2項及び第63条第5項の規定による報告の内容その他の必要な情報の交換を行うことその他相互の密接な連携の確保に努めるものとする.

## 第11章　罰則

**第81条～第88条**　省略

**第89条**　第39条第1項の規定に違反して財務諸表等を備えて置かず，財務諸表等に記載すべき事項を記載せず，若しくは虚偽の記載をし，又は正当な理由がないのに同条第2項各号の規定による請求を拒んだ者は，20万円以下の過料に処する.

## 附　則　省略

（平成25年6月28日法律第70号）
最終改正：令和4年6月17日法律第68号

## 第1章　総則

（目的）

**第1条**　この法律は，食品に関する表示が食品を摂取する際の安全性の確保及び自主的かつ合理的な食品の選択の機会の確保に関し重要な役割を果たしていることに鑑み，販売（不特定又は多数の者に対する販売以外の譲渡を含む．以下同じ．）の用に供する食品に関する表示について，基準の策定その他の必要な事項を定めることにより，その適正を確保し，もって一般消費者の利益の増進を図るとともに，食品衛生法（昭和22年法律第233号），健康増進法（平成14年法律第103号）及び日本農林規格等に関する法律（昭和25年法律第175号）による措置と相まって，国民の健康の保護及び増進並びに食品の生産及び流通の円滑化並びに消費者の需要に即した食品の生産の振興に寄与することを目的とする．

（定義）

**第2条**　この法律において「食品」とは，全ての飲食物（医薬品，医療機器等の品質，有効性及び安全性の確保等に関する法律（昭和35年法律第145号）第2条第1項に規定する医薬品，同条第2項に規定する医薬部外品及び同条第9項に規定する再生医療等製品を除き，食品衛生法第4条第2項に規定する添加物（第4条第1項第1号及び第11条において単に「添加物」という．）を含む．）をいう．

②　この法律において「酒類」とは，酒税法（昭和28年法律第6号）第2条第1項に規定する酒類をいう．

③　この法律において「食品関連事業者等」とは，次の各号のいずれかに該当する者をいう．

一　食品の製造，加工（調整及び選別を含む．）若しくは輸入を業とする者（当該食品の販売をしない者を除く．）又は食品の販売を業とする者（以下「食品関連事業者」という．）

二　前号に掲げる者のほか，食品の販売をする者

（基本理念）

**第3条**　販売の用に供する食品に関する表示の適正を確保するための施策は，消費者基本法（昭和43年法律第78号）第2条第1項に規定する消費者政策の一環として，消費者の安全及び自主的かつ合理的な選択の機会が確保され，並びに消費者に対し必要な情報が提供されることが消費者の権利であることを尊重するとともに，消費者が自らの利益の擁護及び増進のため自主的かつ合理的に行動することができるよう消費者の自立を支援することを基本として講ぜられなければならない．

②　販売の用に供する食品に関する表示の適正を確保するための施策は，食品の生産，取引又は消費の現況及び将来の見通しを踏まえ，かつ，小規模の食品関連事業者の事業活動に及ぼす影響及び食品関連事業者間の公正な競争の確保に配慮して講ぜられなければならない．

## 第2章　食品表示基準

（食品表示基準の策定等）

**第4条**　内閣総理大臣は，内閣府令で，食品及び食品関連事業者等の区分ごとに，次に掲げる事項のうち当該区分に属する食品を消費者が安全に摂取し，及び自主的かつ合理的に選択するために必要と認められる事項を内容とする販売の用に供する食品に関する表示の基準を定めなければならない．

一　名称，アレルゲン（食物アレルギーの原因となる物質をいう．第6条第8項及び第11条において同じ．），保存の方法，消費期限（食品を摂取する際の安全性の判断に資する期限をいう．第6条第8項及び第11条において同じ．），原材料，添加物，栄養成分の量及び熱量，原産地その他食品関連事業者等が食品の販売をする際に表示されるべき事項

二　表示の方法その他前号に掲げる事項を表示する際に食品関連事業者等が遵守すべき事項

②　内閣総理大臣は，前項の規定により販売の用に供する食品に関する表示の基準を定めようとするときは，あらかじめ，厚生労働大臣，農林水産大臣及び財務大臣に協議するとともに，消費者委員会の意見を聴かなければならない．

③　厚生労働大臣は，第1項の規定により販売の用に供する食品に関する表示の基準が定められることにより，国民の健康の保護又は増進が図られると認めるときは，内閣総理大臣に対し，当該基準の案を添えて，その策定を要請することができる．

④　農林水産大臣は，第1項の規定により販売の用に供する食品に関する表示の基準が定められることにより，当該基準に係る食品（酒類を除く．）の生産若しくは流通の円滑化又は消費者の需要に即した当該食品の生産の振興が図られると認めるときは，内閣総理大臣に対し，当該基準の案を添えて，その策定を要請することができる．

⑤　財務大臣は，第1項の規定により販売の用に供する食品に関する表示の基準が定められることにより，当該基準に係る酒類の生産若しくは流通の円滑化又は消費者の需要に即した当該酒類の生産の振興が図られると認めるときは，内閣総理大臣に対し，当該基準の案を添えて，その策定を要請することができる．

⑥　第2項から前項までの規定は，第1項の規定により定められた販売の用に供する食品に関する表示の基準（以下「食品表示基準」という．）の変更について準用する．

（食品表示基準の遵守）

**第5条**　食品関連事業者等は，食品表示基準に従った表示がされていない食品の販売をしてはならない．

## 第3章　不適正な表示に対する措置等

（指示等）

**第6条**　食品表示基準に定められた第4条第1項第1号に掲げる事項（以下「表示事項」という．）が表示されていない食品（酒類を除く．以下この項において同じ．）の販売をし，又は販売の用に供する食品に関して表示事項を表示す

る際に食品表示基準に定められた同条第1項第2号に掲げる事項（以下「遵守事項」という．）を遵守しない食品関連事業者があるときは，内閣総理大臣又は農林水産大臣（内閣府令・農林水産省令で定める表示事項が表示されず，又は内閣府令・農林水産省令で定める遵守事項を遵守しない場合にあっては，内閣総理大臣）は，当該食品関連事業者に対し，表示事項を表示し，又は遵守事項を遵守すべき旨の指示をすることができる．

② 次の各号に掲げる大臣は，単独で前項の規定による指示（第1号に掲げる大臣にあっては，同項の内閣府令・農林水産省令で定める表示事項が表示されず，又は同項の内閣府令・農林水産省令で定める遵守事項を遵守しない場合におけるものを除く．）をしようとするときは，あらかじめ，その指示の内容について，それぞれ当該各号に定める大臣に通知するものとする．

一 内閣総理大臣 農林水産大臣
二 農林水産大臣 内閣総理大臣

③ 表示事項が表示されていない酒類の販売をし，又は販売の用に供する酒類に関して表示事項を表示する際に遵守事項を遵守しない食品関連事業者があるときは，内閣総理大臣又は財務大臣（内閣府令・財務省令で定める表示事項が表示されず，又は内閣府令・財務省令で定める遵守事項を遵守しない場合にあっては，内閣総理大臣）は，当該食品関連事業者に対し，表示事項を表示し，又は遵守事項を遵守すべき旨の指示をすることができる．

④ 次の各号に掲げる大臣は，単独で前項の規定による指示（第1号に掲げる大臣にあっては，同項の内閣府令・財務省令で定める表示事項が表示されず，又は同項の内閣府令・財務省令で定める遵守事項を遵守しない場合におけるものを除く．）をしようとするときは，あらかじめ，その指示の内容について，それぞれ当該各号に定める大臣に通知するものとする．

一 内閣総理大臣 財務大臣
二 財務大臣 内閣総理大臣

⑤ 内閣総理大臣は，第1項又は第3項の規定による指示を受けた者が，正当な理由がなくてその指示に係る措置をとらなかったときは，その者に対し，その指示に係る措置をとるべきことを命ずることができる．

⑥ 農林水産大臣は，第1項の規定による指示をした場合において，その指示を受けた者が，正当な理由がなくてその指示に係る措置をとらなかったときは，内閣総理大臣に対し，前項の規定により，その者に対してその指示に係る措置をとるべきことを命ずることを要請することができる．

⑦ 財務大臣は，第3項の規定による指示をした場合において，その指示を受けた者が，正当な理由がなくてその指示に係る措置をとらなかったときは，内閣総理大臣に対し，第5項の規定により，その者に対してその指示に係る措置をとるべきことを命ずることを要請することができる．

⑧ 内閣総理大臣は，食品関連事業者等が，アレルゲン，消費期限，食品を安全に摂取するために加熱を要するかどうかの別その他の食品を摂取する際の安全性に重要な影響を及ぼす事項として内閣府令で定めるものについて食品表示基準に従った表示がされていない食品の販売をし，又は販売をしようとする場合において，消費者の生命又は身体に対する危害の発生又は拡大の防止を図るため緊急の必要があると認めるときは，当該食品関連事業者等に対し，食品の回収その他必要な措置をとるべきことを命じ，又は期間を定めてその業務の全部若しくは一部を停止すべきことを命ずることができる．

（公表）

**第7条** 内閣総理大臣，農林水産大臣又は財務大臣は，前条の規定による指示又は命令をしたときは，その旨を公表しなければならない．

**第8条～第10条の1** 省略

（食品の回収の届出等）

**第10条の2** 食品関連事業者等は，第6条第8項の内閣府令で定める事項について食品表示基準に従った表示がされていない食品の販売をした場合において，当該食品を回収するとき（同項の規定による命令を受けて回収するとき，及び消費者の生命又は身体に対する危害が発生するおそれがない場合として内閣府令で定めるときを除く．）は，内閣府令で定めるところにより，遅滞なく，回収に着手した旨及び回収の状況を内閣総理大臣に届け出なければならない．

② 内閣総理大臣は，前項の規定による届出があったときは，その旨を公表しなければならない．

## 第4章 差止請求及び申出

（適格消費者団体の差止請求権）

**第11条** 消費者契約法（平成12年法律第61号）第2条第4項に規定する適格消費者団体は，食品関連事業者が，不特定かつ多数の者に対して，食品表示基準に違反し，販売の用に供する食品の名称，アレルゲン，保存の方法，消費期限，原材料，添加物，栄養成分の量若しくは熱量又は原産地について著しく事実に相違する表示をする行為を現に行い，又は行うおそれがあるときは，当該食品関連事業者に対し，当該行為の停止若しくは予防又は当該食品に関して著しく事実に相違する表示を行った旨の周知その他の当該行為の停止若しくは予防に必要な措置をとることを請求することができる．

（内閣総理大臣等に対する申出）

**第12条** 何人も，販売の用に供する食品（酒類を除く．以下この項において同じ．）に関する表示が適正でないため一般消費者の利益が害されていると認めるときは，内閣府令・農林水産省令で定める手続に従い，その旨を内閣総理大臣又は農林水産大臣（当該食品に関する表示が適正でないことが第6条第1項の内閣府令・農林水産省令で定める表示事項又は遵守事項のみに係るものである場合にあっては，内閣総理大臣）に申し出て適切な措置をとるべきことを求めることができる．

② 何人も，販売の用に供する酒類に関する表示が適正でないため一般消費者の利益が害されていると認めるときは，内閣府令・財務省令で定める手続に従い，その旨を内閣総理大臣又は財務大臣（当該酒類に関する表示が適正でないことが第6条第3項の内閣府令・財務省令で定める表示事項又

は遵守事項のみに係るものである場合にあっては，内閣総理大臣）に申し出て適切な措置をとるべきことを求めることができる．

③ 内閣総理大臣，農林水産大臣又は財務大臣は，前2項の規定による申出があった場合には，必要な調査を行い，その申出の内容が事実であると認めるときは，第4条又は第6条の規定による措置その他の適切な措置をとらなければならない．

## 第5章　雑則

**第13条〜第16条**　省略

## 第6章　罰則

**第17条**　第6条第8項の規定による命令に違反した者は，3年以下の懲役若しくは300万円以下の罰金に処し，又はこれを併科する．

**第18条**　第6条第8項の内閣府令で定める事項について，食品表示基準に従った表示がされていない食品の販売をした者は，2年以下の懲役若しくは200万円以下の罰金に処し，又はこれを併科する．

**第19条**　食品表示基準において表示されるべきこととされている原産地（原材料の原産地を含む．）について虚偽の表示がされた食品の販売をした者は，2年以下の懲役又は200万円以下の罰金に処する．

**第20条**　第6条第5項の規定による命令に違反した者は，1年以下の懲役又は100万円以下の罰金に処する．

**第21条**　次の各号のいずれかに該当する者は，50万円以下の罰金に処する．

　一　第8条第1項から第3項までの規定による報告若しくは物件の提出をせず，若しくは虚偽の報告若しくは虚偽の物件の提出をし，又は同条第1項から第3項まで若しくは第9条第1項の規定による検査を拒み，妨げ，若しくは忌避し，若しくは質問に対して答弁をせず，若しくは虚偽の答弁をした者

　二　第8条第1項の規定による収去を拒み，妨げ，又は忌避した者

　三　第10条の2第1項の規定による届出をせず，又は虚偽の届出をした者

**第22条**，**第23条**　省略

### 附　則　省略

# 付録4 食品の規格基準 （抜粋）

## 食品一般の成分規格

| 規格基準 |
|---|

1. 食品は，抗生物質又は化学的合成品（化学的手段により元素又は化合物に分解反応以外の化学的反応を起こさせて得られた物質をいう．以下同じ．）たる抗菌性物質及び放射性物質を含有してはならない．ただし，抗生物質及び化学的合成品たる抗菌性物質について，次のいずれかに該当する場合にあつては，この限りでない.

   (1) 当該物質が，食品衛生法（昭和22年法律第233号．以下「法」という．）第12条の規定により人の健康を損なうおそれのない場合として厚生労働大臣が定める添加物と同一である場合

   (2) 当該物質について，5，6，7，8又は9において成分規格が定められている場合

   (3) 当該食品が，5，6，7，8又は9において定める成分規格に適合する食品を原材料として製造され，又は加工されたものである場合（5，6，7，8又は9において成分規格が定められていない抗生物質又は化学的合成品たる抗菌性物質を含有する場合を除く．）

2. 食品が組換えDNA技術（酵素等を用いた切断及び再結合の操作によつて，DNAをつなぎ合わせた組換えDNA分子を作製し，それを生細胞に移入し，かつ，増殖させる技術（最終的に宿主（組換えDNA技術において，DNAが移入される生細胞をいう．以下同じ．）に導入されたDNAが，当該宿主と分類学上同一の種に属する微生物のDNAのみであること又は組換え体（組換えDNAを含む宿主をいう．）が自然界に存在する微生物と同等の遺伝子構成であることが明らかであるものを作製する技術を除く．）をいう．以下同じ．）によつて得られた生物の全部若しくは一部であり，又は当該生物の全部若しくは一部を含む場合は，当該生物は，厚生労働大臣が定める安全性審査の手続を経た旨の公表がなされたものでなければならない.

3. 食品が組換えDNA技術によつて得られた微生物を利用して製造された物であり，又は当該物を含む場合は，当該物は，厚生労働大臣が定める安全性審査の手続を経た旨の公表がなされたものでなければならない.

4. 削除

5. (1) の表（ただし表は省略）に掲げる農薬等（農薬取締法（昭和23年法律第82号）第2条第1項に規定する農薬,飼料の安全性の確保及び品質の改善に関する法律（昭和28年法律第35号）第2条第3項の規定に基づく農林水産省令で定める用途に供することを目的として飼料（同条第2項に規定する飼料をいう．）に添加,混和,浸潤その他の方法によつて用いられる物又は医薬品, 医療機器等の品質，有効性及び安全性の確保等に関する法律（昭和35年法律第145号）第2条第1項に規定する医薬品であつて動物のために使用されることが目的とされているものをいう．以下同じ．）の成分である物質（その物質が化学的に変化して生成した物質を含む．以下同じ．）は，食品に含有されるものであつてはならない．この場合において，(2) の表（ただし表は省略）の食品の欄に掲げる食品については，同表の検体の欄に掲げる部位を検体として試験しなければならず，また，食品は (3) から (21) までに規定する試験法（ただし試験法は省略）によつて試験した場合に，その農薬等の成分である物質が検出されるものであつてはならない.

6. 5の規定にかかわらず，(1) の表（ただし表は省略）の第1欄に掲げる農薬等の成分である物質は，同表の第2欄に掲げる食品の区分に応じ，それぞれ同表の第3欄に定める量を超えて当該食品に含有されるものであつてはならない．この場合において，(2) の表（ただし表は省略）の食品の欄に掲げる食品については，同表の検体の欄に掲げる部位を検体として試験しなければならず，また，(1) の表（ただし表は省略）の第1欄に掲げる農薬等の成分である物質について同表の第3欄に「不検出」と定めている同表の第2欄に掲げる食品については，(3) から (15) までに規定する試験法（ただし試験法は省略）によつて試験した場合に，その農薬等の成分である物質が検出されるものであつてはならない.

7. 6に定めるもののほか，(1) の表（ただし表は省略）の第1欄に掲げる農薬等の成分である物質は，同表の第2欄に掲げる食品の区分に応じ，それぞれ同表の第3欄に定める量を超えて当該食品に含有されるものであつてはならない．この場合において，(2) の表（ただし表は省略）の食品の欄に掲げる食品については，同表の検体の欄に掲げる部位を検体として試験しなければならず，また，(1) の表（ただし表は省略）の第1欄に掲げる農薬等の成分である物質について同表の第3欄に「不検出」と定めている同表の第2欄に掲げる食品については，(3) から (6) までに規定する試験法（ただし試験法は省略）によつて試験した場合に，その農薬等の成分である物質が検出されるものであつてはならない.

8. 5から7までにおいて成分規格が定められていない場合であつて，農薬等の成分である物質（法第13条第3項の規定により人の健康を損なうおそれのないことが明らかであるものとして厚生労働大臣が定める物質を除く．）が自然に食品に含まれる物質と同一であるとき，当該食品において当該物質が含まれる量は，当該食品に当該物質が通常含まれる量を超えてはならない．ただし，通常含まれる量をもつて人の健康を損なうおそれのある物質を含む食品については，この限りでない.

9. 次の表（ただし表は省略）の第1欄に掲げる農薬等の成分である物質は，同表の第2欄に掲げる食品の区分に応じ，それぞれ同表の第3欄に定める量を超えて当該食品に含有されるものであつてはならない.

10. 6又は9に定めるもののほか，6から9までにおいて成分規格が定められている食品を原材料として製造され，又は加工される食品については，当該製造され，又は加工される食品の原材料たる食品が，それぞれ6から9までに定める成分規格に適合するものでなくてはならない.

11. 6又は9に定めるもののほか，5から9までにおいて成分規格が定められていない食品を原材料として製造され，又は加工される食品については，当該製造され，又は加工される食品の原材料たる食品が，法第13条第3項の規定により人の健康を損なうおそれのない量として厚生労働大臣が定める量を超えて，農薬等の成分である物質（同項の規定により人の健康を損なうおそれのな

いことが明らかであるものとして厚生労働大臣が定める物質を除く．）を含有するものであつてはならない．

12. セシウム（放射性物質のうち，セシウム134及びセシウム137をいう．）は，次の表の第1欄に掲げる食品の区分に応じ，それぞれ同表の第2欄に定める濃度を超えて食品に含有されるものであつてはならない．

| 第1欄 | 第2欄 |
|---|---|
| ミネラルウォーター類（水のみを原料とする清涼飲料水をいう） | 10 Bq/kg |
| 原料に茶を含む清涼飲料水 | 10 Bq/kg |
| 飲用に供する茶 | 10 Bq/kg |
| 乳児の飲食に供することを目的として販売する食品（乳及び乳製品の成分規格等に関する省令（昭和26年厚生省令告示第52号）第2条第1項に規定する乳及び同条第12項に規定する乳製品並びにこれらを主要原料とする食品（以下この表において「乳等」という．）であつて，乳児の飲食に供することを目的として販売するものを除く．） | 50 Bq/kg |
| 上記以外の食品（乳等を除く） | 100 Bq/kg |
| 備考　第2欄に定める濃度の測定については，飲用に供する茶にあつては飲用に供する状態で，食用植物油脂の日本農林規格に規定する食用サフラワー油，食用綿実油，食用こめ油及び食用なたね油にあつては油脂の状態で，乾燥きのこ類及び乾燥野菜類並びに乾燥させた海藻類及び乾燥させた魚介類等にあつては飲食に供する状態で行わなければならない． | |

## 食品一般の製造，加工及び調理基準

### 規格基準

1. 食品を製造し，又は加工する場合は，食品に放射線（原子力基本法（昭和30年法律第186号）第3条第5号に規定するものをいう．以下食品の部において同じ．）を照射してはならない．ただし，食品の製造工程又は加工工程において，その製造工程又は加工工程の管理のために照射する場合であつて，食品の吸収線量が0.10グレイ以下のとき及び食品各条の項において特別の定めをする場合は，この限りでない．

2. 生乳又は生山羊乳を使用して食品を製造する場合は，その食品の製造工程中において，生乳又は生山羊乳を保持式により63℃で30分間加熱殺菌するか，又はこれと同等以上の殺菌効果を有する方法で加熱殺菌しなければならない．食品に添加し又は食品の調理に使用する乳は，牛乳，特別牛乳，殺菌山羊乳，成分調整牛乳，低脂肪牛乳，無脂肪牛乳又は加工乳でなければならない．

3. 血液，血球又は血漿（獣畜のものに限る．以下同じ．）を使用して食品を製造，加工又は調理する場合は，その食品の製造，加工又は調理の工程中において，血液，血球若しくは血漿しようを63℃で30分間加熱するか，又はこれと同等以上の殺菌効果を有する方法で加熱殺菌しなければならない．

4. 食品の製造，加工又は調理に使用する鶏の殻付き卵は，食用不適卵（腐敗している殻付き卵，カビの生えた殻付き卵，異物が混入している殻付き卵，血液が混入している殻付き卵，液漏れをしている殻付き卵，卵黄が潰れている殻付き卵（物理的な理由によるものを除く．）及びふ化させるために加温し，途中で加温を中止した殻付き卵をいう．以下同じ．）であつてはならない．
   鶏の卵を使用して，食品を製造，加工又は調理する場合は，その食品の製造，加工又は調理の工程中において，70℃で1分間以上加熱するか，又はこれと同等以上の殺菌効果を有する方法で加熱殺菌しなければならない．ただし，賞味期限を経過していない生食用の正常卵（食用不適卵，汚卵（ふん便，血液，卵内容物，羽毛等により汚染されている殻付き卵をいう．以下同じ．），軟卵（卵殻膜が健全であり，かつ，卵殻が欠損し，又は希薄である殻付き卵をいう．以下同じ．）及び破卵（卵殻にひび割れが見える殻付き卵をいう．以下同じ．）以外の鶏の殻付き卵をいう．以下同じ．）を使用して，割卵後速やかに調理し，かつ，その食品が調理後速やかに摂取される場合及び殺菌した鶏の液卵（鶏の殻付き卵から卵殻を取り除いたものをいう．以下同じ．）を使用する場合にあつては，この限りでない．

5. 魚介類を生食用に調理する場合は，食品製造用水（水道法（昭和32年法律第177号）第3条第2項に規定する水道事業の用に供する水道，同条第6項に規定する専用水道若しくは同条第7項に規定する簡易専用水道により供給される水（以下「水道水」という．）又は次の表の第1欄に掲げる事項につき同表の第2欄に掲げる規格に適合する水をいう．以下同じ．）で十分に洗浄し，製品を汚染するおそれのあるものを除去しなければならない．

| 第1欄 | 第2欄 |
|---|---|
| 一般細菌 | 1 mLの検水で形成される集落数が100以下（標準寒天培地法） |
| 大腸菌群 | 検出されない（乳糖ブイヨン－ブリリアントグリーン乳糖胆汁ブイヨン培地法） |
| カドミウム | 0.01 mg/L以下 |
| 水銀 | 0.0005 mg/L以下 |
| 鉛 | 0.1 mg/L以下 |
| ヒ素 | 0.05 mg/L以下 |
| 六価クロム | 0.05 mg/L以下 |
| シアン（シアンイオン及び塩化シアン） | 0.01 mg/L以下 |
| 硝酸性窒素及び亜硝酸性窒素 | 10 mg/L以下 |

| フッ素 | 0.8 mg/L以下 |
|---|---|
| 有機リン | 0.1 mg/L以下 |
| 亜鉛 | 1.0 mg/L以下 |
| 鉄 | 0.3 mg/L以下 |
| 銅 | 1.0 mg/L以下 |
| マンガン | 0.3 mg/L以下 |
| 塩素イオン | 200 mg/L以下 |
| カルシウム，マグネシウム等（硬度） | 300 mg/L以下 |
| 蒸発残留物 | 500 mg/L以下 |
| 陰イオン界面活性剤 | 0.5 mg/L以下 |
| フェノール類 | フェノールとして0.005 mg/L以下 |
| 有機物等（過マンガン酸カリウム消費量） | 10 mg/L以下 |
| pH値 | 5.8〜8.6 |
| 味 | 異常でない |
| 臭気 | 異常でない |
| 色度 | 5度以下 |
| 濁度 | 2度以下 |

6. 組換えDNA技術によつて得られた微生物を利用して食品を製造する場合は，厚生労働大臣が定める基準に適合する旨の確認を得た方法で行わなければならない．

7. 食品を製造し，又は加工する場合は，添加物の成分規格・保存基準各条に適合しない添加物又は添加物の製造基準に適合しない方法で製造された添加物を使用してはならない．

8. 牛海綿状脳症（牛海綿状脳症対策特別措置法（平成14年法律第70号）第2条に規定する牛海綿状脳症をいう．）の発生国又は発生地域において飼養された牛（食品安全基本法（平成15年法律第48号）第11条第1項に規定する食品健康影響評価の結果を踏まえ，食肉の加工に係る安全性が確保されていると認められる国又は地域において飼養された，月齢が30月以下の牛（出生の年月日から起算して30月を経過した日までのものをいう．）を除く．以下「特定牛」という．）の肉を直接一般消費者に販売する場合は，脊柱（背根神経節を含み，頸（けい）椎横突起，胸椎横突起，腰椎横突起，頸（けい）椎棘（きょく）突起，胸椎棘（きょく）突起，腰椎棘（きょく）突起，仙骨翼，正中仙骨稜（りょう）及び尾椎を除く．以下同じ．）を除去しなければならない．この場合において，脊柱の除去は，背根神経節による牛の肉及び食用に供する内臓並びに当該除去を行う場所の周辺にある食肉の汚染を防止できる方法で行われなければならない．
食品を製造し，加工し，又は調理する場合は，特定牛の脊柱を原材料として使用してはならない．ただし，次のいずれかに該当するものを原材料として使用する場合は，この限りでない．
① 特定牛の脊柱に由来する油脂を，高温かつ高圧の条件の下で，加水分解，けん化又はエステル交換したもの
② 月齢が30月以下の特定牛の脊柱を，脱脂，酸による脱灰，酸若しくはアルカリ処理，ろ過及び138℃以上で4秒間以上の加熱殺菌を行つたもの又はこれらと同等以上の感染性を低下させる処理をして製造したもの

9. 牛の肝臓又は豚の食肉は，飲食に供する際に加熱を要するものとして販売の用に供されなければならず，牛の肝臓又は豚の食肉を直接一般消費者に販売する場合は，その販売者は，飲食に供する際に牛の肝臓又は豚の食肉の中心部まで十分な加熱を要する等の必要な情報を一般消費者に提供しなければならない．ただし，食品の各条の項食肉製品に規定する製品（以下9において「食肉製品」という．）を販売する場合については，この限りでない．
販売者は，直接一般消費者に販売することを目的に，牛の肝臓又は豚の食肉を使用して，食品を製造，加工又は調理する場合は，その食品の製造，加工又は調理の工程中において，牛の肝臓又は豚の食肉の中心部の温度を63℃で30分間以上加熱するか，又はこれと同等以上の殺菌効果を有する方法で加熱殺菌しなければならない．ただし，一般消費者が飲食に供する際に加熱することを前提として当該食品を販売する場合（以下9において「加熱を前提として販売する場合」という．）又は食肉製品を販売する場合については，この限りでない．加熱を前提として販売する場合は，その販売者は，一般消費者が飲食に供する際に当該食品の中心部まで十分な加熱を要する等の必要な情報を一般消費者に提供しなければならない．

## 食品一般の保存基準

| 規格基準 |
|---|
| 1. 飲食の用に供する氷雪以外の氷雪を直接接触させることにより食品を保存する場合は，大腸菌群（グラム陰性の無芽胞性の桿かん菌であつて，乳糖を分解して，酸とガスを生ずるすべての好気性または通性嫌けん気性の菌をいう．以下同じ．）が陰性である氷雪を用いなければならない． |
| 2. 食品を保存する場合には，抗生物質を使用してはならない．ただし，法第10条の規定により人の健康を損なうおそれのない場合 |

として厚生労働大臣が定める添加物については，この限りでない.

3. 食品の保存の目的で，食品に放射線を照射してはならない.

ただし大腸菌群検出の試験法は省略

## 清涼飲料水の成分規格

<table><tr><td colspan="2" align="center">規格基準</td></tr></table>

1. 一般規格

① 混濁（原材料として用いられる植物若しくは動物の組織成分，着香若しくは着色の目的に使用される添加物又は一般に人の健康を損なうおそれがないと認められる死滅した微生物（製品の原材料に混入することがやむを得ないものに限る.）に起因する混濁を除く.）したものであつてはならない.

② 沈殿物（原材料として用いられる植物若しくは動物の組織成分，着香若しくは着色の目的に使用される添加物又は一般に人の健康を損なうおそれがないと認められる死滅した微生物（製品の原材料に混入することがやむを得ないものに限る.）に起因する沈殿物を除く.）又は固形の異物（原材料として用いられる植物たる固形物でその容量百分率が30％以下であるものを除く.）のあるものであつてはならない.

③ 金属製容器包装入りのものについては，スズの含有量は，150.0 ppmを超えるものであつてはならない.

④ 大腸菌群が陰性でなければならない.

2. 個別規格

1) ミネラルウォーター類（水のみを原料とする清涼飲料水をいう. 以下同じ.）のうち殺菌又は除菌を行わないもの

a 次の表の第1欄に掲げる事項につき同表の第2欄に掲げる規格に適合するものでなければならない.

| 第1欄 | 第2欄 |
| --- | --- |
| アンチモン | 0.005 mg/L以下 |
| カドミウム | 0.003 mg/L以下 |
| 水銀 | 0.0005 mg/L以下 |
| セレン | 0.01 mg/L以下 |
| 銅 | 1 mg/L以下 |
| 鉛 | 0.01 mg/L以下 |
| バリウム | 1 mg/L以下 |
| ヒ素 | 0.01 mg/L以下 |
| マンガン | 0.4 mg/L以下 |
| 六価クロム | 0.02 mg/L以下 |
| シアン（シアンイオン及び塩化シアン） | 0.01 mg/L以下 |
| 亜硝酸性窒素 | 0.04 mg/L以下 |
| 硝酸性窒素及び亜硝酸性窒素 | 10 mg/L以下 |
| フッ素 | 2 mg/L以下 |
| ホウ素 | 5 mg/L以下 |

b 容器包装内の二酸化炭素圧力が20℃で98 kPa未満のものにあつては，腸球菌及び緑膿菌が陰性でなければならない.

2) ミネラルウォーター類のうち殺菌又は除菌を行うもの

次の表の第1欄に掲げる事項につき同表の第2欄に掲げる規格に適合するものでなければならない.

| 第1欄 | 第2欄 |
| --- | --- |
| アンチモン | 0.005 mg/L以下 |
| カドミウム | 0.003 mg/L以下 |
| 水銀 | 0.0005 mg/L以下 |
| セレン | 0.01 mg/L以下 |
| 銅 | 1 mg/L以下 |
| 鉛 | 0.01 mg/L以下 |
| バリウム | 1 mg/L以下 |
| ヒ素 | 0.01 mg/L以下 |

| マンガン | 0.4 mg/L 以下 |
|---|---|
| 六価クロム | 0.02 mg/L 以下 |
| 亜塩素酸 | 0.6 mg/L 以下 |
| 塩素酸 | 0.6 mg/L 以下 |
| クロロ酢酸 | 0.02 mg/L 以下 |
| クロロホルム | 0.06 mg/L 以下 |
| 残留塩素 | 3 mg/L 以下 |
| シアン（シアンイオン及び塩化シアン） | 0.01 mg/L 以下 |
| 四塩化炭素 | 0.002 mg/L 以下 |
| 1,4-ジオキサン | 0.04 mg/L 以下 |
| ジクロロアセトニトリル | 0.01 mg/L 以下 |
| 1,2-ジクロロエタン | 0.004 mg/L 以下 |
| ジクロロ酢酸 | 0.03 mg/L 以下 |
| ジクロロメタン | 0.02 mg/L 以下 |
| シス-1,2-ジクロロエチレン及びトランス-1,2-ジクロロエチレン | シス体とトランス体の和として 0.04 mg/L 以下 |
| ジブロモクロロメタン | 0.1 mg/L 以下 |
| 臭素酸 | 0.01 mg/L 以下 |
| 亜硝酸性窒素 | 0.04 mg/L 以下 |
| 硝酸性窒素及び亜硝酸性窒素 | 10 mg/L 以下 |
| 総トリハロメタン | 0.1 mg/L 以下 |
| テトラクロロエチレン | 0.01 mg/L 以下 |
| トリクロロエチレン | 0.004 mg/L 以下 |
| トリクロロ酢酸 | 0.03 mg/L 以下 |
| トルエン | 0.4 mg/L 以下 |
| フタル酸ジ（2-エチルヘキシル） | 0.07 mg/L 以下 |
| フッ素 | 2 mg/L 以下 |
| ブロモジクロロメタン | 0.03 mg/L 以下 |
| ブロモホルム | 0.09 mg/L 以下 |
| ベンゼン | 0.01 mg/L 以下 |
| ホウ素 | 5 mg/L 以下 |
| ホルムアルデヒド | 0.08 mg/L 以下 |
| 有機物等（全有機炭素） | 3 mg/L 以下 |
| 味 | 異常でない |
| 臭気 | 異常でない |
| 色度 | 5度以下 |
| 濁度 | 2度以下 |

3）ミネラルウォーター類以外の清涼飲料水

  a  ヒ素及び鉛を検出するものであってはならない.

  b  りんごの搾汁及び搾汁された果汁のみを原料とするものについては，パツリンの含有量が0.050 ppmを超えるものであってはならない.

ただし大腸菌群試験法，腸球菌および緑膿菌の試験法，ヒ素および鉛の試験法は省略

## 清涼飲料水の製造基準

| 規格基準 |
|---|
| 1．一般基準<br>　製造に使用する器具及び容器包装は，適当な方法で洗浄し，かつ，殺菌したものでなければならない. ただし，未使用の容器包装であり，かつ，殺菌され，又は殺菌効果を有する製造方法で製造され，使用されるまでに汚染されるおそれのないように取り扱われたものにあつては，この限りでない. |

2. 個別基準

  1）ミネラルウォーター類のうち殺菌又は除菌を行わないもの（容器包装内の二酸化炭素圧力が20℃で98 kPa以上のものを除く．）にあつては，次の基準に適合するものでなければならない．

    a  原水は，自然に，又は掘削によつて地下の帯水層から直接得られる鉱水のみとし，泉源及び採水地点の環境保全を含め，その衛生確保に十分に配慮しなければならない．

    b  原水は，その構成成分，湧出量及び温度が安定したものでなければならない．

    c  原水は，人為的な環境汚染物質を含むものであつてはならない．ただし，別途成分規格が設定されている場合にあつては，この限りでない．

    d  原水は，病原微生物に汚染されたもの又は当該原水が病原微生物に汚染されたことを疑わせるような生物若しくは物質を含むものであつてはならない．

    e  原水は，芽胞形成亜硫酸還元嫌気性菌，腸球菌，緑膿菌及び大腸菌群が陰性であり，かつ，1 mL当たりの細菌数が5以下でなければならない．

    f  原水は，泉源から直接採水したものを自動的に容器包装に充填した後，密栓又は密封しなければならない．

    g  原水には，沈殿，ろ過，曝気又は二酸化炭素の注入若しくは脱気以外の操作を施してはならない．

    h  採水から容器包装詰めまでを行う施設及び設備は，原水を汚染するおそれのないよう清潔かつ衛生的に保持されたものでなければならない．

    i  採水から容器包装詰めまでの作業は，清潔かつ衛生的に行わなければならない．

    j  容器包装詰め直後の製品は1 mL当たりの細菌数が20以下でなければならない．

    k  e及びjに係る記録は，6月間保存しなければならない．

  2）ミネラルウォーター類のうち殺菌又は除菌を行わないものであつて，かつ，容器包装内の二酸化炭素圧力が20℃で98 kPa以上のものの原水にあつては，1 mL当たりの細菌数が100以下であり，かつ，大腸菌群が陰性でなければならない．

  3）ミネラルウォーター類のうち殺菌又は除菌を行うものにあつては，次の基準に適合する方法で製造しなければならない．

    a  原料として用いる水は，1 mL当たりの細菌数が100以下であり，かつ，大腸菌群が陰性でなければならない．

    b  容器包装に充填し，密栓若しくは密封した後殺菌するか，又は自記温度計をつけた殺菌器等で殺菌したもの若しくはろ過器等で除菌したものを自動的に容器包装に充填した後，密栓若しくは密封しなければならない．この場合の殺菌又は除菌は，その中心部の温度を85℃で30分間加熱する方法その他の原料として用いる水等に由来して当該食品中に存在し，かつ，発育し得る微生物を死滅させ，又は除去するのに十分な効力を有する方法で行わなければならない．

    c  bの殺菌に係る殺菌温度及び殺菌時間の記録若しくは除菌に係る記録は，6月間保存しなければならない．

  4）ミネラルウォーター類，冷凍果実飲料（果実の搾汁又は果実の搾汁を濃縮したものを冷凍したものであつて，原料用果汁以外のものをいう．以下同じ．）及び原料用果汁以外の清涼飲料水

    a  原料として用いる水は，水道水又は次のいずれかでなければならない．

      ① 清涼飲料水の成分規格の2.個別規格の①のaに適合するもののうち，清涼飲料水の製造基準の2.個別基準の1）（f, h, i, j及びkを除く．）又は2）に適合するもの．

      ② 清涼飲料水の成分規格の2.個別規格の②及び清涼飲料水の製造基準の2.個別基準の3）のaに適合するもの．

    b  製造に使用する果実，野菜等の原料は，鮮度その他の品質が良好なものであり，かつ，必要に応じて十分洗浄したものでなければならない．

    c  清涼飲料水は，容器包装に充填し，密栓若しくは密封した後殺菌するか，又は自記温度計をつけた殺菌器等で殺菌したもの若しくはろ過器等で除菌したものを自動的に容器包装に充填した後，密栓若しくは密封しなければならない．この場合の殺菌又は除菌は，次の方法で行わなければならない．ただし，容器包装内の二酸化炭素圧力が20℃で98 kPa以上であり，かつ，植物又は動物の組織成分を含有しないものにあつては，殺菌及び除菌を要しない．

      ① pH4.0未満のものの殺菌にあつては，その中心部の温度を65℃で10分間加熱する方法又はこれと同等以上の効力を有する方法で行うこと．

      ② pH4.0以上のもの（pH4.6以上で，かつ，水分活性が0.94を超えるものを除く．）の殺菌にあつては，その中心部の温度を85℃で30分間加熱する方法又はこれと同等以上の効力を有する方法で行うこと．

      ③ pH4.6以上で，かつ，水分活性が0.94を超えるものの殺菌にあつては，原材料等に由来して当該食品中に存在し，かつ，発育し得る微生物を死滅させるのに十分な効力を有する方法又は②に定める方法で行うこと．

      ④ 除菌にあつては，原材料等に由来して当該食品中に存在し，かつ，発育し得る微生物を除去するのに十分な効力を有する方法で行うこと．

    d  cの殺菌に係る殺菌温度及び殺菌時間の記録又はcの除菌に係る記録は6月間保存しなければならない．

    e  清涼飲料水のうち，cに定める方法により殺菌又は除菌したものに乳酸菌，酵母，発酵乳又は乳酸菌飲料を混合するものにあつては，混合以降の工程を病原微生物により汚染されない適当な方法で管理し，自動的に容器包装に充填した後，密

栓若しくは密封しなければならない.

f　紙栓により打栓する場合は，打栓機械により行わなければならない.

5）冷凍果実飲料

a　原料用果実は，傷果，腐敗果，病害果等でない健全なものを用いなければならない.

b　原料用果実は，水，洗浄剤等に浸して果皮の付着物を膨潤させ，ブラッシングその他の適当な方法で洗浄し，十分に水洗した後，次亜塩素酸ナトリウム液その他の適当な殺菌剤を用いて殺菌し，十分に水洗しなければならない.

c　殺菌した原料用果実は，汚染しないように衛生的に取り扱わなければならない.

d　搾汁及び搾汁された果汁の加工は，衛生的に行わなければならない.

e　製造に使用する器具及び容器包装は，適当な方法で洗浄し，かつ，殺菌したものでなければならない. ただし，未使用の容器包装であり，かつ，殺菌され，又は殺菌効果を有する製造方法で製造され，使用されるまでに汚染されるおそれのないように取り扱われたものにあつては，この限りでない.

f　搾汁された果汁（密閉型全自動搾汁機により搾汁されたものを除く.）の殺菌又は除菌は，次の方法で行わなければならない.

　　①　pH4.0未満のものの殺菌にあつては，その中心部の温度を65℃で10分間加熱する方法又はこれと同等以上の効力を有する方法で行うこと.

　　②　pH4.0以上のものの殺菌にあつては，その中心部の温度を85℃で30分間加熱する方法又はこれと同等以上の効力を有する方法で行うこと.

　　③　除菌にあつては，原材料等に由来して当該食品中に存在し，かつ，発育し得る微生物を除去するのに十分な効力を有する方法で行うこと.

g　fの殺菌に係る殺菌温度及び殺菌時間の記録又はfの除菌に係る記録は6月間保存しなければならない.

h　搾汁された果汁は，自動的に容器包装に充塡し，密封しなければならない.

i　化学的合成品たる添加物（酸化防止剤を除く.）を使用してはならない.

6）原料用果汁

a　製造に使用する果実は，鮮度その他の品質が良好なものであり，かつ，必要に応じて十分洗浄したものでなければならない.

b　搾汁及び搾汁された果汁の加工は，衛生的に行わなければならない.

ただし芽胞形成亜硫酸還元嫌気性菌，腸球菌，緑膿菌および大腸菌群の試験法ならびに細菌数の測定法は省略

## 清涼飲料水の保存基準

| 規格基準 |
| --- |
| 1. 紙栓をつけたガラス瓶に収められたものは，10℃以下で保存しなければならない. |
| 2. ミネラルウォーター類，冷凍果実飲料及び原料用果汁以外の清涼飲料水のうち，pH4.6以上で，かつ，水分活性が0.94を超えるものであり，原材料等に由来して当該食品中に存在し，かつ，発育し得る微生物を死滅させ，又は除去するのに十分な効力を有する方法で殺菌又は除菌を行わないものにあつては，10℃以下で保存しなければならない. |
| 3. 冷凍果実飲料及び冷凍した原料用果汁は，−15℃以下で保存しなければならない. |
| 4. 原料用果汁は，清潔で衛生的な容器包装に収めて保存しなければならない. |

ただしコップ販売式自動販売機および運搬器具または容器包装に充塡された原液を用いて自動的に清涼飲料水の調理を行う器具により調理される清涼飲料水の調理基準は省略

## 粉末清涼飲料の成分規格

| 規格基準 |
| --- |
| 1. 飲用に際して使用される倍数の水で溶解した液が食品の部各条の項の清涼飲料水の成分規格の1. 一般規格の①及び②に適合しなければならない. |
| 2. ヒ素及び鉛を検出するものであつてはならない. また，金属製容器包装入りのものにあつては，スズの含有量は150.0 ppmを超えるものであつてはならない. |
| 3. 乳酸菌を加えない粉末清涼飲料にあつては，大腸菌群が陰性であり，細菌数が検体1 gにつき3,000以下でなければならない. |
| 4. 乳酸菌を加えた粉末清涼飲料にあつては，大腸菌群が陰性であり，細菌数（乳酸菌を除く.）が検体1 gにつき3,000以下でなければならない. |

ただしヒ素および鉛の試験法，大腸菌群試験法および細菌数の計測法は省略

## 氷雪の成分規格

| 規格基準 |
|---|
| 1. 氷雪は，大腸菌群が陰性であり，かつ，その融解水1 mL中の細菌数が100以下でなければならない． |
| 2. 氷雪の大腸菌群の試験法は食品の部の食品一般の保存基準の項における大腸菌群試験法によるものとする． |

ただし細菌数の試験法は省略

## 氷雪の製造基準

| 規格基準 |
|---|
| 氷雪の製造に使用する原水は，食品製造用水でなければならない． |

## 氷菓の成分規格

| 規格基準 |
|---|
| 1. 氷菓は，その融解水1 mL中の細菌数（はっ酵乳又は乳酸菌飲料を原料として使用したものにあっては，乳酸菌又は酵母以外の細菌の数）が，10,000以下でなければならない． |
| 2. 氷菓は，大腸菌群が陰性でなければならない． |

ただし細菌数の測定法，大腸菌群試験法は省略

## 氷菓の保存基準

| 規格基準 |
|---|
| 1. 氷菓を保存する場合に使用する容器は，適当な方法で殺菌したものでなければならない． |
| 2. 原料および製品は，有蓋の容器に貯蔵し，取扱い中手指を直接原料および製品に接触させてはならない． |

ただし製造基準は省略

## 食肉及び鯨肉の保存基準

| 規格基準 |
|---|
| 1. 食肉及び鯨肉は，10℃以下で保存しなければならない．ただし，細切りした食肉及び鯨肉を凍結させたものであって容器包装に入れられたものにあっては，これを−15℃以下で保存しなければならない． |
| 2. 食肉及び鯨肉は，清潔で衛生的な有蓋の容器に収めるか，又は清潔で衛生的な合成樹脂フィルム，合成樹脂加工紙，硫酸紙，パラフィン紙若しくは布で包装して，運搬しなければならない． |

## 食肉及び鯨肉の調理基準

| 規格基準 |
|---|
| 食肉又は鯨肉の調理は，衛生的な場所で，清潔で衛生的な器具を用いて行わなければならない． |

## 生食用食肉の成分規格

| 規格基準 |
|---|
| 1. 生食用食肉は，腸内細菌科菌群が陰性でなければならない． |
| 2. 1.に係る記録は，1年間保存しなければならない． |

## 生食用食肉の加工基準

| 規格基準 |
|---|
| 生食用食肉は，次の基準に適合する方法で加工しなければならない． |
| 1. 加工は，他の設備と区分され，器具及び手指の洗浄及び消毒に必要な専用の設備を備えた衛生的な場所で行わなければならない．また，肉塊（食肉の単一の塊をいう．以下この目において同じ．）が接触する設備は専用のものを用い，一つの肉塊の加工ごとに洗浄及び消毒を行わなければならない． |
| 2. 加工に使用する器具は，清潔で衛生的かつ洗浄及び消毒の容易な不浸透性の材質であって，専用のものを用いなければならない．また，その使用に当たっては，一つの肉塊の加工ごとに（病原微生物により汚染された場合は，その都度），83℃以上の温湯で洗浄及び消毒をしなければならない． |

3. 加工は，法第48条第6項第1号から第3号までのいずれかに該当する者，同項第4号に該当する者のうち食品衛生法施行令（昭和28年政令第229号）第35条第13項に規定する食肉製品製造業（法第48条第7項に規定する製造業に限る．）に従事する者又は都道府県知事若しくは地域保健法（昭和22年法律第101号）第5条第1項の規定に基づく政令で定める市及び特別区の長が生食用食肉を取り扱う者として適切と認める者が行わなければならない．ただし，その者の監督の下に行われる場合は，この限りでない．

4. 加工は，肉塊が病原微生物により汚染されないよう衛生的に行わなければならない．また，加工は，加熱殺菌をする場合を除き，肉塊の表面の温度が10℃を超えることのないようにして行わなければならない．

5. 加工に当たっては，刃を用いてその原形を保ったまま筋及び繊維を短く切断する処理，調味料に浸潤させる処理，他の食肉の断片を結着させ成形する処理その他病原微生物による汚染が内部に拡大するおそれのある処理をしてはならない．

6. 加工に使用する肉塊は，凍結させていないものであって，衛生的に枝肉から切り出されたものでなければならない．

7. 6. の処理を行った肉塊は，処理後速やかに，気密性のある清潔で衛生的な容器包装に入れ，密封し，肉塊の表面から深さ1cm以上の部分までを60℃で2分間以上加熱する方法又はこれと同等以上の殺菌効果を有する方法で加熱殺菌を行った後，速やかに4℃以下に冷却しなければならない．

8. 7. の加熱殺菌に係る温度及び時間の記録は，1年間保存しなければならない．

## 生食用食肉の保存基準

| 規格基準 |
| --- |
| 1. 生食用食肉は，4℃以下で保存しなければならない．ただし，生食用食肉を凍結させたものにあっては，これを−15℃以下で保存しなければならない． |
| 2. 生食用食肉は，清潔で衛生的な容器包装に入れ，保存しなければならない． |

## 生食用食肉の調理基準

| 規格基準 |
| --- |
| 1. 加工基準の1. から5. までの基準は，生食用食肉の調理について準用する． |
| 2. 調理に使用する肉塊は，加工基準の6. および7. の処理を経たものでなければならない． |
| 3. 調理を行った生食用食肉は，すみやかに提供しなければならない． |

## 食鳥卵の成分規格

| 規格基準 |
| --- |
| 1. 殺菌液卵（鶏の液卵を殺菌したものをいう．以下同じ．）はサルモネラ属菌が検体25gにつき陰性でなければならない． |
| 2. 未殺菌液卵（殺菌液卵以外の鶏の液卵をいう．以下同じ．）は，細菌数が検体1gにつき1,000,000以下でなければならない． |

ただし製造基準は省略

## 食鳥卵（鶏の液卵に限る．）の保存基準

| 規格基準 |
| --- |
| 1. 鶏の液卵は，8℃以下（鶏の液卵を冷凍したものにあっては，−15℃以下）で保存しなければならない． |
| 2. 製品の運搬に使用する器具は，洗浄し，殺菌し，及び乾燥したものでなければならない． |
| 3. 製品の運搬に使用するタンクは，ステンレス製のものであり，かつ，定置洗浄装置により洗浄し，及び殺菌する方法又はこれと同等以上の効果を有する方法で洗浄し，及び殺菌したものでなければならない． |

## 食鳥卵（鶏の殻付き卵に限る．）の使用基準

| 規格基準 |
| --- |
| 鶏の殻付き卵を加熱殺菌せずに飲食に供する場合にあっては，賞味期限を経過していない生食用の正常卵を使用しなければならない． |

## 血液，血球及び血漿の保存基準

| 規格基準 |
| --- |
| 1. 血液，血球及び血漿しょうは，4℃以下で保存しなければならない． |
| 2. 冷凍した血液，血球及び血漿しょうは，−18℃以下で保存しなければならない． |
| 3. 血液，血球及び血漿しょうは，清潔で衛生的な容器包装に収めて保存しなければならない． |

ただし加工基準は省略

## 食肉製品の成分規格

| 規格基準 |
| --- |

1. 一般規格

　　食肉製品は，その1 kgにつき0.070 gを超える量の亜硝酸根を含有するものであってはならない.

2. 個別規格

　　1）乾燥食肉製品（乾燥させた食肉製品であって，乾燥食肉製品として販売するものをいう. 以下同じ. ）は，次の規格に適合するものでなければならない.

　　　　a　E. coli（大腸菌群のうち，44.5℃で24時間培養したときに，乳糖を分解して，酸及びガスを生ずるものをいう. 以下同じ. ）陰性でなければならない.

　　　　b　水分活性が0.87未満でなければならない.

　　2）非加熱食肉製品（食肉を塩漬けした後，くん煙し，又は乾燥させ，かつ，その中心部の温度を63℃で30分間加熱する方法又はこれと同等以上の効力を有する方法による加熱殺菌を行っていない食肉製品であって，非加熱食肉製品として販売するものをいう. ただし，乾燥食肉製品を除く. 以下同じ. ）は，次の規格に適合するものでなければならない.

　　　　a　E. coliが，検体1 gにつき100以下でなければならない.

　　　　b　黄色ブドウ球菌が，検体1 gにつき1,000以下でなければならない.

　　　　c　サルモネラ属菌陰性でなければならない.

　　　　d　リステリア・モノサイトゲネスが，検体1 gにつき100以下でなければならない.

　　3）特定加熱食肉製品（その中心部の温度を63℃で30分間加熱する方法又はこれと同等以上の効力を有する方法以外の方法による加熱殺菌を行った食肉製品をいう. ただし，乾燥食肉製品及び非加熱食肉製品を除く. 以下同じ. ）は，次の規格に適合するものでなければならない.

　　　　a　E. coliが，検体1 gにつき100以下でなければならない.

　　　　b　クロストリジウム属菌（グラム陽性の芽胞形成桿菌であって亜硫酸を還元する嫌気性の菌をいう. 以下同じ. ）が，検体1 gにつき1,000以下でなければならない.

　　　　c　黄色ブドウ球菌が，検体1 gにつき1,000以下でなければならない.

　　　　d　サルモネラ属菌陰性でなければならない.

　　4）加熱食肉製品（乾燥食肉製品，非加熱食肉製品及び特定加熱食肉製品以外の食肉製品をいう. 以下同じ. ）のうち，容器包装に入れた後加熱殺菌したものは，次の規格に適合するものでなければならない.

　　　　a　大腸菌群陰性でなければならない.

　　　　b　クロストリジウム属菌が，検体1 gにつき1,000以下でなければならない.

　　5）加熱食肉製品のうち，加熱殺菌した後容器包装に入れたものは，次の規格に適合するものでなければならない.

　　　　a　E. coli陰性でなければならない.

　　　　b　黄色ブドウ球菌が，検体1 gにつき1,000以下でなければならない.

　　　　c　サルモネラ属菌陰性でなければならない.

## 食肉製品の保存基準

| 規格基準 |
| --- |

1. 一般基準

　　1）冷凍食肉製品（冷凍食肉製品として販売する食肉製品をいう. ）は，－15℃以下で保存しなければならない.

　　2）製品は，清潔で衛生的な容器に収めて密封するか，ケーシングするか，又は清潔で衛生的な合成樹脂フィルム，合成樹脂加工紙，硫酸紙若しくはパラフィン紙で包装して，運搬しなければならない.

2. 個別基準

　　1）非加熱食肉製品

　　　　非加熱食肉製品は，10℃以下（肉塊のみを原料食肉とする場合であって，水分活性が0.95以上のものにあっては，4℃以下）で保存しなければならない. ただし，肉塊のみを原料食肉とする場合以外の場合であって，pHが4.6未満又はpHが5.1未満かつ水分活性が0.93未満のものにあっては，この限りでない.

　　2）特定加熱食肉製品

　　　　特定加熱食肉製品のうち，水分活性が0.95以上のものにあっては，4℃以下で，水分活性が0.95未満のものにあっては，10℃以下で保存しなければならない.

　　3）加熱食肉製品

加熱食肉製品は，10℃以下で保存しなければならない．ただし，気密性のある容器包装に充てんした後，製品の中心部の温度を120℃で4分間加熱する方法又はこれと同等以上の効力を有する方法により殺菌したものにあっては，この限りでない．

ただし製造基準は省略

## 鯨肉製品の成分規格

| 規格基準 |
| --- |
| 1. 鯨肉製品は，大腸菌群陰性でなければならない． |
| 2. 鯨肉ベーコンは，その1 kgにつき0.070 gを超える量の亜硝酸根を含有するものであってはならない． |

## 鯨肉製品の保存基準

| 規格基準 |
| --- |
| 1. 鯨肉製品は，10℃以下（冷凍鯨肉製品（冷凍鯨肉製品として販売する鯨肉製品をいう．）にあっては，−15℃以下）で保存しなければならない．ただし，気密性のある容器包装に充てんした後，製品の中心部の温度を120℃で4分間加熱する方法又はこれと同等以上の効力を有する方法により殺菌したものにあっては，この限りでない． |
| 2. 製品は，清潔で衛生的な容器に収めて密封するか，ケーシングするか，又は清潔で衛生的な合成樹脂フィルム，合成樹脂加工紙，硫酸紙若しくはパラフィン紙で包装して，運搬しなければならない． |

ただし製造基準は省略

## 魚肉ねり製品の成分規格

| 規格基準 |
| --- |
| 1. 魚肉ねり製品（魚肉すり身を除く．）は，大腸菌群陰性でなければならない． |
| 2. 魚肉ソーセージおよび魚肉ハムにあっては，その1 kgにつき，亜硝酸根の0.05 gを越える量を含有するものであってはならない． |

## 魚肉ねり製品の保存基準

| 規格基準 |
| --- |
| 1. 魚肉ソーセージ，魚肉ハム及び特殊包装かまぼこにあっては，10℃以下で保存しなければならない．ただし，気密性のある容器包装に充てんした後，その中心部の温度を120℃で4分間加熱する方法又はこれと同等以上の効力を有する方法により殺菌した製品及びそのpH（製品の一部を細切したものを採り，これに10倍量の精製水を加えて細砕したもののpHをいう．）が4.6以下又はその水分活性が0.94以下である製品にあっては，この限りでない． |
| 2. 冷凍魚肉ねり製品にあっては，これを−15℃以下で保存しなければならない． |
| 3. 製品は，清潔で衛生的にケーシングをするか，清潔で衛生的な有蓋の容器に収めるか，または清潔な合成樹脂フィルム，合成樹脂加工紙，硫酸紙もしくはパラフィン紙で包装して運搬しなければならない． |

ただし製造基準は省略

## いくら，すじこ及びたらこの成分規格

| 規格基準 |
| --- |
| いくら，すじこ及びたらこは，その1 kgにつき亜硝酸根の0.005 gを越える量を含有するものであってはならない． |

## ゆでだこの成分規格

| 規格基準 |
| --- |
| 1. 腸炎ビブリオは，陰性でなければならない． |
| 2. 冷凍ゆでだこは，細菌数（生菌数）が検体1 gにつき100,000以下で，かつ，大腸菌群が陰性でなければならない．この場合の細菌数（生菌数）の測定法及び大腸菌群試験法は，食品の部各条の項の冷凍食品（製造し，又は加工した食品（清涼飲料水，食肉製品，鯨肉製品，魚肉ねり製品，ゆでだこ及びゆでがにを除く．以下この項において同じ．）及び切り身又はむき身にした鮮魚介類（生かきを除く．以下この項において同じ．）を凍結させたものであって，容器包装に入れられたものに限る．以下この項において同じ．）の成分規格の1.の1），2）及び3）に準じて行う． |

ただし腸炎ビブリオ試験法は省略

## ゆでだこの保存基準

| 規格基準 |
| --- |
| 1. ゆでだこは，10℃以下で保存しなければならない．ただし，冷凍ゆでだこにあっては，これを−15℃以下で保存しなければならない． |

2. ゆでだこは，清潔で衛生的な有蓋の容器に収めるか又は清潔で衛生的な合成樹脂フィルム，合成樹脂加工紙，硫酸紙若しくはパラフィン紙で包装して運搬しなければならない．

ただし加工基準は省略

## ゆでがにの成分規格

| 規格基準 |
|---|
| 1. ゆでがに（飲食に供する際に加熱を要しないものに限る．以下1.において同じ．）は，腸炎ビブリオが陰性でなければならない．この場合の腸炎ビブリオ試験法は，次のとおりとする．<br>　1）検体の採取及び試料の調整<br>　　むき身にして販売されるゆでがにについては，滅菌器具を用いて，細切りしたものから無作為に25gをストマツキング用ポリエチレン袋に採取し，これを検体とする．<br>　　からつきのまま販売されるゆでがにについては，からの表面をアルコール綿で消毒した後，滅菌器具を用いて，からを取り除いた上，細切りしたものから無作為に25gをストマツキング用ポリエチレン袋に採取し，これを検体とする．<br>　　試料の調整は，食品の部各条の項のゆでだこの成分規格の1.の1）に準じて行う．<br>　2）試料の培養及び腸炎ビブリオの判定<br>　　食品の部各条の項のゆでだこの成分規格の1.の2）に準じて行う．<br>2. 冷凍ゆでがには，細菌数（生菌数）が検体1gにつき100,000以下で，かつ，大腸菌群が陰性でなければならない．この場合の細菌数（生菌数）の測定法及び大腸菌群試験法は，食品の部各条の項の冷凍食品（製造し，又は加工した食品（清涼飲料水，食肉製品，鯨肉製品，魚肉ねり製品，ゆでだこ及びゆでがにを除く．以下この項において同じ．）及び切り身又はむき身にした鮮魚介類（生かきを除く．以下この項において同じ．）を凍結させたものであって，容器包装に入れられたものに限る．以下この項において同じ．）の成分規格の1.の1），2）及び3）に準じて行う． |

## ゆでがにの保存基準

| 規格基準 |
|---|
| 1. ゆでがに（飲食に供する際に加熱を要しないものであって，凍結させていないものに限る．）は，10℃以下で保存しなければならない．<br>2. 冷凍ゆでがには，−15℃以下で保存しなければならない．<br>3. ゆでがに（飲食に供する際に加熱を要し，かつ，凍結させていないものを除く．）は，清潔で衛生的な容器包装に入れ，保存しなければならない．ただし，二次汚染防止措置を講じて，販売の用に供するために陳列する場合においては，この限りではない． |

ただし加工基準は省略

## 生食用鮮魚介類（切り身又はむき身にした鮮魚介類（生かきを除く．）であって，生食用のもの（凍結させたものを除く．）に限る．以下この項において同じ．）の成分規格

| 規格基準 |
|---|
| 腸炎ビブリオの最確数は，検体1gにつき100以下でなければならない． |

ただし腸炎ビブリオ最確数の測定法は省略

### 生食用鮮魚介類の保存基準

| 規格基準 |
|---|
| 生食用鮮魚介類は，清潔で衛生的な容器包装に入れ，10℃以下で保存しなければならない． |

ただし加工基準は省略

## 生食用かきの成分規格

| 規格基準 |
|---|
| 1. 細菌数は，検体1gにつき50,000以下でなければならない．<br>2. *E.coli* 最確数は，検体100gにつき230以下でなければならない．<br>3. むき身にした生食用かきの腸炎ビブリオ最確数は，検体1gにつき100以下でなければならない．この場合，腸炎ビブリオ最確数の測定法は，食品の部各条の項の生食用鮮魚介類（切り身又はむき身にした鮮魚介類（生かきを除く．）であつて，生食用のもの（凍結させたものを除く．）に限る．以下この項において同じ．）の成分規格の1）及び2）に準じて行う． |

ただし細菌数の測定法および *E. coli* 最確数の測定法は省略

## 生食用かきの保存基準

| 規格基準 |
| --- |
| 1. 生食用かきは，10℃以下に保存しなければならない．ただし，生食用冷凍かきにあつては，これを−15℃以下で保存しなければならない． |
| 2. 生食用かきは，清潔で衛生的な有蓋の容器に収めるか又は清潔で衛生的な合成樹脂，アルミニウム箔はく若しくは耐水性の加工紙で包装して保存しなければならない．ただし，生食用冷凍かきにあつては，清潔で衛生的な合成樹脂，アルミニウム箔はく又は耐水性の加工紙で包装して保存しなければならない． |

ただし加工基準は省略

## 寒天の成分規格

| 規格基準 |
| --- |
| 寒天は，その1 kgにつき，ホウ素化合物の含有量がホウ酸（$H_3BO_3$）として1 g以下でなければならない． |

## 穀類及び豆類の成分規格

| 規格基準 |
| --- |
| 次の表の第1欄に掲げる穀類又は豆類は，同表第2欄に掲げる物をそれぞれ同表第3欄に定める量を超えて含有するものであつてはならない．この場合において，同表の第2欄に掲げる物について同表の第3欄に「不検出」と定めているときは，次に規定する試験法（ただし試験法は省略）によつて試験した場合に，その物が検出されるものであつてはならない． |

| 第1欄 | 第2欄 | 第3欄 |
| --- | --- | --- |
| 米（玄米及び精米をいう．） | カドミウム及びその化合物 | Cdとして0.4 ppm |
| 小麦（玄麦） | デオキシニバレノール | 1.0 mg/kg |
| 大豆 | シアン化合物 | 不検出 |
| 小豆類 | シアン化合物 | 不検出（ただし，サルタニ豆，サルタピア豆，バター豆，ペギア豆，ホワイト豆及びライマ豆にあつてはHCNとして500 ppm） |
| えんどう | シアン化合物 | 不検出 |
| そら豆 | シアン化合物 | 不検出 |
| らつかせい | シアン化合物 | 不検出 |
| その他の豆類 | シアン化合物 | 不検出 |

## 豆類の使用基準

| 規格基準 |
| --- |
| シアン化合物の検出される豆類は生あんの原料以外に使用してはならない． |

## 野菜の加工基準

| 規格基準 |
| --- |
| 発芽防止の目的で，ばれいしよに放射線を照射する場合は，次の方法によらなければならない． |
| 1. 使用する放射線の線源及び種類は，コバルト60のガンマ線とすること． |
| 2. ばれいしよの吸収線量が150グレイを超えてはならないこと． |
| 3. 照射加工を行つたばれいしよに対しては，再度照射してはならないこと． |

## 生あんの成分規格

| 規格基準 |
| --- |
| 生あんは，シアン化合物の検出されるものであってはならない． |

ただしシアン化合物の検出法，製造基準は省略

## 豆腐の成分規格

| 規格基準 |
| --- |
| 豆腐のうち，常温で保存するもの（移動販売に係る豆腐及び成型した後水さらしをしないで直ちに販売の用に供されることが通常である豆腐を除く．）にあっては，当該豆腐中で発育し得る微生物が陰性でなければならない． |

## 豆腐の保存基準

| 規格基準 |
| --- |
| 1. 豆腐は，冷蔵するか，又は十分に洗浄し，かつ，殺菌した水槽内において，冷水（食品製造用水に限る．）で絶えず換水をしながら保存しなければならない．ただし，移動販売に係る豆腐，成型した後水さらしをしないで直ちに販売の用に供されることが通常である豆腐及び無菌充填豆腐にあっては，この限りでない． |
| 2. 移動販売に係る豆腐は，十分に洗浄し，かつ，殺菌した器具を用いて保冷をしなければならない． |

ただし製造基準は省略

## 即席めん類（めんを油脂で処理したものに限る．以下この項において同じ．）の成分規格

| 規格基準 |
| --- |
| 即席めん類は，めんに含まれる油脂の酸価が3を超え，又は過酸化物価が30を超えるものであってはならない． |

## 即席めん類の保存基準

| 規格基準 |
| --- |
| 即席めん類は，直射日光を避けて保存しなければならない． |

## 冷凍食品（製造し，又は加工した食品（清涼飲料水，食肉製品，鯨肉製品，魚肉ねり製品，ゆでだこ及びゆでがにを除く．以下この項において同じ．）及び切り身又はむき身にした鮮魚介類（生かきを除く．以下この項において同じ．）を凍結させたものであって，容器包装に入れられたものに限る．以下この項において同じ．）の成分規格

| 規格基準 |
| --- |
| 1. 無加熱摂取冷凍食品（冷凍食品のうち製造し，又は加工した食品を凍結させたものであって，飲食に供する際に加熱を要しないとされているものをいう．以下この項において同じ．）は，細菌数（生菌数）が検体1gにつき100,000以下で，かつ，大腸菌群が陰性でなければならない． |
| 2. 加熱後摂取冷凍食品（冷凍食品のうち製造し，又は加工した食品を凍結させたものであって，無加熱摂取冷凍食品以外のものをいう．以下この項において同じ．）であって凍結させる直前に加熱されたものは，細菌数（生菌数）が検体1gにつき100,000以下で，かつ，大腸菌群が陰性でなければならない． |
| 3. 加熱後摂取冷凍食品であって，凍結させる直前に加熱されたもの以外のものは，細菌数（生菌数）が検体1gにつき3,000,000以下で，かつ，*E. coli*が陰性でなければならない．（ただし，小麦粉を主たる原材料とし，摂食前に加熱工程が必要な冷凍パン生地様食品については，*E. coli*が陰性であることを要しない．） |
| 4. 生食用冷凍鮮魚介類（冷凍食品のうち切り身又はむき身にした鮮魚介類であって，生食用のものを凍結させたものをいう．以下この項において同じ．）は，細菌数（生菌数）が検体1gにつき100,000以下であり，かつ，大腸菌群が陰性であって，腸炎ビブリオ最確数が100以下でなければならない．この場合の細菌数（生菌数）の測定法及び大腸菌群試験法は，1.の1），2）及び3）に準じて，腸炎ビブリオ最確数の測定法は，食品の部各条の項の生食用鮮魚介類（切り身又はむき身にした鮮魚介類（生かきを除く．）であって，生食用のもの（凍結させたものを除く．）に限る．以下この項において同じ．）の成分規格の1）及び2）に準じて行う． |

ただし細菌数（生菌数）の測定法，大腸菌群試験法および *E. coli* の試験法は省略

## 冷凍食品の保存基準

| 規格基準 |
| --- |
| 1. 冷凍食品は，これを−15℃以下で保存しなければならない． |
| 2. 冷凍食品は，清潔で衛生的な合成樹脂，アルミニウム箔または耐水性の加工紙で包装して保存しなければならない． |

ただし加工基準は省略

## 容器包装詰加圧加熱殺菌食品（食品（清涼飲料水，食肉製品，鯨肉製品及び魚肉ねり製品を除く．）を気密性のある容器包装に入れ，密封した後，加圧加熱殺菌したものをいう．以下同じ．）の成分規格

| 規格基準 |
| --- |
| 容器包装詰加圧加熱殺菌食品は，当該容器包装詰加圧加熱殺菌食品中で発育し得る微生物が陰性でなければならない． |

ただし微生物の試験法および製造基準は省略

厚生労働省：食品別の規格基準について，https://www.mhlw.go.jp/stf/seisakunitsuite/bunya/kenkou_iryou/shokuhin/jigyousya/shokuhin_kikaku/index.html を改変して転載

## 付録5 食品添加物の規格基準

| 主要用途 | 品名 | 使用基準 | | 使用制限 | 備考 |
|---|---|---|---|---|---|
| | | 対象食品 | 使用量の最大限度 | | |
| 保存料 | 安息香酸 | | 安息香酸として | | |
| | | キャビア | 2.5 g/kg | | |
| | | マーガリン | 1.0 g/kg（ソルビン酸またはその塩類を併用する場合は，ソルビン酸としての使用量との合計量が1.0 g/kg） | | |
| | | 清涼飲料水，シロップ，しょう油 | ⎫0.60 g/kg | | |
| | 安息香酸ナトリウム | | 安息香酸として | | |
| | | キャビア | 2.5 g/kg | | |
| | | 菓子の製造に用いる果実ペーストおよび果汁（濃縮果汁を含む） | 1.0 g/kg | | |
| | | マーガリン | 1.0 g/kg（ソルビン酸またはその塩類を併用する場合は，ソルビン酸としての使用量との合計量が1.0 g/kg） | | |
| | | しょう油，シロップ，清涼飲料水 | ⎫0.60 g/kg | | |
| | ソルビン酸 | チーズ | 3.0 g/kg（プロピオン酸またはその塩類を併用する場合は，プロピオン酸としての使用量との合計量が3.0 g/kg） | | |
| | | うに，魚肉ねり製品（魚肉すり身を除く），鯨肉製品，食肉製品 | ⎫2.0 g/kg | | |
| | | いかくん製品，たこくん製品 | ⎫1.5 g/kg | | |
| | | あん類，かす漬・こうじ漬・塩漬・しょう油漬・みそ漬の漬物，キャンデッドチェリー，ジャム，シロップ，ニョッキ，魚介乾製品（いかくん製品およびたこくん製品を除く），たくあん漬，つくだ煮，煮豆，フラワーペースト類，みそ | ⎫1.0 g/kg | | |
| | | マーガリン | 1.0 g/kg（安息香酸またはその塩類を併用する場合は，安息香酸としての使用量との合計量が1.0 g/kg） | | |
| | | ケチャップ，酢漬の漬物，スープ（ポタージュスープを除く），たれ，つゆ，干しすもも | ⎫0.50 g/kg | | |
| | | 甘酒（3倍以上に希釈して飲用するものに限る），はっ酵乳（乳酸菌飲料の原料に供するものに限る），乳酸菌飲料（乳酸菌飲料の原料に供するもので殺菌したものを除く） | ⎫0.30 g/kg | | |
| | | 果実酒，雑酒 | 0.20 g/kg | | |
| | | 乳酸菌飲料（殺菌したものを除く） | 0.050 g/kg | | |
| | ソルビン酸カリウム | | ソルビン酸として | | |
| | ソルビン酸カルシウム | チーズ | 3.0 g/kg（プロピオン酸またはその塩類を併用する場合は，プロピオン酸としての使用量との合計量が3.0 g/kg） | | |

| 主要用途 | 品名 | 使用基準 | | | 備考 |
|---|---|---|---|---|---|
| | | 対象食品 | 使用量の最大限度 | 使用制限 | |
| 保存料（続き） | ソルビン酸カルシウム（続き） | うに，魚肉ねり製品（魚肉すり身を除く），鯨肉製品，食肉製品 | } 2.0 g/kg | みそ漬けの漬物にあっては，原料のみそに含まれるソルビン酸およびその塩類の量を含めて1.0 g/kg以下 | |
| | | いかくん製品，たこくん製品 | } 1.5 g/kg | | |
| | | あん類，菓子の製造に用いる果実ペーストおよび果汁（濃縮果汁を含む），かす漬・こうじ漬・塩漬・しょう油漬・みそ漬の漬物，キャンデッドチェリー，ジャム，シロップ，ニョッキ，魚介乾製品（いかくん製品，たこくん製品を除く），たくあん漬，つくだ煮，煮豆，フラワーペースト類，みそ | } 1.0 g/kg | | |
| | | マーガリン | 1.0 g/kg（安息香酸またはその塩類を併用する場合は，安息香酸としての使用量との合計量が1.0 g/kg） | | |
| | | ケチャップ，酢漬の漬物，スープ（ポタージュスープを除く），たれ，つゆ，干しすもも | } 0.50 g/kg | | |
| | | 甘酒（3倍以上に希釈して飲用するものに限る），はっ酵乳，乳酸菌飲料（乳酸菌飲料の原料に供するもの） | } 0.30 g/kg | | |
| | | 果実酒，雑酒 | 0.20 g/kg | | |
| | | 乳酸菌飲料（殺菌したものを除く） | 0.050 g/kg | | |
| | デヒドロ酢酸ナトリウム | チーズ，バター，マーガリン | デヒドロ酢酸として0.50 g/kg | | |
| | ナイシン | | ナイシンAを含むポリペプチドとして | | 特別用途表示の許可または承認を受けた場合はこの限りではない |
| | | 食肉製品，チーズ（プロセスチーズを除く），ホイップクリーム類（乳脂肪分を主成分とする食品を主要原料として泡立てたもの） | } 0.0125 g/kg | | |
| | | ソース類，ドレッシング，マヨネーズ | } 0.010 g/kg | | |
| | | プロセスチーズ，洋菓子 | 0.00625 g/kg | | |
| | | 卵加工品，みそ | 0.0050 g/kg | | |
| | | 洋生菓子（穀類およびでん粉を主原料としたもの） | 0.0030 g/kg | | |
| | パラオキシ安息香酸イソブチル | しょう油 | パラオキシ安息香酸として0.25 g/L | | |
| | パラオキシ安息香酸イソプロピル | 果実ソース | 0.20 g/kg | | |
| | パラオキシ安息香酸エチル | 酢 | 0.10 g/L | | |
| | パラオキシ安息香酸ブチル | 清涼飲料水，シロップ | 0.10 g/kg | | |
| | パラオキシ安息香酸プロピル | 果実および果菜の表皮 | 0.012 g/kg | | |
| | プロピオン酸 | チーズ | プロピオン酸として3.0 g/kg（ソルビン酸またはその塩類を併用する場合は，ソルビン酸としての使用量との合計量が3.0 g/kg） | | |
| | プロピオン酸カルシウム | | | | |
| | プロピオン酸ナトリウム | パン，洋菓子 | 2.5 g/kg | | |

| 主要用途 | 品名 | 使用基準 | | | 備考 |
|---|---|---|---|---|---|
| | | 対象食品 | 使用量の最大限度 | 使用制限 | |
| 防かび剤 | アゾキシストロビン | かんきつ類（みかんを除く） | 最大残存量 0.010 g/kg | | |
| | | ばれいしょ | 最大残存量 0.007 g/kg | | ばれいしょは泥を軽く水で洗い落としたものを用いる |
| | イマザリル | かんきつ類（みかんを除く） | 最大残存量 0.0050 g/kg | | |
| | | バナナ | 0.0020 g/kg | | |
| | オルトフェニルフェノール オルトフェニルフェノールナトリウム | かんきつ類 | オルトフェニルフェノールとしての最大残存量 0.010 g/kg | | |
| | ジフェニル | グレープフルーツ，レモン，オレンジ類 | 最大残存量 0.070 g/kg | 貯蔵または運搬の用に供する容器の中に入れる紙片に浸潤させて使用する場合以外に使用してはならない | |
| | ジフェノコナゾール | ばれいしょ | 最大残存量 0.004 g/kg | | ばれいしょは泥を水で軽く洗い落としたものに適用 |
| | チアベンダゾール | かんきつ類 | 最大残存量 0.010 g/kg | | |
| | | バナナ | 0.0030 g/kg（全体） 0.0004 g/kg（果肉） | | |
| | ピリメタニル | 西洋なし，マルメロ，りんご | 最大残存量 0.014 g/kg | | |
| | | あんず，おうとう，かんきつ類（みかんを除く），すもも，もも | 0.010 g/kg | | |
| | フルジオキソニル | キウィー，パイナップル（パイナップルにあっては冠芽を除く） | 最大残存量 0.020 g/kg | | |
| | | かんきつ類（みかんを除く） | 0.010 g/kg | | |
| | | ばれいしょ | 0.0060 g/kg | | |
| | | アボカド，あんず，おうとう，ざくろ，すもも，西洋なし，ネクタリン，パパイヤ，びわ，マルメロ，マンゴー，もも，りんご（アボカド，あんず，おうとう，すもも，ネクタリン，マンゴー，ももにあっては種子を除く） | 0.0050 g/kg | | |
| | プロピコナゾール | かんきつ類（みかんを除く） | 最大残存量 0.008 g/kg | | |
| | | あんず，ネクタリン，もも（種子を除く）おうとう（果梗および種子を除く） | 0.004 g/kg | | |
| | | すもも（種子を除く） | 0.0006 g/kg | | |
| 酸化防止剤 | L-アスコルビン酸 | | | | |
| | L-アスコルビン酸カルシウム | | | | |
| | L-アスコルビン酸ステアリン酸エステル | | | | |
| | L-アスコルビン酸ナトリウム | | | | |
| | L-アスコルビン酸パルミチン酸エステル | | | | |

| 主要用途 | 品名 | 使用基準 | | | 備考 |
|---|---|---|---|---|---|
| | | 対象食品 | 使用量の最大限度 | 使用制限 | |
| 酸化防止剤（続き） | エチレンジアミン四酢酸カルシウム二ナトリウム | | エチレンジアミン四酢酸カルシウム二ナトリウムとして | エチレンジアミン四酢酸二ナトリウムは最終食品の完成前にエチレンジアミン四酢酸カルシウム二ナトリウムにしなければならない | |
| | エチレンジアミン四酢酸二ナトリウム | 缶詰または瓶詰の清涼飲料水 | 0.035 g/kg | | |
| | | その他の缶詰または瓶詰食品 | 0.25 g/kg | | |
| | エリソルビン酸 | | | 魚肉ねり製品（魚肉すり身を除く）およびパンにあっては栄養の目的に使用してはならない. その他の食品にあっては, 酸化防止の目的以外に使用してはならない | |
| | エリソルビン酸ナトリウム | | | | |
| | グアヤク脂 | 油脂, バター | 1.0 g/kg | | |
| | クエン酸イソプロピル | 油脂, バター | クエン酸モノイソプロピルとして 0.10 g/kg | | |
| | L-システイン塩酸塩 | パン, 天然果汁 | | | |
| | ジブチルヒドロキシトルエン（BHT） | 魚介冷凍品,（生食用冷凍鮮魚介類および生食用冷凍かきを除く）, 鯨冷凍品（生食用冷凍鯨肉を除く） | 1 g/kg（浸漬液1 kgにつき）（BHAと併用する場合はその合計量が1 g/kg） | | |
| | | チューインガム | 0.75 g/kg | | |
| | | 油脂, バター, 魚介乾製品, 魚介塩蔵品, 乾燥裏ごしいも | 0.2 g/kg（BHAと併用する場合はその合計量が0.2 g/kg） | | |
| | dl-α-トコフェロール | | | 酸化防止の目的以外に使用してはならない. ただし, β-カロテン, ビタミンA, ビタミンA脂肪酸エステルおよび流動パラフィンの製剤中に含まれる場合はこの限りでない | |
| | ブチルヒドロキシアニソール（BHA） | 魚介冷凍品（生食用冷凍鮮魚介類および生食用冷凍かきを除く）, 鯨冷凍品（生食用冷凍鯨肉を除く） | 1 g/kg（浸漬液1 kgにつき）（BHTと併用する場合はその合計量が1 g/kg） | | |
| | | 油脂, バター魚介乾製品, 魚介塩蔵品, 乾燥裏ごしいも | 0.2 g/kg（BHTと併用する場合はその合計量が0.2 g/kg） | | |
| | 没食子酸プロピル | 油脂 | 0.20 g/kg | | |
| | | バター | 0.10 g/kg | | |
| 殺菌科 | 亜塩素酸水 | 精米, 豆類, 野菜（きのこ類を除く）, 果実, 海藻類, 鮮魚介類（鯨肉を含む）, 食肉, 食肉製品, 鯨肉製品 上記を塩蔵, 乾燥その他の方法により保存したもの | 亜塩素酸として 0.40 g/kg（浸漬液または噴霧液1 kgにつき） | 最終食品の完成前に分解または除去すること | |
| | 亜塩素酸ナトリウム | かずのこの加工品（干しかずのこおよび冷凍かずのこを除く）, 生食用野菜類, 卵類（卵殻の部分に限る） | 0.50 g/kg（浸漬液1 kgにつき） | 最終食品の完成前に分解または除去すること | |
| | | かんきつ類果皮（菓子製造に用いるものに限る）, さくらんぼ, ふき, ぶどう, もも 食肉, 食肉製品 | 0.50〜1.20 g/kg（浸漬液または噴霧液1 kgにつき） | pH2.3〜2.9の浸漬液または噴霧液を30秒以内で使用 最終食品の完成前に分解または除去すること | |
| | オクタン酸 | | | 着香の目的および過酢酸製剤として使用する場合に限る | |
| | 過酢酸 | | | 過酢酸製剤として使用する場合に限る | |

| 主要用途 | 品名 | 使用基準 | | | 備考 |
|---|---|---|---|---|---|
| | | 対象食品 | 使用量の最大限度 | 使用制限 | |
| 殺菌料（続き） | 過酢酸製剤 | 鶏の食肉 | 過酢酸として<br>2.0 g/kg（浸漬液または噴霧液 1 kgにつき）<br>1-ヒドロキシエチリデン-1,1-ジホスホン酸として<br>0.136 g/kg（浸漬液または噴霧液 1 kgにつき） | 牛, 鶏および豚の食肉, 果実ならびに野菜の表面殺菌の目的以外に使用してはならない | |
| | | 牛および豚の食肉 | 過酢酸として<br>1.80 g/kg（浸漬液または噴霧液 1 kgにつき）<br>1-ヒドロキシエチリデ-1,1-ホスホン酸として<br>0.024 g/kg（浸漬液または噴霧液 1 kgにつき） | | |
| | | 果実, 野菜 | 過酢酸として<br>0.080 g/kg（浸漬液または噴霧液 1 kgにつき）<br>1-ヒドロキシエチリデン-1,1-ジホスホン酸として<br>0.0048 g/kg（浸漬液または噴霧液 1 kgにつき） | | |
| | 高度サラシ粉 | | | | |
| | 次亜塩素酸水 | | | 最終食品の完成前に除去すること | |
| | 次亜塩素酸ナトリウム | | | ごまに使用してはならない | |
| | 次亜臭素酸水 | 食肉（食鳥肉を除く） | 臭素として<br>0.90 g/kg（浸漬液または噴霧液 1 kgにつき） | 食肉の表面殺菌の目的以外に使用してはならない | |
| | | 食鳥肉 | 0.45 g/kg（浸漬液または噴霧液 1 kgにつき） | | |
| | 二炭酸ジメチル | 果実酒（ぶどう酒を除く）, 清涼飲料水（ミネラルウォーター類を除く） | } 0.25 g/kg | | |
| | | ぶどう酒 | 0.20 g/kg | | |
| | 1-ヒドロキシエチリデン-1,1-ジホスホン酸 | | | 過酢酸製剤として使用する場合に限る | |
| 漂白剤 | 過酸化水素 | | 最大残存量<br>0.005 g/kg | 最終製品の完成前に分解または除去すること | |
| | | 釜揚げしらす, しらす干しその他の食品 | | | |
| | 亜硫酸ナトリウム | | 二酸化硫黄としての最大残存量 | ごま, 豆類および野菜に使用してはならない | |
| | | かんぴょう | 5.0 g/kg | | |
| | | 乾燥果実（干しぶどうを除く） | 2.0 g/kg | | |
| | 次亜硫酸ナトリウム | 干しぶどう | 1.5 g/kg | | |
| | | コンニャク粉 | 0.90 g/kg | | |
| | | 乾燥じゃがいも, ゼラチン, ディジョンマスタード | } 0.50 g/kg | | |
| | 二酸化硫黄 | 果実酒（果実酒の製造に用いる酒精分 1 容量％以上を含有する果実搾汁およびこれを濃縮したものを除く）, 雑酒 | } 0.35 g/kg | | |
| | ピロ亜硫酸カリウム | キャンデッドチェリー, 糖蜜 | } 0.30 g/kg | | |
| | | 糖化用タピオカでんぷん | 0.25 g/kg | | *えびおよび冷凍生かににあってはそのむき身について |
| | | 水あめ | 0.20 g/kg | | |
| | | 天然果汁（5 倍以上に希釈して飲用に供するもの） | 0.15 g/kg | | |
| | | 甘納豆, 煮豆, えび, 冷凍生かに | } 0.10 g/kg* | | |

| 主要用途 | 品名 | 使用基準 | | | 備考 |
|---|---|---|---|---|---|
| | | 対象食品 | 使用量の最大限度 | 使用制限 | |
| 漂白剤（続き） | ピロ亜硫酸ナトリウム | その他の食品（キャンデッドチェリーの製造に用いるさくらんぼ，ビールの製造に用いるホップならびに果実酒の製造に用いる果汁，酒精分1容量％以上を含有する果実搾汁およびこれを濃縮したものを除く） | 0.030 g/kg | ごま，豆類および野菜に使用してはならない | |
| 小麦粉処理剤 | 過酸化ベンゾイル | 小麦粉 | | ミョウバン，リン酸のカルシウム塩類，硫酸カルシウム，炭酸カルシウム，炭酸マグネシウムおよびデンプンの1種以上を配合して希釈過酸化ベンゾイルとして使用すること | |
| | 過硫酸アンモニウム | 小麦粉 | 0.30 g/kg | | |
| | 希釈過酸化ベンゾイル | | | | |
| | 臭素酸カリウム | パン（小麦粉を原料として使用するものに限る） | 臭素酸として 0.030 g/kg （小麦粉1 kgにつき） | 最終食品の完成前に分解または除去すること | |
| | 二酸化塩素 | 小麦粉 | | | |
| 糊料 | アルギン酸アンモニウム | | | | |
| | アルギン酸カリウム | | | | |
| | アルギン酸カルシウム | | | | |
| | アルギン酸ナトリウム | | | | |
| | アルギン酸プロピレングリコールエステル | 一般食品 | 1.0 % | | |
| | カルボキシメチルセルロースカルシウム | | | これらを2種以上併用する場合は，その使用量の和が食品の2.0 %以下 | |
| | カルボキシメチルセルロースナトリウム | 一般食品 | 2.0 % | | |
| | デンプングリコール酸ナトリウム | | | | |
| | メチルセルロース | | | | |
| | ポリアクリル酸ナトリウム | 一般食品 | 0.20 % | | |
| | ポリビニルピロリドン | カプセル・錠剤等通常の食品形態でない食品* | | | ＊カプセル・錠剤等通常の食品形態でない食品には菓子類は含まれない |
| 発色剤 | 亜硝酸ナトリウム | 食肉製品，鯨肉ベーコン 魚肉ソーセージ，魚肉ハム いくら，すじこ，たらこ | 亜硝酸根としての最大残存量 ⟩0.070 g/kg ⟩0.050 g/kg ⟩0.0050 g/kg | | |
| | 硝酸カリウム | 食肉製品，鯨肉ベーコン | 亜硝酸根としての最大残存量 0.070 g/kg | | |
| | 硝酸ナトリウム | | | | |
| | 硫酸第一鉄 | | | | |
| 着色料 | β-アポ-8'-カロテナール | | | こんぶ類，食肉．鮮魚介類（鯨肉を含む），茶，のり類，豆類，野菜およびわかめ類に使用してはならない 保存基準：遮光した密封容器に入れ，空気を不活性ガスで置換して保存する | |
| | β-カロテン | | | | |

| 主要用途 | 品名 | 使用基準 | | | 備考 |
|---|---|---|---|---|---|
| | | 対象食品 | 使用量の最大限度 | 使用制限 | |
| 着色料（続き） | カンタキサンチン | 魚肉ねり製品（かまぼこに限る）* | 0.035 g/kg | | *はんぺん，さつま揚げ，ツナハム，魚肉ソーセジおよびこれらの類似品は含まれない |
| | 三二酸化鉄 | バナナ，コンニャク | | バナナについては果柄の部分に限る | |
| | 食用赤色2〜3号，40号，102号，104〜106号 | | | カステラ，きなこ*，魚肉漬物，鯨肉漬物，こんぶ類，しょう油，食肉，食肉漬物，スポンジケーキ，鮮魚介類（鯨肉を含む），茶，のり類，マーマレード，豆類，みそ，めん類（ワンタンを含む），野菜およびわかめ類に使用してはならない | *きなこには，うぐいす粉を含まない |
| | 食用赤色2〜3号，40号アルミニウムレーキ | | | | |
| | 食用黄色4〜5号 | | | | |
| | 食用黄色4〜5号アルミニウムレーキ | | | | |
| | 食用緑色3号 | | | | |
| | 食用緑色3号アルミニウムレーキ | | | | |
| | 食用青色1〜2号 | | | | |
| | 食用青色1〜2号アルミニウムレーキ | | | | |
| | タール色素の製剤 | | | | |
| | 水溶性アナトー | | | こんぶ類，食肉，鮮魚介類（鯨肉を含む），茶，のり類，豆類野菜およびわかめ類に使用してはならない | |
| | 鉄クロロフィリンナトリウム | | | | |
| | 銅クロロフィリンナトリウム | こんぶ（無水物） | 銅として 0.15 g/kg | | |
| | | 果実類または野菜類の貯蔵品 | 0.10 g/kg | | |
| | | シロップ | 0.064 g/kg | | |
| | | チューインガム | 0.050 g/kg | | |
| | | 魚肉ねり製品（魚肉すり身を除く） | 0.040 g/kg | | |
| | | あめ類 | 0.020 g/kg | | |
| | | チョコレート，生菓子（菓子パンを除く） | } 0.0064 g/kg | | |
| | | みつ豆缶詰または合成樹脂製容器包装詰中の寒天 | 0.0004 g/kg | | |
| | 銅クロロフィル | こんぶ（無水物） | 銅として 0.15 g/kg | | |
| | | 果実類または野菜類の貯蔵品 | 0.10 g/kg | | |
| | | チューインガム | 0.050 g/kg | | |
| | | 魚肉ねり製品（魚肉すり身を除く） | 0.030 g/kg | | |
| | | 生菓子（菓子パンを除く） | 0.0064 g/kg | | |
| | | チョコレート | 0.0010 g/kg | | |
| | | みつ豆缶詰または合成樹脂製容器包装詰中の寒天 | 0.0004 g/kg | | |

| 主要用途 | 品名 | 使用基準 | | | 備考 |
|---|---|---|---|---|---|
| | | 対象食品 | 使用量の最大限度 | 使用制限 | |
| 着色料（続き） | 二酸化チタン | | | 着色の目的以外に使用してはならない<br>カステラ，きなこ，魚肉漬物，鯨肉漬物，こんぶ類．しょう油，食肉，食肉漬物，スポンジケーキ，鮮魚介類（鯨肉を含む），茶，のり類，マーマレード，豆類，みそ，めん類（ワンタンを含む），野菜およびわかめ類に使用してはならない | |
| | ノルビキシンカリウム | | | こんぶ類，食肉，鮮魚介類（鯨肉を含む），茶，のり類，豆類，野菜およびわかめ類に使用してはならない | 成分規格は水溶性アナトーとして定められている |
| | ノルビキシンナトリウム | | | | |
| | 着色料（化学的合成品を除く） | | | こんぶ類，食肉，鮮魚介類（鯨肉を含む），茶，のり類，豆類，野菜およびわかめ類に使用してはならない．ただし，のり類に金を使用する場合は，この限りでない | |
| 甘味料 | アスパルテーム | | | | |
| | アセスルファムカリウム | 栄養機能食品（錠剤に限る） | 6.0 g/kg | 特別用途食品の許可または承認を受けた場合はこの限りでない | |
| | | あん類，菓子（チューインガムを除く），生菓子 | ⎱2.5 g/kg | | |
| | | チューインガム | 5.0 g/kg | | |
| | | アイスクリーム類，ジャム類，たれ，漬け物，氷菓，フラワーペースト | ⎱1.0 g/kg | | |
| | | 果実酒，雑酒，清涼飲料水，乳飲料，乳酸菌飲料，はっ酵乳（希釈して飲用に供する飲料水にあっては，希釈後の飲料水） | ⎱0.50 g/kg | | |
| | | 砂糖代替食品 | 15 g/kg | | |
| | | その他の食品 | 0.35 g/kg | | |
| | アドバンテーム | | | | |
| | キシリトール | | | | |
| | D-キシロース | | | | |
| | グリチルリチン酸二ナトリウム | しょう油，みそ | | | |
| | サッカリン | チューインガム | 0.050 g/kg | | |
| | サッカリンカルシウム | | サッカリンナトリウムとしての最大残存量 | サッカリンナトリウムと併用する場合にあっては，それぞれの残存量の和がサッカリンナトリウムとしての基準値以上であってはならない．ただし，特別用途表示の許可または承認を受けた場合はこの限りでない | |
| | | こうじ漬・酢漬・たくあん漬の漬物 | ⎱2.0 g/kg | | |
| | | 粉末清涼飲料，清涼飲料水（5倍以上に希釈して飲用に供するものに限る），乳酸菌飲料・はっ酵乳（乳酸菌飲料の原料に供するものに限る） | ⎱1.5 g/kg | | |
| | | かす漬・みそ漬・しょう油漬の漬物，魚介加工品（魚肉ねり製品，つくだ煮，漬物，缶詰・瓶詰食品を除く） | ⎱1.2 g/kg | | |
| | | 酢（3倍以上に希釈して使用するものに限る） | 0.90 g/kg | | |
| | | 海藻加工品，しょう油，つくだ煮，煮豆 | ⎱0.50 g/kg | | |

| 主要用途 | 品名 | 使用基準 | | | 備考 |
|---|---|---|---|---|---|
| | | 対象食品 | 使用量の最大限度 | 使用制限 | |
| 甘味料（続き） | サッカリンカルシウム（続き） | 魚肉ねり製品，シロップ，酢，清涼飲料水ソース，乳飲料，乳酸菌飲料，氷菓* | ⎫⎬⎭ 0.30 g/kg | | ＊氷菓，アイスクリーム類および菓子は，原料たる液状ミックスおよびミックスパウダーを含む |
| | | アイスクリーム類*，あん類，ジャム，漬物（かす漬，こうじ漬，しょう油漬，酢漬，たくあん漬，みそ漬を除く），はっ酵乳（乳酸菌飲料の原料に供するものを除く），フラワーペースト類，みそ，魚介加工品の缶詰・瓶詰 | ⎫⎬⎭ 0.20 g/kg | | |
| | | 菓子* | 0.10 g/kg | | |
| | | 上記以外の食品の缶詰瓶詰 | 0.20 g/kg | | |
| | サッカリンナトリウム | | サッカリンナトリウムとしての最大残存量 | サッカリンカルシウムと併用する場合にあっては，それぞれの残存量の和がサッカリンナトリウムとしての基準値以上であってはならない．ただし，特別用途表示の許可または承認を受けた場合はこの限りでない | |
| | | こうじ漬・酢漬・たくあん漬の漬物 | ⎫⎬⎭ 2.0 g/kg | | |
| | | 粉末清涼飲料，清涼飲料水（5倍以上に希釈して飲用に供するものに限る），乳酸菌飲料・はっ酵乳（乳酸菌飲料の原料に供するものに限る） | ⎫⎬⎭ 1.5 g/kg | | |
| | | かす漬・みそ漬・しょう油漬の漬物，魚介加工品（魚肉ねり製品，つくだ煮，漬物，缶詰・瓶詰食品を除く） | ⎫⎬⎭ 1.2 g/kg | | |
| | | 酢（3倍以上に希釈して使用するものに限る） | 0.90 g/kg | | |
| | | 海藻加工品，しょう油，つくだ煮，煮豆 | ⎫⎬⎭ 0.50 g/kg | | |
| | | 魚肉ねり製品，シロップ，酢，清涼飲料水，ソース，乳飲料，乳酸菌飲料，氷菓* | ⎫⎬⎭ 0.30 g/kg | | ＊氷菓，アイスクリーム類および菓子は，原料たる液状ミックスおよびミックスパウダーを含む |
| | | アイスクリーム類*，あん類，ジャム，漬物（かす漬，こうじ漬，しょう油漬，酢漬，たくあん漬，みそ漬を除く），はっ酵乳（乳酸菌飲料の原料に供するものを除く），フラワーペースト類，みそ，魚介加工品の缶詰・瓶詰 | ⎫⎬⎭ 0.20 g/kg | | |
| | | 菓子* | 0.10 g/kg | | |
| | | 上記以外の食品の缶詰・瓶詰 | 0.20 g/kg | | |
| | スクラロース | 生菓子，菓子（チューインガムを除く） | 1.8 g/kg | | |
| | | チューインガム | 2.6 g/kg | 特別用途表示の許可または承認を受けた場合はこの限りでない | |
| | | ジャム | 1.0 g/kg | | |
| | | 清酒，合成清酒，果実酒，雑酒，清涼飲料水，乳飲料，乳酸菌飲料，（希釈して飲用に供する飲料水にあっては，希釈後の飲料水） | ⎫⎬⎭ 0.40 g/kg | | |
| | | 砂糖代替食品 | 12 g/kg | | |
| | | その他の食品 | 0.58 g/kg | | |
| | D-ソルビトール | | | | |
| | D-ソルビトール液 | | | | |
| | ネオテーム | | | | |

「新訂版 食品添加物の使用基準便覧 第51版」（公益社団法人日本食品衛生協会／編），公益社団法人日本食品衛生協会，2023より改変して転載

Codex委員会は国連食糧農業機関（**FAO**）と世界保健機関（**WHO**）合同の下部組織として1951年に設立された政府間組織であり，国際的なリスク管理機関である.

一般的衛生管理プログラムやHACCPシステムは，国際的な政府間組織であるCodex委員会から示された文書に従うことが国際的ルールとなっており，Codex委員会では，以下の構成で「**食品衛生の一般原則**」を作成している.

- 目的
- 適用範囲
- 使用（用途）
- 一般
- 規制機関，食品事業者および消費者の役割
- 一般原則
- 食品安全へのマネジメントコミットメント
- 定義
- 第1章　適正衛生規範
- Section Ⅰ：序章および食品ハザードのコントロール
- Section Ⅱ：一次生産
- Section Ⅲ：施設・設備および機械器具のデザイン
- Section Ⅳ：トレーニングおよび力量
- Section Ⅴ：施設のメンテナンス，洗浄・消毒およびペストコントロール
- Section Ⅵ：従事者衛生
- Section Ⅶ：食品などの取り扱い
- Section Ⅷ：製品情報および消費者の認識
- Section Ⅸ：輸送
- 第2章　ハザード分析および重要管理点（HACCP）システムとその適用のための指針（省略）

## 目的

食品衛生の一般原則：適正衛生規範（GHP）ならびにハザード分析および重要管理点（HACCP）システムの目的は以下のとおり.

- 安全で，消費に適する食品を供給するために，フードチェーン全体に応用できるGHPの適用に関する原則および指針を提供する
- HACCP原則の適用に関する指針を提供する
- GHPとHACCPの間の関係を明確にする
- 規範の業種と製品固有の規則を確立するための基礎を提供する

## 適用範囲

本文書は，食品の生産（一次生産を含む），加工，製造，調理，包装，保管，流通，小売，フードサービスおよび運搬に実施すべき必要な衛生と食品安全管理を概説することにより，安全で消費に適する食品を生産するための一般原則の枠組みを提供し，適切な箇所でフードチェーンを通じた特定の段階における具体的な食品安全管理手段を提供する.

## 使用（用途）

本文書は，FBO（食品事業者：一次生産者，輸入業者，製造/加工業者，食品倉庫/物流業者，飲食業者，小売業者，および取引業者を含む）および関連機関によって使用されることを意図している. また本文書は，食品取引に関して，製品の性質や食品事業の規模に関係なく，食品事業者のニーズを満たす基本情報を提供している. ただし，すべての状況や特定の食品事業，および個々の状況に関連する食品安全リスクの性質や範囲に対して具体的な指針を提供することはできないことに注意する必要がある. 本文書に含まれる特定の推奨事項は，適用されない場合もありえる. 各FBOにとって根本的な問題は，"食品の安全性と適合性を保証するために必要かつ適切な措置は何か？"ということである. 本文書では，"必要"な場合と"適切"な場合というフレーズを使用することで，このような問題が生じうる箇所を示している. 措置が必要・適切かを決定する際には，消費者に悪影響を及ぼす恐れのあるハザードの，発生確率と重篤度を評価する必要がある. これには，その措置の運用とハザードに関する関連知識，利用可能な科学的情報などを考慮する必要がある. このアプローチにより，本文書の措置は，食品の安全性と適合性を保証するという全体的な目的に沿った，柔軟かつ適切な運用が可能となる. これによって，フードチェーンの運営や業務の多様性，食品の生産や取り扱いに関連する公衆衛生へのリスクの程度がさまざまであることが考慮される.

## 規制機関，食品事業者および消費者の役割

所管当局は，これらの一般原則を法規，規制または指針を通じて，どのように最もうまく適用するか判断する責任がある.

- 食品の消費に起因する疾病，傷害または死亡から消費者を守る
- 食品が消費のために安全で適切なように，食品事業者が効果的な管理システムを実施することを保証する
- 国内および国際的に取引される食品の信頼を維持する
- 食品衛生の原則を食品事業者および消費者に対して効果的に伝える情報を提供する

食品事業者は，この文書に規定される衛生規範および食品安全の原則を，以下のことに対して適用すべきである. そのためにすべきことは，

- 安全で意図された用途に適した食品を提供する工程を開発し，実施し，検証する
- 従業員がそれぞれの職務に適した能力をもつことを保証する
- 安全で適切な食品を提供し，適切な食品安全の規範を奨励することに対する食品事業者のコミットメントを示すことにより積極的な食品安全文化を築く
- 国内および国際的に取引される食品の信頼を維持することに貢献する
- 消費者が食品アレルゲンの存在を確認し，食品を汚染から守

ること，かつ，食品を正しく保管し，取り扱いおよび調理することにより，食品媒介病原体の増殖／生残を防止することができるように，明確で，容易に理解する情報をもつことを保証する

消費者は，食品の取り扱い，調理および保管のための適切なガイダンスと指示に従い，適切な食品衛生措置を適用することにより，自分たちの役割を果たすべきである．

## 一般原則

（ⅰ）食品の安全性と適切性は，科学に基づく予防的アプローチ，例えば食品衛生システムを使用して管理すべきである．GHP は，食品が汚染物質の存在を最小限にする環境で生産され，取り扱われることを保証すべきである．

（ⅱ）GHP を含む適切に適用された前提条件プログラムは，効果的な HACCP システムの基盤を提供すべきである．

（ⅲ）食品事業者は，食品事業に応じて未加工の原材料およびその他の原材料，生産または調理工程および食品の生産あるいは取り扱われる環境に結びつく危害要因を食品事業に応じて適切に認識すべきである．

（ⅳ）食品の性質，食品の加工および健康への悪影響の可能性に応じて危害要因を管理するために，それらが食品安全に一層大きな影響を与えるとして，他よりも注意を必要とするものを含めて適切に GHP を適用することで十分である場合がある．GHP のみの適用で十分でないときには，GHP と CCP におけるさらなる管理措置の組み合わせを適用すべきである．

（ⅴ）食品安全の許容可能レベルを達成するために不可欠な管理措置は，科学的に妥当性を確認すべきである．

（ⅵ）管理措置の適用は，食品製品の性質および食品事業の規模に対して適切にモニタリング，改善措置，検証および文書化の対象とすべきである．

（ⅶ）食品衛生システムは，修正が必要かを決定するために見直すべきである．これは定期的および食品事業と結びつく潜在的な危害要因あるいは管理措置に影響する可能性のある重大な変化があるときは常に行うべきである（例：新たな工程，新たな原材料，新たな製品，新たな装置，新たな科学的知識）．

（ⅷ）食品および食品加工の適切なコミュニケーションは，フードチェーン全体を通じた食品の安全性と適切性を保証するために，すべての関係者間で維持すべきである．

## 第1章　適正衛生規範

### Section Ⅰ：序章および食品ハザードのコントロール

本項では安全で喫食に適した食品の生産のため，一次生産から喫食までフードチェーン全体を通じて必要な衛生的な条件を規定している．

「全ての食品事業者は，事業に結びつく危害要因とそれらの危害要因の管理に必要な管理措置を適切に認識して理解すべきである．食品事業者は，GHP のみの適用が，以下に例示する危害要因の発生源の管理を通じて作業と結びつく危害要因の一部または全部を管理するのに十分かを（必要に応じて外

部の資源を使用して）考慮すべきである．」としている．

- 水質の管理：多くの潜在的危害要因の存在を最小限にする（例：生物的，化学的，物理的）
- 糞便汚染の管理：サルモネラ，カンピロバクター，エルシニア，大腸菌の病原株のような多くの食品由来病原体による汚染の可能性を最小限にする
- 食品取扱者の行動と衛生管理：食品由来の可能性のある多くの潜在的伝染病を予防する
- 清浄化による食品接触面の管理：食品由来病原体を含む細菌汚染物質およびアレルゲンを除去する

### Section Ⅱ：一次生産

一次生産は農場での野菜果実の栽培から収穫まで，畜産動物の生産からと畜場出荷まで，魚介類の養殖から水あげまでをいう．この項目では一次生産における食品衛生の一般原則について，目的と根拠，および各段階での管理方法をまとめている．目的と根拠は以下のとおりである．

目的：一次生産は，食品が安全で意図される使用のために適切であることを保証する方法で管理されるべきである．必要であれば，これには次のことが含まれる．
- 例えば，作物の灌漑水，洗浄作業など，ハザードをもたらすかもしれないとき使用される水の適切性を評価する
- 食品の安全性に脅威となる地域の使用を避ける（例：汚染された場所）
- 食品の安全性にとって，脅威を最小限にするために，可能な限り実務的に，汚染物質，有害小動物，動物および植物の疾病をコントロールする（例えば，農薬および動物用医薬品の適切な使用）
- 食品が適切で衛生的な条件下で生産されることを保証するための規範または措置を採用する（例：収穫に用いる機械器具の洗浄および維持（保守），洗浄，衛生的な搾乳規範の実践）

根拠：フードチェーンのすべての段階で，食品の安全性または消費の際の適切性に，悪影響を与えるような汚染物質の混入の可能性を減少するため．

また，一次生産の各段階での管理方法は以下の項立てにて示されている．

2.1　環境衛生
2.2　衛生的な生産
2.3　取り扱い，保管および輸送
2.4　（一次生産における）洗浄，保守および従事者の衛生

この一次生産では，環境由来の汚染源を検討し，特にヒトに有害な物資が許容できないレベルまでに達しうる地域では生産は行うべきではないとしている．

また，一次生産者に対し，一次生産における空気，土壌，水，飼料，肥料，動物用医薬品などからの汚染をコントロールし，

ヒトの健康に脅威になりうる動植物の疾病をコントロールし，食品の原材料を糞便およびその他の汚染から守るための措置を実施するようにも求めている．

一次生産における「**2.3　取り扱い，保管および輸送**」においては，ヒトの喫食に適さない食品および食品原材料の区分け，廃棄物の衛生的な廃棄，有害動物や化学的，物理的，微生物的な汚染から食品および食品原材料を守ることを求めている．さらに「**2.4　（一次生産における）洗浄，保守および従事者の衛生**」として，必要な機械器具の洗浄およびメンテナンス，適切なレベルの従事者衛生の維持をするための手順を守ることを求めている．

## Section Ⅲ：施設・設備および機械器具のデザイン

この項目では食品関連施設の設計・設備および機械器具について，目的および根拠ならびに各項目の管理方法が示されている．目的および根拠は以下のとおりである．

**目的**：作業の性格およびそれらと関連するリスクに応じて，次のことを保証するために，敷地内，装置および設備は配置され，設計され，建てられるべきである．
- 汚染を最小限にする
- 設計および配置は，適切なメンテナンス（保守／維持管理），洗浄および消毒ができて，空気由来の汚染を最小限に抑える
- 特に食品と接触する部分の表面およびその材料は，意図する使用において無毒である
- 適切な場合，温度，湿度およびその他のコントロールができるよう，適切な設備を使うことができる
- 有害小動物の侵入や住みかにならないような効果的な防御がある
- 十分かつ適切なトイレ設備が従業員向けにある

**根拠**：優良で衛生的な設計と構造，適切な立地および適切な設備規定に対する注意が，汚染物質を効果的にコントロールするために必要である．

## 3.1　立地と構造

### 3.1.1　施設の立地

施設の立地を決める際には，潜在的な汚染源の存在について考えなければならない．食品汚染の防止措置を講じても脅威が残る場所は避けるべきである．

### 3.1.2　食品施設の設計およびレイアウト

GHPの促進が容易で，交差汚染を防げるレイアウトとデザインであることとされる．

### 3.1.3　内部構造および付属設備

以下のような点が要件である．

- 壁，パーテーション（間仕切り）および床の表面は不浸透性材料でできており，洗浄，必要な場合は消毒が容易であることが望ましい
- 壁やパーテーション（間仕切り）は，作業に適した高さまで平滑な表面であることが望ましい
- 床は，十分な排水と清浄化が可能な構造であるべきである

- 天井と頭上の備品（例：照明）は，飛散しないように構築され，汚れや結露の蓄積および微粒子の脱落を最小限にするように仕上げるべきである
- 窓は清掃が容易で，汚れの蓄積が最小限になるように構築され，必要であれば取り外し可能で，清掃可能な網戸（防虫スクリーン）を取りつけるべきである
- ドアは平滑で，非吸収性の表面で，容易に清掃でき，必要に応じて消毒できるものであることが望ましい

食品と直接接触する作業場の表面はきれいで，使用に適した状態であるべきである．また，不浸透性の素材で造られていて，容易に洗浄消毒およびメンテナンスができる必要がある．

### 3.1.4　仮設（臨時）／移動式食品施設および自動販売機

移動販売車，路上の自動販売機，イベントなどの臨時営業などを対象とした規定である．

可能な限り汚染を防ぎ，有害動物の住みかにならないよう，店舗などを設計し，設置することを求めている．また，食品の安全性と適切性を保証するため，そのような施設に関連する食品衛生ハザードは適切にコントロールすることを求めている．

## 3.2　設備

### 3.2.1　排水および廃棄物処理設備

食品や食品製造用水を汚染しないよう，適切な廃棄物および排水システムが求められている．

廃棄物などは特別に印がついて，明確に区別できる容器で保管する必要がある．また，容器の材質は必要に応じて不浸透性材質でできていることが求められる．特に危険な物質の保管に用いる容器は，その他の容器と明確に区別し，食品の汚染を防ぐために施錠管理すべきである．

### 3.2.2　洗浄設備

食品，機械器具の洗浄のために，高温および低温の食品製造用水が供給できる洗浄設備が求められている．

### 3.2.3　従事者の衛生設備とトイレ

適切なレベルで従事者の衛生を維持し，食品の汚染をさけるための施設が必要とされる．例えば，温度調節ができる水によって衛生的に手洗い・乾燥できる設備，衛生的に設計されたトイレ，適切な更衣室などである．

### 3.2.4　温度管理

製造加工する食品の性質によって，加熱，冷却，冷蔵，冷凍，冷蔵・冷凍保管ができること，食品温度をモニターできること，必要に応じて室温をコントロールできる設備であることが求められる．

### 3.2.5　空気の質および換気

適切な手段による自然または機械的な換気が備えられているべきである．

天然もしくは人工的な換気によって，空気由来の汚染を防ぐこと，室温をコントロールすること，食品安全および適切性に影響を与えうる臭気をコントロールすること，必要であれば湿度をコントロールができることが求められる．

### 3.2.6　照明

衛生的に作業をするために適切な自然光または人工光が必

要とされる.

### 3.2.7 保管

必要に応じて食品，原材料および食品ではない化学物質（洗剤，潤滑油，燃料など）を安全で適切に保管するための設備が求められている.

食品保管設備は，以下のように設計され，建造されるべきである.

- 適切なメンテナンスおよび洗浄を容易にする
- 有害小動物の侵入と生息を避ける
- アレルゲンの交差接触を含む汚染から食品を効果的に保護することを可能にする
- 必要な場合には，食品の品質劣化を最小限にする環境を提供する（温度および湿度管理によって）

## 3.3 機械器具

### 3.3.1 一般

食品に直接接触する機械器具や容器は，必要なときには，汚染を避けるため適切に洗浄消毒およびメンテナンスができる構造・設定であることが求められる. また，意図する用途において有毒ではない材質である必要がある. その他，必要に応じて分解して容易に洗浄消毒，メンテナンス，モニタリングできることが求められる.

### 3.3.2 食品の管理およびモニタリング装置

食品の加熱，加温，冷却，保管または凍結に使用する装置は，食品の安全性および適切性の観点から，必要な食品温度をできるだけ早く達成できるように，また食品温度を効果的に維持するため，設計されるべきである.

そのような装置は，温度をモニタリングでき，必要な場合にはコントロールできるように設計されるべきである. 適切な場合にはモニタリング装置は食品加工工程の温度を正確に測れるように校正すべきである.

必要な場合には，そのような装置は湿度，空気およびその他の食品の安全性または適切に影響を与える潜在的な特性をコントロールかつモニタリングする効果的な手段を備えるべきである.

## Section Ⅳ：トレーニングおよび力量

この項目では従事者の教育・訓練について，目的および根拠ならびに各項目の管理方法が示されている. 目的と根拠は以下のとおりである.

**目的**：食品に直接，間接的に接触する食品作業に従事するすべての者は，彼らが行う作業に適した能力をもつことを保証するため，食品衛生を十分に理解しているべきである.

**根拠**：トレーニングは，あらゆる食品衛生システムおよび従業員の力量に対して基本的に重要である
十分な衛生トレーニング，および／または食品に関係する活動にかかわるすべての従業員への指導および監督は，食品の安全性および喫食に適していることを保証することに貢献する

管理方法については，以下の項目立てでまとめられている（詳細は省略）.

### 4.1 意識および責任
### 4.2 トレーニングプログラム
### 4.3 指示および監督
### 4.4 リフレッシュトレーニング（再トレーニング）

## Section Ⅴ：施設のメンテナンス，洗浄・消毒およびペストコントロール

この項目では保守管理と洗浄，衛生について，目的および根拠ならびに各項目の管理方法が示されている. 目的と根拠は以下のとおりである.

**目的**：以下の効果的なシステムを設定する.
- 適切な施設のメンテナンスを保証する
- 清浄性を保証し，必要な際に適切な消毒を施す
- 有害生物のコントロールを保証する
- 廃棄物マネジメントを保証する
- 清浄消毒，有害生物コントロールおよび廃棄物管理手順の効果をモニタリングする

**根拠**：食品汚染物質，有害小動物およびその他の食品の安全性と適切性を損なう可能性のある物質を継続的かつ効果的にコントロールする必要がある.

またそれぞれの管理方法は以下のようにまとめられている.

## 5.1 メンテナンスおよび洗浄

### 5.1.1 一般

保守管理および洗浄は容易であることが重要である. 汚染を防ぐため，施設や機械器具は適切な保守点検を実施する必要がある. また，洗浄では汚染源になりうる食品残渣や汚れの除去を行う. 洗浄に用いる化学薬品は製造者の指示に従い，注意深く取り扱い，使用し，食品を汚染するリスクを避けるため，明確に洗剤であることを明記した容器に入れ，食品と隔離して保管することが必要である.

### 5.1.2 洗浄消毒の手順および方法

洗浄は物理的方法と化学的方法を別々または組み合わせて実施する. 洗浄手順は以下のとおり.
- 表面から目に見えるよごれ（大きな残渣）を除去する
- 適切な洗浄溶液をかけて，汚れた部分を柔らかくする
- 浮き上がった物質と残った洗剤を水ですすぐ
- ドライクリーニング
- 必要があれば消毒とリンス（リンスが必要ないという科学的な基礎があるときを除く）

### 5.1.3 効果のモニタリング

洗浄消毒プログラムは施設のすべての部分を適切に洗浄し，洗浄に用いる器具の洗浄も含む. 洗浄消毒プログラムは継続的かつ効果的であり，その適切さおよび効果についてモニタリングし，必要な段階で記録することが求められる.

## 5.2 ペストコントロールシステム

### 5.2.1 一般

有害小動物（例えば，鳥，ねずみ，昆虫など）は食品の安全性および適切性に対する大きな脅威になりうる．有害小動物は繁殖場所と餌の供給があればはびこる．優良な洗浄，受け入れる原材料の検査および優良なモニタリングが有害小動物のはびこりの可能性を最小限にし，結果として殺虫剤の必要性を最小限に抑えることができる．

### 5.2.2 予防

建物については，有害小動物の侵入を防ぎ，繁殖場所となる可能性のある場所をなくすため，修理を行い適切な状態を保つことが必要である．穴，排水溝およびその他の有害動物が侵入する可能性のある場所は塞ぐ．動物は可能なかぎり食品製造加工施設の土地から排除する必要がある．

### 5.2.3 隠れ場所およびまん延

食品と水の存在は，有害小動物が隠れる場所を提供し，まん延することにつながる．食品は有害小動物の侵入しない容器に入れて保管するか，床上に壁から離して保管する必要がある．また，食品製造加工施設の内外は清潔にすべきである．

### 5.2.4 モニタリングおよび検出

施設内外は有害小動物がはびこっている証拠がないか，定期的に検査すべきである．

### 5.2.5 有害小動物の生息のコントロール

有害小動物の蔓延は専門家や業者によって早急に処理され，適切な是正措置がとられるべきである．化学物質，物理的，または生物的因子による処理は食品の安全性および適切性に脅威をもたらさないように実施するべきである．

## 5.3 廃棄物の管理

### 5.3.1 一般

廃棄物の除去と保管のための適切な規定を設けるべきである．廃棄物は可能な限り覆いをした容器に収集し，かつ保管し，食品の安全性と適切性を損なうことがないように，食品の取り扱い，食品の保管およびその他の作業エリア，または近隣の環境に蓄積させたり，あふれさせることがあってはならない．廃棄物（有害廃棄物を含む）の除去に責任のある従業員は，自らが交差汚染にならないように適切にトレーニングすべきである．

廃棄物保管エリアは容易に識別でき，適度に清浄を保ち，有害小動物の生息に抵抗性があるべきである．それらは，加工エリアから離れた場所に設置すべきである．

## Section Ⅵ：従事者衛生

この項目では従事者の衛生について，目的および根拠ならびに各項目の管理方法が示されている．目的と根拠は以下のとおりである．

> **目的**：食品と直接または間接的に接触する従事者が，次のことにより食品を汚染することのないことを保証するため．
> - 適切な従事者の健康状態を維持する
> - 適切な程度の従事者の清潔度を維持する
> - 適切な態度（マナー）で行動し，作業する

> **根拠**：適切な程度の従事者の清潔度を維持しない者，何らかの疾病または状態にある者，または不適切な行動をとる者は，食品を介して消費者に病気を伝播する可能性がある．

またそれぞれの管理方法については以下のとおりである．

## 6.1 健康状態

食品を介して伝播する可能性のある疾患に罹患していることがわかっている，またはその疑いのある者，あるいは健康保菌者であって，食品を汚染する可能性がある場合には，いかなる食品取り扱いエリアにも入ってはならない．そのような従事者はすみやかに疾病や症状をマネージャーに報告するべきである．

症状が改善した後，特定の期間は，また疾病によっては作業に戻る前に医師に許可を得るまで，その従業員に食品の取り扱いを控えさせることが適切な場合もある．

## 6.2 疾病および怪我

管理部門に報告し，医学的検査を受けるか，食品取り扱いから排除することを検討すべき状態には次のようなものがある．
- 黄疸
- 下痢
- 嘔吐
- 発熱
- 発熱を伴うのどの痛み
- 肉眼でわかる感染した皮膚の病変（腫物，創傷など）
- 耳，目，鼻からの分泌物

## 6.3 従事者の清潔さ

従事者は高いレベルの清潔さを維持し，場合によっては，汚染を防ぐための適切な服，ヘッドカバーおよび靴を着用するべきである．また，傷があっても作業を継続することが認められた場合には，適切な耐水性の絆創膏でカバーする．

食品安全に影響を及ぼす場面では，常に手を洗うことが必要とされる．例えば，食品を取り扱いはじめるタイミング，トイレを使用した直後，他の食品を汚染するおそれがある生の原材料や汚染されたものを取り扱った後などには手を洗うべきである．

## 6.4 従事者の行動習慣

食品従事者は食品を汚染することになりうる活動を慎むべきである．例として，喫煙やつばを吐くこと，ガムをかんだりまたは喫食すること，カバーされていない食品のうえで鼻をかんだり，咳をすることなどがあげられる．

また，宝飾類，時計，ピンまたはその他のアイテムは身に着けず，食品取り扱いエリアにもちこむべきではない．

## 6.5 施設外からの来訪問者など

食品製造，加工，取り扱いエリアを訪問する者は，従業員と同様に，食品を汚染させないような防御服を着用し，このセクションに規定された要件を遵守するべきである．

## Section Ⅶ：食品などの取り扱い

この項目では食品の取り扱いを管理することについて，目的および根拠ならびに各項目の管理方法が示されている．目的と根拠は以下のとおりである．

**目的**：次のことにより，安全でヒトの消費のために適した食品を生産する．
- 食品事業に適切で，適合すべき原材料，その他の材料，組成／調合，生産，加工，流通および消費者の使用に関する食品組成の設計要件を作成する
- 食品事業に適切で効果的なコントロールシステムを設計，実施，モニタリングおよび見直しを行う

**根拠**：取り扱いが適切にコントロールされないと，食品は安全でなくなる，または消費に適さなくなる．

### 7.1 製品および工程の記述

食品事業の状態および活動を検討した後，食品安全に特に重要で注意が必要ないくつかのGHPが必要な可能性がある．その場合には，以下の規定を検討することができる．

### 7.1.1 製品の記述

食品を生産，保管または別の取り扱いを行うFBOは，食品の記述を示すべきである．製品は，危害要因の認識または意図された目的について，製品の適切性のような他の要因を損なわない方法で個別またはグループで記述してもよい．食品製品のあらゆるグループ化は，同じ搬入品と原材料，製品特性〔pH，水分活性（Aw）のような〕，加工段階あるいは意図する目的に基づくべきである．

### 7.1.2 工程の記述

食品事業者は，特定の製品のすべての作業段階を考慮すべきである．すべての加工工程の順序と相互作用を示し，原材料，副原材料，中間製品が工程の流れに入る箇所，また，中間製品，副産物および廃棄物が排出または除去される箇所を含む，フローダイアグラムを作成することが役立つこともある．フローダイアグラムは，すべての工程が網羅されることを確認することで，同様の生産または加工処理段階を使用して生産される多くの同じような食品製品に使用可能である．工程が正確であるかは，作業または加工現場の見直しにより確認すべきである．例えば，レストランのフローダイアグラムは，原材料／材料の受入れから，保管（冷蔵，冷凍，室温），使用前の下ごしらえ（洗浄，解凍），調理（加熱），盛付けまでの一般的な活動に基づくことができる．

### 7.1.3 GHPの効果の検討（省略）

### 7.1.4 モニタリングおよび改善措置（省略）

### 7.1.5 検証（省略）

### 7.2 GHPの鍵となる側面衛生管理

7.2.1および7.2.2で述べるいくつかの鍵となるGHPの側面は，HACCPシステムにおいてCCPの適用される管理手段として考えることができる．

### 7.2.1 時間および温度のコントロール

食品の安全性・適格性のために必要な段階で温度が効果的にコントロールできるシステムが導入されていることが求められる．**温度コントロールシステム**は"食品の特性"，"意図する賞味期限"，"包装および加工方法"，"意図する使用方法"の4点を考慮して決定する必要がある．

また，温度コントロールシステムでは許容できる温度の限度および温度のばらつきの限度を特定する必要がある．

時間と温度管理システムは，以下のことを考慮すべきである．

- 食品の性質，例えば，Aw，pHおよび病原微生物や腐敗を起こす腸内細菌叢のような微生物の種類
- 微生物に対する影響，例えば増殖危険温度帯の停滞時間
- 意図する製品の賞味期限／消費期限
- 包装処理および加工方法
- 製品の意図される使用方法，例えば，さらなる加熱（調理）／加工用か調理済み食品か

その他，温度を記録する装置は定期的にチェックし，正確さを検査すべきである．

### 7.2.2 特定の加工システム

食品衛生に関与する段階としては，冷却，レトルト加熱，放射線照射，乾燥，化学物質による保存，真空包装またはガス置換包装があげられる．

### 7.2.3 微生物，物理的物質，化学物質およびアレルゲンの規格

衛生管理において微生物的，化学・物理的な目標値が設定されている場合，科学的な原則にもとづき，モニタリング手順，分析方法およびアクションリミット[※1]を明記する必要がある．

### 7.2.4 微生物汚染

病原体は，1つの食品から他の食品へ，直接接触または食品取扱者，食品接触面または空気を介して伝達されうる．生，未加工の食品はそのまま喫食できる食品と区別する必要がある．そのためには，従事者の加工エリアへのアクセスを制限することや，食品に接触する表面・機械器具を十分に洗浄・消毒することが有効である（特に食肉などの生の食品を取り扱う場合は消毒が必要となる）．

### 7.2.5 物理的汚染

ガラス，金属などの硬質異物による汚染を防ぐシステムを導入することが求められる．

### 7.2.6 化学的汚染

化学物質による汚染を防ぐシステムを導入することが求められる．

### 7.2.7 アレルゲン管理

いくつかの食品のアレルギーを起こす性質を考慮に入れたシステムが導入されるべきである．

アレルゲンの存在，例えば種実類，乳，卵，甲殻類，魚，ピーナッツ，大豆や小麦およびグルテンを含むその他のシリアルおよびその派生物は，原材料その他の材料および製品中で特定されるべきである．交差汚染のコントロールが必要であり，意図しない交差接触の情報を伝えるべきである．また

---

※1 **アクションリミット**：活動限界ともいう．アクションリミットを超えた場合，正常範囲から外れたと考えられ，何らかの対応が求められる．

食品事業者はリスク低減のための特別のトレーニングを受けるべきである.

### 7.2.8 搬入される原材料

寄生虫,望ましくない微生物,農薬,動物用医薬品,有毒な物質,腐敗変敗した物質,異物などが,通常の選別や加工で許容レベルまで低減できないくらい含まれている生原材料および副原料は受け入れてはならない.

### 7.2.9 容器包装

容器包装のデザインおよび材質は,汚染を最小限にし,ダメージを防ぐ機能をもち,かつ適切な表示が必要とされている.容器包装および容器に封入するガスは,有害ではなく,意図する条件および用途において,食品の安全性および適切性に対し脅威をもたらさないことが求められる.

## 7.3 使用水

水ならびに水からつくられる氷と蒸気は,リスクベースのアプローチに基づいた目的を満たすものでなければならない.それらは食品汚染の原因になるべきでない.水と氷は,汚染源にならない方法で保管して取り扱うべきであり,食品に接する蒸気の発生は汚染源にならないようにすべきである.食品と接する際の使用に適さない水(例:火災管理用の水および食品に直接接しない蒸気用水)は,食品と接する水のシステムに接続しないか,または逆流させない別のシステムをもつべきである.再使用のために再循環された水および例えば蒸発あるいは濾過(ろか)による食品加工処理から回収された水は,食品の安全性と適切性を損なわないことを保証するために必要な箇所で処理すべきである.

## 7.4 文書および記録

必要な段階において,加工,生産および流通の適切な記録を製品の可食期間以上は保管することが求められる.文書・記録を残すことで食品安全コントロールシステムの信頼性および効果が強化できる.

## 7.5 回収手順－不安全な食品をマーケットから取り除く

食品事業者は,食品衛生システムの問題に対応する効果的な手順が導入されていることを保証すべきである.例外的な場合においては,食品安全および適切性への影響を評価されるべきである.

ロットの完全かつ迅速な市場からの回収プログラムがあることが重要である.製品を緊急性のあるハザードにより回収する場合は,同様の条件で製造され,公衆衛生上同様のハザードが含まれる可能性がある製品についても,安全性を評価し,場合によっては回収を行う必要がある.また,一般市民への警告を発する必要性についても検討すべきである.

## Section Ⅷ:製品情報および消費者の認識

この項目では製品情報と消費者の認識について,目的および根拠ならびに各項目の管理方法が示されている.目的と根拠は以下のとおりである.

**目的**:食品の適切な情報は,次のことを保証すべきである.
- 適切で入手しやすい情報が,フードチェーンにおける次の段階の食品事業者または消費者が安全かつ正確に製品を取り扱い,保管し,加工し,内陳列するために入手できる
- 消費者は,食品中に存在するアレルゲンを確認できる
- ロットまたはバッチが簡単に確認でき,必要な場合には除去/返却される

消費者が次のことをできるように,食品衛生に関する十分な情報を提供すべきである.
- 表示を読み,理解することの重要性を認識する
- アレルゲンに関することを含めて,個人にとって適切な情報に基づく選択ができるようにする
- 保管,下ごしらえおよび食品を正しく使用することにより,食品媒介病原体による汚染および増殖または生残を防止する

**根拠**:不十分な製品に関する情報および不適切な一般衛生管理の知識は,フードチェーンにおける川下の段階で,製品の取り扱いを誤らせることになりうる.そのような誤った取り扱いは,適切な衛生管理手段がフードチェーンの川上で行われたとしても,食品由来の疾病を起こす結果になるか,消費に不適切な食品になりうる.
また,食品中のアレルゲンに関する不十分な製品情報は,アレルギーをもつ消費者に対して疾病または死をもたらすこともありうる.

つまり食品安全と適切さを維持するうえで,消費者の重要な役割を認識し,消費者情報をカバーすることが重要だと考えられている.管理方法については以下の項目立てでまとめられている.

## 8.1 ロットの識別およびトレーサビリティ

ロットの識別またはその他の特定戦略は,製品リコールにおいてきわめて重要であり,また効果的な在庫管理にも役立つ.食品のコンテナは製造者およびロットを識別するために,取り外せないマークが貼りつけされるべきである.包装済食品の表示のための一般規格(CXS 1-1985)が適用される.

トレーサビリティ/製品追跡性システムは,必要な場合には食品検査および認証システムのなかでの道具としてのトレーサビリティ/製品追跡性の原則(CXG 60-2006)に従って設計および実施すべきである.

## 8.2 製品情報

すべての食品製品は,フードサービスの次の食品事業者または消費者が安全で正しく取り扱い,調理,陳列し,および/または使用できるように十分な情報を添付するかまたは提供すべきである.

## 8.3 製品表示

包装済食品は,フードサービスの次の食品事業者が製品を安全に取り扱い,陳列し,保管しおよび使用するため,明確な指示が表示されているべきである.これは,製品中に材料

としてのアレルゲンまたは交差接触を排除できない場合の食物アレルゲンを特定した情報を含むべきである．包装済食品の表示のための一般規格（CXS-1985）が適用される．

### 8.4　消費者教育

消費者教育プログラムは，一般的な食品衛生をカバーすべきである．そのようなプログラムは，消費者が製品表示の情報および製品に添付されているいかなる指示にも従うことの重要性を理解し，情報に基づく選択ができるようにすべきである．

特に，消費者は時間/温度のコントロール，交差汚染と食品由来疾患の関係およびアレルゲンの存在に関する情報を提供されるべきである．

また，消費者は食品が安全で，喫食に適した食品であることを保証するため，WHOの「食品を安全にするための5つの鍵」に関する情報を提供されるべきであり，また，適切な食品衛生手段（例：適切な手の洗浄，適切な保管および加熱ならびに交差汚染を避ける）を適用することを教育されるべきである．

### Section IX：輸送

この項目では輸送中の管理について，目的および根拠ならびに各項目の管理方法が示されている．目的と根拠は以下のとおりである．

**目的**：運搬中は，必要な箇所で次のような手段が行われるべきである．
- アレルゲンの交差接触を含む，潜在的な汚染源から食品を保護する
- 消費に適さない食品になるような損傷から食品を防御する
- 病原性または腐敗微生物の発育および食品中での毒素産生を効果的にコントロールする環境をつくる

**根拠**：輸送前および運搬中に効果的な衛生規範が実施されないと，適切な衛生管理手段がフードチェーンの早い段階で行われたとしても，食品は汚染されるか，または消費の際に適切な状態で目的地に到達しないおそれがある．

各段階での管理方法は以下のようにまとめられている．

### 9.1　一般

食品は輸送中，適切に守られていることが重要である．必要とされる輸送条件や容器は食品の性状および輸送時に維持しなければならない条件によって異なる．

### 9.2　要求事項

必要に応じて，輸送手段およびバルク用コンテナ[※2]は，次のように設計され作られているべきである．
- 食品または容器包装を汚染しない
- 効果的に洗浄でき，必要な場合は消毒できる
- 輸送中，異なる食品，または食品と非食品を効果的に区分できる
- ほこり，煙を含む汚染から効果的に食品を守る
- 食品を有害または望まれない微生物の増殖や腐敗・変敗から守るために効果的に温度，湿度，ガス組成などを維持できる
- 温度，湿度およびその他の条件をチェックできる

### 9.3　使用およびメンテナンス

輸送容器は清潔で，輸送のために適切な状態であることが求められる．一度輸送に用いた容器は，次の使用の前に洗浄・消毒する．バルク用コンテナなどは食用輸送専用にする．

### 第2章　ハザード分析および重要管理点（HACCP）システムとその適用のための指針（省略）

※2　**バルク用コンテナ**：ばら荷容器，未包装の食品が食品輸送ユニットの食品接触面および雰囲気に直接接触する形態で輸送するコンテナ（例：粉体，粒体，または液体）．

### 文　献
1）Codex Alimentarius：Basic Texts on Food Hygiene-Third Edition, 2003
2）Codex Alimentarius：Basic Texts on Food Hygiene-Fourth Edition, 2009
3）Codex Alimentarius：GENERAL PRINCIPLES OF FOOD HYGIENE, 2020

## Ⅰ　趣旨

　本マニュアルは，集団給食施設等における食中毒を予防するために，HACCPの概念に基づき，調理過程における重要管理事項として，

　①原材料受入れおよび下処理段階における管理を徹底すること．

　②加熱調理食品については，中心部まで十分加熱し，食中毒菌等（ウイルスを含む．以下同じ．）を死滅させること．

　③加熱調理後の食品および非加熱調理食品の二次汚染防止を徹底すること．

　④食中毒菌が付着した場合に菌の増殖を防ぐため，原材料および調理後の食品の温度管理を徹底すること．

等を示したものである．

　集団給食施設等においては，衛生管理体制を確立し，これらの重要管理事項について，点検・記録を行うとともに，必要な改善措置を講じる必要がある．また，これを遵守するため，さらなる衛生知識の普及啓発に努める必要がある．なお，本マニュアルは同一メニューを1回300食以上または1日750食以上を提供する調理施設に適用する．

## Ⅱ　重要管理事項

1. 原材料の受入れ・下処理段階における管理

（1）　原材料については，品名，仕入元の名称および所在地，生産者（製造または加工者を含む．）の名称および所在地，ロットが確認可能な情報（年月日表示またはロット番号）ならびに仕入れ年月日を記録し，1年間保管すること．〔執筆者注：このステップはGHP（適正衛生規範）〕

（2）　原材料について納入業者が定期的に実施する微生物および理化学検査の結果を提出させること．その結果については，保健所に相談するなどして，原材料として不適と判断した場合には，納入業者の変更等適切な措置を講じること．検査結果については，1年間保管すること．（執筆者注：このステップはほとんどGHP）

（3）　加熱せずに喫食する食品（牛乳，発酵乳，プリン等容器包装に入れられ，かつ，殺菌された食品を除く．）については，乾物や摂取量が少ない食品も含め，製造加工業者の衛生管理の体制について保健所の監視票，食品等事業者の自主管理記録票等により確認するとともに，製造加工業者が従事者の健康状態の確認等ノロウイルス対策を適切に行っているかを確認すること等により確認するとともに，製造加工業者が従事者の健康状態の確認等ノロウイルス対策を適切に行っているかを確認すること．（執筆者注：このステップはGHP）

（4）　原材料の納入に際しては調理従事者等が必ず立ち会い，検収場で品質，鮮度，品温（納入業者が運搬の際，別添1に従い，適切な温度管理を行っていたかどうかを含む．），異物の混入等につき，点検を行い，その結果を記録すること．（執筆者注：このステップは原材料の納入時の品温管理は場合によってはCCPになりうる）

（5）　原材料の納入に際しては，缶詰，乾物，調味料等常温保存可能なものを除き，食肉類，魚介類，野菜類等の生鮮食品については1回で使い切る量を調理当日に仕入れるようにすること．（執筆者注：このステップはGHP）

（6）　野菜および果物を加熱せずに供する場合には，別添2に従い，流水（食品製造用水※1として用いるもの．以下同じ．）で十分洗浄し，必要に応じて次亜塩素酸ナトリウム等で殺菌※2した後，流水で十分すすぎ洗いを行うこと．特に高齢者，若齢者および抵抗力の弱い者を対象とした食事を提供する施設で，加熱せずに供する場合（表皮を除去する場合を除く．）には，殺菌を行うこと．（執筆者注：このステップはCCPになりうる）

※1：従前の「飲用適の水」に同じ．（「食品，添加物等の規格基準」（昭和34年 厚生省告示第370号）の改正により用語のみ読み替えたもの．定義については同告示の「第1食品 B食品一般の製造，加工および調理基準」を参照のこと．）

※2：次亜塩素酸ナトリウム溶液またはこれと同等の効果を有する亜塩素酸水（きのこ類を除く．），亜塩素酸ナトリウム溶液（生食用野菜に限る．），過酢酸製剤，次亜塩素酸水ならびに食品添加物として使用できる有機酸溶液．これらを使用する場合，食品衛生法で規定する「食品，添加物等の規格基準」を遵守すること．（執筆者注：このステップはGHP）

2. 加熱調理食品の加熱温度管理

　加熱調理食品は，別添2に従い，中心部温度計を用いるなどにより，中心部が75℃で1分間以上（二枚貝等ノロウイルス汚染のおそれのある食品の場合は85～90℃で90秒間以上）またはこれと同等以上まで加熱されていることを確認するとともに，温度と時間の記録を行うこと．（執筆者注：このステップはCCP）

3. 二次汚染の防止（執筆者注：このステップはGHP）

（1）　調理従事者等（食品の盛付け・配膳等，食品に接触する可能性のある者および臨時職員を含む．以下同じ．）は，次に定める場合には，別添2に従い，必ず流水・石けんによる手洗いによりしっかりと2回（その他のときには丁寧に1回）手指の洗浄および消毒を行うこと．なお，使い捨て手袋を使用する場合にも，原則として次に定める場合に交換を行うこと．

　①作業開始前および用便後

　②汚染作業区域から非汚染作業区域に移動する場合

　③食品に直接触れる作業にあたる直前

　④生の食肉類，魚介類，卵殻等微生物の汚染源となるおそれのある食品等に触れた後，他の食品や器具等に触れる場合

　⑤配膳の前

（2）　原材料は，隔壁等で他の場所から区分された専用の保管場に保管設備を設け，食肉類，魚介類，野菜類等，食材の分類ごとに区分して保管すること．この場合，専用の衛生的なふた付き容器に入れ替えるなどにより，原材料の包装の汚染を保管設備にもち込まないようにするとともに，原材料の相互汚染を防ぐこと．

(3) 下処理は汚染作業区域で確実に行い，非汚染作業区域を汚染しないようにすること．

(4) 包丁，まな板などの器具，容器等は用途別および食品別（下処理用にあっては，魚介類用，食肉類用，野菜類用の別，調理用にあっては，加熱調理すみ食品用，生食野菜用，生食魚介類用の別）にそれぞれ専用のものを用意し，混同しないようにして使用すること．

(5) 器具，容器等の使用後は，別添2に従い，全面を流水で洗浄し，さらに80℃，5分間以上の加熱またはこれと同等の効果を有する方法※3で十分殺菌した後，乾燥させ，清潔な保管庫を用いるなどして衛生的に保管すること．
なお，調理場内における器具，容器等の使用後の洗浄・殺菌は，原則としてすべての食品が調理場から搬出された後に行うこと．
また，器具，容器等の使用中も必要に応じ，同様の方法で熱湯殺菌を行うなど，衛生的に使用すること．この場合，洗浄水等が飛散しないように行うこと．なお，原材料用に使用した器具，容器等をそのまま調理後の食品用に使用するようなことは，けっして行わないこと．

(6) まな板，ざる，木製の器具は汚染が残存する可能性が高いので，特に十分な殺菌※4に留意すること．なお，木製の器具は極力使用を控えることが望ましい．

(7) フードカッター，野菜切り機等の調理機械は，最低1日1回以上，分解して洗浄・殺菌※5した後，乾燥させること．

(8) シンクは原則として用途別に相互汚染しないように設置すること．特に，加熱調理用食材，非加熱調理用食材，器具の洗浄等に用いるシンクを必ず別に設置すること．また，二次汚染を防止するため，洗浄・殺菌※5し，清潔に保つこと．

(9) 食品ならびに移動性の器具および容器のとり扱いは，床面からの跳ね水等による汚染を防止するため，床面から60 cm以上の場所で行うこと．ただし，跳ね水等からの直接汚染が防止できる食缶等で食品をとり扱う場合には，30 cm以上の台にのせて行うこと．

(10) 加熱調理後の食品の冷却，非加熱調理食品の下処理後における調理場等での一時保管等は，他からの二次汚染を防止するため，清潔な場所で行うこと．

(11) 調理終了後の食品は衛生的な容器にふたをして保存し，他からの二次汚染を防止すること．

(12) 使用水は食品製造用水を用いること．また，使用水は，色，濁り，におい，異物のほか，貯水槽を設置している場合や井戸水等を殺菌・濾過して使用する場合には，遊離残留塩素が0.1 mg/L以上であることを始業前および調理作業終了後に毎日検査し，記録すること．

※3：塩素系消毒剤（次亜塩素酸ナトリウム，亜塩素酸水，次亜塩素酸水等）やエタノール系消毒剤には，ノロウイルスに対する不活化効果を期待できるものがある．使用する場合，濃度・方法等，製品の指示を守って使用すること．浸漬により使用することが望ましいが，浸漬が困難な場合にあっては，不織布等に十分浸み込ませて清拭すること．（参考文献）「平成27年度ノロウイルスの不活化条件に関する調査報告書」（http://www.mhlw.go.jp/file/06-Seisakujouhou-11130500-Shokuhinanzenbu/0000125854.pdf）

※4：大型のまな板やざる等，十分な洗浄が困難な器具については，亜塩素酸水または次亜塩素酸ナトリウム等の塩素系消毒剤に浸漬するな

どして消毒を行うこと．

※5：80℃で5分間以上の加熱またはこれと同等の効果を有する方法（※3参照）.

4．原材料および調理すみ食品の温度管理

(1) 原材料は，別添1に従い，戸棚，冷凍または冷蔵設備に適切な温度で保存すること．
また，原材料搬入時の時刻，室温および冷凍または冷蔵設備内温度を記録すること．（執筆者注：このステップはほとんどGHP）

(2) 冷凍または冷蔵設備から出した原材料は，すみやかに下処理，調理を行うこと．非加熱で供される食品については，下処理後すみやかに調理に移行すること．

(3) 調理後直ちに提供される食品以外の食品は，食中毒菌の増殖を抑制するために，10℃以下または65℃以上で管理することが必要である．（別添3参照）（執筆者注：このステップはほとんどGHPだが，稀にCCP）

① 加熱調理後，食品を冷却する場合には，食中毒菌の発育至適温度帯（約20℃～50℃）の時間を可能な限り短くするため，冷却機を用いたり，清潔な場所で衛生的な容器に小分けするなどして，30分以内に中心温度を20℃付近（または60分以内に中心温度を10℃付近）まで下げるよう工夫すること．（執筆者注：このステップはCCP）
この場合，冷却開始時刻，冷却終了時刻を記録すること．

② 調理が終了した食品はすみやかに提供できるよう工夫すること．
調理終了後30分以内に提供できるものについては，調理終了時刻を記録すること．また，調理終了後提供まで30分以上を要する場合は次のアおよびイによること．（執筆者注：このステップはGHP，稀にCCP）
ア 温かい状態で提供される食品については，調理終了後すみやかに保温食缶等に移し保存すること．この場合，食缶等へ移し替えた時刻を記録すること．
イ その他の食品については，調理終了後提供まで10℃以下で保存すること．この場合，保冷設備への搬入時刻，保冷設備内温度および保冷設備からの搬出時刻を記録すること．

③ 配送過程においては保冷または保温設備のある運搬車を用いるなど，10℃以下または65℃以上の適切な温度管理を行い配送し，配送時刻の記録を行うこと．（執筆者注：このステップはGHP，稀にCCP）
また，65℃以上で提供される食品以外の食品については，保冷設備への搬入時刻および保冷設備内温度の記録を行うこと．（執筆者注：このステップはGHP，稀にCCP）

④ 共同調理施設等で調理された食品を受け入れ，提供する施設においても，温かい状態で提供される食品以外の食品であって，提供まで30分以上を要する場合は提供まで10℃以下で保存すること．（執筆者注：このステップはGHP，稀にCCP）
この場合，保冷設備への搬入時刻，保冷設備内温度および保冷設備からの搬出時刻を記録すること．

(4) 調理後の食品は，調理終了後から2時間以内に喫食することが望ましい．（執筆者注：このステップはGHP，食品とハザードによってはCCP）

5. その他
（1）施設設備の構造 （執筆者注：このステップはGHP）
　①隔壁等により，汚水溜，動物飼育場，廃棄物集積場等不潔な場所から完全に区別されていること．
　②施設の出入口および窓は極力閉めておくとともに，外部に開放される部分には網戸，エアカーテン，自動ドア等を設置し，ねずみや昆虫の侵入を防止すること．
　③食品の各調理過程ごとに，汚染作業区域（検収場，原材料の保管場，下処理場），非汚染作業区域（さらに準清潔作業区域（調理場）と清潔作業区域（放冷・調製場，製品の保管場）に区分される．）を明確に区別すること．なお，各区域を固定し，それぞれを壁で区画する，床面を色別する，境界にテープをはる等により明確に区画することが望ましい．
　④手洗い設備，履き物の消毒設備（履き物の交換が困難な場合に限る．）は，各作業区域の入り口手前に設置すること．なお，手洗い設備は，感知式の設備等で，コック，ハンドル等を直接手で操作しない構造のものが望ましい．
　⑤器具，容器等は，作業動線を考慮し，あらかじめ適切な場所に適切な数を配置しておくこと．
　⑥床面に水を使用する部分にあっては，適当な勾配（100分の2程度）および排水溝（100分の2から4程度の勾配を有するもの）を設けるなど排水が容易に行える構造であること．
　⑦シンク等の排水口は排水が飛散しない構造であること．
　⑧すべての移動性の器具，容器等を衛生的に保管するため，外部から汚染されない構造の保管設備を設けること．
　⑨便所等
　　ア　便所，休憩室および更衣室は，隔壁により食品をとり扱う場所と必ず区分されていること．なお，調理場等から3m以上離れた場所に設けられていることが望ましい．
　　イ　便所には，専用の手洗い設備，専用の履き物が備えられていること．また，便所は，調理従事者等専用のものが設けられていることが望ましい．
　⑩その他
　　施設は，ドライシステム化を積極的に図ることが望ましい．
（2）施設設備の管理 （執筆者注：このステップはGHP）
　①施設・設備は必要に応じて補修を行い，施設の床面（排水溝を含む．），内壁のうち床面から1mまでの部分および手指の触れる場所は1日に1回以上，施設の天井および内壁のうち床面から1m以上の部分は1月に1回以上清掃し，必要に応じて，洗浄・消毒を行うこと．施設の清掃はすべての食品が調理場内から完全に搬出された後に行うこと．
　②施設におけるねずみ，昆虫等の発生状況を1月に1回以上巡回点検するとともに，ねずみ，昆虫の駆除を半年に1回以上（発生を確認したときにはその都度）実施し，その実施記録を1年間保管すること．また，施設およびその周囲は，維持管理を適切に行うことにより，常に良好な状態に保ち，ねずみや昆虫の繁殖場所の排除に努め

ること．なお，殺そ剤または殺虫剤を使用する場合には，食品を汚染しないようその取り扱いに十分注意すること．
　③施設は，衛生的な管理に努め，みだりに部外者を立ち入らせたり，調理作業に不必要な物品等を置いたりしないこと．
　④原材料を配送用包装のまま非汚染作業区域にもち込まないこと．
　⑤施設は十分な換気を行い，高温多湿を避けること．調理場は湿度80％以下，温度は25℃以下に保つことが望ましい．
　⑥手洗い設備には，手洗いに適当な石けん，爪ブラシ，ペーパータオル，殺菌液等を定期的に補充し，常に使用できる状態にしておくこと．
　⑦水道事業により供給される水以外の井戸水等の水を使用する場合には，公的検査機関，厚生労働大臣の登録検査機関等に依頼して，年2回以上水質検査を行うこと．検査の結果，飲用不適とされた場合は，直ちに保健所長の指示を受け，適切な措置を講じること．なお，検査結果は1年間保管すること．
　⑧貯水槽は清潔を保持するため，専門の業者に委託して，年1回以上清掃すること．なお，清掃した証明書は1年間保管すること．
　⑨便所については，業務開始前，業務中および業務終了後等定期的に清掃および消毒剤による消毒を行って衛生的に保つこと※6．
　⑩施設（客席等の飲食施設，ロビー等の共用施設を含む．）において利用者等が嘔吐した場合には，消毒剤を用いて迅速かつ適切に嘔吐物の処理を行うこと※6により，利用者および調理従事者等へのノロウイルス感染および施設の汚染防止に努めること．
※6：「ノロウイルスに関するQ＆A」（厚生労働省）を参照のこと．
（3）検食の保存
　検食は，原材料および調理すみ食品を食品ごとに50g程度ずつ清潔な容器（ビニール袋等）に入れ，密封し，−20℃以下で2週間以上保存すること．なお，原材料は，特に，洗浄・殺菌等を行わず，購入した状態で，調理すみ食品は配膳後の状態で保存すること．
（4）調理従事者等の衛生管理 （執筆者注：このステップはGHP）
　①調理従事者等は，便所および風呂等における衛生的な生活環境を確保すること．
　　また，ノロウイルスの流行期には十分に加熱された食品を摂取する等により感染防止に努め，徹底した手洗いの励行を行うなど自らが施設や食品の汚染の原因とならないように措置するとともに，体調に留意し，健康な状態を保つように努めること．
　②調理従事者等は，毎日作業開始前に，自らの健康状態を衛生管理者に報告し，衛生管理者はその結果を記録すること．
　③調理従事者等は臨時職員も含め，定期的な健康診断および月に1回以上の検便を受けること．検便検査※7には，腸管出血性大腸菌の検査を含めることとし，10月から3月までの間には月に1回以上または必要に応じて※8ノ

ロウイルスの検便検査に努めること．

④ノロウイルスの無症状病原体保有者であることが判明した調理従事者等は，検便検査においてノロウイルスを保有していないことが確認されるまでの間，食品に直接触れる調理作業を控えるなど適切な措置をとることが望ましいこと．

⑤調理従事者等は下痢，嘔吐，発熱などの症状があった時，手指等に化膿創があったときは調理作業に従事しないこと．

⑥下痢または嘔吐等の症状がある調理従事者等については，直ちに医療機関を受診し，感染性疾患の有無を確認すること．ノロウイルスを原因とする感染性疾患による症状と診断された調理従事者等は，検便検査においてノロウイルスを保有していないことが確認されるまでの間，食品に直接触れる調理作業を控えるなど適切な処置をとることが望ましいこと．

⑦調理従事者等が着用する帽子，外衣は毎日専用で清潔なものに交換すること．

⑧下処理場から調理場への移動の際には，外衣，履き物の交換等を行うこと．
（履き物の交換が困難な場合には履き物の消毒を必ず行うこと．）

⑨便所には，調理作業時に着用する外衣，帽子，履き物のまま入らないこと．

⑩調理，検食に従事しない者が，やむをえず，調理施設に立ち入る場合には，専用の清潔な帽子，外衣および履き物を着用させ，手洗いおよび手指の消毒を行わせること．

⑪食中毒が発生したときの原因究明を確実に行うため，原則として，調理従事者等は当該施設で調理された食品を喫食しないこと．
ただし，原因究明に支障をきたさないための措置が講じられている場合はこの限りでない．（試食担当者を限定すること等）

※7：ノロウイルスの検査に当たっては，遺伝子型によらず，おおむね便1g当たり105オーダーのノロウイルスを検出できる検査法を用いることが望ましい．ただし，検査結果が陰性であっても検査感度によりノロウイルスを保有している可能性を踏まえた衛生管理が必要である．

※8：ノロウイルスの検便検査の実施に当たっては，調理従事者の健康確認の補助手段とする場合，家族等に感染性胃腸炎が疑われる有症者がいる場合，病原微生物検出情報においてノロウイルスの検出状況が増加している場合などの各食品等事業者の事情に応じ判断すること．

（5）その他

①加熱調理食品にトッピングする非加熱調理食品は，直接喫食する非加熱調理食品と同様の衛生管理を行い，トッピングする時期は提供までの時間が極力短くなるようにすること．（執筆者注：このステップはGHP，稀にCCP）

②廃棄物（調理施設内で生じた廃棄物および返却された残渣をいう．）の管理は，次のように行うこと．

ア　廃棄物容器は，汚臭，汚液がもれないように管理するとともに，作業終了後はすみやかに清掃し，衛生上支障のないように保持すること．

イ　返却された残渣は非汚染作業区域にもち込まないこと．

ウ　廃棄物は，適宜集積場に搬出し，作業場に放置しないこと．

エ　廃棄物集積場は，廃棄物の搬出後清掃するなど，周囲の環境に悪影響を及ぼさないよう管理すること．

## Ⅲ　衛生管理体制 （執筆者注：このステップはGHP）

1．衛生管理体制の確立

（1）調理施設の経営者または学校長等施設の運営管理責任者（以下「責任者」という．）は，施設の衛生管理に関する責任者（以下「衛生管理者」という．）を指名すること．なお，共同調理施設等で調理された食品を受け入れ，提供する施設においても，衛生管理者を指名すること．

（2）責任者は，日頃から食材の納入業者についての情報の収集に努め，品質管理の確かな業者から食材を購入すること．また，継続的に購入する場合は，配送中の保存温度の徹底を指示するほか，納入業者が定期的に行う原材料の微生物検査等の結果の提出を求めること．

（3）責任者は，衛生管理者に別紙点検表に基づく点検作業を行わせるとともに，そのつど点検結果を報告させ，適切に点検が行われたことを確認すること．点検結果については，1年間保管すること．

（4）責任者は，点検の結果，衛生管理者から改善不能な異常の発生の報告を受けた場合，食材の返品，メニューの一部削除，調理すみ食品の回収等必要な措置を講ずること．

（5）責任者は，点検の結果，改善に時間を要する事態が生じた場合，必要な応急処置を講じるとともに，計画的に改善を行うこと．

（6）責任者は，衛生管理者および調理従事者等に対して衛生管理および食中毒防止に関する研修に参加させるなど必要な知識・技術の周知徹底を図ること．

（7）責任者は，調理従事者等を含め職員の健康管理および健康状態の確認を組織的・継続的に行い，調理従事者等の感染および調理従事者等からの施設汚染の防止に努めること．

（8）責任者は，衛生管理者に毎日作業開始前に，各調理従事者等の健康状態を確認させ，その結果を記録させること．

（9）責任者は，調理従事者等に定期的な健康診断および月に1回以上の検便を受けさせること．検便検査には，腸管出血性大腸菌の検査を含めることとし，10月から3月の間には月に1回以上または必要に応じてノロウイルスの検便検査を受けさせるよう努めること．

（10）責任者は，ノロウイルスの無症状病原体保有者であることが判明した調理従事者等を，検便検査においてノロウイルスを保有していないことが確認されるまでの間，食品に直接触れる調理作業を控えさせるなど適切な措置をとることが望ましいこと．

（11）責任者は，調理従事者等が下痢，嘔吐，発熱などの症状があった時，手指等に化膿創があったときは調理作業に従事させないこと．

（12）責任者は，下痢または嘔吐等の症状がある調理従事者等について，直ちに医療機関を受診させ，感染性疾患の有無を確認すること．ノロウイルスを原因とする感染性疾患による症状と診断された調理従事者は，検便検査において

ノロウイルスを保有していないことが確認されるまでの間，食品に直接触れる調理作業を控えさせるなど適切な処置をとることが望ましいこと．

(13) 責任者は，調理従事者等について，ノロウイルスにより発症した調理従事者等と一緒に感染の原因と考えられる食事を喫食するなど，同一の感染機会があった可能性がある調理従事者等についてすみやかにノロウイルスの検便検査を実施し，検査の結果ノロウイルスを保有していないことが確認されるまでの間，調理に直接従事することを控えさせる等の手段を講じることが望ましいこと．

(14) 献立の作成に当たっては，施設の人員等の能力に余裕をもった献立作成を行うこと．

(15) 献立ごとの調理工程表の作成に当たっては，次の事項に留意すること．

　　ア　調理従事者等の汚染作業区域から非汚染作業区域への移動を極力行わないようにすること．

　　イ　調理従事者等の一日ごとの作業の分業化を図ること

が望ましいこと．

　　ウ　調理終了後すみやかに喫食されるよう工夫すること．また，衛生管理者は調理工程表に基づき，調理従事者等と作業分担等について事前に十分な打合せを行うこと．

(16) 施設の衛生管理全般について，専門的な知識を有する者から定期的な指導，助言を受けることが望ましい．また，従事者の健康管理については，労働安全衛生法等関係法令に基づき産業医等から定期的な指導，助言を受けること．

(17) 高齢者や乳幼児が利用する施設等においては，平常時から施設長を責任者とする危機管理体制を整備し，感染拡大防止のための組織対応を文書化するとともに，具体的な対応訓練を行っておくことが望ましいこと．また，従業員あるいは利用者において下痢・嘔吐等の発生を迅速に把握するために，定常的に有症状者数を調査・監視することが望ましいこと．

## （別添1）原材料，製品等の保存温度

| 食品名 | 保存温度 |
| --- | --- |
| 穀類加工品（小麦粉，デンプン） | 室温 |
| 砂糖 | 室温 |
| 食肉・鯨肉 | 10℃以下 |
| 細切した食肉・鯨肉を凍結したものを容器包装に入れたもの | −15℃以下 |
| 食肉製品 | 10℃以下 |
| 鯨肉製品 | 10℃以下 |
| 冷凍食肉製品 | −15℃以下 |
| 冷凍鯨肉製品 | −15℃以下 |
| ゆでだこ | 10℃以下 |
| 冷凍ゆでだこ | −15℃以下 |
| 生食用かき | 10℃以下 |
| 生食用冷凍かき | −15℃以下 |
| 冷凍食品 | −15℃以下 |
| 魚肉ソーセージ，魚肉ハム及び特殊包装かまぼこ | 10℃以下 |
| 冷凍魚肉ねり製品 | −15℃以下 |
| 液状油脂 | 室温 |
| 固形油脂（ラード，マーガリン，ショートニング，カカオ脂） | 10℃以下 |

| 食品名 | 保存温度 |
| --- | --- |
| 殻付卵 | 10℃以下 |
| 液卵 | 8℃以下 |
| 凍結卵 | −18℃以下 |
| 乾燥卵 | 室温 |
| ナッツ類 | 15℃以下 |
| チョコレート | 15℃以下 |
| 生鮮果実・野菜 | 10℃前後 |
| 生鮮魚介類（生食用鮮魚介類を含む．） | 5℃以下 |
| 乳・濃縮乳 脱脂乳 クリーム | 10℃以下 |
| バター チーズ 練乳 | 15℃以下 |
| 清涼飲料水（食品衛生法の食品，添加物等の規格基準に規定のあるものについては，当該保存基準に従うこと．） | 室温 |

## （別添2）標準作業書

（手洗いマニュアル）

1. 水で手をぬらし石けんをつける．
2. 指，腕を洗う．特に，指の間，指先をよく洗う．（30秒程度）
3. 石けんをよく洗い流す．（20秒程度）
4. 使い捨てペーパータオル等でふく．（タオル等の共用はしないこと．）
5. 消毒用のアルコールをかけて手指によくすりこむ．

（本文のⅡ3（1）で定める場合には，1から3までの手順を2回実施する．）

（器具等の洗浄・殺菌マニュアル）

1. 調理機械
　　①機械本体・部品を分解する．なお，分解した部品は床にじか置きしないようにする．

②食品製造用水（40℃程度の微温水が望ましい．）で3回水洗いする．

③スポンジタワシに中性洗剤又は弱アルカリ性洗剤をつけてよく洗浄する．

④食品製造用水（40℃程度の微温水が望ましい．）でよく洗剤を洗い流す．

⑤部品は80℃で5分間以上の加熱又はこれと同等の効果を有する方法[1]で殺菌を行う．

⑥よく乾燥させる．

⑦機械本体・部品を組み立てる．

⑧作業開始前に70％アルコール噴霧又はこれと同等の効果を有する方法で殺菌を行う．

2. 調理台

①調理台周辺の片づけを行う．

②食品製造用水（40℃程度の微温水が望ましい．）で3回水洗いする．

③スポンジタワシに中性洗剤又は弱アルカリ性洗剤をつけてよく洗浄する．

④食品製造用水（40℃程度の微温水が望ましい．）でよく洗剤を洗い流す．

⑤よく乾燥させる．

⑥70％アルコール噴霧又はこれと同等の効果を有する方法[1]で殺菌を行う．

⑦作業開始前に⑥と同様の方法で殺菌を行う．

3. まな板，包丁，へら等

①食品製造用水（40℃程度の微温水が望ましい．）で3回水洗いする．

②スポンジタワシに中性洗剤又は弱アルカリ性洗剤をつけてよく洗浄する．

③食品製造用水（40℃程度の微温水が望ましい．）でよく洗剤を洗い流す．

④80℃で5分間以上の加熱又はこれと同等の効果を有する方法[2]で殺菌を行う．

⑤よく乾燥させる．

⑥清潔な保管庫にて保管する．

4. ふきん，タオル等

①食品製造用水（40℃程度の微温水が望ましい．）で3回水洗いする．

②中性洗剤又は弱アルカリ性洗剤をつけてよく洗浄する．

③食品製造用水（40℃程度の微温水が望ましい．）でよく洗剤を洗い流す．

④100℃で5分間以上煮沸殺菌を行う．

⑤清潔な場所で乾燥，保管する．

※1：塩素系消毒剤（次亜塩素酸ナトリウム，亜塩素酸水，次亜塩素酸水等）やエタノール系消毒剤には，ノロウイルスに対する不活化効果を期待できるものがある．使用する場合，濃度・方法等，製品の指示を守って使用すること．浸漬により使用することが望ましいが，浸漬が困難な場合にあっては，不織布等に十分浸み込ませて清拭すること．（参考文献）「平成27年度ノロウイルスの不活化条件に関する調査報告書」（http://www.mhlw.go.jp/file/06-Seisakujouhou-11130500-Shokuhinanzenbu/0000125854.pdf）

※2：大型のまな板やざる等，十分な洗浄が困難な器具については，亜塩素酸水又は次亜塩素酸ナトリウム等の塩素系消毒剤に浸漬するなどして消毒を行うこと．

（原材料等の保管管理マニュアル）

1. 野菜・果物[3]

①衛生害虫，異物混入，腐敗・異臭等がないか点検する．異常品は返品又は使用禁止とする．

②各材料ごとに，50g程度ずつ清潔な容器（ビニール袋等）に密封して入れ，−20℃以下で2週間以上保存する．（検食用）

③専用の清潔な容器に入れ替えるなどして，10℃前後で保存する．（冷凍野菜は−15℃以下）

④流水で3回以上水洗いする．

⑤中性洗剤で洗う．

⑥流水で十分すすぎ洗いする．

⑦必要に応じて，次亜塩素酸ナトリウム等[4]で殺菌[5]した後，流水で十分すすぎ洗いする．

⑧水切りする．

⑨専用のまな板，包丁でカットする．

⑩清潔な容器に入れる．

⑪清潔なシートで覆い（容器がふた付きの場合を除く），調理まで30分以上を要する場合には，10℃以下で冷蔵保存する．

※3：表面の汚れが除去され，分割・細切されずに皮付きで提供されるみかん等の果物にあっては，③から⑧までを省略して差し支えない．

※4：次亜塩素酸ナトリウム溶液（200mg/Lで5分間又は100mg/Lで10分間）又はこれと同等の効果を有する亜塩素酸水（きのこ類を除く．），亜塩素酸ナトリウム溶液（生食用野菜に限る．），過酢酸製剤，次亜塩素酸水並びに食品添加物として使用できる有機酸溶液．これらを使用する場合，食品衛生法で規定する「食品，添加物等の規格基準」を遵守すること．

※5：高齢者，若齢者及び抵抗力の弱い者を対象とした食事を提供する施設で，加熱せずに供する場合（表皮を除去する場合を除く．）には，殺菌を行うこと．

2. 魚介類，食肉類

①衛生害虫，異物混入，腐敗・異臭等がないか点検する．異常品は返品又は使用禁止とする．

②各材料ごとに，50g程度ずつ清潔な容器（ビニール袋等）に密封して入れ，−20℃以下で2週間以上保存する．（検食用）

③専用の清潔な容器に入れ替えるなどして，食肉類については10℃以下，魚介類については5℃以下で保存する（冷凍で保存するものは−15℃以下）．

④必要に応じて，次亜塩素酸ナトリウム等[6]で殺菌した後，流水で十分すすぎ洗いする．

⑤専用のまな板，包丁でカットする．

⑥速やかに調理へ移行させる．

※6：次亜塩素酸ナトリウム溶液（200mg/Lで5分間又は100mg/Lで10分間）又はこれと同等の効果を有する亜塩素酸水，亜塩素酸ナトリウム溶液（魚介類を除く．），過酢酸製剤（魚介類を除く．），次亜塩素酸水，次亜臭素酸水（魚介類を除く．）並びに食品添加物として使用できる有機酸溶液．これらを使用する場合，食品衛生法で規定する「食品，添加物等の規格基準」を遵守すること．

（加熱調理食品の中心温度及び加熱時間の記録マニュアル）

1. 揚げ物

①油温が設定した温度以上になったことを確認する．

②調理を開始した時間を記録する．
③調理の途中で適当な時間を見はからって食品の中心温度を校正された温度計で3点以上測定し，全ての点において75℃以上に達していた場合には，それぞれの中心温度を記録するとともに，その時点からさらに1分以上加熱を続ける（二枚貝等ノロウイルス汚染のおそれのある食品の場合は85～90℃で90秒間以上）．
④最終的な加熱処理時間を記録する．
⑤なお，複数回同一の作業を繰り返す場合には，油温が設定した温度以上であることを確認・記録し，①～④で設定した条件に基づき，加熱処理を行う．油温が設定した温度以上に達していない場合には，油温を上昇させるため必要な措置を講ずる．

2. 焼き物及び蒸し物
①調理を開始した時間を記録する．
②調理の途中で適当な時間を見はからって食品の中心温度を校正された温度計で3点以上測定し，全ての点において75℃以上に達していた場合には，それぞれの中心温度を記録するとともに，その時点からさらに1分以上加熱を続ける（二枚貝等ノロウイルス汚染のおそれのある食品の場合は85～90℃で90秒間以上）．

③最終的な加熱処理時間を記録する．
④なお，複数回同一の作業を繰り返す場合には，①～③で設定した条件に基づき，加熱処理を行う．この場合，中心温度の測定は，最も熱が通りにくいと考えられる場所の一点のみでもよい．

3. 煮物及び炒め物
調理の順序は食肉類の加熱を優先すること．食肉類，魚介類，野菜類の冷凍品を使用する場合には，十分解凍してから調理を行うこと．
①調理の途中で適当な時間を見はからって，最も熱が通りにくい具材を選び，食品の中心温度を校正された温度計で3点以上（煮物の場合は1点以上）測定し，全ての点において75℃以上に達していた場合には，それぞれの中心温度を記録するとともに，その時点からさらに1分以上加熱を続ける（二枚貝等ノロウイルス汚染のおそれのある食品の場合は85～90℃で90秒間以上）．
なお，中心温度を測定できるような具材がない場合には，調理釜の中心付近の温度を3点以上（煮物の場合は1点以上）測定する．
②複数回同一の作業を繰り返す場合にも，同様に点検・記録を行う．

## （別添3）調理後の食品の温度管理に係る記録の取り方について（調理終了後提供まで30分以上を要する場合）

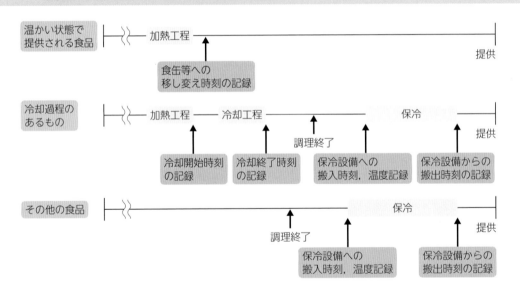

文　献

1）厚生労働省：大量調理施設衛生管理マニュアル，https://www.mhlw.go.jp/file/06-Seisakujouhou-11130500-Shokuhinanzenbu/0000168026.pdf，2017 より引用

# 略語一覧

| | | |
|---|---|---|
| **1,3-DCP** | : | 1,3-dichloro-2-propanol（1,3-ジクロロ-2-プロパノール） |
| **2,4-D** | : | 2,4-dichlorophenoxyacetic acid（2,4-ジクロロフェノキシ酢酸） |
| **3-MCPD** | : | 3-monochloropropanc-1,2-diol（3-クロロプロパン-1,2-ジオール） |
| **ADI** | : | acceptable daily intake（1日摂取許容量） |
| **ADP** | : | adenosine diphosphate（アデノシン二リン酸） |
| **AF-2** | : | furylfuramide（フリルフラマイド） |
| **ALT** | : | alanine transaminase（アラニンアミノ基転移酵素） |
| **AMP** | : | adenosine monophosphate（アデノシン一リン酸） |
| **AST** | : | aspartate transaminase（血清トランスアミナーゼ） |
| **ATA** | : | alimentary toxic aleukia（食中毒性無白血球症） |
| **ATP** | : | adenosine triphosphate（アデノシン三リン酸） |
| **AV** | : | acid value（酸価） |
| **Aw** | : | water activity（水分活性） |
| **BHC** | : | benzene hexachloride（ベンゼンヘキサクロリド） |
| **BSE** | : | bovine spongiform encephalopathy（牛海綿状脳症） |
| **BT剤** | : | *Bacillus thuringiensis*（バチルス・チューリンゲンシス剤） |
| **CAC** | : | Codex Alimentarius Commission（Codex委員会） |
| **CA法** | : | controlled atmosphere storage（空気調整貯蔵法） |
| **CCEXEC** | : | Executive Committee of the Codex Alimentarius Commission（Codex委員会執行委員会） |
| **CCP** | : | critical control point（重要管理点） |
| **CJD** | : | Creutzfeldt-Jakob disease（クロイツフェルト・ヤコブ病） |

| | | |
|---|---|---|
| **CL** | : | critical limit（管理基準） |
| **CT** | : | cholera toxin（コレラ毒素） |
| **DAG** | : | diacylglycerol（ジアシルグリセロール） |
| **DDT** | : | dichloro-diphenyl-trichloroethane（ジクロロジフェニルトリクロロエタン） |
| **DES** | : | diethylstilbestrol（ジエチルスチルベストロール） |
| **DON** | : | deoxynivalenol（デオキシニバレノール） |
| **DSP** | : | diarrhetic shellfish poisoning（下痢性貝毒） |
| **EAggEC** | : | enteroaggregative *E. coli*（腸管凝集付着性大腸菌） |
| **EHEC** | : | enterohemorrhagic *E. coli*（腸管出血性大腸菌） |
| **EIEC** | : | enteroinvasive *E. coli*（組織侵入性大腸菌） |
| **EPEC** | : | enteropathogenic *E. coli*（腸管病原大腸菌） |
| **ETEC** | : | enterotoxigenic *E. coli*（毒素原性大腸菌） |
| **FADCC** | : | Food Additive Designation Consultation Center（食品添加物指定等相談センター） |
| **FAO** | : | Food and Agriculture Organization（国際食糧農業機関） |
| **FDA** | : | Food and Drug Administration（アメリカ食品医薬品局） |
| **GAP** | : | good agricultural practice（適正農業規範，農業生産工程管理） |
| **GC/MS** | : | gas chromatography mass spectrometry（ガスクロマトグラフ質量分析計） |
| **GDP** | : | good distribution practice（適正流通規範） |
| **GFSI** | : | Global Food Safety Initiative（世界食品安全イニシアチブ） |

| | | | | |
|---|---|---|---|---|
| GHP | : good hygiene practice<br>（適正衛生規範） | IMO | : International Maritime<br>Organization（国際海事機関） |
| GMO | : genetically modified orgasnisms<br>（遺伝子組換え農産物） | IMP | : inosine monophosphate<br>（イノシン酸） |
| GMP | : good manufacturing practice<br>（適正製造規範） | IP<br>ハンドリング | : identity preserved handling |
| GOT | : glutamic oxaloacetic transaminase<br>（グルタミン酸オキサロ酢酸トランス<br>アミナーゼ） | ISO | : International Organization for<br>Standardization（国際標準化機構） |
| GPA | : Global Programme of Action for<br>the Protection for the Marine<br>Environment from Land-based<br>Activities（陸上活動からの海洋環境<br>の保護に関する世界行動計画） | JECFA | : Joint Expert Committee on Food<br>Additives（FAO/WHO 合同食品添<br>加物専門家会議） |
| | | JECFI | : Joint Expert Committee on Food<br>Irradiation（照射食品の健全性に関<br>する合同専門家委員会） |
| GPP | : good production practice<br>（適正生産規範） | JEMRA | : Joint Expert Meeting on<br>Microbiological Risk Assessment<br>（FAO/WHO 合同微生物学的リスク<br>評価専門家会議） |
| GPT | : glutamic pyruvic transaminase<br>（グルタミン酸ピルビン酸転移酵素） |
| GTP | : good traceability practice<br>（適正取引規範） | JMPR | : Joint Meeting on Pesticide<br>Residues<br>（FAO/WHO 合同残留農薬専門家会<br>議） |
| GVP | : good veterinary practice<br>（適正獣医規範） |
| HA | : Hazard Analysis（危害要因分析） | LC/MS/MS | : liquid chromatography-tandem<br>mass spectrometry（液体クロマト<br>グラフ-タンデム型質量分析計） |
| HACCP | : Hazard Analysis and Critical<br>Control Point<br>（危害分析と重要管理点） |
| | | LD50値 | : lethal dose 50 %（50%致死量）値 |
| HAV | : hepatitis A virus<br>（A型肝炎ウイルス） | LT | : heat-labile enterotoxin<br>（易熱性エンテロトキシン） |
| HCA | : heterocyclic amine（複素環アミン） | LTLT | : low temperature long time<br>（低温保持）※殺菌法 |
| HCH | : hexachlorocyclohexane<br>（ヘキサクロロシクロヘキサン） | MA | : modified atomosphere<br>（ガス置換貯蔵法） |
| HEV | : hepatitis E virus<br>（E型肝炎ウイルス） | MLVA法 | : multiple-locus variable-number<br>tandem-repeat analysis<br>（反復配列多型解析法） |
| HTST | : high temperature short time<br>（高温短時間）※殺菌法 |
| HUS | : hemolytic uremic syndrome<br>（溶血性尿毒症症候群） | MU | : mouse unit（マウスユニット） |
| | | NAG | : Non-agglutinable |
| IAEA | : International Atomic Energy<br>Agency<br>（国際原子力委員会） | NGS | : next generation sequencer<br>（次世代シークエンサー） |
| | | NIV | : nivalenol（ニバレノール） |
| IARC | : International Agency for Research<br>on Cancer（国際がん研究機関） | NOAEL | : no observed adverse effect level<br>（無毒性量） |
| | | OA当量 | : okadaic acid（オカダ酸当量） |

| | | | | |
|---|---|---|---|---|
| OIE | : International Epizootic Office（国際獣疫事務局） | | SRM | : specified risk materials（特定危険部位） |
| OPRP | : operational prerequisite program（オペレーションPRP） | | ST | : heat-stable enterotoxin（耐熱性エンテロトキシン） |
| OR | : Odds ratio（オッズ比） | | TBHQ | : tertiary butylhydroquinone（t-ブチルヒドロキノン） |
| PAH | : polycyclic aromatic hydrocarbon（多環芳香族炭化水素） | | TBT | : tributyltin（トリブチルスズ） |
| PCB | : poly chlorinated biphenyl（ポリ塩化ビフェニル） | | TBTO | : tributyltin oxide（酸化トリブチルスズ） |
| PCDD | : polychlorinated dibenzo-p-dioxins（ポリ塩化ジベンゾパラジオキシン） | | TCDD | : tetrachlorinated dibenzo-p-dioxins（四塩化ジベンゾパラジオキシン） |
| PCDF | : polychlorinated dibenzo furan（ポリ塩化ジベンゾフラン） | | TDH | : thermostable direct hemolysin（耐熱性溶血毒） |
| PFGE法 | : pulsed-field gel electrophoresis（パルスフィールドゲル電気泳動法） | | TEF | : toxicity equivalency factor（毒性等価係数） |
| PFOS | : perfluorooctanesulfonate（ペルフルオロオクタンスルホン酸） | | TEQ | : toxicity equivalency quantity（毒性等量） |
| PFOSF | : perfluorooctanesulfonyl fluoride（ペルフルオロ酸オクタンスルホニルフルオリド） | | TPT | : triphenyltin（トリフェニルスズ） |
| PKU | : phenylketonuria（フェニルケトン尿症） | | TRH | : TDH-related hemolysin（耐熱性溶血毒類似毒素） |
| PMTWI | : provisional maximum tolerable weekly intake（暫定最大耐用1週間摂取量） | | TSE | : transmissible spongiform encephalopathy（伝達性海綿状脳症） |
| POPRC | : Persistent Organic Pollutants Review Committee（残留性有機汚染物質検討委員会） | | TTP | : thrombotic thrombocytopenic purpura（血栓性血小板減少性紫斑病） |
| POPs | : persistent organic pollutants（残留性有機汚染物質） | | TTX | : tetrodotoxin（テトロドトキシン） |
| POV | : peroxide value（過酸化物価） | | UHT | : ultra high temperature（超高温）※殺菌法 |
| PRP | : prerequisite program（一般的衛生管理プログラム） | | UNEP | : United Nations Environment Programme（国連環境計画） |
| PTDI | : provisional tolerable daily intake（暫定耐容1日摂取量） | | VBN | : volatile basic nitrogen（揮発性塩基窒素） |
| SEAC | : Spongiform Encephalopathy Advisory Committee（海綿状脳症諮問委員会） | | vCJD | : variant Creutzfeldt-Jakob disease（変異型クロイツフェルト・ヤコブ病） |
| SEM | : scanning electron microscope（走査型電子顕微鏡） | | VT | : Vero toxin（ベロ毒素） |
| SPS協定 | : Sanitary and Phytosanitary Measures（衛生植物検疫措置の適用に関する協定） | | WHO | : World Health Organization（世界保健機関） |
| | | | WTO | : World Trade Organization（世界貿易機関） |

*memo*

memo

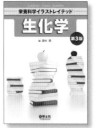
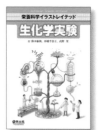
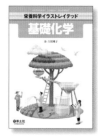
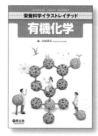
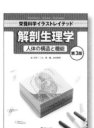
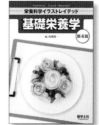
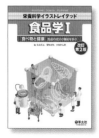
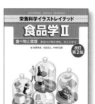

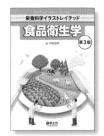

# 食品衛生学
第3版

田﨑達明／編

■ 定価 3,190 円（本体 2,900 円＋税 10 ％）
■ 288頁　ISBN978-4-7581-1372-4

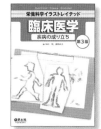

# 臨床医学
疾病の成り立ち
第3版

田中　明，藤岡由夫／編

■ 定価 3,190 円（本体 2,900 円＋税 10 ％）
■ 320頁　ISBN978-4-7581-1367-0

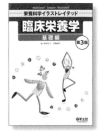

# 臨床栄養学
基礎編
第3版

本田佳子，曽根博仁／編

■ 定価 2,970 円（本体 2,700 円＋税 10 ％）
■ 192頁　ISBN978-4-7581-1369-4

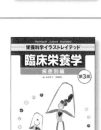

# 臨床栄養学
疾患別編
第3版

本田佳子，曽根博仁／編

■ 定価 3,080 円（本体 2,800 円＋税 10 ％）
■ 328頁　ISBN978-4-7581-1370-0

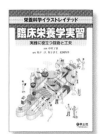

# 臨床栄養学実習
実践に役立つ技術と工夫

中村丁次／監，
栢下　淳，栢下淳子，北岡陸男／編

■ 定価 3,190 円（本体 2,900 円＋税 10 ％）
■ 231頁　ISBN978-4-7581-1371-7

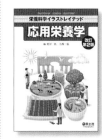

# 応用栄養学
改訂第2版

栢下　淳，上西一弘／編

■ 定価 3,080 円（本体 2,800 円＋税 10 ％）
■ 255頁　ISBN978-4-7581-1364-9

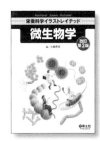

# 微生物学
改訂第2版

大橋典男／編

■ 定価 3,190 円（本体 2,900 円＋税 10 ％）
■ 256頁　ISBN978-4-7581-1373-1

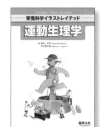

# 運動生理学

麻見直美，川中健太郎／編

■ 定価 3,080 円（本体 2,800 円＋税 10 ％）
■ 224頁　ISBN978-4-7581-1356-4

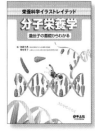

# 分子栄養学
遺伝子の基礎からわかる

加藤久典，藤原葉子／編

■ 定価 2,970 円（本体 2,700 円＋税 10 ％）
■ 231頁　2色刷り
■ ISBN978-4-7581-0875-1

## 栄養科学イラストレイテッド［演習版］　2色刷り

| 生化学ノート　第3版 | ■ 定価 2,860 円（本体 2,600 円＋税 10 ％）<br>■ 232頁　ISBN978-4-7581-1355-7 |
| --- | --- |
| 解剖生理学ノート<br>人体の構造と機能　第3版 | ■ 定価 2,860 円（本体 2,600 円＋税 10 ％）<br>■ 231頁　ISBN978-4-7581-1363-2 |
| 基礎栄養学ノート<br>第4版 | ■ 定価 2,860 円（本体 2,600 円＋税 10 ％）<br>■ 200頁　ISBN978-4-7581-1361-8 |

## ■ 編者プロフィール

**田﨑 達明（たさき たつあき）関東学院大学栄養学部管理栄養学科　教授**

東京都出身，1979年東京農業大学農学部農芸化学科卒業，同年東京農業大学農学部副手，1980年東京都衛生局青梅保健所，1982年同局環境衛生部食品監視課，1998年同局環境衛生部食品保健課食中毒調査係長，2003年同局食品医薬品安全部食品監視課課長補佐，2009年市場衛生検査所検査課長，2010年福祉保健局健康安全部食品危機管理担当課長，2012年同局健康安全部食品監視課長．
2015年より現職．専門は食品衛生学，微生物学．

社会における主たる活動状況：
東京都医師会感染症検討委員会委員（2010～2012年）
厚生労働省地域保健における対物保健サービス検討ワーキンググループ委員（2010～2011年）
消費者庁食品表示一元化検討会委員（2011～2012年）
内閣府食品安全委員会企画等専門調査会専門委員（2012～2015年）
厚生労働省食品製造における工程管理（HACCP）の普及のための検討会委員（2013～2015年）
厚生労働省薬事・食品衛生審議会専門委員（2013～2015年）
農林水産省食糧産業局フードバンク活動推進検討会委員（2016年度）
厚生労働科学研究費補助金（食品の安全確保推進研究事業）「小規模な食品事業者における食品防御の推進のための研究」班会議委員
東京都食品衛生協会検査業務運営委員（2017年～）
横浜市「食の安全・安心推進横浜会議」会長（2021年～）
ほか

栄養科学イラストレイテッド

# 食品衛生学　第3版

| | | | | |
|---|---|---|---|---|
| 2017年 2月15日 | 第1版 第1刷発行 | 編　集 | 田﨑達明 | |
| 2018年 2月15日 | 第1版 第2刷発行 | 発行人 | 一戸敦子 | |
| 2019年 9月 1日 | 第2版 第1刷発行 | 発行所 | 株式会社 羊 土 社 | |
| 2022年 2月15日 | 第2版 第3刷発行 | | 〒101-0052 | |
| 2024年 3月 1日 | 第3版 第1刷発行 | | 東京都千代田区神田小川町2-5-1 | |
| 2024年 9月 1日 | 第3版 第2刷発行 | | TEL　03（5282）1211 | |

Ⓒ YODOSHA CO., LTD. 2024
　Printed in Japan

ISBN978-4-7581-1372-4

FAX　03（5282）1212
E-mail　eigyo@yodosha.co.jp
URL　www.yodosha.co.jp/

表紙イラスト　エンド譲
印刷所　株式会社 加藤文明社印刷所